Schrecke/Wertsch

Lehrbuch der modernen
und
klassischen Akupunktur

Barbara D. Schrecke
Gerhard J. Wertsch

Lehrbuch der modernen und klassischen Akupunktur

ISBN 3-92-1988-17-9

11. Auflage 1995

© 1976 by WBV Biologisch-Medizinische Verlagsgesellschaft mbH & Co. KG, Ipfweg 5, 73614 Schorndorf.
Alle Rechte, einschließlich die der fotomechanischen Wiedergabe und des auszugsweisen Nachdrucks, vorbehalten.
Satz und Druck: Gaiser Offsetdruck & Informations-GmbH, 73527 Schwäbisch Gmünd.
Zeichnungen: Alfred Wertsch, 74081 Heilbronn-Horkheim.

Inhaltsverzeichnis

		Vorwort	9
		Einleitung	11
Teil I	1	Indikationen der Akupunktur	15
	2	Einfachste Akupunktur – Locus-dolendi-Akupunktur	17
	3	Einfache Akupunktur – Das Stechen schmerzhafter Punkte	19
	4	Die Symptomatische Akupunktur	22
	5	Untersuchung des Patienten vor der Akupunktur	24
	6	Die Akupunkturpunkte	25
	7	Lokalisation der Punkte	26
	8	Das System der Akupunkturpunkte und der Meridiane	28
	9	Die Technik der Punktur	
	9.1	Lagerung des Patienten bei der Akupunktur	32
	9.2	Nadelarten	32
	9.3	Grundsätzliches zum Einstechen der Nadeln	34
	9.4	Techniken der Nadeleinführung	34
	9.5	Stichwinkel	36
	9.6	Manipulationen mit der Nadel nach dem Einstich	37
	9.7	Stichtiefen, wie sie im Westen üblich sind	39
	9.8	Stichtiefen, wie sie in China heute üblich sind ...	39
		Stichtiefentabelle in Millimeter	40
		Stichtiefentabelle nach neuesten chinesischen Veröffentlichungen	41
	9.9	Die körpereigenen Maße	42
	9.10	Empfindungen des Patienten nach dem Einstich	44
	9.11	Sichtbare Reaktionen nach dem Einstich	44
	9.12	Dauer der Nadelung	45
	9.13	Zahl der Nadeln bei einer Behandlung	45
	9.14	Entnahme der Nadeln	45
	9.15	Steriles Arbeiten bei der Akupunktur	45
	10	Erarbeitung eines Behandlungsplanes bei der Symptomatischen Akupunktur, Kombinationsmöglichkeiten	47
	11	Erlernen der Punktlokalisation und Meridianverläufe	49
	12	Akupunktur – zu keiner Zeit eine monomane Therapie	50

Teil II *Meridiantafeln, Fototafeln, Beschreibung der Meridiane und ihrer Punkte. Lagebeschreibung der Punkte, Indikationen.*

	Vorbemerkungen	55
I	Herz-Meridian	57
II	Dünndarm-Meridian	63
III	Blasen-Meridian	71
IV	Nieren-Meridian	87
V	Kreislauf-Sexus-Meridian	97
VI	Dreifacher-Erwärmer-Meridian	103
VII	Gallenblasen-Meridian	111
VIII	Leber-Meridian	121
IX	Lungen-Meridian	127
X	Dickdarm-Meridian	133
XI	Magen-Meridian	139
XII	Milz-Pankreas-Meridian	153
XIII	Konzeptionsgefäß	161
XIV	Gouverneur-Gefäß	171
	Tafeln der Akupunktur	179
	Indikationsverzeichnis nach Organen	183
	Indikationsverzeichnis, alphabetisch	186

Teil III *Energetische Akupunktur, Fünf-Elementen-Lehre, Moxibustion*

1	Einleitung	191
2	Die theoretischen Grundlagen der Energetik und ihre praktische Anwendung	192
3	YIN und YANG als Lebensenergie	
3.1	YIN und YANG als Ausdruck von CH'I im menschlichen Organismus	197
3.2	YIN- und YANG-Anteile in den Organen	197
3.3	Energieumlauffolge in Organen und Meridianen	200
3.4	Verbindung der Meridiane untereinander, innere Verläufe	202
3.5	Lo-Gefäße, Muskelmeridiane, Sondermeridiane, Außerordentliche Meridiane	206
3.6	Energieumlauffolge nach zeitlicher Gesetzmäßigkeit	210
3.7	Gruppierung der YANG- und YIN-Meridiane innerhalb des Energiekreislaufs	211
3.8	Verlauf der zwölf Meridiane am menschlichen Körper	212
	Zusammenfassung zu YIN und YANG	214
4	Diagnostik und Therapie unter Berücksichtigung von YIN und YANG Die chinesischen Pulse	216

5	Tonisation und Sedation	
5.1	Tonisierungspunkte und Sedierungspunkte	221
5.2	Energieausgleich durch Tonisation und Sedation	221
5.3	Klassische Einstichtechniken nach dem Großen Gesetz des PU-HSIE	226
6	Quellpunkte	227
7	Zustimmungspunkte	228
8	Alarmpunkte	230
9	Die Regeln der Akupunktur	
9.1	Mutter-Sohn-Regel	231
9.2	Ehemann-Ehefrau-Regel	232
9.3	Mittag-Mitternacht-Regel	233
10	Passagepunkte oder Lo-Punkte	235
	Tabelle aller Hauptpunkte der Meridiane	237
11	Die Lehre von den fünf Wandlungsphasen	238
11.1	Grundsätzliches	238
11.2	Der helfende Kreislauf der Fünf Elemente	240
11.3	Der zerstörerische Kreislauf der Fünf Elemente	241
11.4	Zuordnung der Organe zu den Fünf Elementen	242
11.5	Die Wirkung der Organe im helfenden Kreislauf. Tonisierungspunkte – Sedierungspunkte	244
11.6	Die Wirkung der Organe im zerstörerischen Kreislauf	246
11.7	Akupunkturregeln nach der Lehre von den Fünf Elementen Mutter-Kind-Regel	247
	Oppositionsregel	248
11.8	Die Anordnung der Elementenpunkte	248
11.9	Die 60 Klassischen Befehlspunkte	251
	Zusammenfassung der Fünf-Elementen-Lehre	255
12	Krankheitsursachen	
12.1	Äußere Ursachen	256
12.2	Innere Krankheitsursachen	258
12.3	Sonstige Krankheitsursachen	260
13	Diagnostik	
	Die acht klassischen Kriterien	261
13.1	Yin – Yang	261
13.2	Innere Krankheiten – Äußere Krankheiten	262
13.3	Wärme und Kälte	263
13.4	Leere und Fülle	264
14	Diagnostik – Die vier diagnostischen Grundregeln	265
14.1	Inspektion	265
14.1.1	Beurteilung des Status praesens der Gesamtenergie	265

14.1.2	Allgemeine Beurteilung der Farbe von Haut und Schleimhäuten	266
14.1.3	Untersuchung des Gesichts	266
14.1.4	Untersuchung der Augen	267
14.1.5	Zungendiagnostik	268
14.1.6	Inspektion von Nase, Zähnen und Lippen	269
14.2	Abhorchen und Riechen	269
14.3	Befragen	269
14.4	Palpation / Chinesische Pulsuntersuchung	270
15	Die Formen der Energie	273
16	Trigramme, Hexagramme, Vorweltliche und Innerweltliche Ordnung	277
17	Zusammenfassung: Energetische Akupunktur – Fünf-Elementen-Lehre	285
18	Moxibustion	
18.1	Allgemeines	286
18.2	Indikationen der Moxibustion	287
18.3	Kontraindikationen der Moxibustion	288
18.4	Tonisation und Sedation	288
18.5	Reaktionen beim Moxen	289
18.6	Techniken beim Moxen	289
19	Kombinationsmöglichkeiten innerhalb der Akupunktur	291

Teil IV *Sonderformen der Akupunktur*

Vorbemerkungen	295
Punkte und Indikationen der Handakupunktur	298
Tafel der Handakupunktur	300
Punkte der Ohrakupunktur, Indikationen und Lage	301
Tafel der Ohrakupunktur	314
Indikationsverzeichnis der Ohrpunkte	315

Teil V *Neupunkte der Akupunktur*

Indikationen, Topographie und Stichtiefen der Neupunkte 1–36	319
Tafel der Neupunkte, Vorderansicht	324
Indikationen, Topographie und Stichtiefen der Neupunkte 37–58	325
Tafel der Neupunkte, Seitenansicht	328
Indikationen, Topographie und Stichtiefen der Neupunkte 59–100	329
Tafel der Neupunkte, Hinteransicht	336
Alphabetisches Indikationsverzeichnis der Neupunkte	337

Teil VI

Akupunktur und Homöopathie	341
Meridianpunkte und Homöopathika	345
Homöopathika und Meridianpunkte	349
Literaturverzeichnis	351

Vorwort zur vierten Auflage

Dem Vorwort zur ersten Auflage ist vielleicht noch dies hinzuzufügen:

Unser Ziel, dem ernsthaft Lernenwollenden eine praxisnahe Darstellung dieses umfangreichen Stoffes zu bieten, scheinen wir erreicht zu haben, da schon nach relativ kurzer Zeit die vierte Auflage in Druck gegeben werden konnte.

Seit unserer 1. Auflage hat sich die Akupunkturszenerie etwas verändert: Auf der einen Seite hat diese Methode in der westlichen Medizin weiter Fuß fassen können; sie ist in einigen westlichen Ländern bereits voll anerkannt und steht in anderen Ländern vor der vollen Anerkennung. Auf der anderen Seite sind erfreulicherweise einige von der Akupunktur ausgehende Modeerscheinungen in der Versenkung verschwunden, weil man erkennen mußte, daß die Akupunktur keinen Erfolg haben kann, wenn sie aus dem Zusammenhang und dem Gesamtrahmen der chinesischen Medizin herausgerissen wird und stümperhafte Anwendung findet.

Geändert wurden in dieser vierten Auflage neben einigen Verbesserungen der Punktlokalisationen vor allem die Punktnumerierung einiger Meridiane. Obwohl in vielen Akupunkturveröffentlichungen noch zweigleisig verfahren wird, indem teilweise die Punktnumerierung nach chinesischer Weise und teilweise die nach BACHMANN herangezogen wird – wie auch wir dies seither taten – glauben wir, daß die Zeit gekommen ist, die Numerierung nun endgültig zu vereinheitlichen. Detaillierte Hinweise finden Sie dazu im Teil II dieser Arbeit.

Auch bei dieser Auflage müssen wir besonders hervorheben, daß die Akupunktur nur ein Teil des chinesischen Heilsystems ist und daß sie nur dann optimale Erfolge erbringen kann, wenn sich der Anfänger nicht nur mit dem technischen Aspekt der Akupunktur, sondern besonders eingehend auch mit den theoretischen Grundlagen dieser Heilweise auseinandersetzt.

Vorwort zur ersten Auflage

Nach Veröffentlichung unseres Akupunkturatlanten, der Akupunkturtafeln und unserer Arbeiten zur Ohrakupunktur wurde von vielen Seiten der Wunsch geäußert, ein Lehrbuch der Akupunktur herauszubringen, das den umfangreichen Stoff ebenso übersichtlich wie systematisch darlegt.

Die vorliegende Arbeit mit der von uns gewählten Form der Darstellung soll diesem Bedürfnis Rechnung tragen. Gewiß gibt es in der europäischen Literatur eine ganze Reihe hervorragender Veröffentlichungen. Oft hat jedoch gerade der Anfänger Schwierigkeiten, den meist gedrängt dargestellten Stoff in allen Aspekten zu erfassen, da er gleich zu Beginn mit den schwierigsten Teilen der Akupunktur konfrontiert wird.

Wir haben deshalb versucht, den gesamten Stoff vom Blickwinkel des ernsthaften Anfängers, als auch von den Belangen der Praxis her aufzubereiten. Akupunktur kann nie sogleich in der komplexen Form ausgeübt werden. Der richtige und erfolgreichste Weg zur Einarbeitung in diese Materie ist, sich zunächst mit einfachen Formen der Akupunktur in Theorie *und* Praxis zu beschäftigen. Erst wenn diese beherrscht werden, kann der Anfänger auf schwierigere Formen übergehen, um nach deren Aneignung schließlich das komplexe System zu erlernen.

Zugunsten eines überschaubaren Lernprogramms haben wir darauf verzichtet, die rund 5000jährige Geschichte der Akupunktur darzulegen. Aus dem gleichen Grunde haben wir es uns versagt, die vielen Hypothesen und Theorien zum Wirkungsmechanismus der Akupunktur aufzuzeichnen.

Zur philosophischen Untermauerung der Energetischen Akupunktur haben wir nur das für die Praxis unbedingt Nötige behandelt. Auch diese Beschränkung dürfte im Interesse eines systematischen Lernens liegen. Wir hoffen jedoch, daß der Akupunkteur, der unsere Darlegungen erarbeitet und in der Praxis bestätigt gefunden hat, dazu angeregt wird, sich eingehender mit dem Studium der alten Denkweisen zu beschäftigen. Genügend Hinweise finden sich im Literaturverzeichnis am Ende des Buches.

Daß wir diese Veröffentlichung jetzt vorlegen können, verdanken wir nicht zuletzt Herrn Rolf Gaiser, der unsere in mehrjähriger Arbeit entstandenen Manuskripte durchgesehen und überarbeitet hat.

Wir wollen mit unserer Arbeit allen ernsthaft Interessierten den Zugang zu dieser uralten und doch neuen Heilmethode erleichtern. Möge die Akupunktur mehr und mehr in unsere westliche Medizin integriert und in dem Maße eingesetzt werden, das ihren Möglichkeiten entspricht.

Einleitung

Bevor Sie sich mit Akupunktur beschäftigen, einige grundsätzliche Bemerkungen:

- Akupunktur ist eine der ältesten Heilmethoden der Menschheit.
- Akupunktur ist, richtig angewandt, eine völlig unschädliche Methode.
- Akupunktur kann Vielen und vielseitig helfen.
- Akupunkturbehandlungen können aber nur dann zum Erfolg führen, wenn der Akupunkteur diese Methode beherrscht. Dazu muß er sich eingehend mit der gesamten Materie beschäftigen. Er muß sich einem oft mühsamen Denk- und Lernprozeß unterwerfen, sich in die Theorien, in die vielen Regeln und in die Philosophie der Akupunktur hineinfinden, in Denkmodelle, die ihm bisher fremd waren, ohne die jedoch die klassische Akupunktur nicht ausgeübt werden kann. In langwierigem Üben muß er sich die Techniken der Akupunktur aneignen. Darüber hinaus muß er eine Vielzahl von Punkten mit ihren Eigenheiten auswendig lernen und ihre genaue Lage am individuellen Körper beherrschen.
- Akupunkturtherapie hat – wie alle Behandlungsformen – ihre Grenzen. Sie war auch nie eine monomane Therapie. Akupunktur kann ganz sicher gelegentlich als alleinige Behandlungsform helfen. Meist wird sie jedoch, wie dies in der langen Geschichte der Akupunktur immer geübt wurde, von anderen therapeutischen Maßnahmen begleitet.

Stümperhafte Anwendung der Akupunktur schadet allen: dem Kranken, weil ihm nicht geholfen wird, dem Behandelnden, weil er keinen Erfolg sieht, und der Methode, weil sie fälschlich in Verruf kommt.

Unabdingbare Voraussetzung der Akupunkturbehandlung ist daher das intensive Studium dieser gewiß nicht leichten Materie. Wir wollen Sie nicht entmutigen. Wir wissen, daß Akupunktur erlernbar ist. Deshalb wollen wir Ihnen den Weg dazu zeigen.

Die Ihnen vorliegende Arbeit ist so angelegt, daß Sie Schritt um Schritt vorwärtsgehen können. Sie werden vom Einfachsten zum Schwierigsten geführt und können vor allen Dingen das Erarbeitete bald praktisch anwenden. Bitte gehen Sie aber nur schrittweise vor. Machen Sie sich zunächst mit den einfachen Formen der Akupunktur in Theorie *und* Praxis ganz vertraut und fahren Sie erst dann fort, sich in die komplexeren Formen einzuarbeiten. Sie werden viel mehr Erfolge haben, wenn Sie einfache Formen gut beherrschen, als wenn Sie schwierigere Methoden unsicher und fehlerhaft anwenden. Selbst im Fernen Osten ist die Anwendung einfacher Akupunkturformen viel weiter verbreitet als die klassische, auf der Fünf Elementen-Lehre basierende Form.

I

Indikationen und Kontraindikationen
der Akupunktur

Einfache Formen der Akupunktur:
Locus-dolendi-Akupunktur
Das Stechen schmerzhafter Punkte
Symptomatische Akupunktur

Die Technik der Akupunktur

Akupunktur — zu keiner Zeit
eine monomane Therapie

*Wo Leben mitspielt,
gibt es nur begrenztes Wissen
und begrenztes Können,
aber keine
gesetzgebende Wissenschaft.*

H. Much

1. Indikationen der Akupunktur

Vorab müssen Sie sich darüber klar werden, was Akupunktur kann und was sie nicht vermag. Je klarer dies gesehen wird, desto größere Erfolge kann die Akupunktur bringen, desto mehr Enttäuschungen ersparen sich Behandelnder und Patient. Das sichere Wissen um die Grenzen und die Möglichkeiten der Akupunktur befähigt Sie, im speziellen Krankheitsfall zu entscheiden, ob die Anwendung der Akupunktur sinnvoll ist oder nicht.

Die Akupunktur ist im Prinzip ein Behandlungsverfahren für funktionelle Störungen. Bei allen irreversiblen Krankheiten kann sie grundsätzlich nicht helfen.

Akupunktur ist unwirksam bei

- Organinsuffizienzen aller Art, wie Herzmuskelinsuffizienz, Niereninsuffizienz, Leberinsuffizienz usw.
- Systemerkrankungen, wie Multipler Sklerose
- Degenerativen Erkrankungen, wie Arthrosen, Zwischenwirbelscheibenschäden usw.
- Geisteskrankheiten und schweren Psychosen
- Angeborenen Krankheiten, wie Taubstummheit
- Bösartigen Tumoren
- Mangelkrankheiten

Akupunktur kann auch keine Operationen ersetzen. Ein vereiterter Appendix muß heraus.

Wenn bei den angeführten, nur unvollständig genannten Krankheiten überhaupt Akupunktur angewandt werden soll, dann höchstens symptomatisch. Bei einer Arthrose mag es z. B. möglich sein, den Schmerz zu lindern oder sogar zu beseitigen, niemals aber den eigentlichen Prozeß der Krankheit aufzuhalten.

Die Domäne der Akupunktur sind funktionelle Störungen, Schmerzen und Neuralgien. Die folgende Aufstellung zeigt Zustände, die durch Akupunktur gut beeinflußbar sind. Auch diese Übersicht ist unvollständig, sie soll lediglich Beispiele aufzeigen.

- Verkrampfungen und Spasmen
- Dyskinesien und Spasmen der Gallenwege
- Migräne und andere Arten von Kopfschmerz
- Schmerzzustände, die durch Spasmen und Verkrampfungen entstehen, sei es an der Skelettmuskulatur oder an inneren Organen
- Vegetative Fehlsteuerungen und Folgeerscheinungen
- Psychische Labilität, vegetative Labilität mit daraus resultierenden Funktionsstörungen

16

- Nervöse Erschöpfung und ähnliche Erscheinungen
- Schlaflosigkeit, die nicht durch Organerkrankungen hervorgerufen ist
- Neuralgien der verschiedensten Art
- Paresen und Durchblutungsstörungen der Extremitäten
- Bronchialasthma

Zusammenfassung

Akupunktur hilft nicht bei Organinsuffizienzen und bei allen irreversiblen Krankheiten. In diesen Fällen kann sie höchstens symptomatisch eingesetzt werden.

Die Domäne der Akupunktur sind funktionelle Störungen, Schmerzen und Neuralgien.

Die kürzeste und einprägsamste Formulierung der Möglichkeiten der Akupunktur stammt wohl von HERGET:

*„Akupunktur heilt, was gestört ist –
Akupunktur heilt nicht, was zerstört ist."*

2. Einfachste Akupunktur — Locus-dolendi-Akupunktur

Die Menschen vor 5000 Jahren standen noch auf primitiver Stufe, sie wußten nichts vom inneren Bau ihres Körpers und seinen Funktionen. Trotzdem war es ihnen gewiß nicht gleichgültig, wenn einer der ihren von Schmerzen und Krankheiten geplagt wurde. Aber was konnten sie tun? Zweifellos kannten sie schon einige Kräuter oder Gewächse, die sie mit ihren Steinwerkzeugen zerstießen und einem Kranken einflößten oder einem Verletzten auf die Wunde legten. Sonst hatten sie aber nichts als ihre Hände, die sie einem Kranken auf die Stirne legten, um ihn zu beruhigen oder mit denen sie den kranken Körper eines Leidenden auf der Suche nach der Quelle des Schmerzes abtasteten.

Dabei muß schon zu jener Zeit aufgefallen sein, daß beim Befühlen, beim Reiben oder beim Druck bestimmter Stellen über schmerzhaften Körperregionen der Schmerz erträglicher wurde. Oft mag aber auch dies nicht geholfen haben. Was stand sonst noch zur Verfügung? Steinwerkzeuge und Steinsplitter. Irgendjemand muß in einem verzweifelten Schmerzanfall, bei dem die Hände nichts mehr bewirken konnten, solche Steinsplitter in die schmerzhafte Körperpartie eingedrückt oder eingestochen haben, um dem Dämon des Schmerzes einen Ausgang zu verschaffen. Dabei wurde dann eine Linderung des Schmerzes erlebt.

So ähnlich muß im Gebiet des heutigen China die älteste Form der Akupunktur entstanden sein. Wohl liegt jene Zeit im Dunkeln, aber bei Ausgrabungen wurden Steinnadeln gefunden, die zum Teil in die Zeit des sagenumwobenen Kaisers Huan Ti (Gelber Kaiser) datiert werden konnten. Jener Kaiser soll von 2698 bis 2598 v. Chr. gelebt haben. Die Funde der Steinnadeln zeugen vom ehrwürdigen Alter der Akupunktur.

Sie übermitteln uns aber auch zwei wichtige Erfahrungen, die zu jener Zeit schon bekannt sein mußten:

- Die Bearbeitung schmerzhafter Areale der Körperoberfläche mit den Fingern kann oft Schmerzen lindern.
- Das Einstechen von Steinsplittern in schmerzhafte Körperstellen wirkt häufig verstärkt schmerzlindernd.

Damit war die einfachste Form der Akupunktur gefunden. Sie ist fünftausend Jahre alt, wird aber heute noch in Asien ausgeübt, weil damit oft und schnell erste Hilfe bei Schmerzen geleistet werden kann und weil diese einfache Technik relativ leicht erlernbar ist. Selbst moderne Akupunkturtherapeuten verwenden diese einfache Form der Akupunktur, wenn auch nur als Zusatzbehandlung. Allerdings werden heute nicht mehr Steinsplitter, sondern in der Regel Stahlnadeln benutzt.

Auch Sie können mit dieser einfachsten Akupunkturform schon jetzt Ihre Erfahrungen sammeln:

- Über schmerzhaften Körperarealen werden eine oder mehrere Akupunkturnadeln eingestochen, sofort wieder entnommen oder auch 3 bis 10 Minuten belassen. Die Stichtiefe beträgt 3–10–20 mm, je nach Körperstelle. Die Zahl der Nadeln richtet sich nach der Größe des schmerzhaften Areals. Für die Dauer der Nadelung, d. h. das Steckenlassen der Nadeln, ist das Nachlassen der Schmerzen entscheidend.
- Bei Muskelspasmen ist es häufig möglich, durch Einstich einer oder mehrerer Nadeln tief in den Muskelbauch eine rasche Entspannung oder Entkrampfung zu erreichen.
- Bei Myogelosen führen eine oder mehrere Nadeln, tief in das Zentrum gesetzt, oft zu schneller Schmerzlinderung.
- Bei manchen Algien kann diese einfache Akupunkturform hilfreich sein. Dabei wird wie bei schmerzhaften Körperarealen vorgegangen.
- Bei allen einfachen Verfahren gilt als Regel: Die Nadelung ist sofort abzubrechen, falls sich der Schmerzzustand während der Behandlung verschlimmern sollte.

Beginnen Sie mit dieser einfachen Akupunkturform so bald als möglich und sammeln Sie eigene Erfahrungen. Sie werden nur sicher, wenn Sie selbst mit Nadelungen Erfolge haben. Übersehen Sie allerdings nicht, daß diese einfachste Akupunkturform zwar oft rasch oder sogar augenblicklich wirkt, d. h. Schmerzen lindern kann, daß die Besserung aber manchmal nur Stunden anhält und die Nadelung wiederholt werden muß.

Wenn Sie mit der einfachsten Akupunkturform praktisch beginnen wollen, bedenken Sie bitte:

- Akupunktur kann niemals – darauf haben wir schon hingewiesen – eine monomane Therapie sein. Wollen Sie vorweg mehr darüber wissen, so lesen Sie bitte schon jetzt auf Seite 48 „Akupunktur – zu keiner Zeit eine monomane Therapie".
- Jede Manipulation am oder im Körper eines Menschen muß lege artis erfolgen. Dies betrifft sowohl die Beachtung des Verlaufs von Gefäßen und Nerven, wie auch die Gebote der Sterilität. Näheres in dem Kapitel „Steriles Arbeiten bei der Akupunktur" auf Seite 43.

Zusammenfassung

Die erste und einfachste Form der Akupunktur war das Bearbeiten von schmerzhaften Körperstellen mit den Fingern und später das Einstechen von Steinsplittern. Diese einfache Akupunktur wird auch heute noch angewandt, allerdings mit Stahl- oder Silbernadeln.

Diese Locus-dolendi-Akupunktur eignet sich besonders bei Muskelspasmen, Myogelosen, bei schmerzhaften Äußerungen des Bewegungsapparates, bei verschiedenen Algien, manchmal auch generell über schmerzhaften Stellen.

3. Einfache Akupunktur — Das Stechen schmerzhafter Punkte

Oft mag schon in jener grauen Vorzeit das Locus-dolendi-Stechen, also das Einstechen von Steinsplittern in schmerzhafte Körperregionen, nicht ausgereicht haben, Schmerzen und Beschwerden zu lindern. Dann wurde im Bemühen um Hilfe fortgefahren, den Körper eines Leidenden abzutasten und abzufühlen. So konnte der nächste Schritt in der Entwicklung der Akupunktur erfolgen.

- An der Körperoberfläche leidender Menschen wurden kleine schmerzhafte Stellen (Punkte) gefunden, von denen aus eine heilende Einwirkung auf eine entfernt liegende Körperstelle oder ein inneres Organ spürbar wurde. Es waren dies Stellen – oder Punkte, wie wir sie von jetzt an nennen wollen –, die bei jedem Menschen bei ähnlicher Erkrankung Wirkung zeigten.

Diese Erfahrung war für die Heilbehandlung von entscheidender Bedeutung, führt sie doch zu einer einfachen Schlußfolgerung:

- Wenn von einem bestimmten Punkt der Körperoberfläche aus ein entfernt liegendes Organ beeinflußt werden kann, so muß eine Verbindung von diesem Punkt zum entfernt liegenden Organ bestehen und umgekehrt, eine Verbindung vom Organ zum Punkt. Mit anderen Worten: Es muß eine Verbindung vom Organ im Körperinnern zum entsprechenden Punkt an der Körperoberfläche bestehen.

Wenn eine solche Verbindung besteht, muß zweierlei möglich sein:

- Vom Organ aus können „Signale" über diese Verbindung zum Punkt der Körperoberfläche gelangen.
- Vom Punkt aus können „Impulse" zum Organ im Körperinnern gesandt werden.

Die Signale zur Körperoberfläche können sich so auswirken, daß bei Dysfunktion oder Erkrankung eines Organs der dazugehörende Punkt der Körperoberfläche sich verändert, also druckschmerzhaft wird.

Die Impulse zum Körperinnern können therapeutisch genützt werden und damit sind wir schon bei einer weiteren Form einfacher Akupunktur:

- Bei einer Erkrankung werden schmerzhafte oder auf Druck schmerzhafte Punkte gesucht. Durch Behandlung dieser Punkte mit Metallnadeln – in alter Zeit waren es die Fingerspitzen oder Steinsplitter – wird ein Impuls im heilenden Sinne auf das zugehörende Organ im Körperinnern ausgelöst.

Für die Dauer und Häufigkeit der Anwendung gilt:

- Die Behandlung der schmerzhaften Punkte muß so lange erfolgen, bis das zu behandelnde Symptom verschwunden ist. Selbstverständlich muß dann aber auch die Schmerz- oder Druckschmerzhaftigkeit des Punktes verschwunden sein.

Jede Druckschmerzhaftigkeit eines Punktes muß mit der Besserung des Symptoms schwinden, weil sich Punkt und Organ gegenseitig beeinflussen. Mit anderen Worten: Ein krankes oder falsch funktionierendes Organ kann die ihm zugeordneten Punkte der Körperoberfläche verändern. Ist das Organ gesund, so sind auch die ihm zugeordneten Punkte indifferent. Dabei ist es völlig gleichgültig, ob das Organ durch Akupunktur oder durch andere therapeutische Maßnahmen geheilt wurde.

An dieser Stelle sei darauf hingewiesen, daß jedem Organ nicht nur ein Punkt, sondern *mehrere* Punkte zugeordnet sein können. Daher können gleichzeitig auch mehrere Punkte schmerzhaft werden.

Abb. 1 zeigt ein Beispiel: Das Organ Herz hat die ihm zugeordneten Punkte an den Innenseiten der Arme, sowie rechts und links am oberen seitlichen Thorax. Es hat einen weiteren, sogenannten „Alarmpunkt" etwas caudal der Schwertfortsatzspitze, aber davon später. Klagt ein Patient über bestimmte Herzbeschwerden, so wird man – sofern hier Akupunktur überhaupt in Frage kommt – diese Herzpunkte auf Schmerzhaftigkeit untersuchen und die gefundenen Punkte behandeln.

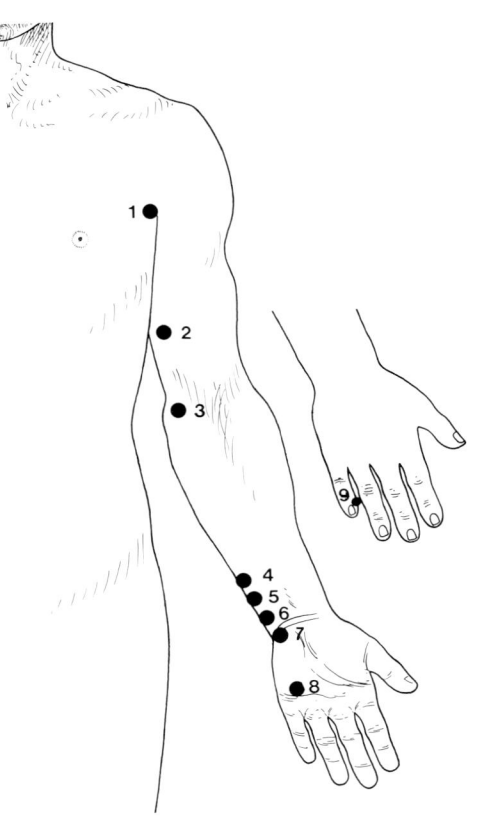

Abb. 1

Auch die einfache Form der Akupunktur wird heute noch ausgeübt. Dieses Verfahren kann jedoch sehr langwierig sein, denn je nach Art der Erkrankung müssen viele Punkte untersucht, genauer gesagt auf ihre Druckschmerzhaftigkeit untersucht werden. Es ist verständlich, daß bei diesem Vorgehen, dem Aufsuchen und Behandeln druckschmerzhafter Punkte, die Erfolge bei weitem nicht so groß sein können, wie bei ausgereiften Methoden der Akupunktur.

Zusammenfassung

Schon vor Tausenden von Jahren wurden viele schmerzhafte Punkte an der Körperoberfläche gefunden, von denen aus eine Einwirkung auf innere Organe möglich war. Diese schmerzhaften oder auf Druck schmerzhaften Punkte liegen zum Teil weit vom zugeordneten Organ entfernt.

Von den Punkten der Körperoberfläche zum zugehörenden Organ bestehen Verbindungen, über die sich das Organ nach außen dem Punkt mitteilen kann. Über diese Verbindungen kann auch vom Punkt aus auf das Organ im Körperinnern Einfluß genommen werden.

Das Organ beeinflußt den Punkt, der Punkt beeinflußt das Organ.

Die sich daraus ergebende, sehr alte und heute noch angewandte einfache Akupunkturmethode besteht im Aufsuchen und Behandeln schmerzhafter oder druckschmerzhafter Punkte.

4. Die Symptomatische Akupunktur

Zu allen Zeiten war es das Bestreben der Menschen, das Geheimnis des Lebens zu ergründen und mit den Ergebnissen ihres Forschens dem Mitmenschen zu helfen. Deshalb konnte es nicht ausbleiben, daß nach Entdeckung der einfachsten Akupunkturmethoden ein weiterer Anreiz zu weiterem Suchen gegeben war, um noch besser und erfolgreicher von der Körperoberfläche her zu heilen. So hat sich diese Behandlungsart schon sehr früh zu einem komplexen System fortentwickelt, das wir in der Folge Schritt für Schritt kennenlernen wollen.

Wenn wir auch eines überschaubaren Lernprogramms wegen auf die ausführliche Schilderung der Geschichte der Akupunktur verzichten, so wollen wir doch an dieser Stelle einen kurzen Bericht aus jener grauen Vorzeit der Akupunktur wiedergeben. Wir entnehmen ihn dem Buch von Schnorrenberger/Kiang Ching-Lien: Klassische Akupunktur Chinas, erschienen im Hippokratesverlag. Dort ist zu lesen:

„Der Kaiser, Huang Ti, spricht zu seinem Leibarzt Ki Pa: Ich liebe mein Volk und möchte ihm gerne gute Lebensbedingungen erhalten. Außerdem wünsche ich, daß mir meine Untertanen regelmäßig genügend Abgaben entrichten. Mir macht es Kummer, wenn sie sich selbst nicht ausreichend ernähren können, weil sie nicht genug produzieren. Wenn bei ihnen außerdem Krankheiten auftreten, wird ihre Situation noch schwieriger. Ich möchte nicht, daß die Menschen in China bloß mit Kräutermedizin oder mit groben Steinnadeln behandelt werden. Man soll sie mit kleinen, dünnen Nadeln stechen, die man in die Muskeln einführt, um Blutzirkulation und Energiekreislauf anzuregen. Ich wünsche, daß diese Art der Therapie über das ganze chinesische Reich verbreitet und an spätere Generationen überliefert wird. Dazu ist Voraussetzung, daß man eine klare Methodik der Nadelbehandlung herausarbeitet."

Die wenigen Zeilen aus diesem lesenswerten Buch zeigen uns, daß schon in früher Zeit von Staats wegen für die „Volksgesundheit" Sorge getragen und die Anwendung und weitere Erforschung der Akupunktur in Auftrag gegeben wurde.

In der Tat ist die Akupunktur seit jener Zeit über all' die Jahrtausende hindurch bis auf den heutigen Tag mehr oder weniger intensiv angewandt und weiter erforscht worden. Eine Fülle von Veröffentlichungen sind insbesondere seit der Zeitenwende erschienen.

Im dritten Jahrhundert nach der Zeitrechnung entstand zum Beispiel unter der Jin-Dynastie das älteste erhaltene systematische Speziallehrbuch der Akupunktur „Zhen Jiu Ja Yi Jing", das schon 649 Akupunkturpunkte beschreibt und die Technik der Akupunktur behandelt. Zu jener Zeit waren also schon einige hundert Punkte bekannt.

Bei der von uns zu Anfang beschriebenen Locus-dolendi-Akupunktur handelt es sich um das Einstechen von Nadeln in schmerzhafte *Körperareale*. Im weiteren versuchten wir, Sie mit der Behandlung von schmerzhaften *Punkten* vertraut zu machen. Jetzt können wir einen Schritt weitergehen.

- Im Zuge der Erforschung der Akupunkturmöglichkeiten wurden viele Punkte gefunden, von denen jeder einzelne ihm spezifisch zugeordnete, charakteristische Indikationen aufweist. Anders ausgedrückt: Jeder der gefundenen Punkte hat ein ihm eigenes Symptomenbild, das durch die Behandlung des Punktes beeinflußt werden kann.

Therapeutisch wird dabei wie folgt vorgegangen:

- Nach Feststellung der Diagnose und dem dazu gehörenden Symptomenbild werden jene Punkte gesucht und behandelt, von denen nach überlieferter Erfahrung bekannt ist, daß sie zu diesem speziellen Symptom oder Symptomenbild passen.

Beispiel: Das Vorliegen einer Tachykardie. Sobald feststeht, daß im jeweiligen Fall Akupunktur überhaupt angezeigt ist, werden Punkte gesucht, die in ihrer Symptomatik „Tachykardie" aufweisen. Solche Punkte sind u. a. die Punkte Herz 7, Blase 15 und Konzeptionsgefäß 14. An diesen Punkten würde somit auch die Behandlung beginnen.

Diese Form der Akupunktur ist auch heute noch die meistgeübte. Ihre Anwendung setzt jedoch die Kenntnis vieler Punkte, die Kenntnis der Stichtechniken und andere Grundlagen voraus. Diese Kenntnisse werden wir Ihnen in den folgenden Abschnitten vermitteln.

Zusammenfassung

Jeder der vielen Akupunkturpunkte hat eine ihm eigene Symptomatik.

Die Symptomatische Akupunktur ist auch heute noch die am meisten angewandte Form. Für die bei der Untersuchung eruierte Symptomatik werden die passenden Punkte gesucht und behandelt.

5. Untersuchung des Patienten vor der Akupunktur

Absolut notwendig vor einer Akupunktur ist die genaueste Untersuchung des Patienten nach den bei uns geltenden Regeln der Heilkunst. Von der Anamnese, Blutdruckmessung, Palpation, Inspektion, Perkussion und Auskultation bis hin zur Untersuchung der Körperflüssigkeiten, Röntgenuntersuchungen usw., müssen alle Mittel eingesetzt werden, um den einzelnen Fall umfassend abzuklären.

Aus zwei Gründen ist dieses Vorgehen unabdingbar:

1. Der Behandler muß in der Lage sein zu entscheiden, ob Akupunktur im jeweiligen Fall überhaupt sinnvoll oder ob sie sogar kontraindiziert ist.

2. Wenn der Akupunkteur symptomatisch punktieren will, muß er zuvor zu einer möglichst genauen Diagnose kommen, um überhaupt die notwendigen Punkte aufsuchen zu können.

   Zu der klinischen Untersuchung muß allerdings auch eine sogenannte Akupunkturanamnese kommen, die in ihrer Fragestellung auf die in der Akupunktur üblichen Termini Rücksicht nimmt.

Auch wenn der Akupunkteur nach der chinesischen Pulsdiagnose arbeitet, müssen die genannten Voraussetzungen erfüllt sein, denn die chinesische Pulsdiagnostik sagt nichts über Krankheiten im westlichen Sinne aus. Die chinesische Pulsdiagnostik wird allerdings häufig der klinischen Untersuchung differenzialdiagnostisch beitreten können, wie sie auch sehr oft die vorher gefundene Diagnose bestätigen kann. (Siehe Teil III, Die chinesischen Pulse.)

Es soll an dieser Stelle auch ausdrücklich darauf hingewiesen werden, daß einer Akupunkturbehandlung in China zu jedem Zeitpunkt der Geschichte sehr komplexe Untersuchungen vorausgingen. Nähere Angaben hierzu finden Sie im Teil III dieser Arbeit. Wir empfehlen hierzu auch PORKERT: Lehrbuch der chinesischen Diagnostik.

Nur durch Integration der Akupunktur in unser modernes medizinisches Wissen wird diese alte Methode bei uns ihren Platz finden können, niemals aber in ihrer ausschließlichen Anwendung.

6. Die Akupunkturpunkte

Bei den Akupunkturpunkten handelt es sich um scharf umrissene, topographisch genau festliegende Punkte. Sie haben einen Durchmesser von ungefähr 2–5 mm. Ihre Lage wird im Unterhautzellgewebe angenommen.

Eine starke Anhäufung von Punkten finden wir an Händen und Ellbogen, an Knien und Füßen. Viele Punkte liegen über Muskelansätzen sowie an den Rändern von Muskeln.

Die Akupunkturpunkte zeichnen sich durch eine oder mehrere der folgenden Eigentümlichkeiten aus:

- Die Punkte können einen anderen Quellungszustand aufweisen als ihre Umgebung

Darunter verstehen wir, daß ein Punkt sich gegenüber seiner Umgebung weicher anfühlen kann. Man fühlt gleichsam eine leichte Eindellung. Umgekehrt kann sich der Punkt aber auch durch eine festere Konsistenz darstellen, so daß in diesem Falle eine kleine Verhärtung fühlbar ist. Allerdings ist es nicht ganz einfach, einen solchen veränderten Quellungszustand zu erfühlen. Dies ist ohne weiteres verständlich, wenn man den Durchmesser eines Punktes (2–5 mm) mit dem Umfang der palpierenden Fingerkuppe vergleicht. Durch Schulung und Übung läßt sich aber das Tastgefühl der Fingerkuppe verfeinern.

- Die Punkte können schmerzhaft oder druckschmerzhafter sein als ihre Umgebung

Punkte können bei einer Erkrankung spontan schmerzhaft werden. Sie können sich aber auch erst auf Druck schmerzhafter darstellen als ihre Umgebung. Solche Punkte sind immer behandlungsbedürftig.

- Die Punkte können einen anderen elektrischen Hautwiderstand haben als ihre Umgebung

Seit einigen Jahren scheint festzustehen, daß sich die Akupunkturpunkte von ihrer Umgebung dadurch unterscheiden, daß über ihnen der elektrische Hautwiderstand herabgesetzt ist.

7. Lokalisation der Punkte

Bei dem kleinen Durchmesser der Akupunkturpunkte ist naturgemäß eine genaue Lokalisation der Punkte für den Behandlungserfolg ausschlaggebend. Wenn Sie die folgenden Anleitungen durcharbeiten, werden Sie nach einiger Übung die meisten Punkte genau lokalisieren können:

- Lokalisation der Punkte nach den Gegebenheiten des Körperbaus

In guten und großformatigen Akupunkturtafeln sind die Akupunkturpunkte genau eingezeichnet. Für jeden einzelnen Punkt gibt es außerdem genaueste topographische Beschreibungen und Hinweise, wie er lokalisiert werden kann. Bei Verwendung solcher Unterlagen ist es möglich, die Mehrzahl der Punkte genau auf den Körper zu übertragen. Hinzu kommt ja immer noch die palpatorische Prüfung der Stelle des vermuteten Punktes auf die oben beschriebenen Auffälligkeiten.

Bei einer Anzahl von Punkten ist die Lokalisation schwieriger, weil z. B. Bezugspunkte des Skeletts nicht ohne weiteres fühlbar sind. In solchen Fällen nehmen die topographischen Beschreibungen oft auf andere, sicherer auffindbare Punkte Bezug.

Wir empfehlen beim Erlernen der Punktlokalisationen folgendes Vorgehen: Arbeiten Sie jeden Meridian getrennt für sich durch. (Mit Meridian bezeichnen wir die Verbindung der einem Organ zugeordneten Punkte. Näheres in Kapitel 8.) Lokalisieren Sie zunächst jene Punkte eines Meridians, die Sie aufgrund der anatomischen Gegebenheiten leicht und sicher finden. Die restlichen Punkte lassen sich nun leichter aufsuchen, wenn man sie entlang des Meridianverlaufs in Relation zu den bereits gefundenen setzt.

Wir weisen aber nochmals darauf hin, daß der feinfühlig palpierende Finger jeden Punkt auf seine Eigenschaften hin prüfen muß, wobei sehr oft dessen exakte Lokalisation bestätigt werden kann.

- Lokalisation der Punkte durch Messung des elektrischen Hautwiderstands

Im Handel finden sich eine Reihe von Geräten, die es ermöglichen, den elektrischen Hautwiderstand zu messen. Wie wir oben gesehen haben, zeichnen sich die Punkte durch einen herabgesetzten elektrischen Hautwiderstand aus. Man geht dabei relativ einfach vor: Der Patient hält die eine Elektrode des Geräts in der Hand. Die andere Elektrode wird vom Behandelnden mit ihrer punktförmigen Spitze so oft auf das betreffende Hautareal aufgesetzt, in dem er den Punkt vermutet, bis das Gerät die Stelle mit dem niedrigsten Widerstand anzeigt. Durch Druck der Elektrode in die Haut kann nun der Punkt genau für den späteren Einstich markiert werden.

Wie oben erwähnt, können viele Punkte allein aufgrund ihrer topographischen Lage genau gefunden werden. Für alle anderen Punkte mag es für den Anfänger hilfreich sein, sich der elektrischen Meßmethode zu bedienen. Allerdings sollte er sich mit den Fehlerquellen dieser Technik auseinandersetzen. Unterschiedliche Fettigkeit oder unterschiedliche Feuchtigkeit der Haut können zu gravierenden Fehlern führen. Insbesondere kann der unterschiedliche Aufsetzdruck der Tastelektrode die Meßergebnisse verfälschen. Da wohl niemand in der Lage ist, die Tastelektrode mit immer exakt gleichem Druck aufzusetzen, sollte wenigstens im Interesse der Objektivität ein Gerät benutzt werden, das über einen sogenannten druckkonstanten Taster verfügt.

Noch ein anderer Umstand sollte aber gerade den Anfänger vor der Anwendung elektrischer Punktsuchgeräte nachdenklich stimmen. Stellen Sie sich einmal eine Tafel vor, in die alle 361 Meridianpunkte eingezeichnet sind. Nun gibt es noch Hunderte von Punkten, die außerhalb der Meridiane liegen. Auch wurden gerade in den letzten Jahren noch einige hundert sogenannter Neupunkte gefunden. Daneben wurden noch Sonderformen der Akupunktur entwickelt, die auch wieder eine Reihe von Punkten beinhalten. Allein die Handakupunktur weist z. B. 32 Punkte an den Händen auf. Die Vorstellung, daß unser Körper neben den 361 Meridianpunkten mit noch weiteren rund 1000 Punkten übersät ist, zeigt, wie dicht Punkte oftmals beieinanderliegen und deshalb bei der elektrischen Messung verwechselt werden können. Der sicherste Weg zur Erlernung der Punktlokalisation ist deshalb immer noch, die Punkte auf dem Weg der digitalen Suche aufzuspüren. Der Akupunkteur wird dadurch gezwungen, sich eingehend mit der Topographie der Punkte zu beschäftigen. Ein zusätzlich eingesetztes elektrisches Meßgerät kann die Sicherheit noch erhöhen.

Zusammenfassung

Die Akupunkturpunkte haben im Durchschnitt einen Durchmesser von 2 bis 5 mm. Sie liegen im Unterhautzellgewebe.

Die Punkte können sich von ihrer Umgebung unterscheiden durch veränderten Quellungszustand, durch Schmerzhaftigkeit, durch Druckschmerzhaftigkeit und durch herabgesetzten Hautwiderstand.

Die Lokalisation der Punkte erfolgt mittels guter Akupunkturtafeln und topographischer Beschreibungen, durch Palpation und/oder durch Messung des elektrischen Hautwiderstands.

8. Das System der Akupunkturpunkte und der Meridiane

Wir haben gesehen, daß es einige hundert scharf umrissener Punkte an der Körperoberfläche gibt, von denen aus man ein bestimmtes Krankheitsbild oder ein bestimmtes Organ im Körperinnern beeinflussen kann. Wir haben weiter festgestellt, daß diese Punkte durchaus nicht in der Nähe des Organs liegen müssen, sondern mehr oder weniger weit davon entfernt sein können.

Die alten Chinesen kannten folgende 12 Organe:

1. Herz	4. Niere	7. Gallenblase	10. Dickdarm
2. Dünndarm	5. Kreislauf-Sexus	8. Leber	11. Magen
3. Blase	6. Dreifacher Erwärmer	9. Lunge	12. Milz-Pankreas

Wenn wir hier die Bezeichnung „Organ" übernehmen, weil sich dieser Begriff in der westlichen Akupunktur-Literatur eingebürgert hat, wollen wir uns doch über Folgendes klar sein: Innerhalb der traditionellen und der modernen Akupunktur wird unter diesem Begriff niemals ein O r g a n nach westlich-anatomischer Anschauung verstanden, sondern vielmehr ein Funktionskreis, der nicht nur organ- oder organsystembezügliche Abläufe, sondern weit darüber hinausgehende Funktionen einschließt. Näheres hierzu findet sich im Teil III.

Die gefundenen vielen Punkte ordnen sich den genannten Organen folgendermaßen zu:

● Es sind immer eine bestimmte *Anzahl* scharf umrissener und topographisch genau festliegender *Punkte,* von denen aus jeweils *ein Organ* behandelt oder beeinflußt werden kann.

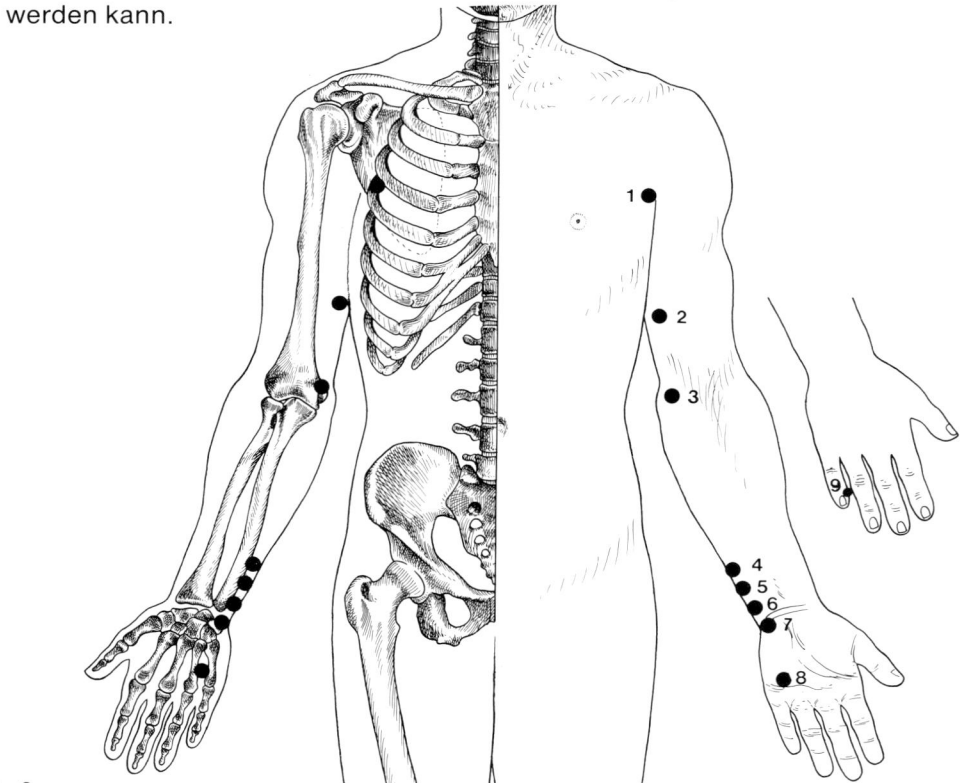

Abb. 2

Beispiel (Abb. 2): Neun Punkte sind dem Organ Herz an der Körperoberfläche zugeordnet. Sie liegen an der Arminnenseite und an der Hand.

Die Zahl der Punkte, die einem einzelnen Organ zugeordnet sind, ist sehr unterschiedlich:

Herz	9 Punkte	Gallenblase	44 Punkte
Dünndarm	19 Punkte	Leber	14 Punkte
Blase	67 Punkte	Lunge	11 Punkte
Niere	27 Punkte	Dickdarm	20 Punkte
Kreislauf-Sexus	9 Punkte	Magen	45 Punkte
Dreifacher Erwärmer	23 Punkte	Milz-Pankreas	21 Punkte

Es ergeben sich also zusammen 309 Punkte. Hinzu kommen selbstverständlich noch eine größere Zahl weiterer Punkte, die wir aber zunächst außer acht lassen, da wir systematisch vorgehen wollen.

- Verbindet man die einem Organ zugeordneten Punkte miteinander, so erhält man eine fortlaufende Bahn, eine Verlaufsbahn, welche die Chinesen *Passage* nannten. Für diese Verlaufsbahn oder Passage hat sich im Westen die Bezeichnung *Meridian* eingebürgert (Abb. 3).

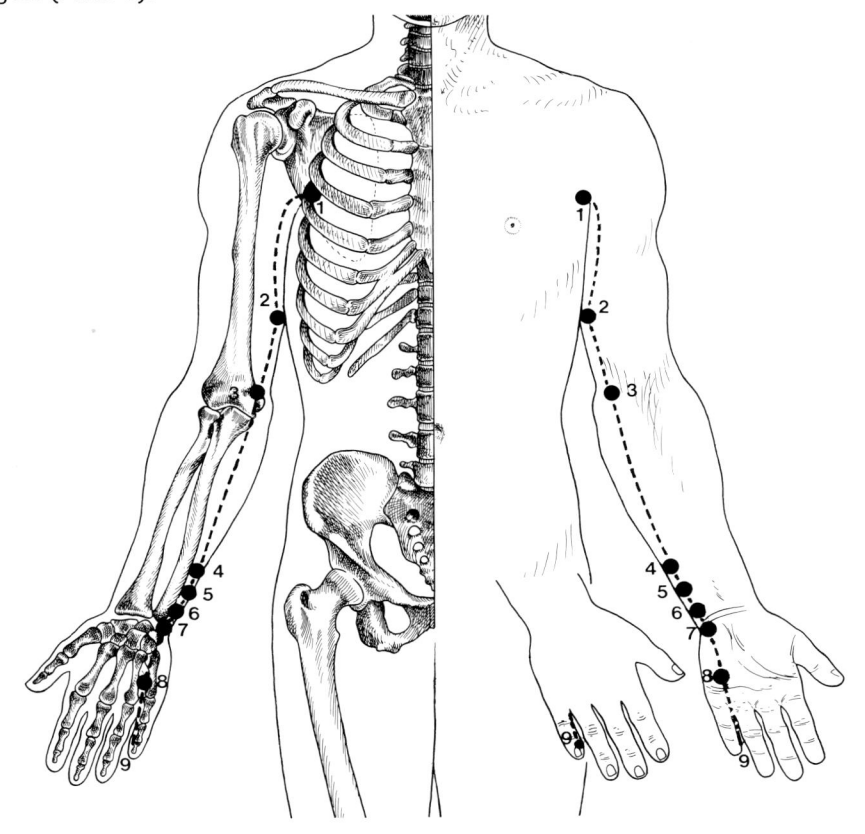

Abb. 3

Dementsprechend bezeichnet man die Verlaufsbahn, welche die Punkte des Herzens miteinander verbindet, als *Herzmeridian*.

- Da zwölf Organe in der Akupunktur bekannt sind, gibt es auch *zwölf Meridiane*.

Wir bezeichnen Sie mit

Herz-Meridian	Gallenblasen-Meridian
Dünndarm-Meridian	Leber-Meridian
Blasen-Meridian	Lungen-Meridian
Nieren-Meridian	Dickdarm-Meridian
Kreislauf-Sexus-Meridian	Magen-Meridian
Dreifacher Erwärmer-Meridian	Milz-Pankreas-Meridian

Hinzu kommen noch zwei meridianähnliche Gefäße, die wir erst später besprechen wollen.

Meridiane sind nicht nur gedachte Linien, vielmehr fließen in ihnen besondere Kräfte. Wir werden auf dieses Charakteristikum in einem späteren Kapitel eingehen. Zunächst aber sei auf ein weiteres Merkmal der Akupunkturpunkte und Meridiane hingewiesen:

- Die Punkte eines Organs sowie der sie verbindende Meridian liegen immer bilateral.

Sie sehen an Abb. 3, daß z. B. der Herzmeridian einmal auf dem rechten und einmal auf dem linken Arm verläuft. Dementsprechend liegen die Meridiane jedes einzelnen Organs sowohl auf der rechten als auch auf der linken Körperhälfte.

Wir haben nun zwei Verbindungswege kennengelernt: Einmal die Verbindung vom Punkt zum Organ und umgekehrt, zum anderen den Verbindungsweg zwischen den Punkten, die einem Organ zugeordnet sind (Abb. 4). Weitere Verbindungswege werden wir später kennenlernen.

- Die Punkte eines jeden Organs sind fortlaufend numeriert.

Da die chinesischen Namen der Akupunkturpunkte in unserem Sprachgebrauch wenig Aussagekraft haben, ist man im Westen seit geraumer Zeit zur fortlaufenden Numerierung der Punkte innerhalb eines Meridians übergegangen. Diese fortlaufende Numerierung erfolgt in Richtung des Energieverlaufs innerhalb des Meridians (s. Teil III).

Zusammenfassung

Jeweils eine Anzahl von Punkten sind einem Organ zugeordnet.

Die Punkte stehen alle in Verbindung mit dem zugeordneten Organ.

Die Punkte eines Organs sind untereinander durch eine Verlaufsbahn, den sogenannten Meridian, verbunden.

Alle Meridiane liegen bilateral.

Entsprechend den in der Akupunktur bekannten 12 Organen kennen wir 12 Meridianpaare.

9. Die Technik der Punktur

9.1 Lagerung des Patienten bei der Akupunktur

Zwei Gegebenheiten können einen Akupunkturerfolg beeinflussen:

- Die Atmosphäre bei der Behandlung

Bei der Akupunktur handelt es sich nachgewiesenermaßen keinesfalls um eine Suggestivmethode. Weil diese Behandlung jedoch aus feinen Reizen besteht, soll sie in ruhiger und entspannter Atmosphäre erfolgen. Dazu gehören nicht nur eine ruhige Umgebung sowie ein äußerlich und innerlich ruhiger Akupunkteur, es muß auch dem Patienten, besonders bei einer Erstakupunktur, durch entsprechende Gespräche die Angst vor dieser Behandlung genommen werden. Wenn Angst und psychische Verkrampfung sich in somatischer Verspannung auswirken, ist ein Erfolg schwerer erzielbar, als wenn der Patient schon vor der Behandlung relaxiert ist.

- Die Lagerung des Patienten

Die Akupunktur am Kopf, an Beinen und Füßen kann natürlich im Sitzen erfolgen. Es empfiehlt sich jedoch, von Ausnahmen abgesehen, die Akupunktur am liegenden Patienten auszuführen. Dies hat zwei Gründe: Erstens kollabiert ein Patient bei der Behandlung im Liegen wesentlich seltener. Zweitens vermag sich der Patient bei entsprechender Lagerung viel leichter zu entspannen als im Sitzen.

Die Lagerung des Patienten erfolgt möglichst bequem, evtl. mit Kopfkeil, Kopfrolle, Knierolle u. ä., immer in einer individuell günstigen Position. Nur so kann sich der Patient längere Zeit wohlfühlen und entspannen. Achten Sie auf die Raumtemperatur, damit der Patient nicht friert. Machen Sie den Patienten darauf aufmerksam, daß er die genadelten Körperteile nicht zu stark bewegen soll, um ein Verbiegen der Nadeln in den Geweben zu verhindern.

9.2 Nadelarten

Im Laufe der Zeit wurden Nadeln aus den verschiedensten Materialien verwendet. Am Anfang war es der Steinsplitter, die „Steinnadel", später wurde mit Bein-(Knochen-)nadeln, Bambusnadeln, Eisen- und Kupfernadeln, Stahlnadeln, Gold- und Silbernadeln gestochen.

Heute finden ausschließlich Stahl-, Silber- und Goldnadeln Anwendung.

Einige Schulen der Akupunktur sind der Meinung, daß Goldnadeln tonisierend, Silbernadeln dagegen sedierend wirken. Es steht jedoch fest, daß weder heute noch früher in der chinesischen Akupunktur Gold- und Silbernadeln aus dieser Zielsetzung heraus Verwendung fanden.

Viele Akupunkteure sind der Ansicht, daß bei sachgerechter Nadelung – richtiger Auswahl der Punkte, genauem Treffen der kleinen Punkte, Dauer der Nadelung usw. – die Erfolgsquote nicht von der Wahl des Nadelmaterials abhängig sei.

In der modernen Akupunktur Chinas finden heute ausschließlich Silber- und Stahlnadeln Verwendung.

Die Form der Nadeln war schon immer sehr mannigfaltig. Von der Dreikantnadel, die zur Skarifikation der Haut dient, von den unterschiedlichsten Längen und Stärken bis hin zu den verschiedensten Griffen sind die Varianten außerordentlich zahlreich.

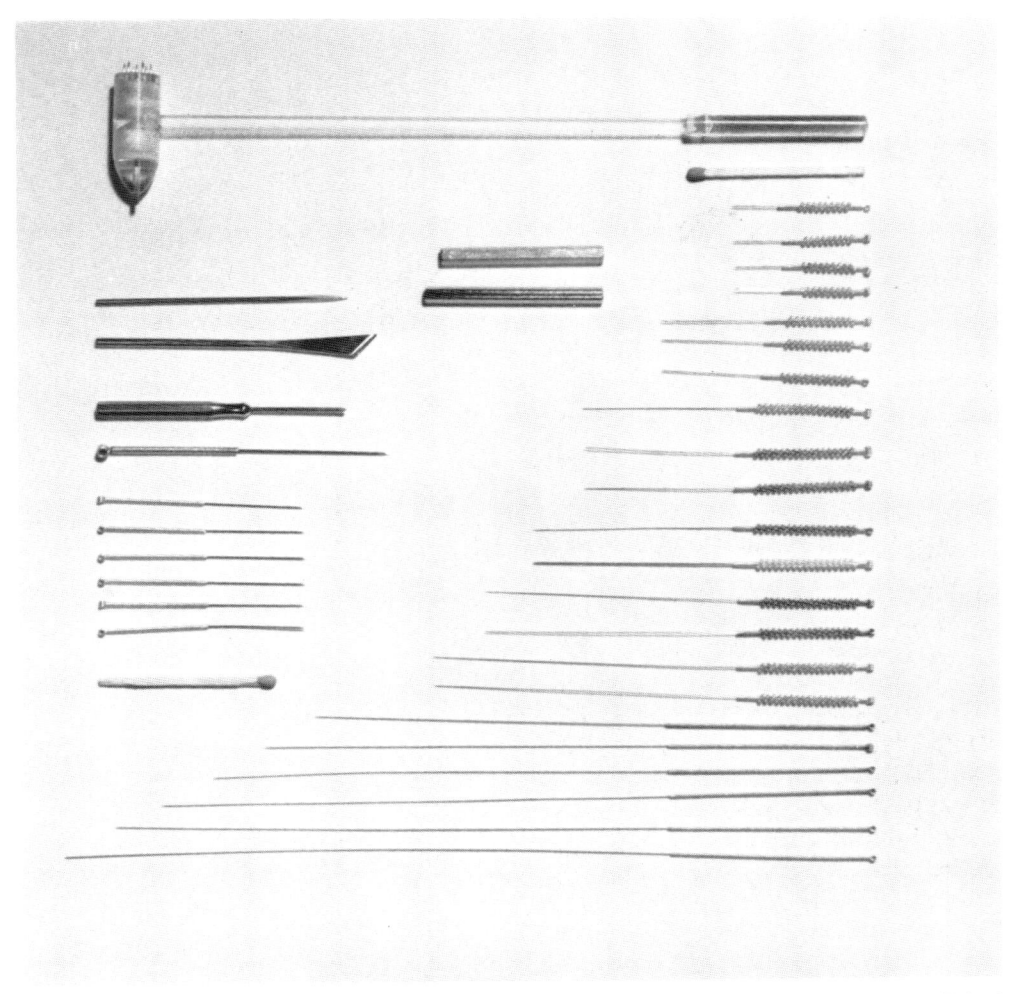

Abb. 4

Wir selbst verwenden sehr dünne Stahl- und Silbernadeln chinesischer oder japanischer Herkunft, die einen guten Spitzenschliff haben und deren Griff durch spiralige oder sonstige griffige Formung zwischen den Fingern leicht manipulierbar ist.

9.3 Grundsätzliches zum Einstechen der Nadeln

Niemals soll eine Nadel mit gefühllosem Ruck in einen Punkt, d. h. in ein Körpergewebe eingebracht werden. Vielmehr wird der Akupunkteur mit sensiblen Fingern und wachen Sinnen beim Vorschieben oder Einrollen einer Nadel Gewebeveränderungen und Widerstände erfühlen, zugleich aber auch die Reaktionen des Patienten registrieren und daraus seine Schlüsse für ein weiteres Vordringen oder Zurücknehmen der Nadel ziehen. Wie wir schon an anderer Stelle sagten, handelt es sich bei der Akupunktur um eine aus feinen Reizen bestehende Heilmethode. Entsprechend fein sollen daher auch alle dazu notwendigen Maßnahmen erfolgen.

9.4 Techniken der Nadeleinführung

Das rollende Eindrehen der Nadel

Einhandmethode (Abb. 5)

Die Nadel wird am Griff zwischen Daumen und Zeigefinger einer Hand gehalten und leicht auf den Punkt aufgesetzt. Unter gleichzeitigem leichten Druck und einer Drehung der Nadel (Rollen zwischen Daumen und Zeigefinger) erfolgt die Einführung bis zu der gewünschten Stichtiefe. Diese Methode eignet sich nur bei Verwendung von kurzen und stabilen Nadeln, die sich schwer verbiegen.

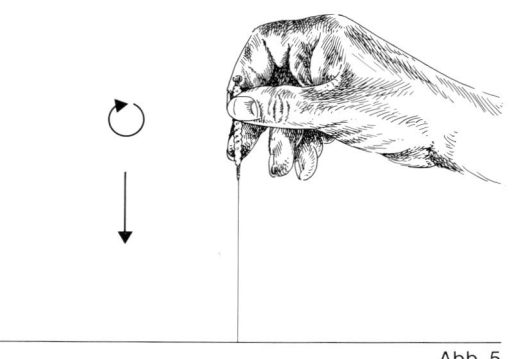

Abb. 5

Zweihandmethode (Abb. 6)

Infolge der leichten Verbiegbarkeit langer Nadeln dient die freie Hand als Führungshand in der Weise, daß zwei Finger während des rollenden Eindrehens die Nadel so führen, daß sie sich nicht verbiegen kann. Bei dieser Methode ist unbedingt darauf zu achten, daß das Sterilitätsgebot nicht verletzt wird, d. h. daß der mit den Fingern berührte Teil der Nadel nicht in die Haut eindringen kann.

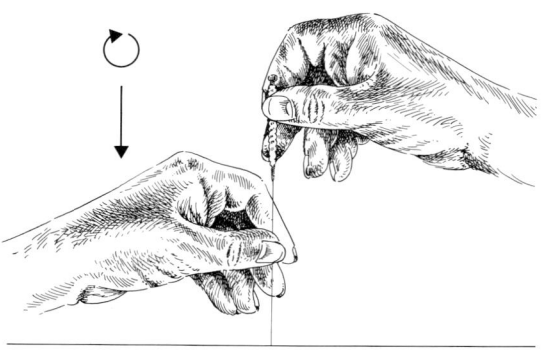

Abb. 6

Aus Sterilitätsgründen lehnen wir eine andere, jedoch gelegentlich empfohlene Führungsmethode ab. Bei ihr führt der dem Akupunkturpunkt aufliegende Fingernagel die Nadel (Abb. 7).

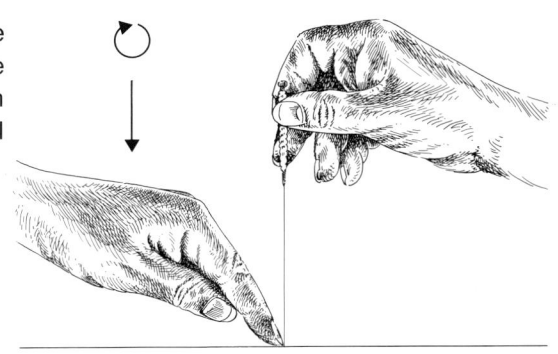

Abb. 7

Direktstichmethode (Abb. 8)

Sie kann bei Benutzung von starken Nadeln oder von Dreikantnadeln, die sich nur schwer verbiegen, zur Anwendung gelangen. Die Nadel wird auf den Punkt aufgesetzt und dann mit starkem gleichmäßigem Druck in den Punkt bis zur gewünschten Stichtiefe eingestochen.

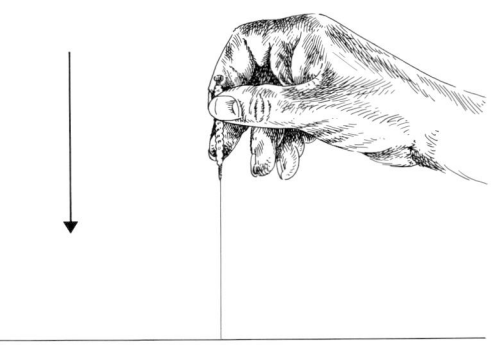

Abb. 8

Versenken der Nadel mittels eines Führungsröhrchens (Abb. 9)

Das dabei verwendete Führungsröhrchen ist einige Millimeter kürzer als die Nadel. Die Nadel wird in das sterile Führungsröhrchen so eingebracht, daß der Griff etwas übersteht. Das Führungsrohr wird genau auf den Punkt aufgesetzt. Der aus dem Röhrchen herausragende Nadelgriff wird mit einem Finger eingeklopft. Nach

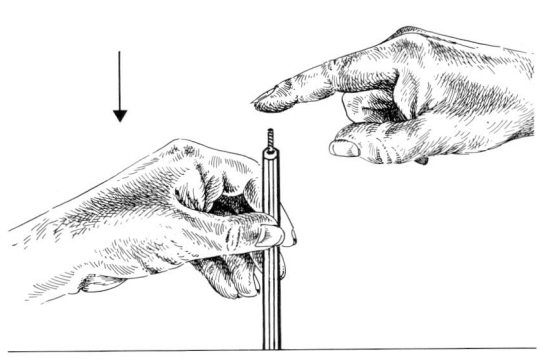

Abb. 9

Entfernen des Führungsrohrs kann die Nadel jederzeit unter rollendem Eindrehen bis zur gewünschten Stichtiefe geführt werden. Diese Methode ist so gut wie schmerzlos, weil die Haut mit ihren Druck- und Schmerzrezeptoren durch den Nadeleinschlag schnell durchstochen wird.

9.5 Stichwinkel

Entsprechend den zu behandelnden Körperstellen oder dem gewünschten Erfolg werden folgende Stichwinkel gewählt:

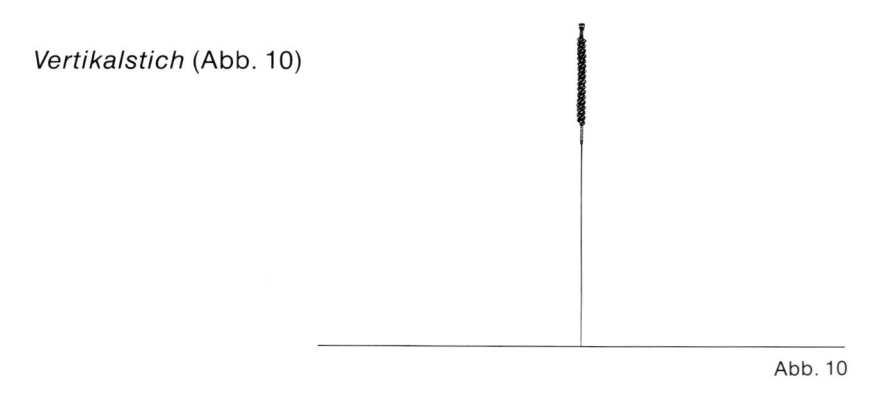

Vertikalstich (Abb. 10)

Abb. 10

Dies ist wohl die häufigste Anwendungsform. Hauptsächlich über muskulösen und fettreichen Stellen wird die Nadel senkrecht zur Hautoberfläche in den Punkt eingestochen.

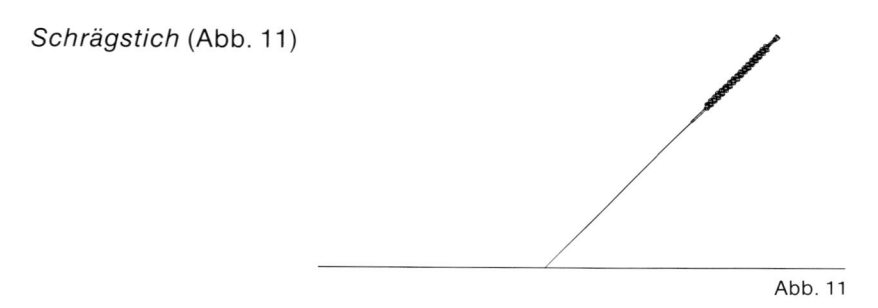

Schrägstich (Abb. 11)

Abb. 11

Über relativ dünnen Muskelschichten, am Kopf und an den Brustpartien, auch wenn entgegen oder mit dem Meridianverlauf gestochen werden soll, kann der Schrägstich gewählt werden. Die Nadel wird dabei in einem Winkel von etwa 45° zur Hautoberfläche eingeführt.

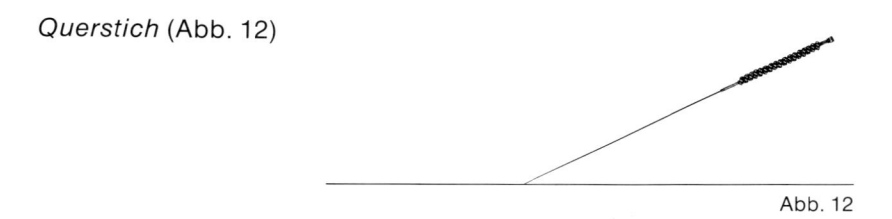

Querstich (Abb. 12)

Abb. 12

Beim Querstich wird die Nadel in einem Winkel von ungefähr 30° eingebracht. Er kommt seltener zur Anwendung und wird nur über wichtigen Organen angewandt.

9.6 Manipulationen mit der Nadel nach dem Einstich

Manipulationen mit der Hand

Jede Therapie – auch die Akupunktur – braucht zum Erfolg eine bestimmte Reizmenge, die durch das bloße Einstechen und Liegenlassen der Nadeln mitunter nicht erreicht werden kann. Durch Manipulation mit der Nadel nach dem Einstich kann die nötige Reizmenge in beliebiger Größenordnung appliziert werden. Solche Manipulationen werden oft auch zum Hervorbringen von DE CH'I (Nadelgefühl, s. Ziffer 9.10) vorgenommen werden müssen.

Hebe- und Einsenktechnik (Abb. 13)

Dabei wird die Nadel mit Daumen und Zeigefinger angehoben und danach etwas tiefer versenkt.

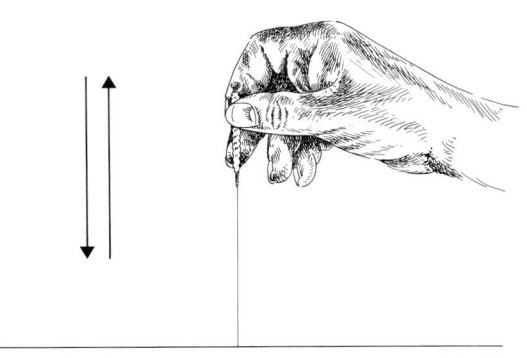

Abb. 13

Rolltechniken (Abb. 14)

Rollen nach rechts: Die Nadel wird zwischen Daumen und Zeigefinger nach rechts gerollt.

Rollen nach links: Die Nadel wird nach links gerollt.

Recht-Links-Rollung: Daumen und Zeigefinger rollen die Nadel mehrmals hin und zurück.

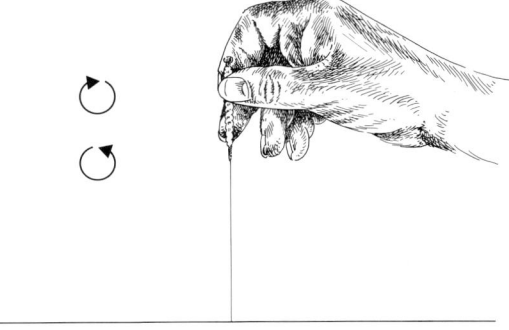

Abb. 14

Roll-Hebetechnik (Abb. 15)

Die eben besprochenen Rolltechniken werden mit der Hebe- und Senktechnik kombiniert.

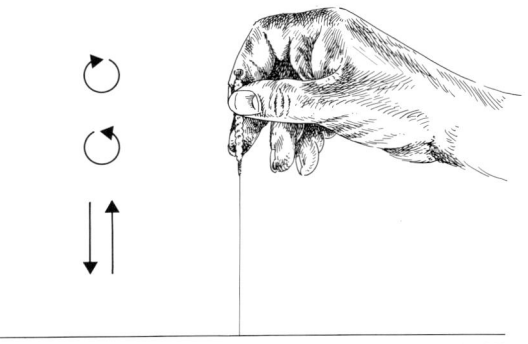

Abb. 15

Alle Manipulationen mit der Nadel sind der körperlichen Konstitution des Patienten, der Schwere seiner Krankheit und auch dem Alter des Patienten anzupassen. Bei kleinen Kindern, bei schwächlichen alten Menschen und bei sensiblen Personen wird viel subtiler vorgegangen werden müssen als bei robusten Patienten.

Es ist vorteilhaft, wenn Sie die beschriebenen Techniken fleißig üben. Benützen Sie dazu als Stichobjekt einen harten Apfel oder etwas Ähnliches, das Sie mit mehreren Papierlagen umwickeln. Punktieren Sie erst dann einen Menschen, wenn Sie die Nadel sicher handhaben können.

Manipulationen mit elektrischen Geräten

In neuerer Zeit werden sowohl im Fernen Osten als auch bei uns Transistorgeräte der verschiedensten Hersteller benützt, um durch Zufuhr von pulsierenden Strömen unterschiedlicher Intensitäten und Frequenzen eine verstärkte Wirkung der Nadelbehandlung zu erreichen (Abb. 16).

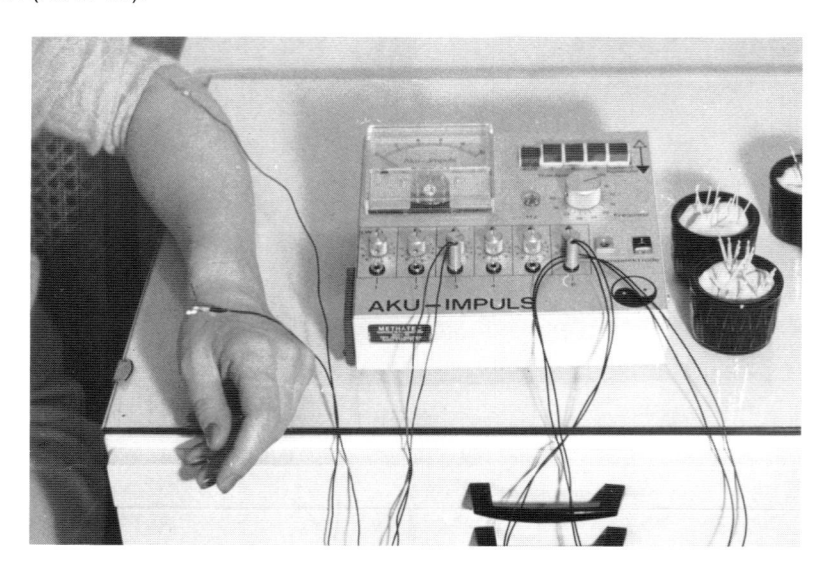

Abb. 16

Die Anwendung solcher Geräte ist relativ einfach: An die in die gewählten Punkte eingestochenen Nadeln werden Verbindungskabel zum Gerät angeklemmt. Über diese Kabel werden den Nadeln Ströme im Frequenzbereich von 2 bis 50 Hz (je nach Einstellung des Geräts) zugeführt, die zusätzlich je nach gewünschter Reizstärke noch verschiedenartig modulierbar sind. So kann z. B. ein Wechsel zwischen Reizen von 7 und 40 Hz in bestimmten gleichbleibenden Zeitabständen erfolgen oder eine diskontinuierlich modulierte Reizstärke in der Form, daß sich ein Wechsel zwischen vollem Reiz und Null ergibt.

Während die Anwendung der Geräte technisch relativ einfach ist, erfordert die Wahl der erfolgbringenden Reizstärke einige Erfahrung. Da sich eine ganze Anzahl solcher Apparate mit den verschiedensten Einstellungsmöglichkeiten im Handel befindet, soll hier von einer näheren Besprechung abgesehen werden. Es sei nur noch erwähnt, daß die meisten dieser Geräte auch gleichzeitig zur Punktsuche verwendet werden können.

9.7 Stichtiefen, wie sie im Westen üblich sind

Wichtig für den Erfolg der Akupunktur ist auch die Kenntnis der Stichtiefe der einzelnen Punkte. Eine oberflächliche Nadelung erreicht unter Umständen einen Punkt überhaupt nicht, ein zu tiefes Stechen bedeutet aber einen unnötigen Eingriff, der außerdem zusätzliche Risiken mit sich bringen kann.

Die Stichtiefe ist von zwei Faktoren abhängig: von der topographisch-anatomischen Situation des zu behandelnden Punktes und von der körperlichen Konstitution des Patienten. So darf z. B. bei den Punkten im Gesicht nicht so tief gestochen werden, wie dies bei Punkten am Rücken der Fall ist, oder bei den Punkten der Fingerspitzen nicht so tief wie bei den Punkten des Armes. Auch die Lage von Nerven und Gefäßen in Relation zu einem Punkt spielt für die Stichtiefe eine wichtige Rolle. Wie sehr die Stichtiefe von der körperlichen Konstitution abhängig ist, macht der Vergleich eines großen, kräftig gebauten, muskulösen Patienten mit einer zartgliedrigen schlanken Patientin oder die Gegenüberstellung eines Kindes mit einem Erwachsenen klar.

Besonders wegen der individuellen körperlichen Konstitution ist es nicht möglich, ganz genaue Stichtiefen für jeden Punkt anzugeben. Deshalb finden sich sowohl in chinesischen als auch in westlichen Aufzeichnungen nur ungefähre Stichtiefenangaben. Wenn Sie aber die anatomische Situation des einzelnen Punktes bedenken, sich über den dortigen Verlauf von Gefäßen und Nerven im klaren sind, sich ungefähr an die Werte der Stichtiefentabellen halten, wenn Sie außerdem die Nadel „fühlend" einbringen, werden Sie nach einiger Übung an den eingetretenen Reaktionen schnell erkennen, ob Sie Ihre Stichtiefe im jeweiligen Falle richtig gewählt haben.

Zwischen den Stichtiefen, die im Westen überwiegend zur Anwendung kommen und den im Fernen Osten praktizierten Stichtiefen besteht ein grundsätzlicher Unterschied: Im Fernen Osten werden die Nadeln durchweg tiefer eingebracht als dies im Westen üblich ist. Der Unterschied ist zum Teil sehr beträchtlich.

Wir lassen auf den nächsten Seiten zwei Stichtiefentabellen folgen. Die erste Tabelle enthält Stichtiefenangaben in Millimeter, wie sie bei uns im Westen überwiegend gebräuchlich sind. Die zweite Tabelle zeigt die in China üblichen Stichtiefen.

9.8 Stichtiefen, wie sie in China heute üblich sind

Die Tabelle auf Seite 41 enthält Angaben aus neuesten chinesischen Veröffentlichungen. Auch hier handelt es sich nur um „Ungefähr"-Maße, für die das zu den Stichtiefen Ausgeführte gilt.

40

Stichtiefentabelle

im Westen überwiegend gebräuchlich

Punkt	mm	Punkt	mm	Punkt	mm	Punkt	mm	Punkt	mm	Punkt	mm
H 1	3– 5	B 28	10–25	KS 1	5– 8	LE 1	2	M 15	3– 5	KG 7	5– 7
H 3	3– 5	B 31	3– 8	KS 3	5–10	LE 2	3– 5	M 16	3– 5	KG 9	5–10
H 5	4– 6	B 33	3– 8	KS 6	5–10	LE 3	3– 5	M 18	3– 5	KG 11	5–10
H 7	2– 6	B 35	5–10	KS 7	5– 8	LE 5	3– 7	M 19	3– 5	KG 12	5–10
H 9	2	B 37	5–10	KS 9	2	LE 6	5–10	M 21	3– 5	KG 13	4– 7
		B 39	5–10			LE 9	5–10	M 23	3– 5	KG 14	4– 7
DÜ 1	2	B 41	8–15	DE 1	2	LE 13	4– 6	M 25	4– 7	KG 15	3– 6
DÜ 3	2– 6	B 42	8–15	DE 3	3– 5	LE 14	3– 5	M 26	4– 7	KG 16	3– 5
DÜ 4	2– 4	B 45	5–10	DE 4	3– 5			M 27	4– 7	KG 17	3– 5
DÜ 5	2– 4	B 47	10–15	DE 5	5– 8	LU 1	3– 6	M 29	3– 5	KG 21	3– 4
DÜ 7	2– 3	B 50	10–15	DE 10	5–10	LU 2	3– 6	M 30	3– 5	KG 22	3– 4
DÜ 8	2– 6	B 51	15–30	DE 15	5–10	LU 5	5– 8	M 31	5– 8	KG 24	2– 3
DÜ 9	2– 3	B 54	10–20	DE 16	3– 8	LU 7	2– 5	M 36	4– 7		
DÜ 11	2– 3	B 58	10–20	DE 17	2– 3	LU 9	2– 3	M 40	4– 7	GG 1	3– 4
DÜ 12	2– 3	B 60	5– 6	DE 22	2– 4	LU 11	2	M 41	3– 5	GG 2	2– 4
DÜ 13	2– 3	B 62	3– 8	DE 23	2– 4			M 42	3– 5	GG 3	3– 6
DÜ 15	3– 4	B 64	3– 8			DI 1	2	M 43	2– 4	GG 4	3– 6
DÜ 18	2	B 65	3– 8	G 1	2– 3	DI 2	2– 3	M 44	2– 4	GG 5	3– 6
DÜ 19	3– 4	B 67	2	G 2	3– 5	DI 3	2– 5	M 45	2	GG 6	3– 6
				G 3	2– 3	DI 4	5–10			GG 9	3– 6
B 1	1– 2	NI 1	5–10	G 4	2– 3	DI 6	4– 7	MP 1	2	GG 10	3– 6
B 2	2	NI 2	4–10	G 19	2– 3	DI 10	4– 7	MP 2	2	GG 11	3– 6
B 10	2	NI 3	4–10	G 20	5–10	DI 11	4– 7	MP 3	2	GG 12	3– 6
B 11	8–12	NI 4	3– 5	G 21	3– 8	DI 15	5–10	MP 4	4	GG 13	3– 6
B 12	8–12	NI 6	3– 8	G 22	2– 6	DI 19	2– 3	MP 5	4– 6	GG 16	2– 3
B 13	8–15	NI 7	5– 8	G 23	3– 6	DI 20	2– 3	MP 6	4– 6	GG 19	2– 3
B 14	8–15	NI 8	5–10	G 24	3– 6			MP 8	4– 6	GG 20	2– 3
B 15	8–15	NI 11	5– 8	G 25	3– 6	M 1	2	MP 9	4– 6	GG 22	2
B 16	8–15	NI 13	5–10	G 26	5–10	M 2	3	MP 11	5– 8	GG 23	2
B 17	8–15	NI 14	5– 8	G 28	5–10	M 3	2– 4	MP 15	4– 6		
B 18	8–15	NI 15	5– 8	G 30	10–25	M 4	2	MP 21	2– 3		
B 19	8–15	NI 21	5– 8	G 34	4– 8	M 6	2– 3				
B 20	8–15	NI 22	3– 6	G 37	4– 8	M 7	2– 4	KG 1	4– 8		
B 21	8–15	NI 23	3– 6	G 38	4– 8	M 8	2– 4	KG 2	4– 6		
B 22	8–15	NI 25	3– 6	G 40	3– 5	M 10	3– 4	KG 3	4– 6		
B 23	8–15	NI 26	2– 4	G 41	2– 3	M 12	3– 5	KG 4	4– 6		
B 25	10–25	NI 27	2– 4	G 43	2– 3	M 13	2– 5	KG 5	4– 6		
B 27	10–25			G 44	2	M 14	3– 5	KG 6	5– 7		

Stichtiefentabelle

nach neuesten chinesischen Veröffentlichungen

Punkt	*)	fen	Punkt	*)	fen	Punkt	*)	fen	Punkt	*)	fen	Punkt	*)	fen	Punkt	*)	fen
H 1	V	5–10	B 28	V	15–20	KS 1	V	5	LE 1	V	1– 2	M 15	S	5– 8	KG 7	V	15–25
H 3	V	5–10	B 31	V	10–30	KS 3	V	10–20	LE 2	V	5–10	M 16	S	5– 8	KG 9	V	10–25
H 5	V	5–10	B 33	V	15–30	KS 6	V	5–10	LE 3	V	5–10	M 18	S	5–10	KG 11	V	10–25
H 7	V	5– 8	B 35	V	10–15	KS 7	V	5– 8	LE 5	S	5–10	M 19	V	5– 8	KG 12	V	10–20
H 9	V	2– 3	B 37	S	5–10	KS 9	V	1	LE 6	S	5–15	M 21	V	10–20	KG 13	V	10–20
			B 39	S	5–10				LE 9	V	10–30	M 23	V	10–20	KG 14	S	10
DÜ 1	V	1	B 41	S	5–10	DE 1	V	1– 3	LE 13	S	8–10	M 25	V	15–25	KG 15	S	5–10
DÜ 3	S	5–10	B 42	S	5–10	DE 3	S	5–10	LE 14	S	5–10	M 26	V	10–20	KG 16	S	3– 5
DÜ 4	V	3– 5	B 45	S	5–10	DE 4	V	3– 5				M 27	V	10–20	KG 17	S	5–10
DÜ 5	V	3– 5	B 47	V	10–15	DE 5	V	5–15	LU 1	V	5–10	M 29	V	10–20	KG 21	S	3– 5
DÜ 7	V	5– 8	B 50	V	10–30	DE 10	V	5–10	LU 2	V	5–10	M 30	V	10–20	KG 22	V	2
DÜ 8	V	3– 5	B 51	V	15–30	DE 15	V	5–10	LU 5	V	10–15	M 31	V	10–30	KG 24	V	3– 5
DÜ 9	V	10–20	B 54	V	15–20	DE 16	V	15–20	LU 7	V	10–15	M 36	V	15–30			
DÜ 11	V	5–10	B 58	V	10–20	DE 17	S	15–20	LU 9	V	5	M 40	S	15–30	GG 1	S	10–15
DÜ 12	S	5–10	B 60	V	10–15	DE 22	S	2– 3	LU 11	V	1	M 41	V	5–10	GG 2	S	5–10
DÜ 13	S	5–10	B 62	V	3– 5	DE 23	S	5–10				M 42	V	3– 5	GG 3	S	5–10
DÜ 15	S	5–10	B 64	V	3– 5				DI 1	V	2– 3	M 43	V	5–10	GG 4	S	5–10
DÜ 18	S	5–10	B 65	V	3– 5	G 1	S	3– 5	DI 2	V	3– 5	M 44	V	3– 5	GG 5	S	5–10
DÜ 19	V	10–20	B 67	V	3– 5	G 2	V	10–20	DI 3	V	3–10	M 45	V	3– 5	GG 6	S	5–10
						G 3	V	5–10	DI 4	V	5–10				GG 9	S	5–10
B 1	S	5	NI 1	V	5–10	G 4	S	3–10	DI 6	V	5–10	MP 1	V	1– 3	GG 10	S	5–10
B 2	S	3– 5	NI 2	V	10–15	G 19	S	5– 8	DI 10	V	10–20	MP 2	V	3– 5	GG 11	S	5–10
B 10	V	5–10	NI 3	V	10–15	G 20	S	10	DI 11	V	10–20	MP 3	V	3– 5	GG 12	S	5–10
B 11	S	5–10	NI 4	V	3– 5	G 21	V	5–10	DI 15	V	10–15	MP 4	V	10–15	GG 13	S	5–15
B 12	S	5–10	NI 6	V	5–10	G 22	S	5–10	DI 19	S	3– 5	MP 5	V	3– 5	GG 16	S	5– 8
B 13	S	5–10	NI 7	V	10–15	G 23	S	5–10	DI 20	V	3– 5	MP 6	V	15–20	GG 19	S	5– 8
B 14	S	5–10	NI 8	V	5–10	G 24	S	5–10				MP 8	V	10–20	GG 20	S	5– 8
B 15	S	5–10	NI 11	V	10–20	G 25	V	5–10	M 1	S	5	MP 9	V	15–20	GG 22	S	5– 8
B 16	S	5–10	NI 13	V	10–20	G 26	V	10–20	M 2	V	3– 5	MP 11	V	1– 2	GG 23	S	5– 8
B 17	S	5–10	NI 14	V	10–20	G 28	V	10–20	M 3	S	3– 5	MP 15	V	10–25			
B 18	S	5–10	NI 15	V	10–20	G 30	V	20–30	M 4	S	5–10	MP 21	V	5– 8			
B 19	S	5–10	NI 21	V	10	G 34	V	15–20	M 6	S	5–10						
B 20	S	5–10	NI 22	S	5–10	G 37	V	10–20	M 7	V	5–10	KG 1	V	5–10			
B 21	S	5–10	NI 23	S	5–10	G 38	V	10–20	M 8	S	5–10	KG 2	V	10–20			
B 22	V	10–15	NI 25	S	5–10	G 40	S	5–10	M 10	S	5–10	KG 3	V	15–25			
B 23	V	10–15	NI 26	S	5–10	G 41	V	3– 5	M 12	S	3– 5	KG 4	V	15–25			
B 25	V	10–15	NI 27	S	5–10	G 43	V	3– 5	M 13	S	5– 8	KG 5	V	15–25			
B 27	V	5–10				G 44	V	1– 2	M 14	S	5– 8	KG 6	V	15–25			

*) Stichtechnik: Vertikalstich = V, Schrägstich = S

9.9 Die körpereigenen Maße

Zur Bestimmung von Punktlokalisationen und von Stichtiefen wird in der Akupunktur für jeden Patienten das körpereigene Maß zugrunde gelegt. Es kann wie folgt gefunden werden:

Die Grundeinheit ist 1 CUN (= 10 FEN)

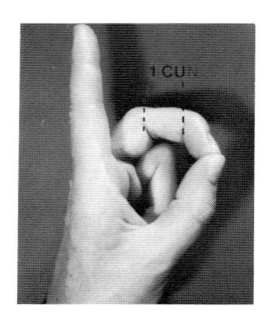

● **Mittelfingermaß**

Der Patient legt die Kuppe seines Mittelfingers auf seine Daumenkuppe. Die Strecke zwischen den Falten des ersten und zweiten Interphalangealgelenks ist **1 CUN**.

Abb. 17

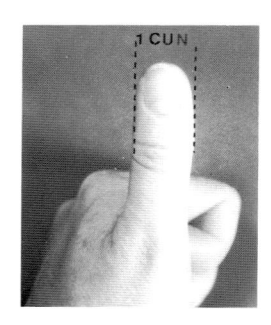

● **Daumenmaß**

Die Breite des Daumens des Patienten am Interphalangealgelenk ist **1 CUN**.

Abb. 18

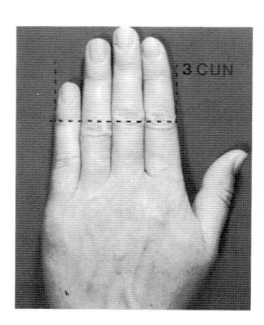

● **Querfingermaß**

Vier Querfingerbreiten des Patienten (am zweiten Interphalangealgelenk gemessen) sind **3 CUN**.

Abb. 19

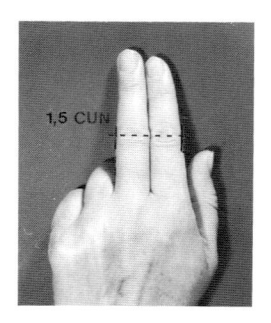

Zwei Querfingerbreiten des Patienten (am zweiten Interphalangealgelenk gemessen) sind **1,5 CUN**.

Abb. 20

● **Körpermaße**

Die verschiedenen Körperabschnitte können in CUN unterteilt werden. Die Abbildung zeigt die wichtigsten Aufteilungen.

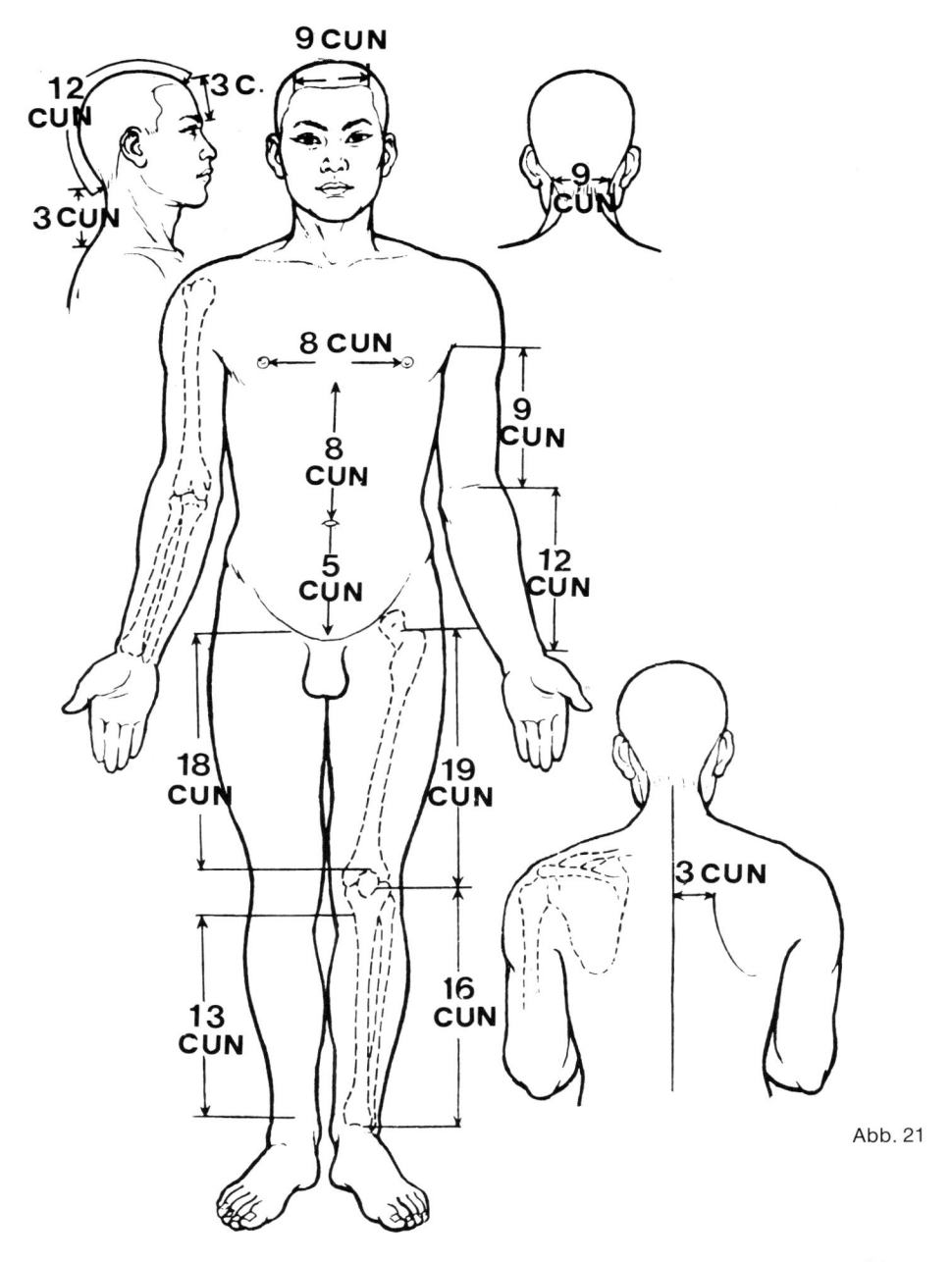

Abb. 21

Durch Verwendung dieser individuellen Maße wird eine genaue Anpassung an Alter, Größe und Konstitution des Patienten möglich.

9.10 Empfindungen des Patienten nach dem Einstich – De Ch'i

Wenn die Nadel den gewünschten Punkt getroffen hat, können beim Patienten Gefühle des Ausstrahlens, der Schwere, des Ziehens, der Betäubung, eines geringen Schmerzes oder auch das Gefühl wie bei einem leichten elektrischen Schlag entstehen. Man nannte diese Sensation im alten China „De Ch'i".

Tritt dieses De Ch'i (Nadelgefühl) nicht unmittelbar nach dem Einbringen der Nadel in den Punkt auf, muß versucht werden, diese Empfindung durch Manipulation mit der Nadel (siehe Ziffer 9.6) hervorzurufen.

Für den Akupunkturerfolg ist das Auftreten von De Ch'i nötig.

Die Erfahrung lehrt, daß sich die Erfolgserwartung einer Punktur steigert, wenn De Ch'i in Richtung zum schmerzhaften Körpergebiet oder zum erkrankten Organ hin fühlbar wird. Oft ist eine gezielte Lenkung des Nadelgefühls möglich, wenn man die Nadel im Wege des Querstichs oder Schrägstichs in Richtung des Sitzes der Erkrankung einsticht und einen Finger der freien Hand mit leichtem Druck hinter dem Punkt aufsetzt. Die beiden Beispiele mögen dies verdeutlichen:

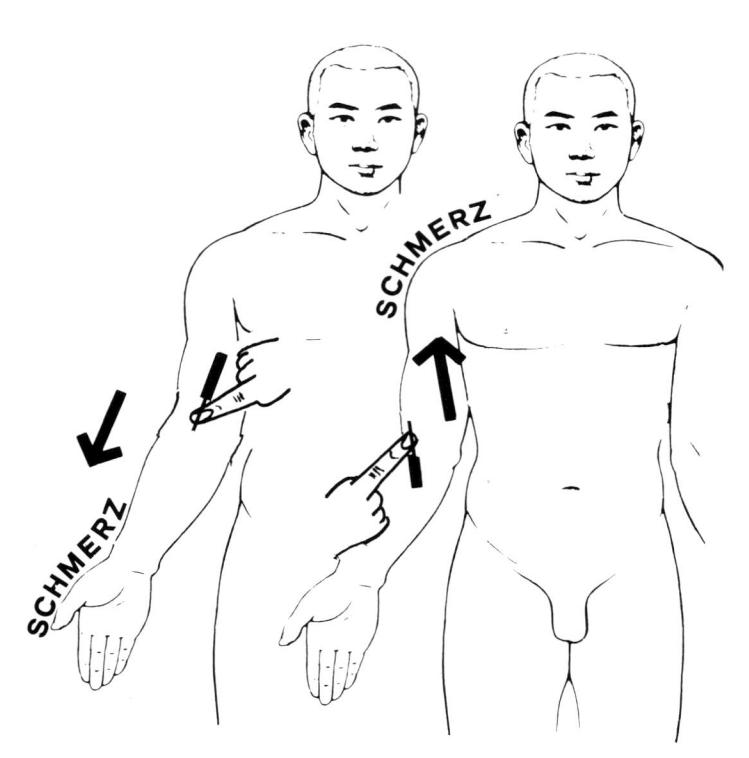

Empfindet der Patient nach dem Nadeleinstich anhaltende Schmerzen, so ist die Nadel zu entfernen. Nach erneutem Einbringen der Nadel kehrt der Schmerz in der Regel nicht wieder. Sollte dies trotzdem der Fall sein, so darf der betreffende Punkt nicht mehr punktiert werden.

Abb. 22

9.11 Sichtbare Reaktionen nach dem Einstich

Sie treten oft in Form eines pfennig- bis zweimarkstückgroßen roten Hofes um die Nadel auf und sind ebenfalls günstige Erfolgszeichen.

9.12 Dauer der Nadelung

Nach dem Einbringen in die Punkte verbleiben die Nadeln je nach Schwere der Erkrankung, je nach den Reaktionen des Patienten und je nach seiner Konstitution zwischen einigen Minuten bis zu einer halben Stunde. Als bewährte Faustregel gilt: Man beläßt die Nadeln so lange, bis sie sich mühelos entfernen lassen, d. h. bis die Nadeln bei der Entnahme von dem sie umgebenden Gewebe leicht freigegeben werden. (Bei der später zu besprechenden energetischen Akupunktur gelten noch zusätzliche Regeln.)

9.13 Zahl der Nadeln bei einer Behandlung

Es gelangen mindestens zwei Nadeln zur Anwendung, da ja alle Punkte der zwölf Meridiane jeweils auf der rechten und linken Körperseite zu finden sind. In der Regel werden bei einer Behandlung 6 bis 8 Nadeln gestochen. Es wäre ein Irrtum zu glauben, daß eine große Nadelzahl das Maß des Erfolgs steigern müsse. Statt einen Patienten wie einen Igel mit Nadeln zu bespicken, wie man dies gelegentlich sieht, sollte man lieber die Punkte sorgfältig auswählen und auf die Technik des Stechens größten Wert legen. Dann hat der Behandelnde auch mit beschränkter Nadelzahl gute Erfolge.

9.14 Entnahme der Nadeln

Die Entnahme der Nadeln erfolgt niemals ruckartig und grob. Die Nadeln werden mit fühlenden Fingern unter gleichzeitigem Rollen behutsam herausgehoben.

Nach Entnahme empfiehlt sich das leicht nach rechts rotierende Abwischen der Einstichstelle mittels eines Wattebäuschchens, das mit Spiritus dilutus getränkt ist. Dies wird vom Patienten als angenehm empfunden. Außerdem kann sich dadurch der Stichkanal leichter schließen, und es wird eine nicht erwünschte Blutung verhindert.

9.15 Steriles Arbeiten bei der Akupunktur

Wenn immer mit irgendeinem Instrument in den Körper eines Menschen eingedrungen werden soll, sind die bei uns gültigen Regeln der Sterilität zu beachten. Dies gilt im vollen Umfange auch für die Akupunktur.

Akupunkturnadeln sind demnach nach jeder Verwendung lege artis zu sterilisieren (mindestens 60 Minuten lang bei 180°C). Dasselbe gilt auch für die Führungsröhrchen, falls solche benützt werden.

Daß die Nadeln nach der Sterilisation auch steril gehandhabt werden müssen, versteht sich von selbst. Desgleichen muß die Einstichstelle vor der Nadelung mit einem Alkoholtupfer gereinigt werden.

Wir lösen dieses Problem wie folgt (Abb. 23): Wir verwenden eine Anzahl von zylinderförmigen Porzellangefäßen mit einem Durchmesser von ungefähr 5 cm und einer Höhe von ca. 5–6 cm. Diese Gefäße sind mit Verbandmull gefüllt. In jedem dieser Gefäße haben wir 10 Akupunkturnadeln und ein Führungsröhrchen stecken. Die Anzahl der zu sterilisierenden Einheiten richtet sich nach dem Tagesbedarf.

Die kleine und immer gleiche Nadelzahl dieser Einheiten gibt uns die zusätzliche Möglichkeit, nach Beendigung einer Akupunktur mit einem Blick festzustellen, ob dem Patienten alle Nadeln entnommen wurden.

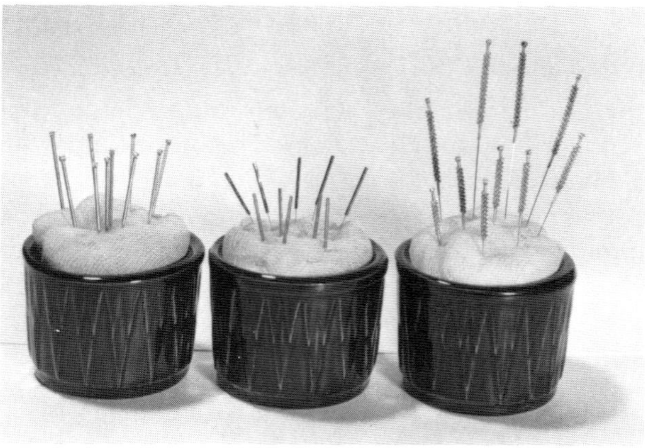

Abb. 23

Zusammenfassung der Punktur-Technik

Wenn möglich, soll der Patient bei einer Akupunkturbehandlung liegen, zumindest aber bequem sitzen.

Verwendung finden dünne, gut geschliffene Stahl- oder Silbernadeln mit gut in den Fingern liegendem Griff.

Das Einbringen der Nadel erfolgt: durch rollendes Eindrehen, durch die Direktstichmethode oder mittels eines Führungsröhrchens.

Der Einstichwinkel richtet sich nach der zu behandelnden Stelle. Wir unterscheiden den Vertikalstich, den Schrägstich und den Querstich.

Zur Verstärkung der Nadelwirkung oder zur Provokation von Reaktionen können nach dem Einstich Manipulationen mit der Nadel erfolgen. Hebe- und Einsenktechnik, Rolltechniken und Roll-Hebetechniken kommen dafür in Frage. Die Stimulation der Nadel mittels elektrischer Geräte ist ebenfalls möglich.

Die Stichtiefe wird an die anatomisch-topographische Lage des Punktes sowie an die körperliche Konstitution des Patienten angepaßt. Der Stich muß tief genug sein, um den Punkt zu erreichen.

Empfindungen des Patienten können nach dem Einstich in Form von Ziehen, von Gefühlen der Ausstrahlung, der Schwere usw. eintreten. Auch eine Hautrötung um die Einstichstelle kann sich zeigen. Diese Erscheinungen werden als Bedingung für den Erfolg angesehen.

Die Zahl der bei einer Behandlung zu verwendenden Nadeln sollte auf wenige, aber genau gesetzte Nadeln beschränkt sein.

Die Dauer der Nadelung liegt zwischen wenigen Minuten und einer halben Stunde. Das Gewebe soll die Nadel leicht freigeben.

Steriles Arbeiten bei der Akupunktur ist zwingend.

10. Erarbeitung eines Behandlungsplanes bei der Symptomatischen Akupunktur, Kombinationsmöglichkeiten

Nach Vorliegen einer Diagnose und der entsprechenden Symptomatologie fertigt der Behandler einen Behandlungsplan, d. h. er sucht jene Punkte heraus, die der Diagnose und der Symptomatologie am nächsten kommen. In fast jedem Falle finden sich für eine bestimmte Indikation mehrere, manchmal sogar eine ganze Reihe von Punkten. Damit nicht zu viele Punkte gestochen werden müssen, wählt man die Hauptpunkte der Indikationen.

Liegen diese Punkte fest, so kann zur Verstärkung der Akupunkturwirkung eine Koppelung mit weiteren Punkten erfolgen. Dabei stehen verschiedene Möglichkeiten zur Wahl:

- Koppelung mit Meridianpunkten

Es werden ein oder mehrere Punkte im weiteren Meridianverlauf, die gleiche oder ähnliche Indikationen aufweisen, mit herangezogen.

- Koppelung mit regionalen Punkten

Es werden zusätzliche Punkte gewählt, die über oder in der Nähe der erkrankten Stelle liegen.

- Koppelung mit dem Locus-dolendi-Stechen

Es werden zusätzlich einige Nadeln direkt in das schmerzhafte Gebiet gesetzt.

- Bilaterale Koppelung

Der gleiche Punkt wird gleichzeitig auf der rechten und auf der linken Körperseite behandelt.

- Koppelung Oben – Unten

Ein Punkt der oberen Extremität wird mit einem Punkt der unteren Extremität gekoppelt.

- Koppelung Hinten – Vorne

Punkte der vorderen Körperhälfte werden mit Punkten der hinteren Körperhälfte gekoppelt. Besonders die Unterstützungspunkte des Blasenmeridians bieten sich dazu an.

- Besondere Beachtung verdienen in jedem Fall alle druckschmerzhaften Punkte. Sie werden vorrangig gestochen.

„Jeder Mensch hat seine Punkte" (PIEN TSIAO)

Behandlungsplan und Behandlungsresultate werden schriftlich festgehalten.

Beispiele von Kombinationsmöglichkeiten nach obigen Regeln

Gastralgie
1. M 26, M 36, KG 1, KG 15, KG 12, MP 1, B 21
2. M 26, M 36, KG 13, KG 15, B 21
3. M 25, M 26, KG 12, M 40, B 17
4. M 36, KG 12, B 21

Erschöpfungszustände, physische
1. M 36, GG 5, GG 10, B 67, LE 13
2. B 39, GG 4, KG 4, KG 15
3. M 36, B 39, LE 13, MP 15

Asthma bronchiale
1. N 27, N 26, B 12, B 13, LU 5, KG 17
2. B 27, B 12, KG 17, DE 4
3. N 27, KG 15, B 37, LU 1

Trigeminusneuralgie
1. DÜ 18, DE 23, M 1, M 2, B 60
2. M 2, M 7, B 2, B 3, G 3, DI 4
3. M 2, M 4, G 1, DI 20, M 36

Stirnkopfschmerzen
1. B 1, B 67, LE 14, LE 12, MP 11
2. B 1, MP 1, LE 14, LE 15, B 60
3. DI 4, M 36, M 41, G 1, M 3

Zervikalkopfschmerz
1. DE 16, G 21, GG 12, B 64
2. G 21, DÜ 15, B 10, B 60
3. GG 12, GG 13, M 36, DI 4

Wie Sie aus diesen Beispielen ersehen, bietet die Akupunktur bei jeder einzelnen Indikation eine ganze Reihe von Kombinationsmöglichkeiten. Außerdem wären noch weitere Punktkombinationen möglich, die unter Umständen genau so gut helfen würden. Der Spielraum zum Individualisieren, d. h. zum Anpassen an den jeweiligen Patienten ist außerordentlich groß. Der Erfolg ist um so sicherer, je weniger die in der Literatur genannten Behandlungsbeispiele nur schematisch nachvollzogen werden.

11. Erlernen der Punktlokalisationen und der Meridianverläufe

Sie haben nun die wichtigsten technischen Voraussetzungen und andere notwendigen Hinweise kennengelernt. Bevor Sie dies alles in die Praxis umsetzen, müssen Sie sich jetzt mit der Punktlokalisation und den Meridianverläufen vertraut machen.

Im Teil II finden Sie die entsprechenden Meridiantafeln und die verschiedenen Beschreibungen. Auf diesen Tafeln sind etwa 280 Punkte erfaßt. Es ist besonders am Anfang unmöglich, alle Angaben zu einem Punkt auswendig zu kennen. Sie sollten sich jedoch unbedingt die Hauptcharakteristik der Meridiane und ihren Verlauf aneignen und die Lokalisation der Punkte eingehend üben. Dazu ist es unumgänglich, das Aufsuchen der Punkte am Menschen zu üben. Als einfachste, einprägsamste und sicherste Methode bietet sich an, jeden einzelnen Punkt eines Meridians am Körper genau zu lokalisieren und mit einem Stift zu markieren. Wenn alle Punkte eines Meridians aufgetragen sind, kann der Meridianverlauf aufgezeichnet werden. Wiederholen Sie dies mehrmals mit jedem Meridian und seinen Punkten an verschiedenen Personen. Nur so werden Sie relativ schnell in der Punktlokalisation sicher. Zusätzlich ist es empfehlenswert, sich gerade am Anfang in der Punktlokalisation von einem geübten Akupunkteur kontrollieren zu lassen.

Wollen Sie zunächst nur die symptomatische Akupunktur ausüben, was wir unbedingt empfehlen, so brauchen Sie den anderen Angaben in den Listen des Teils II vorläufig keine Beachtung schenken. Diese Angaben benötigen Sie später zur Ausübung der klassischen Akupunktur nach der chinesischen Pulsdiagnostik, mit der wir uns im Teil III beschäftigen.

Bevor Sie nun mit der Akupunktur beginnen, sollten Sie sich aber mit den nachstehenden Gedanken vertraut machen.

12. Akupunktur — zu keiner Zeit eine monomane Therapie

Akupunktur war aus geschichtlicher Schau nie eine monomane Therapie, d. h. eine Methode, die bei der Behandlung eines Patienten allein angewandt wurde. Dies läßt sich eindeutig aus geschichtlichen Quellen beweisen. Die alten traditionellen „Behandlungsrichtlinien" gelten auch heute noch am Zentralinstitut zur Erforschung der traditionellen Medizin in Peking, das 1955 gegründet wurde.

Neben der Präventiv-Therapie, die sich schon immer bemühte, Krankheiten erst gar nicht zum Ausbruch kommen zu lassen, galten und gelten die unumstößlichen Richtlinien zur Krankenbehandlung.

Chang-Chung-Ching formulierte dies so:

„Die individuelle Therapie besteht nicht nur aus einer Untersuchung des Kranken, die auf dem beruht, was man selbst denkt, sondern auch auf den pathologischen Veränderungen, nach denen man jeden Augenblick die Behandlung und die Rezepte ändern muß, und sei es auch mehrmals am gleichen Tag."

Der Therapeut durfte also kein einseitiger Spezialist sein, in diesem Sinne auch kein Akupunktur-Spezialist, sondern mußte sich an folgende Richtlinien halten:

„1. Respekt vor dem inneren Atem, dem Ch'i, vor dem Leben

2. Anwendung von doppelt oder mehrfach wirkenden Behandlungen

3. Neutralisierung der Giftstoffe

4. Milderung des Unwohlseins"

Aus diesen Richtlinien ergibt sich klar, daß Akupunktur niemals die einzige Waffe der chinesischen Medizin war.

Neben der Akupunktur und der Moxibustion, die wir als Zweig der Akupunktur im Rahmen dieser Arbeit noch besprechen, war im alten China als häufige Behandlungsmethode und Zusatztherapie die *Atemtherapie* bekannt. Die ersten Übungen wurden von Magiern und Eremiten zur Erreichung vertiefter Kontemplation gemacht. Sehr bald aber wurde der heilende Einfluß einer gezielten Atmung auf den ganzen Organismus entdeckt.

Erstmals in den Aufzeichnungen des Gelben Kaisers dargestellt, wurde das Heil-Atmen jedoch erst in den Büchern des Taoismus als Disziplin der Heilkunde erwähnt. Es ist bekannt, daß die Atemübungen im weitesten Sinne dem buddhistischen Indien zugeschrieben werden. Da aber der Buddhismus erst im 1. Jahrhundert nach der Zeitenwende China erreichte, dürfte feststehen, daß mit dem aus dem 6. Jahrhundert vor Christus stammenden Zitat des Taoismus kein geistiger Zusammenhang bestehen kann. Die sogenannte Atemtherapie wurde in China zumindest am Anfang unabhängig entwickelt.

Die *Heilmassage* als weitere Disziplin wurde erstmals in den heilkundlichen Aufzeichnungen der Han-Zeit (um 200 n. Chr.) erwähnt. Das ursprünglichste Werkzeug des Menschen, die Hand, die wir alle unwillkürlich zur Linderung über eine schmerzhafte Körperstelle legen, oder die wir instinktiv ausstrecken, um uns zu schützen, war auch erstes Mittel zur Linderung der Schmerzen anderer.

Schon sehr frühzeitig entdeckte man – wie wir wissen – daß ein Streicheln, ein Reiben oder Kneten mit der Hand nicht nur lokal wirkt, sondern daß eine Reizung bestimmter Körperpartien an der Oberfläche auch innere Organe beeinflussen kann. Die Behandlung stützte sich auf das Wissen um die Punkte und Meridiane, die wir bei der Akupunktur kennengelernt haben. In der weiteren Entwicklung dieser Methode verwandte man eigens zu diesem Zweck angefertigte Schälchen, die vor Gebrauch erwärmt wurden. Auch hier, so sagen die Interpreten, war der Hauptzweck der Behandlung, die Spannungszustände im Körper auszugleichen, also Yang und Yin zur Harmonie zu bringen.

Zu den alt-chinesischen Therapieformen gehört nicht zuletzt die *Heilgymnastik*. Diese Methode sollte den Patienten „von außen ertüchtigen und nach innen festigen". Der Arzt Hoa T'o stellte bei seinen Verordnungen lediglich Ziele der Körperertüchtigung zum Zwecke der Verteidigungsbereitschaft in den Vordergrund. Die taoistischen Schulen strebten jedoch über diese äußeren Übungen hinaus. Sie lehrten in der Folge Heilgymnastik, „um über die körperliche Gebundenheit hinaus zu gelangen, sich zu erheben, um so die Natur unter die eigene Macht beugen zu können".

Die aus heilkundlicher Sicht wichtigsten Richtlinien der Heilgymnastik stammen aus der T'ai-chi Schule (das Absolute, das Übergeordnete). Dieses Absolute aber hat zwei Erscheinungsformen, nämlich das Yang und das Yin. Man erstrebte mit Hilfe der Heilgymnastik ein harmonisches, aus Ruhe und Bewegung sich zusammensetzendes Gleichgewicht, das allen Angriffen auf körperliche Harmonie, also auf die Gesundheit, Widerstand leisten sollte.

In die Reihe der traditionellen chinesischen Heilverfahren gehört auch das *Schröpfen*. Bereits im 4. bis 3. Jahrhundert v. Chr. wird es in den Büchern unter der Bezeichnung *Horn-Methode* erwähnt. Man benutzte dazu, wie schon der Name sagt, das abgeschnittene Horn eines Tieres. Das weite Ende des Horns wurde auf die Haut aufgesetzt, dann saugte man das Horn luftleer und verschloß die nach oben zeigende Öffnung mit dem Finger oder der Hand. Das „Hornen" war in höheren Klassen Chinas nicht sehr beliebt und gehörte zum Schatz der Volksmedizin. Neben diesem „trockenen Hornen" gab es sehr bald das blutige „Schröpfen". Dabei wurde zum Einritzen der Haut eine lanzenförmige Akupunkturnadel verwendet. Sodann verbrannte man in Papier gehüllte Heilkräuter in einem kleinen Topf. Nach Erhitzen des Gefäßes wurden die Heilkräuter wieder entfernt, um auf diese Weise den Schröpfkopf saugfähig zu machen.

Erwähnenswerte Tradition besitzt auch die *Hydrotherapie* des alten China. Man kannte Bäder aus „warmer Quelle" gegen rheumatische und gichtische Beschwerden, man machte Trinkkuren aus „Wunderquellen", man benützte feucht-heiße und kalte Packungen und Auflagen.

Als medizinisch-chirurgische Kuriosität sei noch das Handwerk des *„Geraderichtens der Knochen"* erwähnt. Es handelte sich dabei wohl um mehr oder weniger sachgerecht ausgeführte Repositionen am Knochengerüst. Diese Disziplin wird heute, auch als geschichtliche Entwicklung, kaum erwähnt, da die anatomischen Kenntnisse und Vorstellungen im alten China mehr als rückständig waren.

In der Auffindung und Auswertung von *Arzneimitteln* hat sich China große Verdienste erworben. Schon in den ältesten literarischen Werken Chinas, z. B. im Buch der Lieder, werden Arzneimittel erwähnt. Das „Arzneibuch des Shen-nung" (2. Jahrhundert vor bis 3. Jahrhundert nach Chr.) führt bereits 365 verschiedene Medikamente auf!

Der König der Arzneien, der taoistische Arzt Szu-Miao, vermengte bereits Bekanntes mit selbst gefundenen Rezepten und sammelte sie in seinem Werk „Tausend Dukaten Rezepte".

In der Folgezeit bemühte sich Li Shi-Chen, zu den Geheimrezepten des Volkes vorzudringen. Er erwarb sich, indem er durch die Dörfer wanderte und die Einwohner befragte, wertvolle Kenntnisse, die er zusammen mit seinen eigenen Erkenntnissen ordnete und überprüfte. Das Arzneibuch des Li Shi-Chen wurde erst nach seinem Tode im Jahre 1596 veröffentlicht. Es umfaßt 492 Mittel animalischen Ursprungs, 1094 Arzneien pflanzlicher Herkunft und 275 Mittel, die aus Mineralien und Metallen hergestellt wurden. Aus alledem ersehen wir, daß gerade die *Arzneitherapie* im alten China auf vielen Gebieten eingesetzt wurde.

Unser fragmentarischer geschichtlicher Rückblick bestätigt, daß die Akupunktur nie, auch nicht in ihren Anfängen, monoman betrieben wurde. Die Akupunktur wurde *immer* von anderen ergänzenden Methoden und Medikamenten unterstützt und war oft selbst nur Zusatztherapie.

Warum sollte es heute anders sein, wo die moderne Medizin ein umfangreiches Spektrum hervorragender Behandlungsmöglichkeiten bietet? Außerdem stehen uns eine Fülle biologischer, homöopathischer, ausleitender und anderer Verfahren zur Verfügung.

Akupunktur monoman zu betreiben ist nur in seltenen Fällen möglich, nämlich dort, wo es sich um eine reine Ausgleichstherapie handelt. Jede andere einseitige Behandlung ist falsch und abzulehnen. Eine monomane Handhabung der Akupunktur würde darüber hinaus gerade das verhindern, was jeder gewissenhafte Akupunkteur anstrebt, nämlich die Integration dieser uralten und doch neuen Methode in die moderne Medizin.

II

Meridiantafeln, Fototafeln

Beschreibung der Meridiane
und ihrer Punkte

Lagebeschreibung der Punkte

Indikationen

Indikationsverzeichnis
nach Organsystemen

Indikationsverzeichnis alphabetisch

*Lernen ist wie Rudern
gegen den Strom.
Sobald man aufhört,
treibt man zurück.*

Benjamin Britten

Vorbemerkungen

In vielen deutschsprachigen Akupunkturveröffentlichungen wird hinsichtlich der Numerierung zweigleisig verfahren, indem teilweise die chinesische Numerierung und teilweise die Numerierung nach BACHMANN aufgeführt wird. Auch wir sind in den ersten drei Auflagen dieser Arbeit so vorgegangen; wir wollten damit auf einige Punktbezeichnungen, die sich bei uns eingebürgert hatten, Rücksicht nehmen. Bei der großen Zahl der inzwischen vorliegenden Akupunkturveröffentlichungen halten wir jedoch den Zeitpunkt für gekommen, eine einheitliche Punktbezeichnung anzustreben. Deshalb haben wir uns bei der Überarbeitung dieser vierten Auflage hinsichtlich der Punktnumerierung streng an den internationalen Standard angepaßt. Es handelt sich dabei hauptsächlich um die Punkte 36–54 des Blasenmeridians, um die Punkte 21–23 des Dreifachen Erwärmers und um die Punkte 1–8 des Magenmeridians. Um die Übergangszeit zu erleichtern, haben wir bei diesen Punkten die BACHMANN'sche Nummer in Klammern gesetzt.

Auch in dieser Auflage haben wir wieder nur die wichtigsten Punkte der Meridiane dargestellt, weil wir meinen, daß gerade der Anfänger die Möglichkeit haben sollte, sich in einen überschaubaren Stoff einzuarbeiten.

I Herz-Meridian

Verlauf des Meridians:

Der erste Herzpunkt liegt am caudalen Rand der 4. Rippe eine Handbreit lateral der Mamillarlinie. Der Meridian beschreibt einen kleinen Bogen nach aufwärts und zieht auf der Oberarminnenseite zum Epicondylus medialis. Auf der ulnaren Seite des Unterarms verläuft er über das Handgelenk und endet mit seinem neunten Punkt auf der Dorsalseite des Endgliedes des Kleinfingers, 2 mm proximal und lateral des Nagelwinkels.

Pathologische Symptomatik:

Trockenheit der Kehle, Durst, Herzschmerzen, Erkrankungen und Schmerzen im Gebiet des Meridianverlaufs.

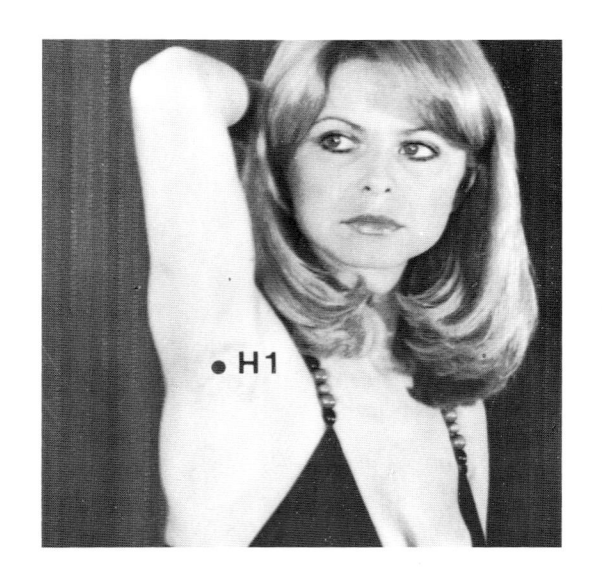

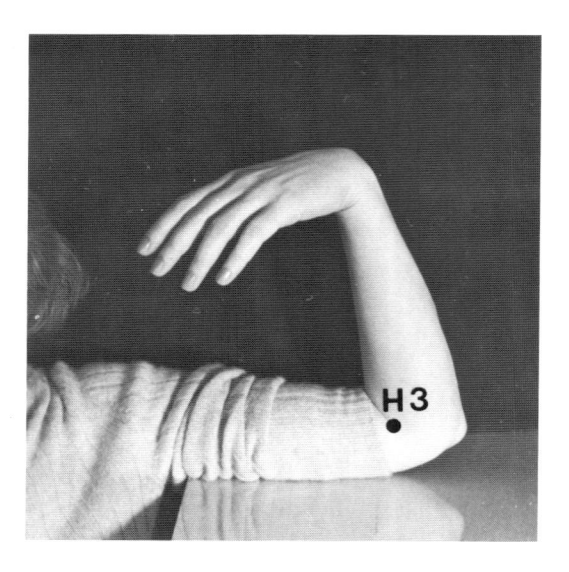

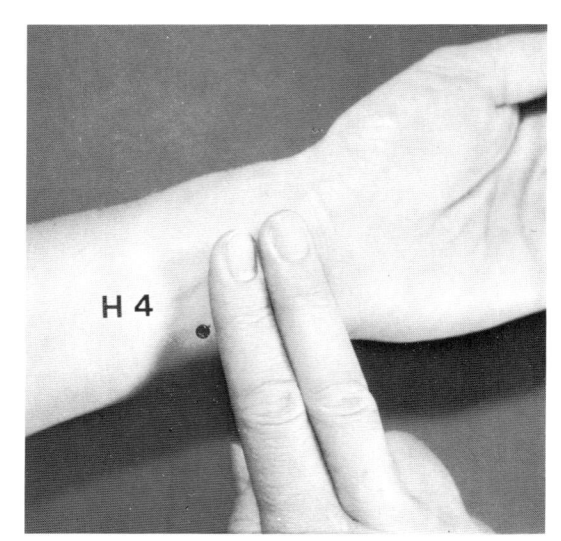

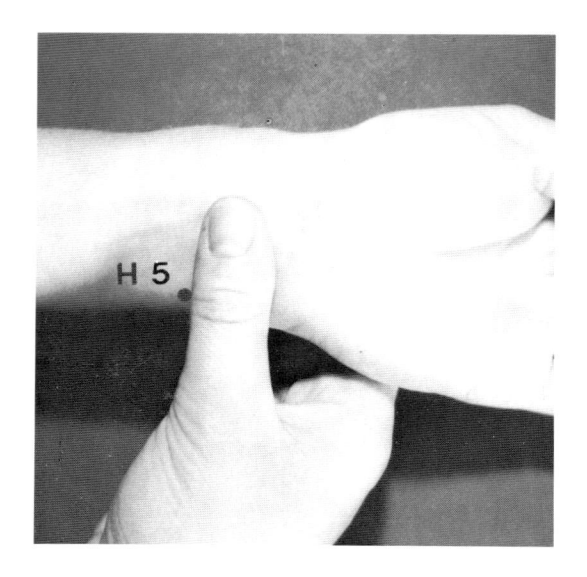

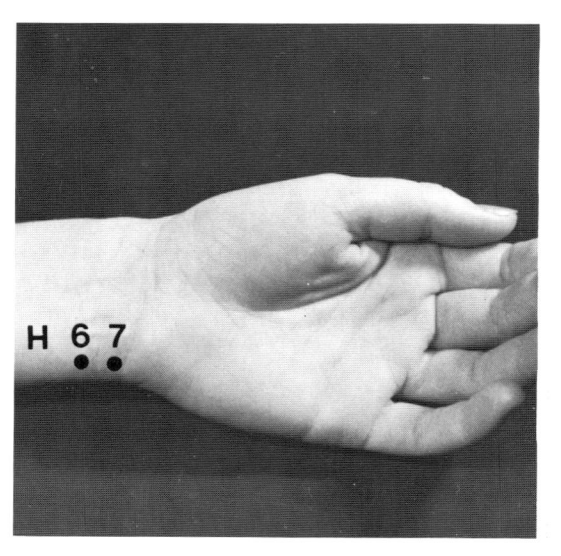

58

I Herz-Meridian (H) Yin Tafel Seite 62

Sedierungszeit: 11–13 Uhr Alarmpunkt: KG 14
Tonisierungszeit: 13–15 Uhr Zustimmungspunkt: B 15

H 1 Ji Quan, Höchste Quelle 极 泉

Indikation: Schmerzen in der Herzgegend, Angina pectoris, Intercostalneuralgie, Schmerzen und Lähmungen der oberen Extremität.
Lage: Im Zentrum der Achselhöhle.
Stichtiefe: In Europa: 3–5 mm - In China: 5–10 fen

H 3 Shao Hai, Lebensfreude 少 海

Indikation: Angina pectoris, Intercostalneuralgie, Schmerzen im Bereich des Ellbogens und des Unterarms.
Lage: Bei angewinkeltem Unterarm am ulnaren Ende der Ellbogenfalte.
Stichtiefe: In Europa: 3–5 mm - In China: 5–10 fen

H 4 Ling Dao, Geisterweg 灵 道

Indikation: Schmerzen in der Herzgegend, Neurasthenie.
Lage: Zwei Querfinger (1,5 Cun) proximal von H 7.
Stichtiefe: In Europa: 4–6 mm - In China: 6–8 fen

H 5 Tong Li, Verbindung mit dem Inneren. 通 里
Lo-Punkt des DÜ-Meridians

Indikation: Nervöses Herzklopfen, Paresen, Schmerzen und Schwere des Arms, Hysterie, Neurasthenie.
Lage: Innenseite des Handgelenks über der Arteria ulnaris, in Höhe der distalen Apophyse der Ulna. Eine Daumenbreite (1 Cun) proximal von H 7.
Stichtiefe: In Europa: 4–6 mm - In China: Vertikalstich 5–10 fen

H 6 Yin Xi, Yin-Grenze 阴 郄

Indikation: Herzschmerzen, Herzklopfen, Tachycardie, Neurasthenie, Nachtschweiße.
Lage: Eine halbe Daumenbreite (½ Cun) proximal von H 7.
Stichtiefe: In Europa: 4–6 mm - In China: Vertikalstich 5–10 fen

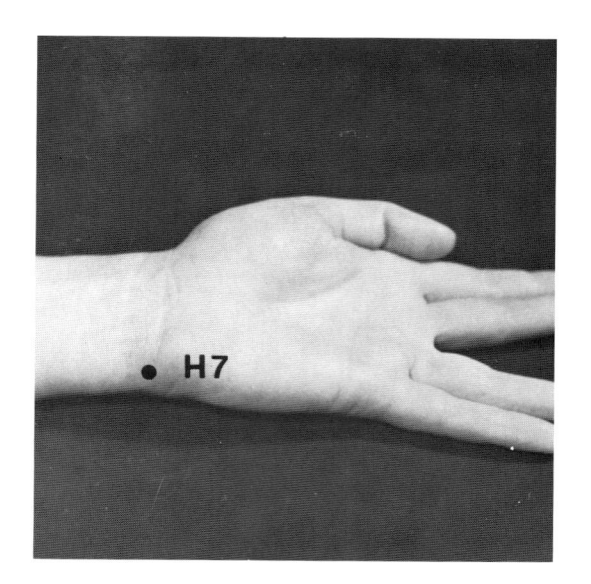

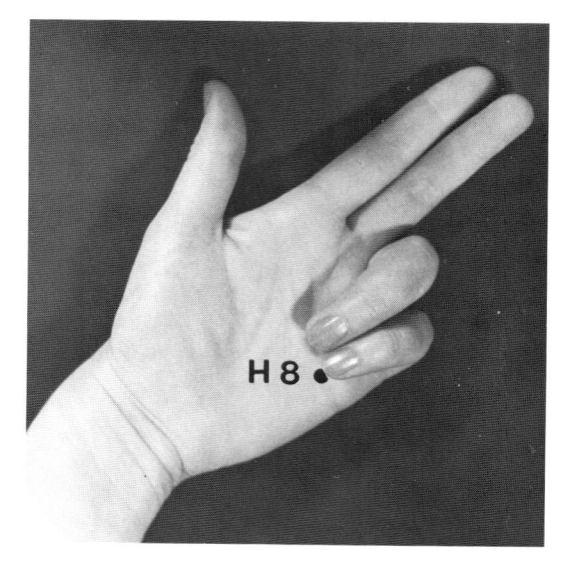

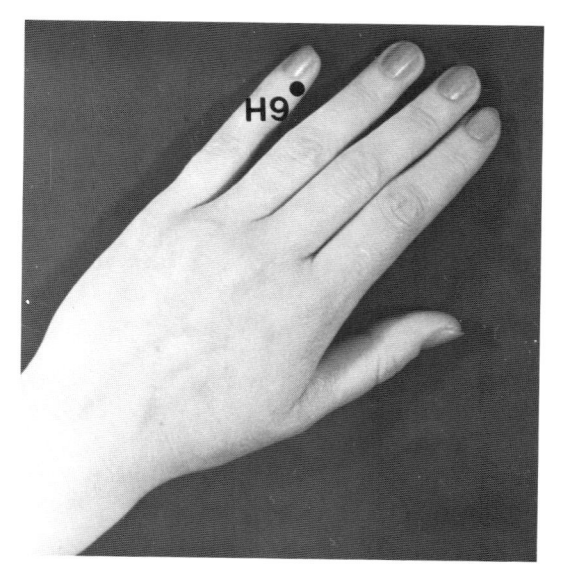

60

I   **Herz-Meridian**   Tafel herausklappen

I Herz-Meridian (H) Yin

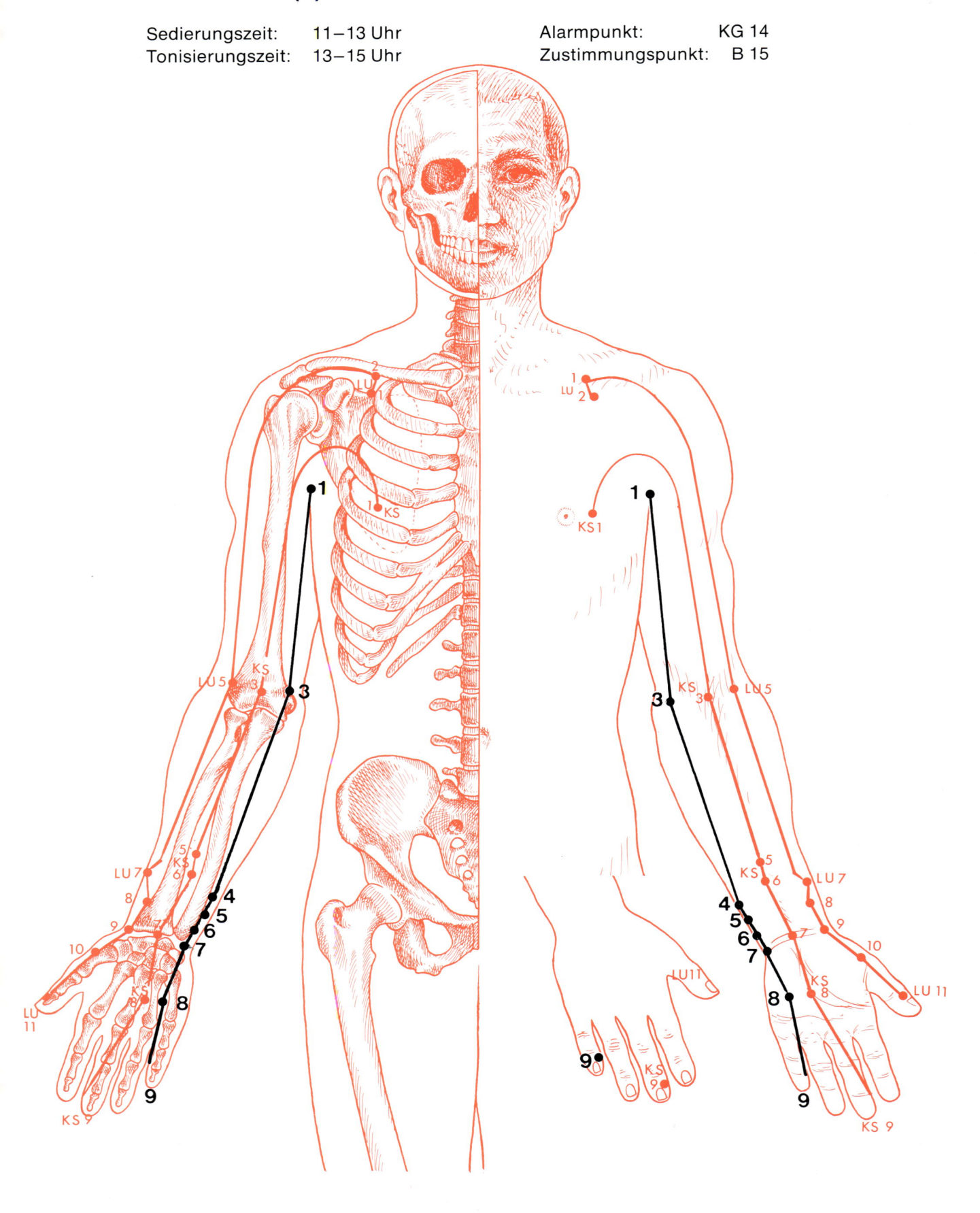

Sedierungszeit:	11–13 Uhr	Alarmpunkt:	KG 14
Tonisierungszeit:	13–15 Uhr	Zustimmungspunkt:	B 15

H 7   Shen Men, Göttliches Tor. Sedativpunkt. Quellpunkt.   神 门

Indikation: Tachycardie, Arrhythmie, Unruhe, Aufregung, Schlaflosigkeit, Hysterie.

Lage: Über der distalen Handgelenksfalte, am radialen Anteil des Os pisiforme. (Der Punkt findet sich in einer Mulde, die über der distalen Handgelenksfalte am radialen Rand der Sehne des Flexor carpi ulnaris entsteht, wenn man Kleinfinger und Ringfinger nach außen dreht.)

Stichtiefe: In Europa: 2–6 mm - In China: Vertikalstich 5–8 fen

H 8   Shao Fu, Geringer Bezirk   少 府

Indikation: Tachycardie, Incontinentia urinae, Pruritus vulvae. Handschweiß.

Lage: Zwischen Metacarpalia IV und V. Beim Faustschluß zeigt das Ende der Kleinfingerspitze auf den Punkt.

Stichtiefe: In Europa: 2–4 mm - In China: Vertikalstich 4–6 fen

H 9   Shao Chong, Geringer Angriffspunkt. Tonisierungspunkt   少 冲

Indikation: Nervöse Herzbeschwerden, Angina pectoris, Kreislaufschwäche, apoplektisches Koma, Schmerzen im Thoraxbereich.

Lage: Dorsalseite des Endgliedes des Kleinfingers, Innenseite daumenwärts, vom äußeren Nagelwinkel aus 2 mm proximal und lateral.

Stichtiefe: In Europa: 2 mm - In China: Vertikalstich 2–3 fen

II Dünndarm-Meridian

Verlauf des Meridians:

Der 1. Punkt des Dünndarm-Meridians liegt auf der Dorsalseite des Kleinfingers, etwa 2 mm proximal und lateral, bezogen auf den äußeren Nagelwinkel in Richtung Handkante. Der Meridian zieht entlang der Dorsalseite des Oberarmes, über das Schulterblatt, die laterale Halspartie und weiter über den caudalen Rand der Mandibula, steigt auf der Wange hoch bis zur Jochbeinkante und endet schließlich mit seinem 19. Punkt vor dem Tragus.

Pathologische Symptomatik:

Halsschmerzen, Schmerzen der Halsmuskulatur, Ohrensausen, Unterbauchschmerzen, Ikterus, Erkrankungen und Schmerzen im Gebiet des Meridianverlaufs.

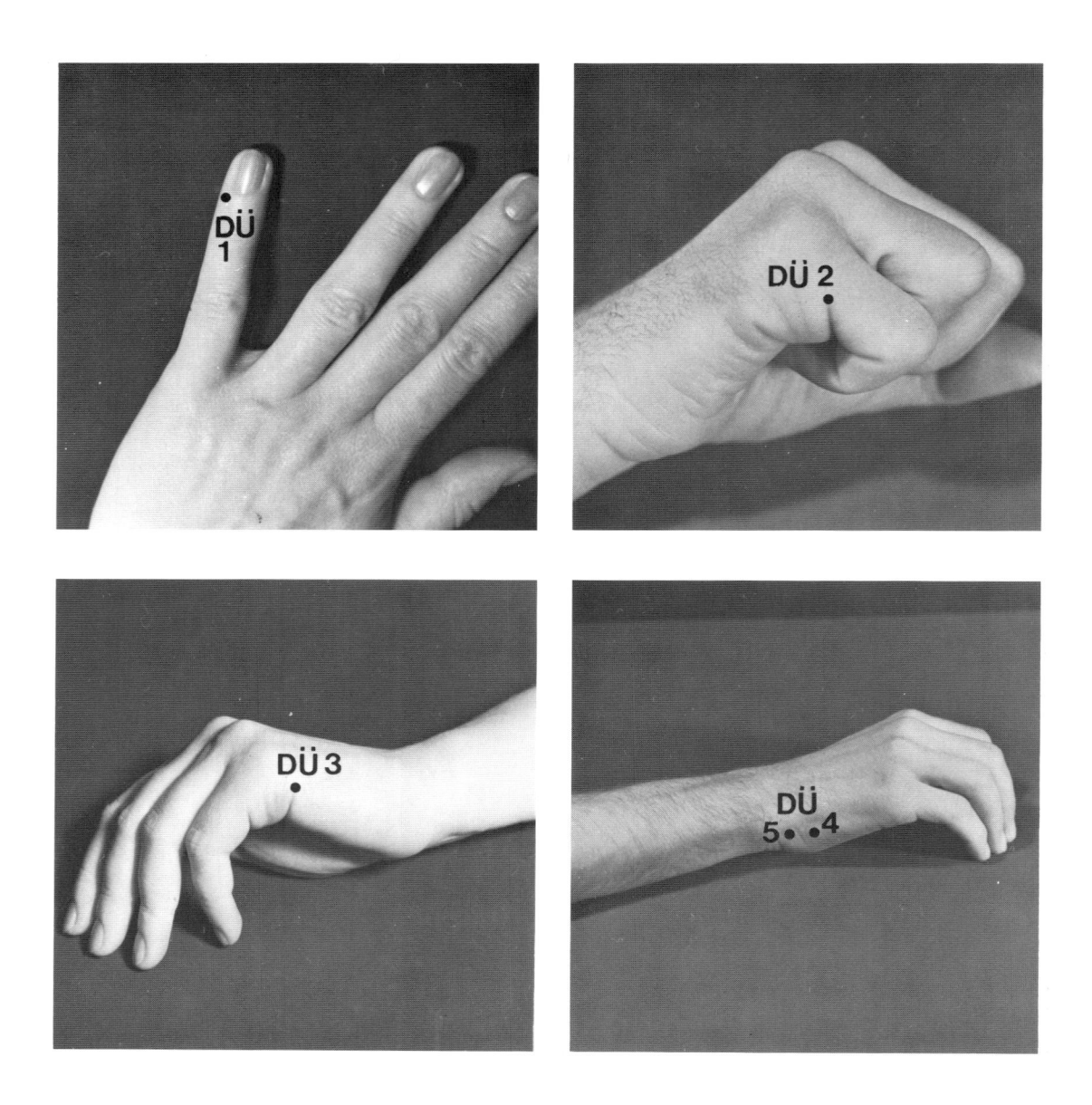

64

II Dünndarm-Meridian (DÜ) Yang

Tafel Seite 70

Sedierungszeit:	13–15 Uhr	Alarmpunkt:	Jenn-Mo 4
Tonisierungszeit:	15–17 Uhr	Zustimmungspunkt:	B 27

DÜ 1 Shao Ze, Geringer Teich   少 泽

Indikation: Kopfschmerzen, Zervikal-Syndrom, katarrhalische und entzündliche Schleimhautaffektionen, Konjunktivitis.

Lage: Auf der Dorsalseite des Kleinfingers, etwa 2 mm proximal und seitlich, bezogen auf den äußeren Nagelwinkel in Richtung Handkante.

Stichtiefe: In Europa: 2 mm - In China: Vertikalstich 1 fen

DÜ 2 Qian Gu, Vorderes Tal   前 谷

Indikation: Schmerzen und Paresen der Arme und der Finger, Tinnitus.

Lage: An der Handaußenseite, etwas distal des Kleinfingergrundgelenks. Beim Faustschluß am Ende der distalen Falte.

Stichtiefe: In Europa: 2–4 mm - In China: Vertikalstich 3–6 fen

DÜ 3 Hou Xi, Hintere Schlucht. Tonisierungspunkt   后 溪

Indikation: Paresen und Schmerzen der oberen Extremität, katarrhalische und entzündliche Schleimhautaffektionen, Enteritis, Intercostalneuralgie, Taubheit, Lumbago.

Lage: Bei halber Volarflexion der Hand liegt der Punkt am ulnaren Ende der durch den leichten Faustschluß entstehenden Hautfalte proximal vom Grundgelenk des Kleinfingers.

Stichtiefe: In Europa: 2–6 mm - In China: Vertikalstich 5–10 fen

DÜ 4 Wan Gu, Handgelenk-Knochen. Quellpunkt   腕 骨

Indikation: Finger-, Hand- und Ellbogenschmerzen, Tinnitus, Hemiplegie, Cholecystitis, Übelkeit, Erbrechen.

Lage: Am ulnaren, dorsalen Rand der Hand, in der Tiefe des kleinen Gelenkspaltes, der vom 5. Mittelhandkochen (Os metacarpale) und dem Hakenbein (Os hamatum) gebildet wird.

Stichtiefe: In Europa: 2–6 mm - In China: Vertikalstich 3–5 fen

DÜ 5 Yang Gu, Sonnental   阳 谷

Indikation: Handgelenk-, Arm-, Nacken- und Kiefernschmerzen, Tinnitus, Taubheit, Nervenüberreizung.

Lage: Dorsalseite der Hand, in einer Vertiefung zwischen distalem Ende der Ulna und der ulnaren, proximal gelegenen Kante des Os triquetrum (Dreiecksbein).

Stichtiefe: In Europa: 2–4 mm - In China: Vertikalstich 3–5 fen

DÜ 7

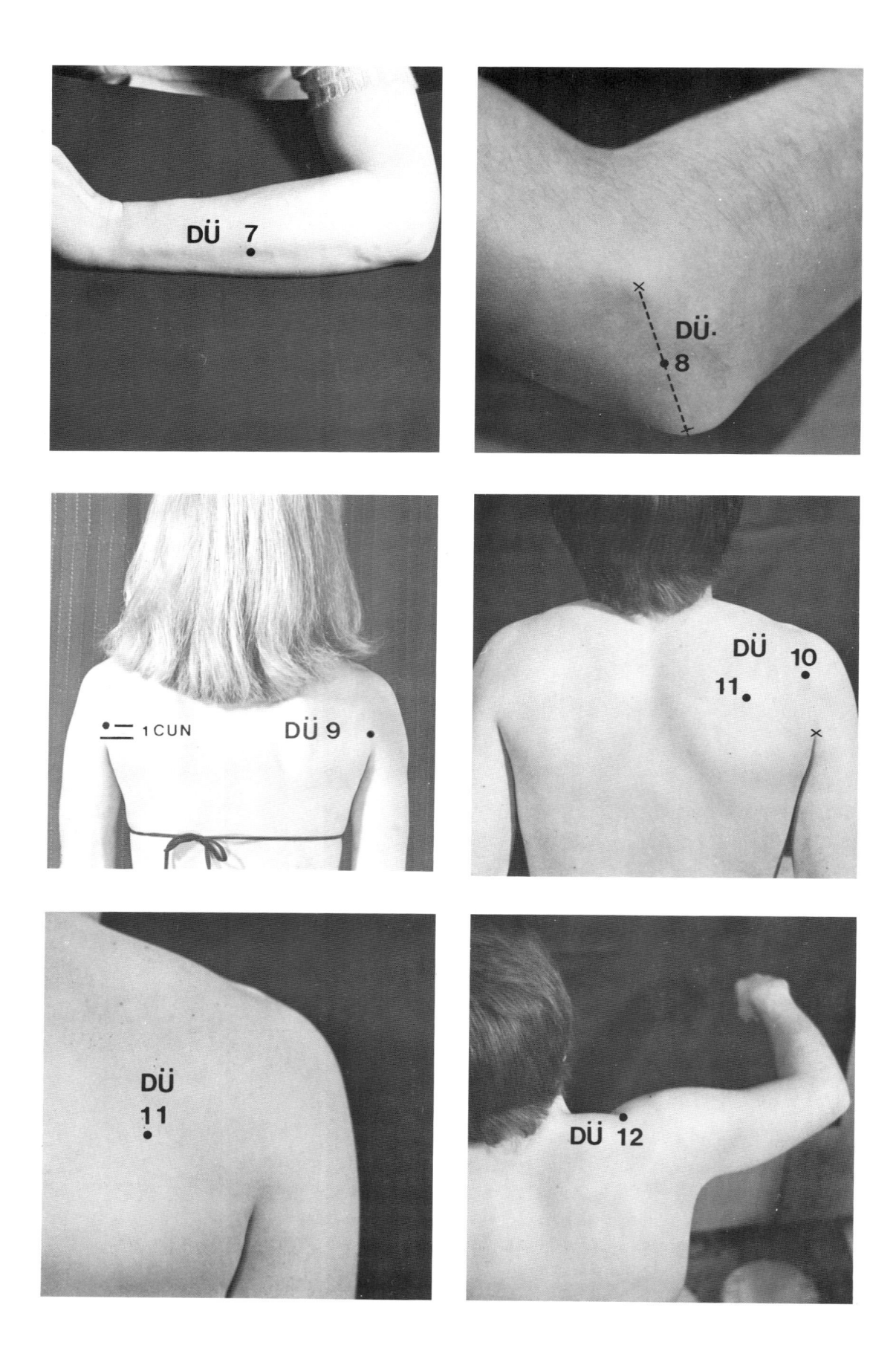

DÜ 8

1 CUN   DÜ 9

DÜ 10
DÜ 11

DÜ 11

DÜ 12

Tafel Seite 70

DÜ 7 Zhi Zheng, Das richtige Glied. 支 正
Lo-Punkt des H-Meridians.

Indikation: Nacken-, Schulter- und Armschmerzen, Neurasthenie.

Lage: Der Punkt ist in der Mitte der Elle (Ulna) an deren ulnarem Rand aufzusuchen.

Stichtiefe: In Europa: 2–3 mm - In China: Vertikalstich 5–8 fen

DÜ 8 Xiao Hai, Kleines Meer. Sedierungspunkt 小 海

Indikation: Schulter- und Nackenschmerzen, Lumbago, Ischias, Brachialgie, Epicondylitis, Epilepsie.

Lage: Dorsalseite des Armes, distal des Ellbogengelenkes, bei gebeugtem Arm in der Mulde zwischen Olecranon und Epicondylus ulnaris.

Stichtiefe: In Europa: 2–6 mm - In China: Vertikalstich 3–5 fen

DÜ 9 Jian Zhen, Schulterreinheit 肩 贞

Indikation: Periarthritis humeroscapularis, Achselsteife, Patient kann den Arm nicht nach hinten heben, Tinnitus, Taubheit.

Lage: Dorsalseite des adduzierten Oberarms, eine Daumenbreite (1 Cun) über dem cranialen Ende der Achselfalte.

Stichtiefe: In Europa: 2–3 mm - In China: Vertikalstich 10–20 fen

DÜ 10 Nao Yu, Schulterpunkt 臑 俞

Indikation: Schmerzen und Paresen der Schulter und der oberen Extremität.

Lage: Punkt liegt in der Verlängerung der cranialen Achselfalte, zwischen Akromion und Humero-scapular-Gelenk, wo eine Mulde zu tasten ist.

Stichtiefe: In Europa: 6–10 mm - In China: Vertikalstich 10–20 fen

DÜ 11 Tian Zong, Himmlische Ahnen 天 宗

Indikation: Periarthritis humeroscapularis, Achselsteife, Patient kann den Arm nicht nach hinten heben.

Lage: Der Punkt liegt im Zentrum der Fossa infraspinatam.

Stichtiefe: In Europa: 2–3 mm - In China: Vertikalstich 5–10 fen

DÜ 12 Bing Feng, Windfahrt 秉 风

Indikation: Periarthritis humeroscapularis, Achselsteife, Patient kann den Arm nicht nach hinten heben.

Lage: In der Mitte des cranialen Randes der Spina scapulae, beim Heben des Armes entsteht dort eine Grube.

Stichtiefe: In Europa: 2–3 mm - In China: Schrägstich 5–10 fen

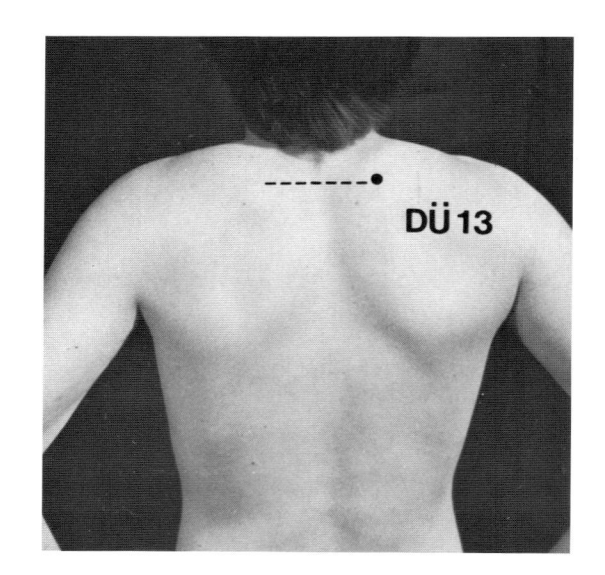

68

DÜ 13

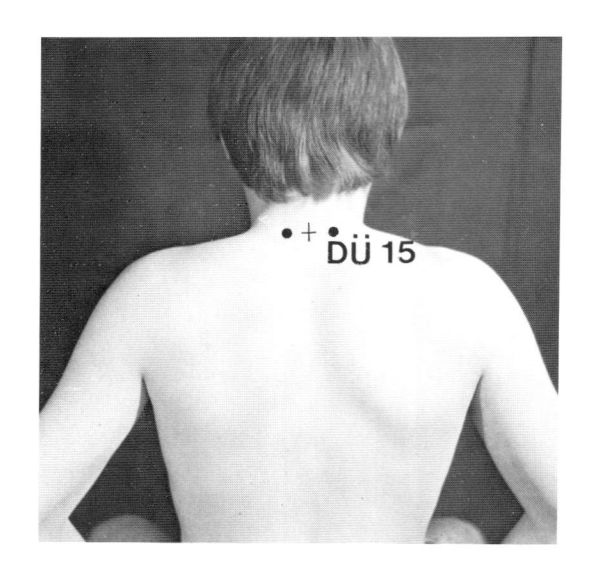

DÜ 15

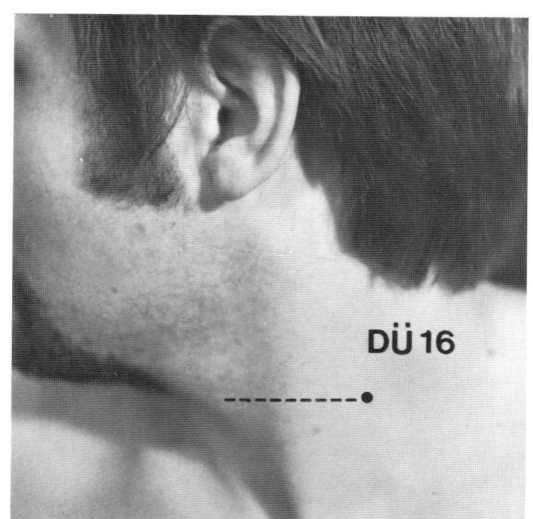

DÜ 16

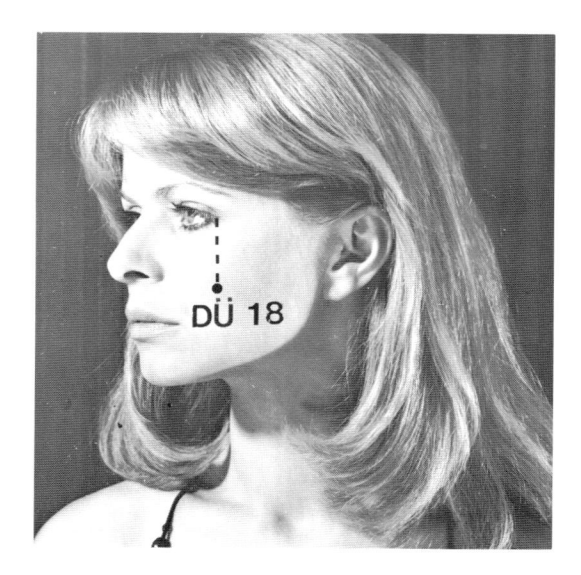

DÜ 18

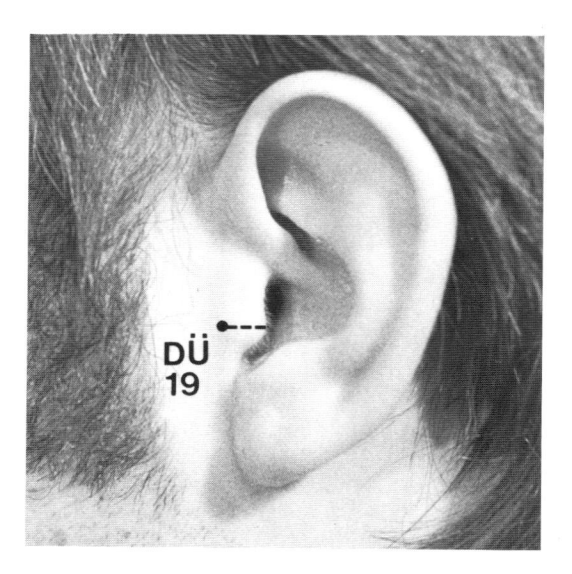

DÜ 19

II Dünndarm-Meridian   Tafel herausklappen

III Blasen-Meridian

Verlauf des Meridians:

Der Meridian beginnt etwa 5 mm medial vom Angulus oculi-nasalis im Orbita-Radix nasalis-Winkel, steigt über Stirn und Scheitel, zieht, etwa zwei querfingerbreit (1,5 Cun) von der Mittellinie entfernt über Kopf und Nacken abwärts und teilt sich im Nackengebiet in eine innere und eine äußere Bahn. Die innere Bahn zieht im Abstand einer Halbierungslinie innerer Schulterblattrand – Mediane senkrecht nach unten bis zur Steißbeinspitze, während die äußere Bahn entlang einer gedachten Senkrechten vom inneren Schulterblattrand ausgehend absteigt. Beide Bahnen ziehen über die Oberschenkelrückseite und vereinigen sich in der Kniekehle. Der Meridian verläuft weiter über die Wade zur lateralen Seite des Fußes, um 2 mm proximal und seitlich des äußeren Nagelwinkels der 5. Zehe zu enden.

Pathologische Symptomatik:

Kopfschmerzen, Augenerkrankungen, Tränenfluß, Harnverhaltung, Enuresis, Symptome, die sich aus der Funktion der Zustimmungspunkte ergeben. Erkrankungen und Schmerzen im Gebiet des Meridianverlaufs.

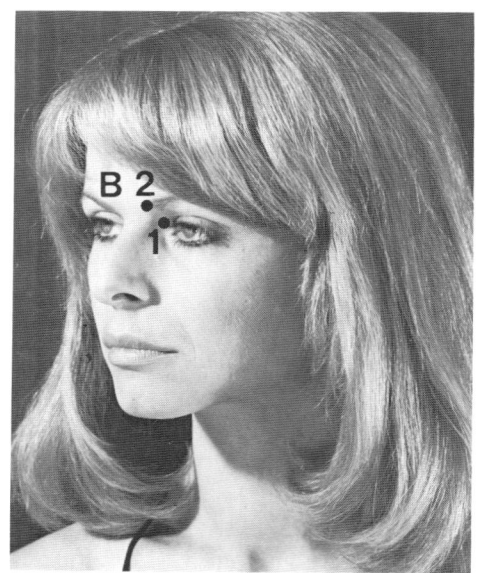

B 2
1

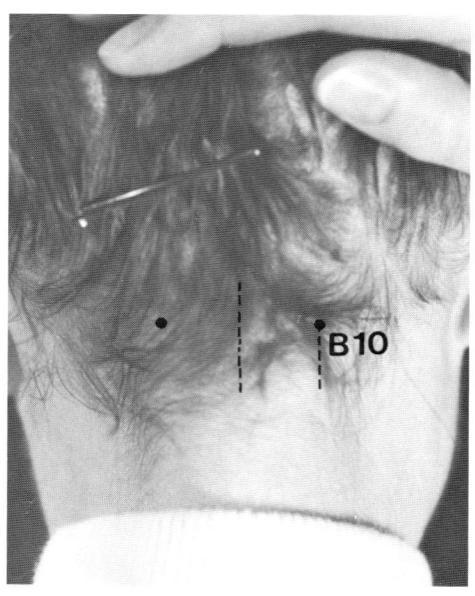

B 10

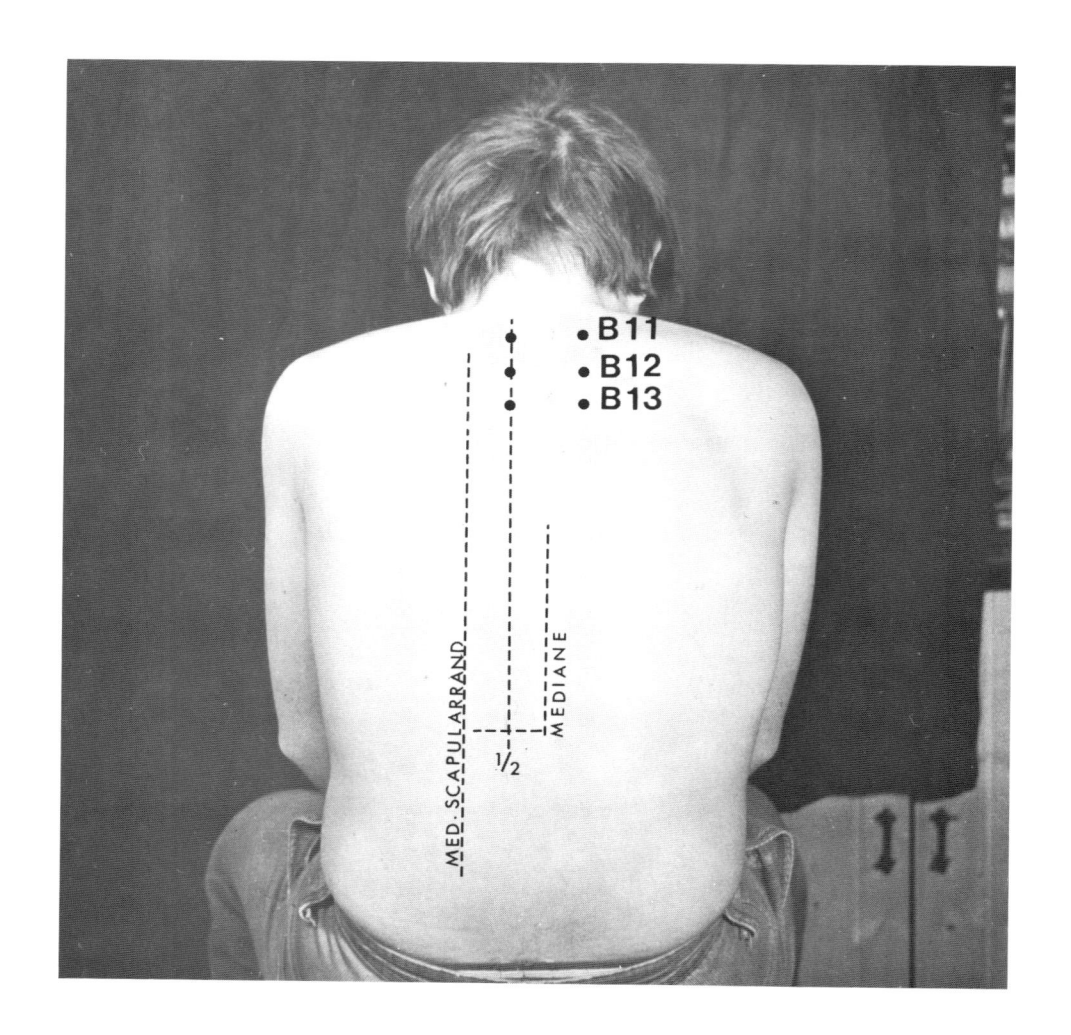

B 11
B 12
B 13

MED. SCAPULARRAND
MEDIANE
1/2

III Blasen-Meridian (B) Yang   Tafel Seite 86

Sedierungszeit: 15–17 Uhr   Alarmpunkt: Jenn Mo 3
Tonisierungszeit: 17–19 Uhr

B 1 **Jing Ming, Augapfel-Glanz**   睛 明
Indikation: Konjunktivitis, Augentränen (bei Wind), Nachtblindheit, Opticusatrophie, Retinitis, Katarakt, Astigmatismus.
Lage: Etwa 3 mm medial und cranial vom Angulus oculi-nasalis (medialer Lidwinkel).
Stichtiefe: In Europa: 1–2 mm - In China: Schrägstich 5 fen

B 2 **Zan Zhu, Bambus-Sammeln**   攢 竹
Indikation: Kopfschmerzen, Sinusitis, Konjunktivitis.
Lage: Am medialen Augenbrauenende in einer Grube.
Stichtiefe: In Europa: 2 mm - In China: Schrägstich 3–5 fen

B 10 **Tian Zhu, Himmels-Säule**   天 柱
Indikation: Sinusitis, Zervikalsyndrom, Okzipitalneuralgie, Migräne, Neurasthenie, Hysterie, Laryngitis, Pharyngitis.
Lage: Margo caudalis der Squama occipitalis (Unterrand der Hinterhauptsschuppe). Etwa 2 Querfinger (1,5 Cun) lateral der dorsalen Medianen in einer oft druckschmerzhaften Grube, am lateralen Rand des M. trapezius.
Stichtiefe: In Europa: 2 mm - In China: Vertikalstich 5–10 fen

B 11 **Da Zhu, Großes Weberschiffchen**   大 杼
Indikation: Bronchitis, Grippe, Pneumonie, Pleuritis, Zervikalsyndrom, Schmerzen der Schulter und des Rückens, Depressionen.
Lage: In Höhe des Unterrandes des 1. BWD. Die Punkte 11–25 liegen alle auf einer gedachten Senkrechten durch den Mittelpunkt des Abstandes vom inneren Schulterblattrand zur dorsalen Medianen.
Stichtiefe: In Europa: 8–12 mm - In China: Schrägstich 5–10 fen

B 12 **Feng Men, Windtor**   风 门
Indikation: Asthma, Bronchitis, Pertussis, Sinusitis, Heuschnupfen.
Lage: In Höhe des Unterrandes des 2. BWD, sonst wie B 11.
Stichtiefe: In Europa: 8–12 mm - In China: Schrägstich 5–10 fen

B 13 **Fei Shu, Zustimmungspunkt des LU-Meridians**   肺 俞
Indikation: Bronchitis, Asthma bronchiale, Lungenaffektionen mit Dyspnoe. Suicidgefahr, Pruritus.
Lage: In Höhe des Unterrandes des 3. BWD, sonst wie B 11.
Stichtiefe: In Europa: 8–15 mm - In China: Schrägstich 5–10 fen

74

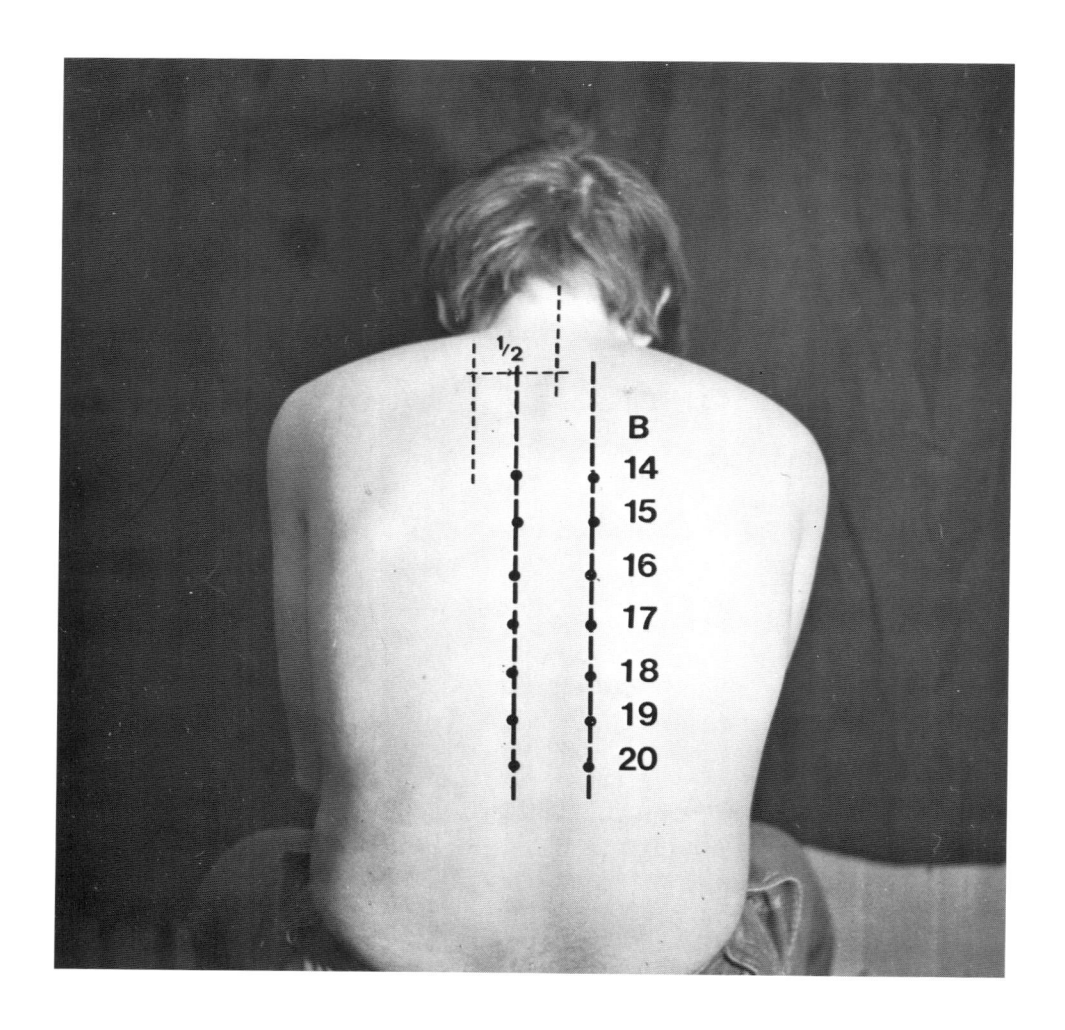

Tafel Seite 86

B 14 Jue Yin Shu, Leerer Yin-Punkt. 厥阴俞
Zustimmungspunkt des KS-Meridians

Indikation: Herzschmerzen, Tachycardie, Neurasthenie, Angst.
Lage: In Höhe des Unterrandes des 4. BWD, sonst wie B 11.
Stichtiefe: In Europa: 8–15 mm - In China: Schrägstich 5–10 fen

B 15 Xin Shu, Zustimmungspunkt des H-Meridians 心俞

Indikation: Arrhythmie, Angina pectoris, Neurasthenie, Depressionen.
Lage: In Höhe des Unterrandes des 5. BWD, sonst wie B 11.
Stichtiefe: In Europa: 8–15 mm - In China: Schrägstich 5–10 fen

B 16 Du Shu, Zustimmungspunkt des Tou-Mo. 督俞

Indikation: Herzschmerzen, Endocarditis, Gastritis, Enteritis, Schmerzen im Abdomen, Pruritus, Haarausfall.
Lage: In Höhe des Unterrandes des 6. BWD, sonst wie B 11.
Stichtiefe: In Europa: 8–15 mm - In China: Schrägstich 5–10 fen

B 17 Ge Shu, Zwerchfellpunkt 膈俞

Indikation: Gute Wirkung auf die Zwerchfellmotilität, Roemheld, Asthma bronchiale, Angina pectoris, Herz- und Kreislauferkrankungen, Oesophagus-Spasmen, Gastritis, Enteritis.
Lage: In Höhe des Unterrandes des 7. BWD, sonst wie B 11.
Stichtiefe: In Europa: 8–15 mm - In China: Schrägstich 5–10 fen

B 18 Gan Shu, Zustimmungspunkt ds LE-Meridians 肝俞

Indikation: Chronische Leber- und Gallenerkrankungen. Harnblasenaffektionen, Vegetative Dystonie.
Lage: In Höhe des Unterrandes des 9. BWD, sonst wie B 11.
Stichtiefe: In Europa: 8–15 mm - In China: Schrägstich 5–10 fen

B 19 Dan Shu, Zustimmungspunkt des G-Meridians 胆俞

Indikation: Cholecystitis, Hepatitis, Gastritis, Pleuritis.
Lage: In Höhe des Unterrandes des 10. BWD, sonst wie B 11.
Stichtiefe: In Europa: 8–15 mm - In China: Schrägstich 5–10 fen

B 20 Pi Shu, Zustimmungspunkt des MP-Meridians 脾俞

Indikation: Chronische Pankreas- und Milzerkrankungen, Roemheld, Meteorismus, Schmerzen um Th 11 – Th 12.
Lage: In Höhe des Unterrandes des 11. BWD, sonst wie B 11.
Stichtiefe: In Europa: 8–15 mm - In China: Schrägstich 5–10 fen

76

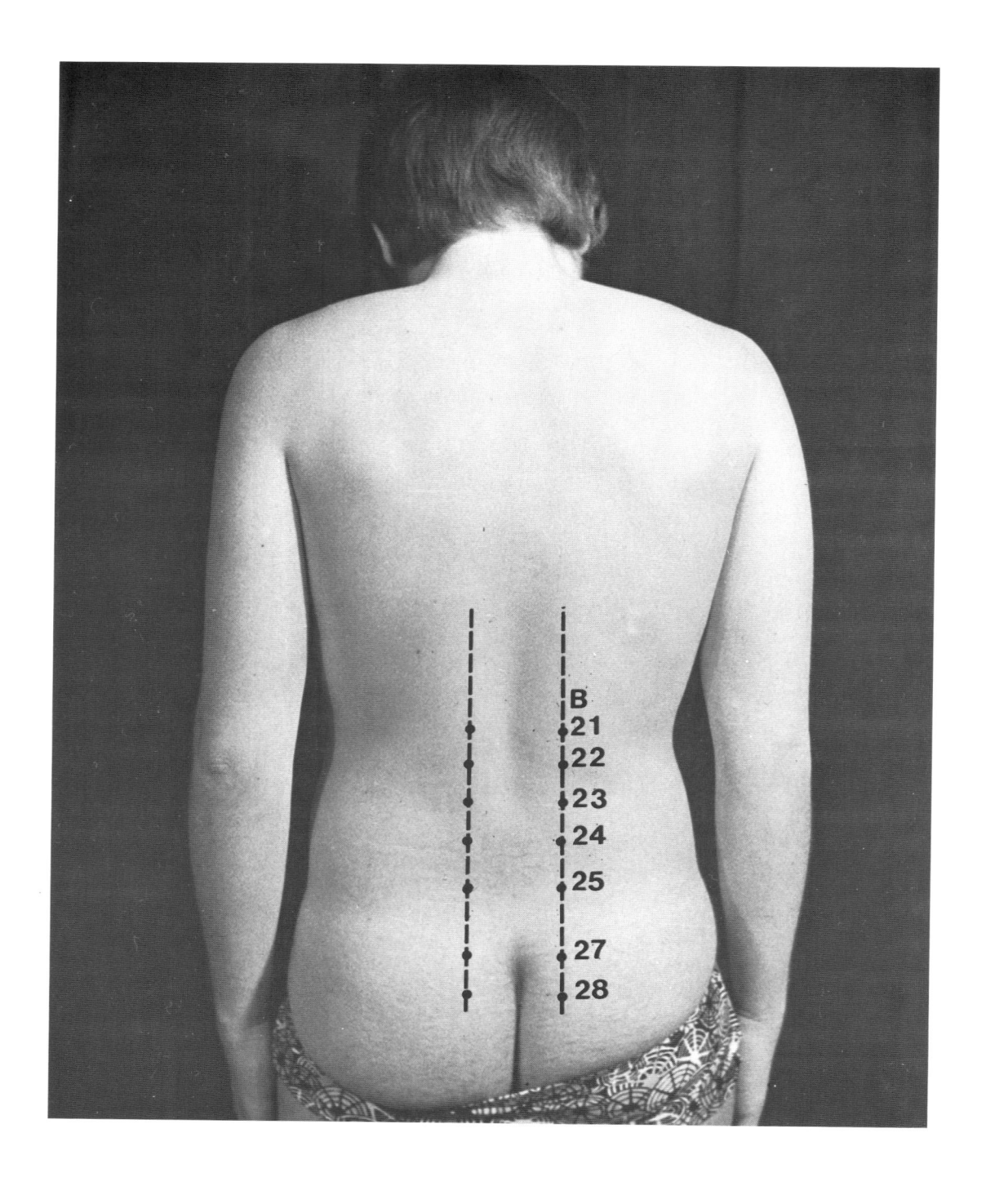

Tafel Seite 86

B 21 Wei Shu, Zustimmungspunkt des M-Meridians 胃俞

Indikation: Magenerkrankungen, Ulcus ventriculi, Gastralgie, Gastritis, Pylorusspasmus, Atonie, Achylie.

Lage: In Höhe des Unterrandes des 12. BWD, sonst wie B 11.

Stichtiefe: In Europa: 8–15 mm - In China: Schrägstich 5–10 fen

B 22 San Jiao Shu, Zustimmungspunkt des DE-Meridians 三焦俞

Indikation: Impotenz, Spasmen und Schmerzen des Magens und des Intestinums, Enuresis, Nephritis, Lumbalgie, Neurasthenie.

Lage: In Höhe des Unterrandes des 1. LWD, sonst wie B 11.

Stichtiefe: In Europa: 8–15 mm - In China: Vertikalstich 10–15 fen

B 23 Shen Shu, Zustimmungspunkt des NI-Meridians 肾俞

Indikation: Chronische Harnwegserkrankungen, chronische Leber-Galle-Erkrankungen.

Lage: In Höhe des Unterrandes des 2. LWD, sonst wie B 11.

Stichtiefe: In Europa: 8–15 mm - In China: Vertikalstich 10–15 fen

B 25 Da Chang Shu, Zustimmungspunkt des DI-Meridians 大肠俞

Indikation: Lumbalgie, Ischialgie, Obstipation, Enteritis, Colitis, Diarrhoe.

Lage: In Höhe des Unterrandes des 4. LWD, sonst wie B 11.

Stichtiefe: In Europa: 10–25 mm - In China: Vertikalstich 10–15 fen

B 27 Xiao Chang Shu, Zustimmungspunkt des DÜ-Meridians 小肠俞

Indikation: Ischias, Lumbalgie, Obstipation, Enuresis, Endometritis.

Lage: In Höhe des 1. Foramen sacrale, 2 Querfinger (1,5 Cun) lateral der dorsalen Medianen in einer Grube zwischen Spina iliaca dorsalis cranialis und Os sacrum.

Stichtiefe: In Europa: 10–25 mm - In China: Vertikalstich 5–10 fen

B 28 Pang Guang Shu, Zustimmungspunkt des B-Meridians 膀胱俞

Indikation: Ischias, Lumbago (Hilfspunkt), akute und chronische Harnwegserkrankungen.

Lage: In Höhe des 2. Foramen sacrale, 2 Querfinger (1,5 Cun) lateral der dorsalen Medianen.

Stichtiefe: In Europa: 10–25 mm - In China: Vertikalstich 15–20 fen

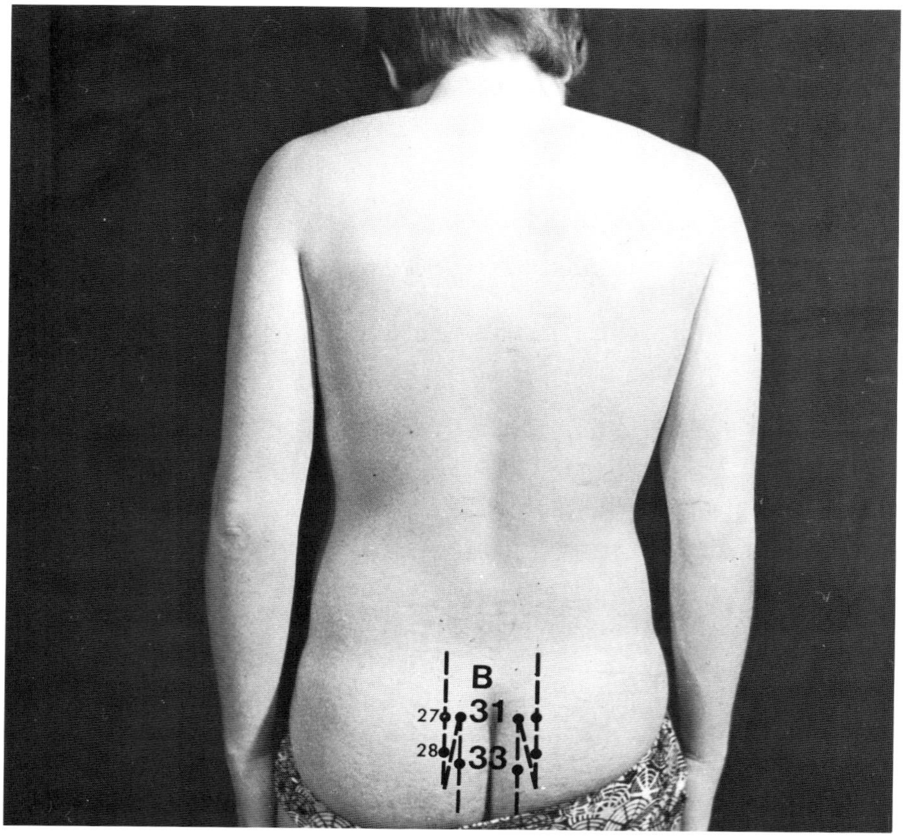
B
27
31
28
33

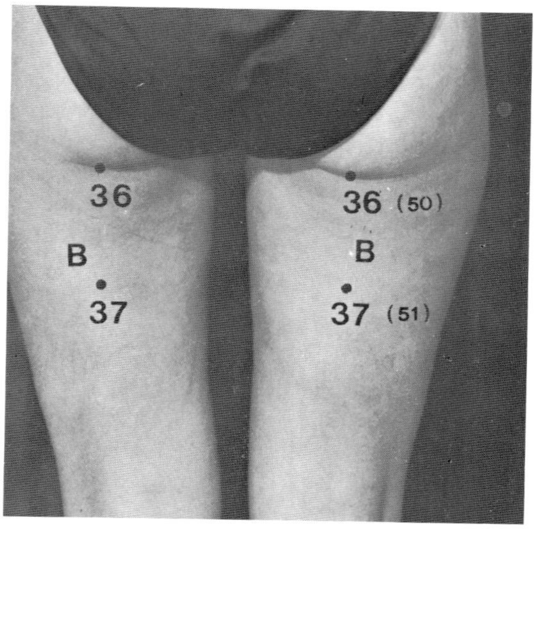
36
36 (50)
B
B
37
37 (51)

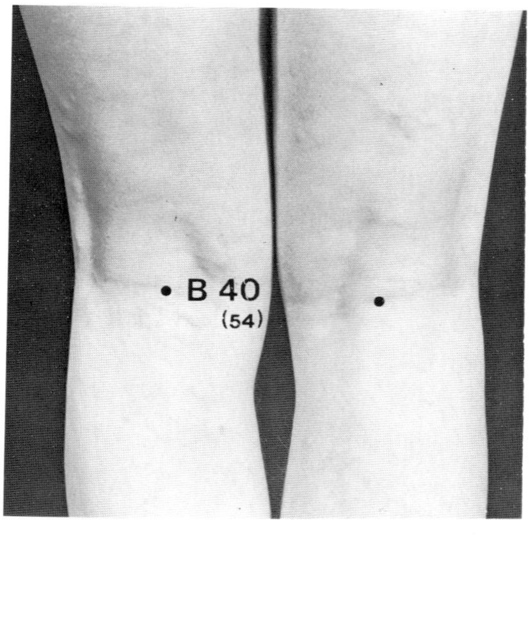
B 40
(54)

Tafel Seite 86

B 31 **Shang Liao, Obere Grube** 上 髎

Indikation: Lumbago, Ischias, Dysmenorrhoe, Impotenz, Orchitis, Adnexitis.
Lage: Direkt über dem 1. Foramen sacralis dorsalis.
Stichtiefe: In Europa: 3–8 mm - In China: Vertikalstich 10–30 fen

B 33 **Zhong Liao, Mittlere Grube** 中 髎

Indikation: Lumbago, Ischias, Dysmenorrhoe.
Lage: Direkt über dem 3. Foramen sacralis dorsalis.
Stichtiefe: In Europa: 3–8 mm - In China: Vertikalstich 15–30 fen

B 35 **Hui Yang, Yang-Begegnung** 会 阳

Indikation: Lumbago, Impotenz, Hämorrhoiden, Diarrhoe.
Lage: Seitlich etwa ein Querfinger beiderseits der Steißbeinspitze.
Stichtiefe: In Europa: 5–10 mm - In China: Vertikalstich 10–15 fen

B 36 (50) **Cheng Fu, Halt der Stütze** 承 扶

Indikation: Ischias, Miktionsbeschwerden, Rückenschmerzen.
Lage: In der Mitte des caudalen Randes des M. glutaeus maximus = Übergang vom Gesäß zum Oberschenkel. Dieser Punkt ist etwa identisch mit dem 2. der sog. „Valleix-Druckpunkte".
Stichtiefe: In Europa: 10–15 mm - In China: Vertikalstich 10–30 fen

B 37 (51) **Yin Men, Reichtums-Tor** 殷 门

Indikation: Ischias, Lumbago.
Lage: Etwa 6 Cun unterhalb des Punktes 36 (die Punkte 36 und 37 liegen auf einer vertikalen Verbindungslinie).
Stichtiefe: In Europa: 15–30 mm - In China: Vertikalstich 15–30 fen

B 40 (54) **Wei Zhong, Mittlere Speicherung** 委 中

Indikation: Ischias, Lumbalgie, Hüft- und Kniearthrose, Spasmen und Paresen der unteren Extremität, Hauterkrankungen (bluten lassen!).
Lage: a) Bei gebeugtem Knie: in der Mitte der Fossa poplitea (Kniekehle).
b) Bei gestrecktem Knie: etwa ein Querfinger oberhalb von a) in der Mittellinie.
Stichtiefe: In Europa: 10–20 mm - In China: Vertikalstich 15–20 fen

82

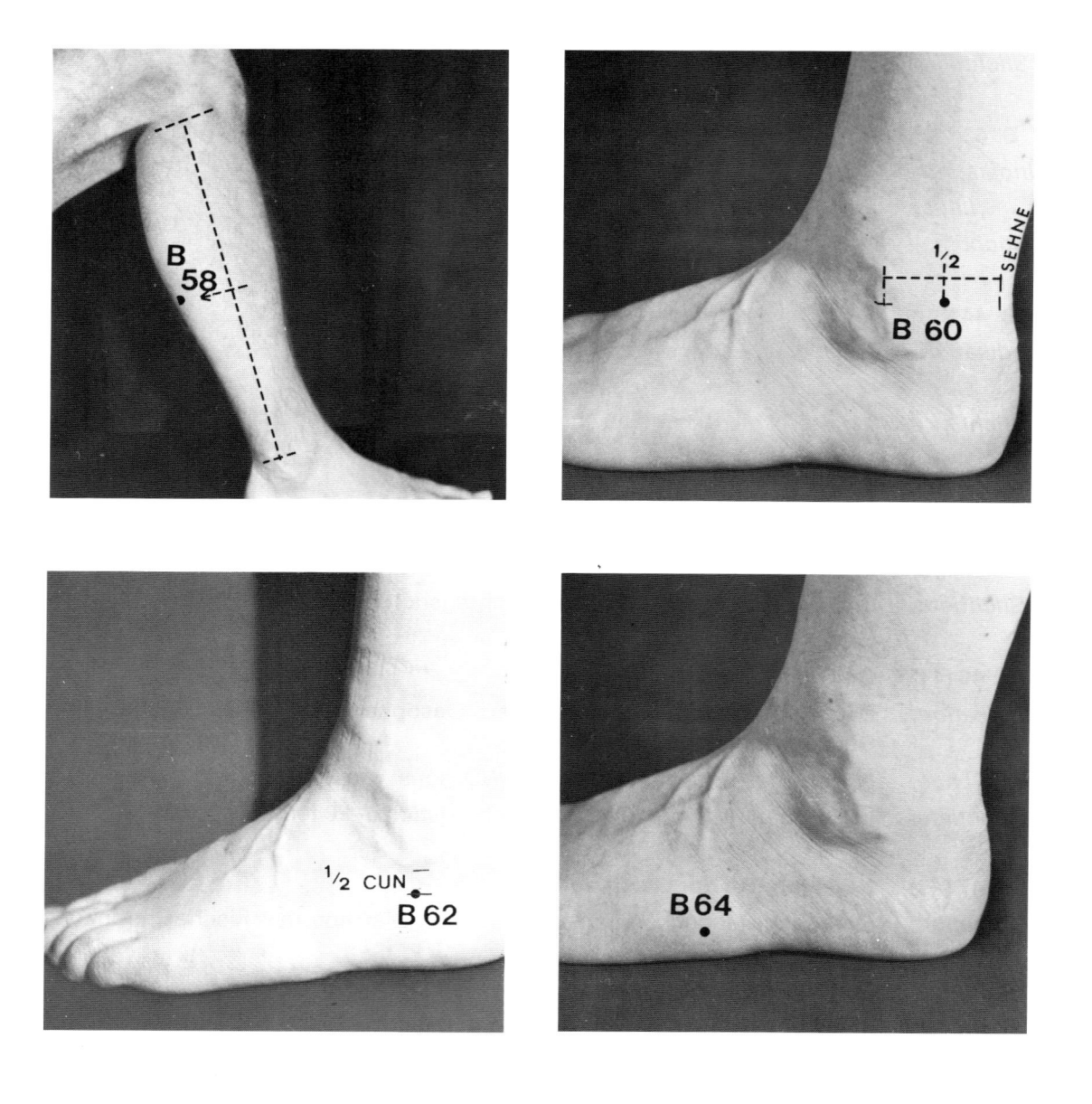

B 58

B 60 ½ SEHNE

½ CUN
B 62

B 64

Tafel Seite 86

B 31 Shang Liao, Obere Grube 　　上　髎

Indikation: Lumbago, Ischias, Dysmenorrhoe, Impotenz, Orchitis, Adnexitis.
Lage: Direkt über dem 1. Foramen sacralis dorsalis.
Stichtiefe: In Europa: 3–8 mm - In China: Vertikalstich 10–30 fen

B 33 Zhong Liao, Mittlere Grube 　　中　髎

Indikation: Lumbago, Ischias, Dysmenorrhoe.
Lage: Direkt über dem 3. Foramen sacralis dorsalis.
Stichtiefe: In Europa: 3–8 mm - In China: Vertikalstich 15–30 fen

B 35 Hui Yang, Yang-Begegnung 　　会　阳

Indikation: Lumbago, Impotenz, Hämorrhoiden, Diarrhoe.
Lage: Seitlich etwa ein Querfinger beiderseits der Steißbeinspitze.
Stichtiefe: In Europa: 5–10 mm - In China: Vertikalstich 10–15 fen

B 36 (50) Cheng Fu, Halt der Stütze 　　承　扶

Indikation: Ischias, Miktionsbeschwerden, Rückenschmerzen.
Lage: In der Mitte des caudalen Randes des M. glutaeus maximus = Übergang vom Gesäß zum Oberschenkel. Dieser Punkt ist etwa identisch mit dem 2. der sog. „Valleix-Druckpunkte".
Stichtiefe: In Europa: 10–15 mm - In China: Vertikalstich 10–30 fen

B 37 (51) Yin Men, Reichtums-Tor 　　殷　门

Indikation: Ischias, Lumbago.
Lage: Etwa 6 Cun unterhalb des Punktes 36 (die Punkte 36 und 37 liegen auf einer vertikalen Verbindungslinie).
Stichtiefe: In Europa: 15–30 mm - In China: Vertikalstich 15–30 fen

B 40 (54) Wei Zhong, Mittlere Speicherung 　　委　中

Indikation: Ischias, Lumbalgie, Hüft- und Kniearthrose, Spasmen und Paresen der unteren Extremität, Hauterkrankungen (bluten lassen!).
Lage: a) Bei gebeugtem Knie: in der Mitte der Fossa poplitea (Kniekehle).
b) Bei gestrecktem Knie: etwa ein Querfinger oberhalb von a) in der Mittellinie.
Stichtiefe: In Europa: 10–20 mm - In China: Vertikalstich 15–20 fen

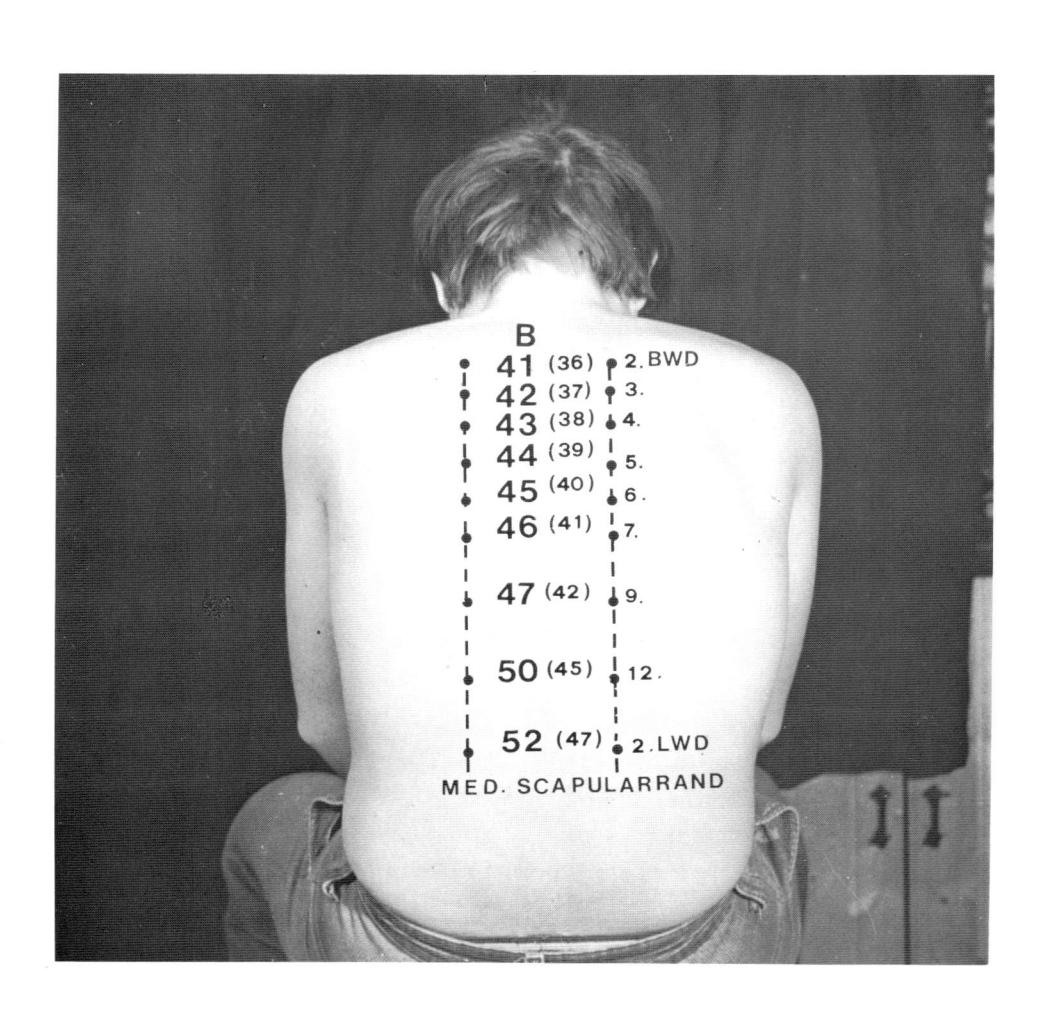

B
41 (36)   2.BWD
42 (37)   3.
43 (38)   4.
44 (39)   5.
45 (40)   6.
46 (41)   7.
47 (42)   9.
50 (45)   12.
52 (47)   2.LWD
MED. SCAPULARRAND

B 41 (36)	**Fu Fen, Neben dem Muskel**	附 分

Indikation: Nackenschmerzen, Lähmungen der oberen Extremität, Intercostalneuralgie.
Lage: In Höhe des Unterrandes des 2. BWD. Punkt 41 bis Punkt 52 liegen alle auf einer gedachten Senkrechten vom inneren Schulterblattrand ausgehend.
Stichtiefe: In Europa: 5–10 mm - In China: Schrägstich 6–10 fen

B 42 (37) Po Hu, Sitz der animalischen Seele 魄 戶

Indikation: Asthma bronchiale, Schmerzen im Bereich des Schulterblatts.
Lage: In Höhe des Unterrandes des 3. BWD, sonst wie B 41.
Stichtiefe: In Europa: 5–10 mm - In China: Schrägstich 5–10 fen

B 43 (38) Gao Huang, Lebenszentrum 膏 肓

Indikation: Bronchitis, Neurasthenie, Rekonvaleszenz.
Lage: In Höhe des Unterrandes des 4. BWD, sonst wie B 41.
Stichtiefe: In Europa: 5–10 mm - In China: Schrägstich 4–6 fen

B 44 (39) Shen Tang, Göttliche Halle 神 堂

Indikation: Bronchitis, Asthma, Schmerzen im Bereich von Schulter und Rücken.
Lage: In Höhe des Unterrandes des 5. BWD, sonst wie B 41.
Stichtiefe: In Europa: 5–10 mm - In China: Schrägstich 5–10 fen

B 45 (40) Yi Xi, Schmerzensschrei 譩 譆

Indikation: Bronchitis, Asthma, Intercostalneuralgie.
Lage: In Höhe des Unterrandes des 6. BWD, sonst wie B 41.
Stichtiefe: In Europa: 5–10 mm - In China: Schrägstich 5–10 fen

B 46 (41) Ge Guan, Zwerchfellgrenze 膈 关

Indikation: Dyspepsie, Enteritis, Magenbluten, Oesophagusspasmus, Schulter- und Rückenschmerzen.
Lage: In Höhe des Unterrandes des 7. BWD, sonst wie B 41.
Stichtiefe: In Europa: 8–15 mm - In China: Schrägstich 5–10 fen

B 47 (42) Hun Men, Tor der Geistseele 魂 門

Indikation: Ohnmacht, Magenschmerzen, Erbrechen, Diarrhoe, psychische Erkrankungen.
Lage: In Höhe des Unterrandes des 9. BWD, sonst wie B 41.
Stichtiefe: In Europa: 5–18 mm - In China: Schrägstich 5–10 fen

82

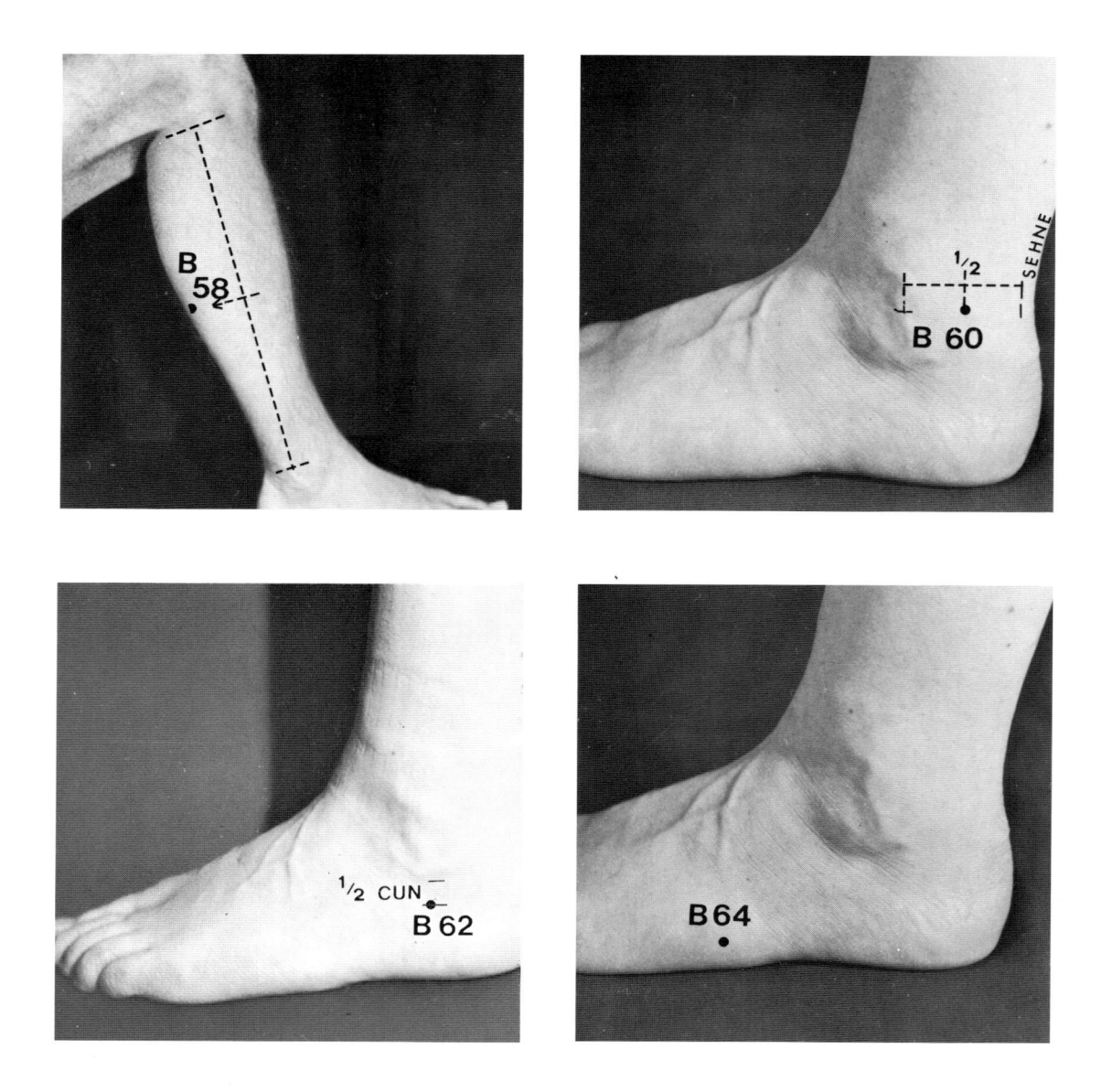

B 58

B 60 ½ SEHNE

B 62 ½ CUN

B 64

Tafel Seite 86

B 50 (45) Wei Cang, Magenspeicher. 胃 倉
Indikation: Tenesmen, Miktionsbeschwerden, Magenschmerzen.
Lage: In Höhe des Unterrandes des 12. BWD.
Stichtiefe: In Europa: 5–10 mm - In China: Schrägstich 5–10 fen

B 52 (47) Zhi Shi, Willens-Sitz 志 室
Indikation: Chronische Hauterkrankungen, Schmerzen und Neuralgien im Rückenbereich, Miktionsstörungen, Impotenz.
Lage: In Höhe des Unterrandes des 2. LWD, sonst wie B 41.
Stichtiefe: In Europa: 10–15 mm - In China: Vertikalstich 10–15 fen

B 58 Fei Yang, Aufschwung, Lo-Punkt des NI-Meridians 飞 扬
Indikation: Claudicatio intermittens, Spasmen und Algien der unteren Extremität, Ischias, Gonarthrose, Nackenkopfschmerz, chronische Blasenleiden, Blasenspasmen.
Lage: Dorsolateralseite des Unterschenkels, an der Halbierungsstelle einer gedachten Linie zwischen dem lateralen Kniegelenkspalt und dem Malleolus fibulae.
Stichtiefe: In Europa: 10–20 mm - In China: Vertikalstich 10–20 fen

B 60 Kun Lun, Bergname in Tibet 昆 侖
Indikation: Schmerzen allgemein, Ischias, Schmerzen im Rücken-, Lenden- und Fersenbereich, Nackensteife, Schmerzen der unteren Extremität.
Lage: Dorsolateralseite des Fußes in der Mitte zwischen der am Tuber calcanei inserierenden Achillessehne und der äußeren Knöchelspitze.
Stichtiefe: In Europa: 5–6 mm - In China: Vertikalstich 10–15 fen

B 62 Shen Mai, Gefäß-Streckung 申 脉
Indikation: Kopfschmerzen, Migräne, Lumbago, Hysterie, Schlaflosigkeit, Schulter- und Rückenschmerzen.
Lage: ½ Cun caudal des unteren Randes des äußeren Knöchels, in einer Mulde.
Stichtiefe: In Europa: 3–8 mm - In China: Vertikalstich 3–5 fen

B 64 Jing Gu, Haupt-Fuß-Knochen. Quellpunkt 京 骨
Indikation: Kopfschmerzen, Zervikalsyndrom, psychische Depressionen, Erregungszustände, Neuralgien der Beine, Harnwegsaffektionen.
Lage: Fußaußenrand, am proximalen Ende der fibularen Seitenfläche des 5. Mittelfußknochens (Tuberositas ossis metatarsi V.).
Stichtiefe: In Europa: 3–8 mm - In China: Vertikalstich 3–5 fen

84

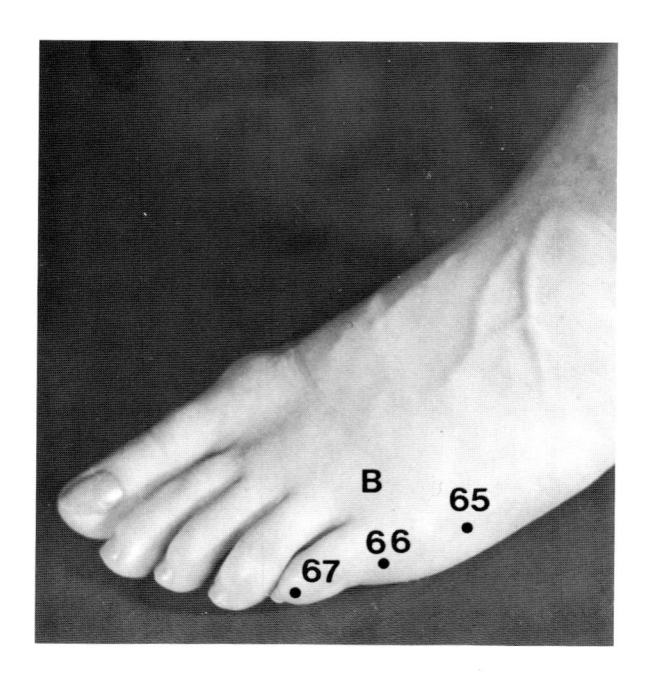

B 65 Shu Gu, Knochen-Bindung, Sedierungspunkt

Indikation: Kopfschmerzen, Nackenschmerzen, Vertigo, Tinnitus.
Lage: Fußaußenrand, proximal vom distalen Caput ossis metatarsalis V.
Stichtiefe: In Europa: 3–8 mm - In China: Vertikalstich 3–5 fen

B 66 Tong Gu, Talpassage

Indikation: Depressionen, Angst, Kopfschmerzen, psychische Erkrankungen.
Lage: Am Außenfuß, vor dem Grundgelenk der 5. Zehe.
Stichtiefe: In Europa: 3–8 mm - In China: Vertikalstich 3–5 fen

B 67 Zhi Yin, Erreichung des Yin, Tonisierungspunkt

Indikation: Kopfschmerzen, Ohnmacht, Bewußtlosigkeit, komplizierte Entbindung.
Lage: 2 mm oberhalb und lateral des äußeren Nagelwinkels der 5. Zehe.
Stichtiefe: In Europa: 2 mm - In China: Vertikalstich 3–5 fen

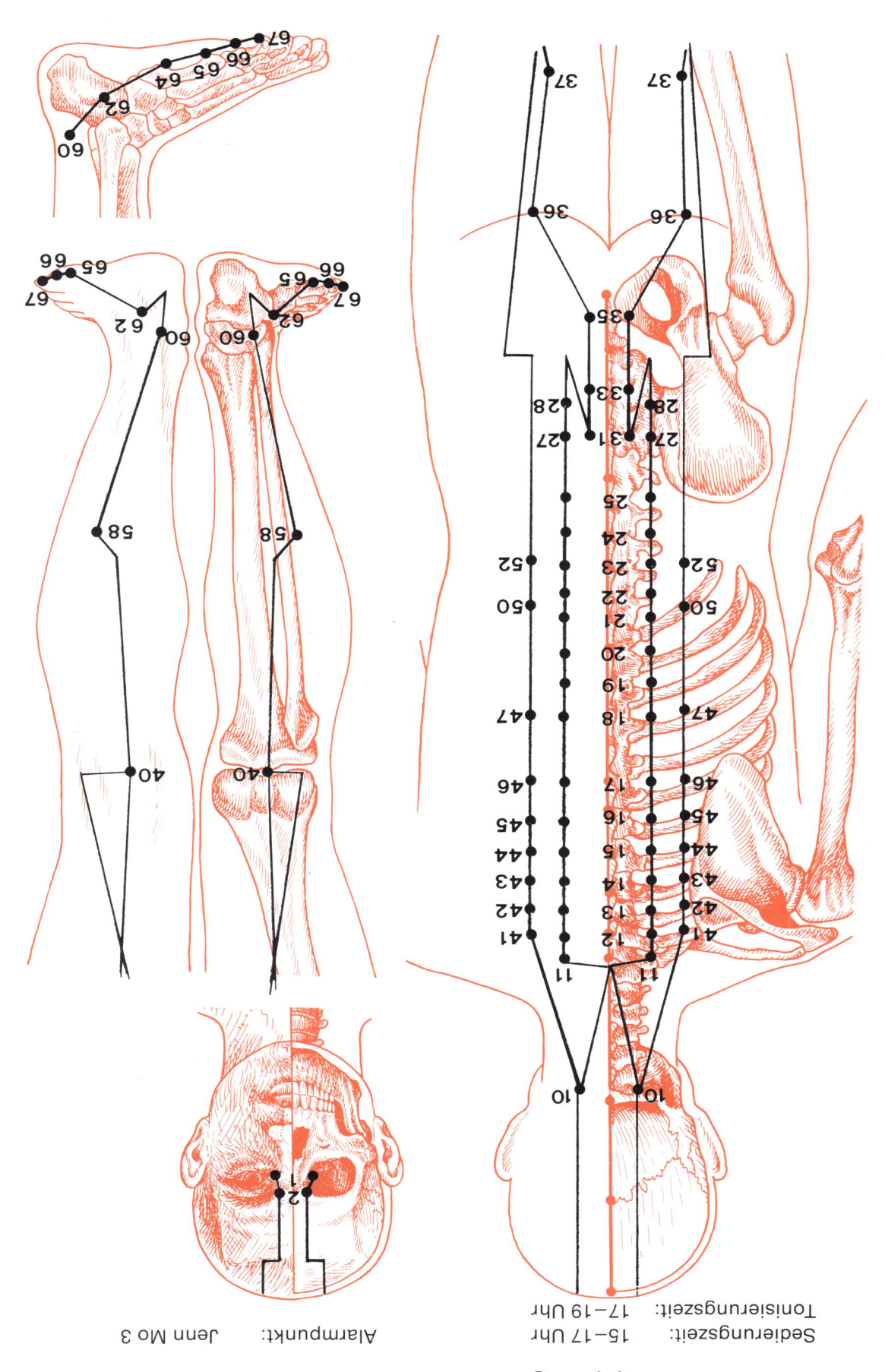

Sedierungszeit: 15–17 Uhr
Tonisierungszeit: 17–19 Uhr

Alarmpunkt: Jenn Mo 3

III Blasen-Meridian (B) Yang

III Blasen-Meridian

IV Nieren-Meridian

Verlauf des Meridians:

In der Mitte der Fußsohle, zwischen den beiden Ballen von Groß- und Kleinzehe beginnend, wendet sich der Meridian zur Fußinnenseite bis hin zum Fersenbein, steigt dann hinter dem Malleolus internus an der Beininnenseite hoch bis zur Kniekehle, weiter aufwärts über die Innenseite des Oberschenkels, über Leiste, Bauch und Thorax bis zu seinem Endpunkt am Unterrand der Clavicula.

Pathologische Symptomatik:

Husten, Auswurf mit Blut vermischt, Dyspnoe, Erschöpfungszustände, Oedeme, Ikterus, Obstipation, Diarrhoe, Herzstiche und Herzbeklemmung, Schmerzen und Erkrankungen im Gebiet des Meridianverlaufs.

88

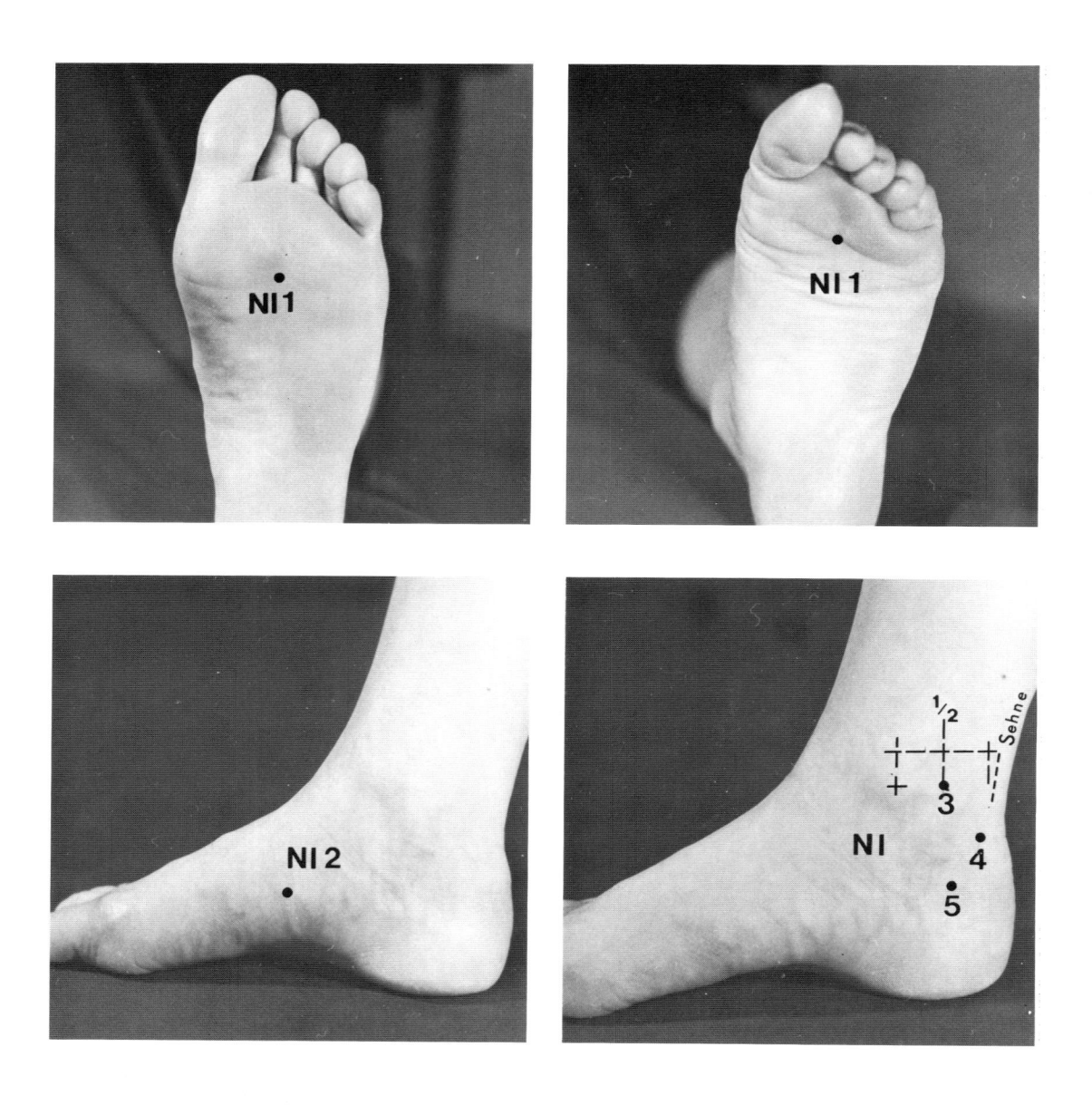

IV Nieren-Meridian (NI) Yin Tafel Seite 96

Sedierungszeit:	17–19 Uhr	Alarmpunkt:	G 25
Tonisierungszeit:	19–21 Uhr	Zustimmungspunkt:	B 23

NI 1 Yong Quan, Sprudelnde Quelle. Sedierungspunkt   涌 泉

Indikation: Krampfanfälle der Kinder, Bewußtlosigkeit, Hysterie, Neurasthenie, Epilepsie, Scheitelkopfschmerz, Hitzschlag, Miktionsstörungen.

Lage: Fußsohle, zwischen den beiden Ballen von Groß- und Kleinzehen. (Zehen zur Fußsohle hin krümmen. Es entsteht eine Mulde zwischen Groß- und Kleinzehenballen, in der der Punkt liegt.)

Stichtiefe: In Europa: 5–10 mm - In China: Vertikalstich 5–10 fen

NI 2 Ran Gu, Tal der Bewährung. Sedierungspunkt   然 谷

Indikation: Pharyngitis, Menstruationsstörungen, Entzündungen der Harnorgane, Pruritus vaginalis, Vulvitis.

Lage: Am medialen Rand des Fußes im Spalt zwischen Os naviculare und Os cuneiforme.

Stichtiefe: In Europa: 4–10 mm - In China: Vertikalstich 10–15 fen

NI 3 Tai Xi, Bachanfang. Quellpunkt   太 溪

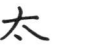

Indikation: Harnwegsentzündungen, Enuresis nocturna, Neurasthenie, Menstruationsstörungen, nächtliche Pollutionen, Pharyngitis, Zahnschmerzen.

Lage: In der Mitte zwischen innerer Knöchelspitze und Achillessehne.

Stichtiefe: In Europa: 4–10 mm - In China: Vertikalstich 10–15 fen

NI 4 Da Zhong, Großbecher. Lo-Punkt des B-Meridians   大 钟

Indikation: Miktionsstörungen, Angst, Neurasthenie, Globus hystericus, Asthma bronchiale, Fußgelenk- und Fersenschmerzen.

Lage: Etwa eine halbe Daumenbreite (½ Cun) dorsal und distal des tibialen Knöchels, etwas über dem Calcaneus. (Am vorderen Rand der Achillessehne.)

Stichtiefe: In Europa: 3–5 mm - In China: Vertikalstich 3–5 fen

90

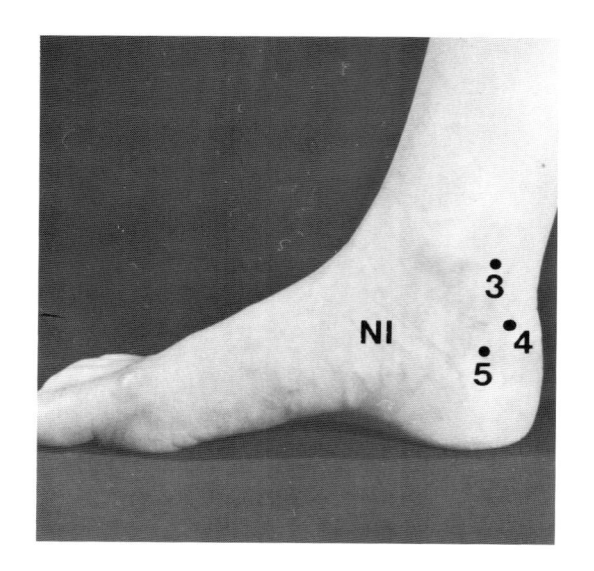

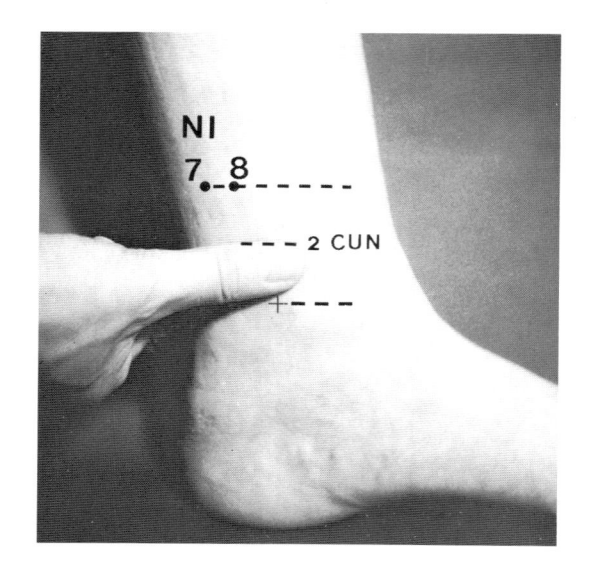

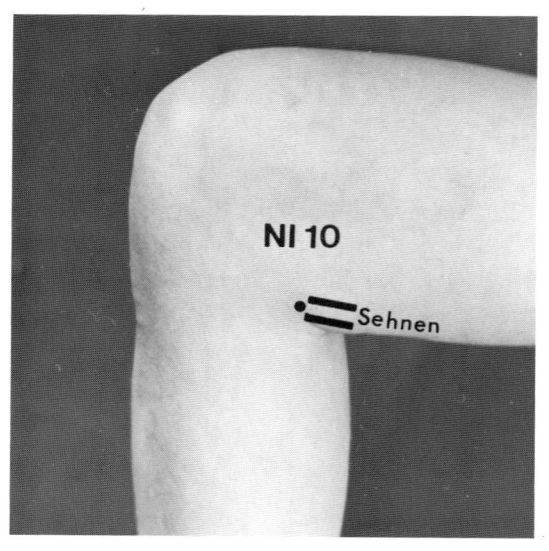

Tafel Seite 96

NI 5   **Shui Quan, Wasserquelle**   水 泉

Indikation: Dysurie, Menstruationsstörungen, Uterusprolaps, Myopie.

Lage: Am medialen Rand des Calcaneus, eine Daumenbreite senkrecht unter NI 3.

Stichtiefe: In Europa: 3–5 mm - In China: Vertikalstich 10–15 fen

NI 6   **Zhao Hai, Leuchtmeer**   照 海

Indikation: Menstruationsstörungen, Neurasthenie, Schlaflosigkeit, Orchitis, Tonsillitis.

Lage: Eine Daumenbreite (1 Cun) caudal des Unterrandes des inneren Knöchels.

Stichtiefe: In Europa: 3–8 mm - In China: Vertikalstich 5–10 fen

NI 7   **Fu Liu, Wiedergleiten. Tonisierungspunkt**   复 溜

Indikation: Nierensekretionsstörungen, Diarrhoe, Paresen und Schwäche der unteren Extremität. Lumbago.

Lage: Zwei Cun über der medialen Knöchelspitze am Vorderrand der Achillessehne.

Stichtiefe: In Europa: 5–8 mm - In China: Vertikalstich 10–15 fen

NI 8   **Jiao Xin, Vertrauende Begegnung**   交 信

Indikation: Menstruationsstörungen, Orchitis, Diarrhoe, Obstipation.

Lage: Zwei Cun über der medialen Knöchelspitze, am dorsalen Rand der Tibia.

Stichtiefe: In Europa: 5–10 mm - In China: Vertikalstich 5–10 fen

NI 10   **Yin Gu, Yin-Tal**   阴 谷

Indikation: Knieschmerzen, Unterbauchschmerzen, Erkrankungen der Genitalorgane.

Lage: Am Ende der medialen Kniegelenksfalte zwischen den Sehnen des M. semimembranosus und des M. semitendinosus.

Stichtiefe: In Europa: 5–8 mm - In China: Vertikalstich 10–15 fen

NI 11   **Heng Gu, Quer-Knochen. Alarmpunkt des KS-Meridians**   横 骨

Indikation: Miktionsstörungen, Enuresis nocturna, Impotenz, Koliken.

Lage: Etwa eine halbe Daumenbreite (½ Cun) lateral der Medianen am cranialen Rand des Os pubis.

Stichtiefe: In Europa: 5–8 mm - In China: Vertikalstich 10–20 fen

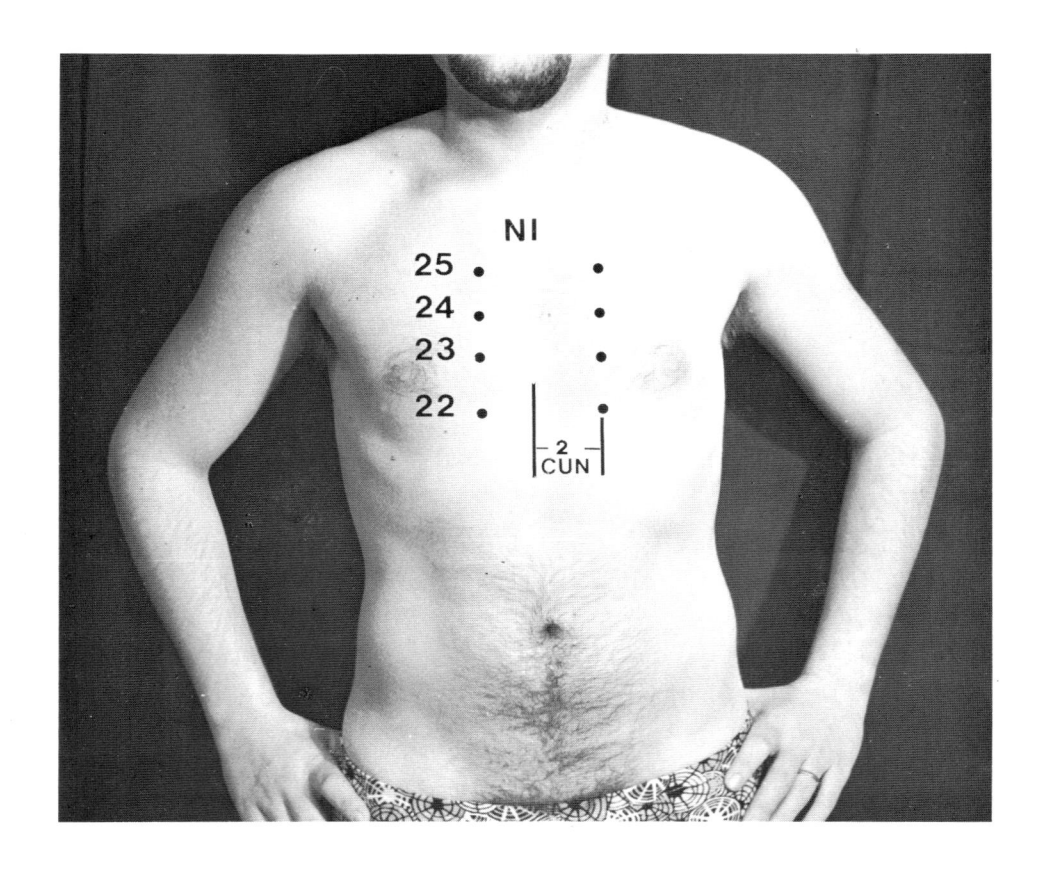

NI

25 •   •
24 •   •
23 •   •
22 •   •
          |—2—|
           CUN

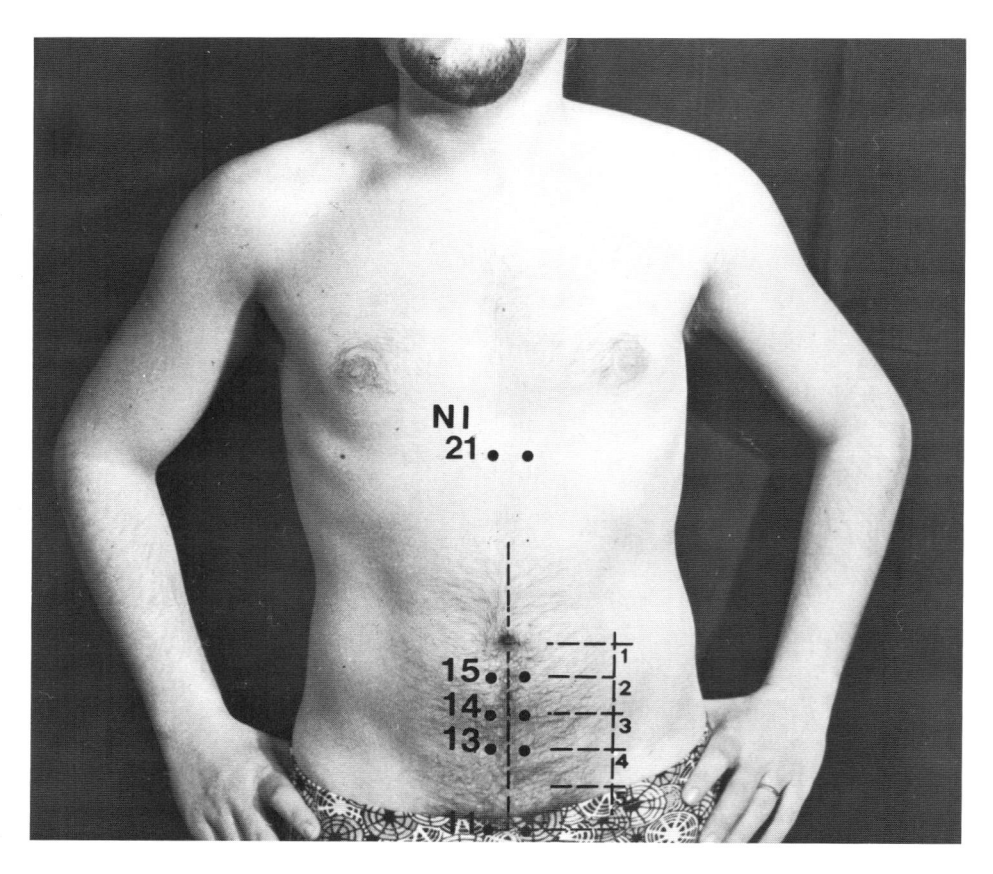

NI
21 • •

15 • •
14 • •
13 • •

Tafel Seite 96

NI 13 Qi Xue, Atempunkt   气 穴

Indikation: Menstruationsbeschwerden.

Lage: Verbindungslinie Nabel – Symphyse: Ein Fünftel cranial der Symphyse und eine halbe Daumenbreite ($^{1}/_{2}$ Cun) lateral der Medianen.

Stichtiefe: In Europa: 5–10 mm - In China: Vertikalstich 10–20 fen

NI 14 Si Man, Vierfache Fülle   四 满

Indikation: Menstruationsstörungen, Diarrhoe, Obstipation.

Lage: Verbindungslinie Nabel-Symphyse: drei Fünftel cranial der Symphyse und eine halbe Daumenbreite lateral der Medianen.

Stichtiefe: In Europa: 5–8 mm - In China: Vertikalstich 10–20 fen

NI 15 Zhong Zhu, Mittlerer Fluß   中 注

Indikation: Menstruationsstörungen, Obstipation, Unterbauchschmerzen, Enteritis.

Lage: Verbindungslinie Nabel-Symphyse: ein Fünftel caudal des Nabels und eine halbe Daumenbreite lateral der Medianen.

Stichtiefe: In Europa: 5–8 mm - In China: Vertikalstich 10–20 fen

NI 21 You Men, Dunkel-Tor   幽 门

Indikation: Bauchschmerzen, Diarrhoe, Anorexie, Magenkrämpfe, Gastritis.

Lage: In Höhe des 6. ICR, eine halbe Daumenbreite lateral der Medianen.

Stichtiefe: In Europa: 5–8 mm - In China: Vertikalstich 10 fen

NI 22 Bu Lang, Veranda-Beschreitung   步 廊

Indikation: Intercostalneuralgie, Anorexie, Bronchitis, Asthma, Schmerzen im Hypochondrium, Angina pectoris.

Lage: Im 5. ICR, zwei Cun lateral der Medianen.

Stichtiefe: In Europa: 3–6 mm - In China: Schrägstich 5–10 fen

NI 23 Shen Feng, Götter-Siegel   神 封

Indikation: Angina pectoris, Nephritis, Asthma bronchiale.

Lage: Im 4. ICR, zwei Cun lateral der Medianen.

Stichtiefe: In Europa: 3–6 mm - In China: Schrägstich 5–10 fen

NI 24 Ling Xu, Geist-Leere   灵 墟

Indikation: Intercostalneuralgie, Erbrechen, Mastitis.

Lage: Im 3. ICR, zwei Cun lateral der Medianen.

Stichtiefe: In Europa: 3–6 mm - In China: Schrägstich 5–10 fen

NI 25 Shen Cang, Götter-Speicher   神 藏

Indikation: Intercostalneuralgie, Husten, Erbrechen, Oesophagusspasmus, Schlaflosigkeit.

Lage: Im 2. ICR, zwei Cun lateral der Medianen.

Stichtiefe: In Europa: 3–6 mm - In China: Schrägstich 5–10 fen

94

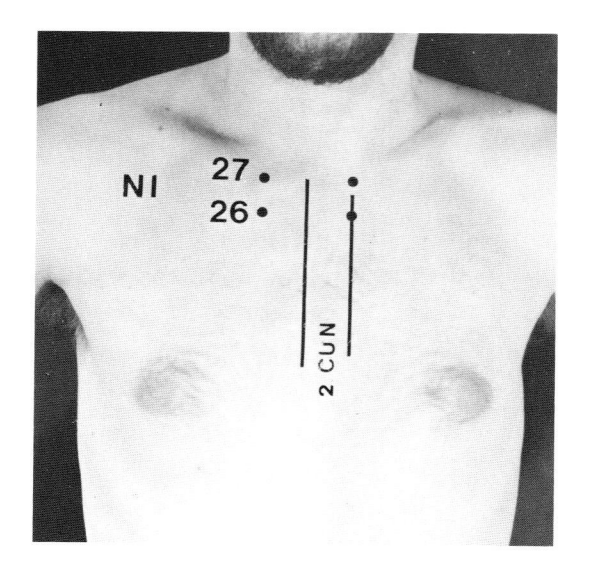

IV Nieren-Meridian   Tafel herausklappen

IV Nieren-Meridian (NI) Yin

Sedierungszeit: 17–19 Uhr Alarmpunkt: G 25
Tonisierungszeit: 19–21 Uhr Zustimmungspunkt: B 23

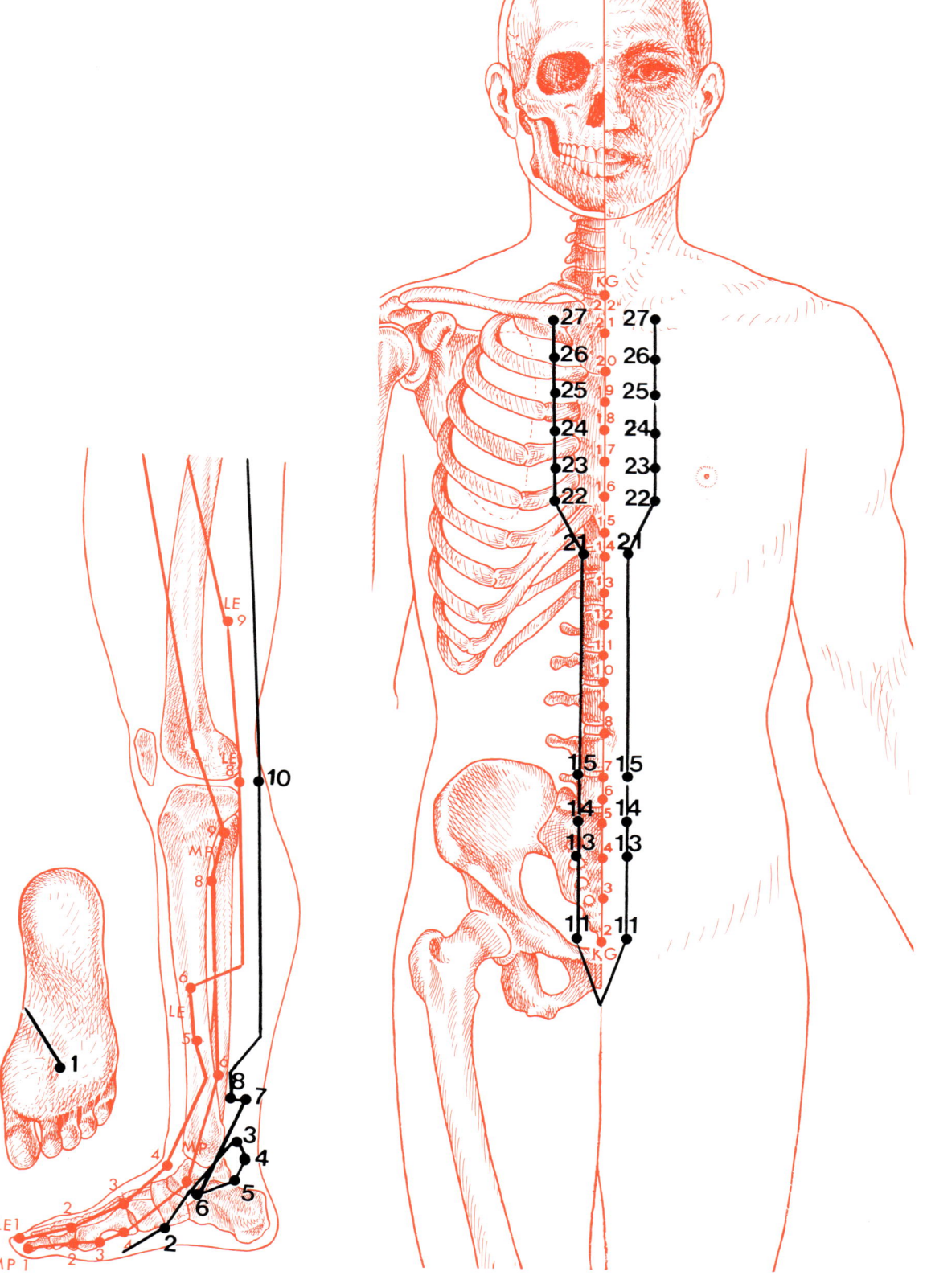

NI 26 **Yu Zhong, In dem Zweifel**　　　　　　　　　　　或　中
Indikation: Asthma, Bronchitis, Pertussis.
Lage: Im 1. ICR, zwei Cun lateral der Medianen.
Stichtiefe: In Europa: 2–4 mm - In China: Schrägstich 5–10 fen

NI 27 **Shu Fu, Werkstatt der Zustimmung.**　　　　　俞　府
Indikation: Asthma bronchiale, Schmerzen im Thoraxbereich, Erbrechen, Kopfschmerzen, Insomnie, Bronchitis.
Lage: Am Unterrand der Clavicula, zwei Cun lateral der Medianen.
Stichtiefe: In Europa: 2–4 mm - In China: Schrägstich 5–10 fen

V Kreislauf-Sexus-Meridian (Meister des Herzens)

Verlauf des Meridians:

Der erste Punkt des Meridians liegt 1 Querfinger lateral der Linea mamillaris im 4. ICR. Von dort zieht er nach oben bis zur Achselfalte, wo er einen Bogen beschreibt, um auf der Innenseite des Oberarms über die Mitte des Ellbogengelenks zur Mitte des Handgelenks zu gelangen. Über die Innenseite des Mittelfingers erreicht er seinen letzten Punkt 2 mm proximal und seitlich des Nagelfalzwinkels des Mittelfingers.

Pathologische Symptomatik:

Druck- und Spannungsgefühl der Brust, Angina pectoris, Herzklopfen, Unruhe, Depression. Schmerzen und Erkrankungen im Gebiet des Meridianverlaufs.

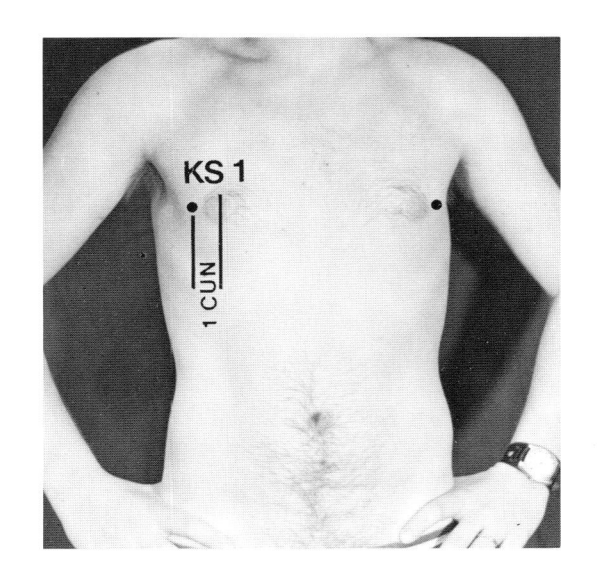

98

KS 1

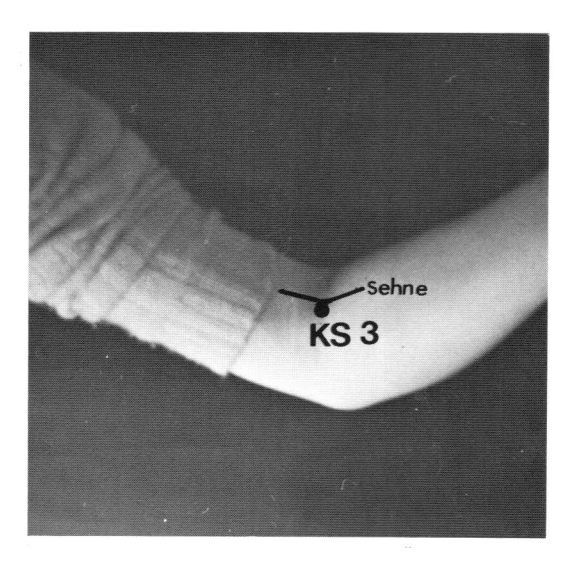

Sehne
KS 3

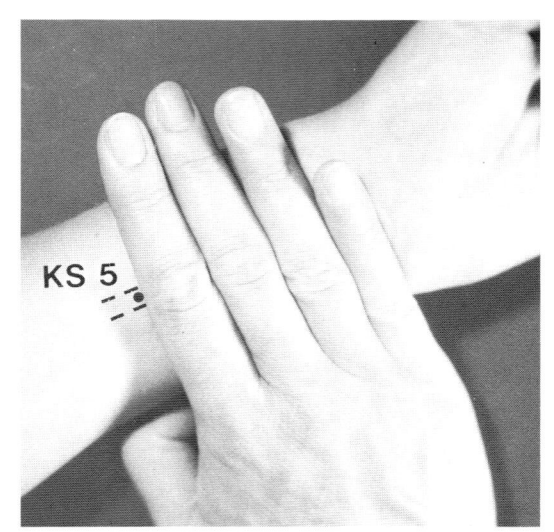

KS 5

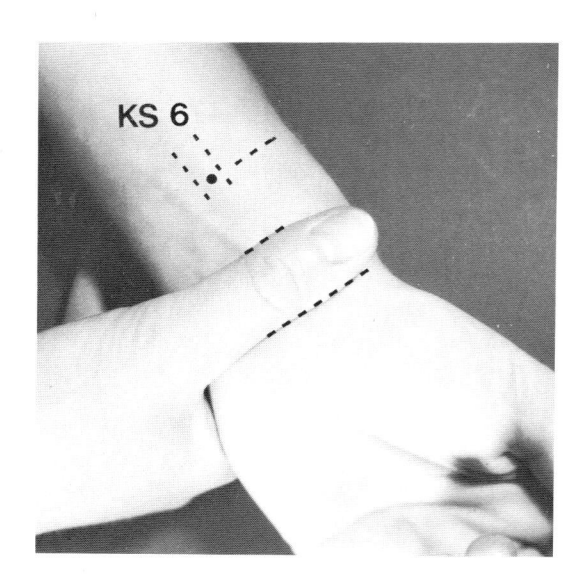

KS 6

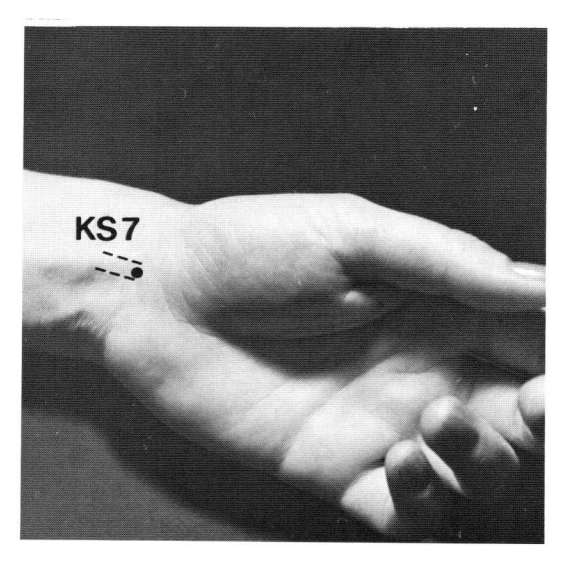

KS 7

V Kreislauf-Sexus-Meridian (KS) Yin   Tafel Seite 102

Sedierungszeit:	19–21 Uhr	Alarmpunkt:	KS 1
Tonisierungszeit:	21–23 Uhr	Zustimmungspunkt:	B 14

KS 1 Tian Chi, Himmelsteich. Alarmpunkt   天 池

Indikation: Angina pectoris, Herzklopfen, Intercostalneuralgie, Herpes zoster.
Lage: Eine Daumenbreite (1 Cun) lateral der Linea mamillaris im 4. ICR.
Stichtiefe: In Europa: 5–8 mm - In China: Vertikalstich 5 fen

KS 3 Qu Ze, Gewundener Teich   曲 泽

Indikation: Lampenfieber, Erregungszustände, Herzklopfen, Schmerzen in der Herzgegend, Schmerzen des Ellbogens und des Arms.
Lage: Bei leichter Beugestellung des Ellbogengelenks in der Ellbogenfaltenmitte, am ulnaren Rand der Bizepssehne.
Stichtiefe: In Europa: 5–10 mm - In China: Vertikalstich 10–20 fen

KS 5 Jian Shi, Der Zwischengesandte   间 使

Indikation: Unruhe, Tachycardie, Schmerzen der Arme, Magenschmerzen, Erbrechen, Fieber.
Lage: Etwa vier Querfingerbreiten (3 Cun) proximal der Handgelenksfurche, zwischen den Sehnen des M. flex. rad. und des M. palm. long.
Stichtiefe: In Europa: 5–10 mm - In China: Vertikalstich 10–15 fen

KS 6 Nei Guan, Innen-Grenze. Lo-Punkt des DE-Meridians   内 关

Indikation: Schmerzen im Thoraxbereich, Herzschmerzen, Angina pectoris, Übelkeit, Erbrechen, Pharyngitis, Epilepsie, Hysterie.
Lage: Zwei Daumenbreiten (2 Cun) proximal der Handgelenksfurche in der Mitte der Innenseite des Unterarmes, zwischen den Sehnen des M. flex. rad. und des M. palm. long.
Stichtiefe: In Europa: 5–10 mm - In China: Vertikalstich 5–10 fen

KS 7 Da Ling, Großhügel. Sedierungspunkt. Quellpunkt   大 陵

Indikation: Angina pectoris, Herzklopfen, Schmerzen und Paresen der oberen Extremität, Schreibkrampf, Angst, Schlafstörungen, Intercostalneuralgie, Herpes zoster.
Lage: Volarseite, in der Mitte der Handgelenksfurche, zwischen den beiden Sehnen des M. flex. rad. und des M. palm. long.
Stichtiefe: In Europa: 5–8 mm - In China: Vertikalstich 5–8 fen

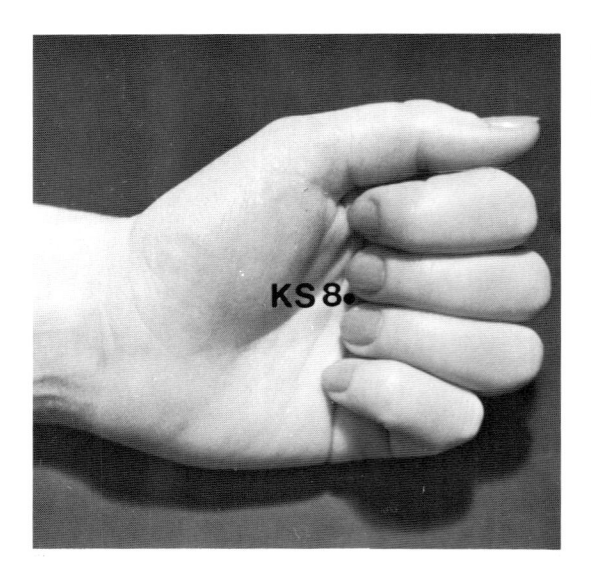

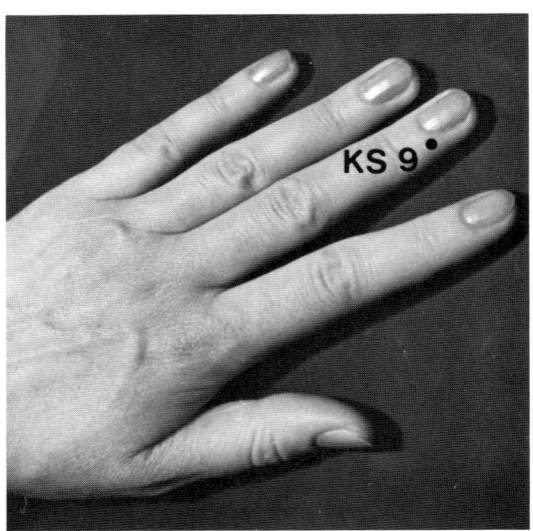

100

V   Kreislauf-Sexus-Meridian (Meister des Herzens)   Tafel herausklappen

V Kreislauf-Sexus-Meridian (KS) Yin

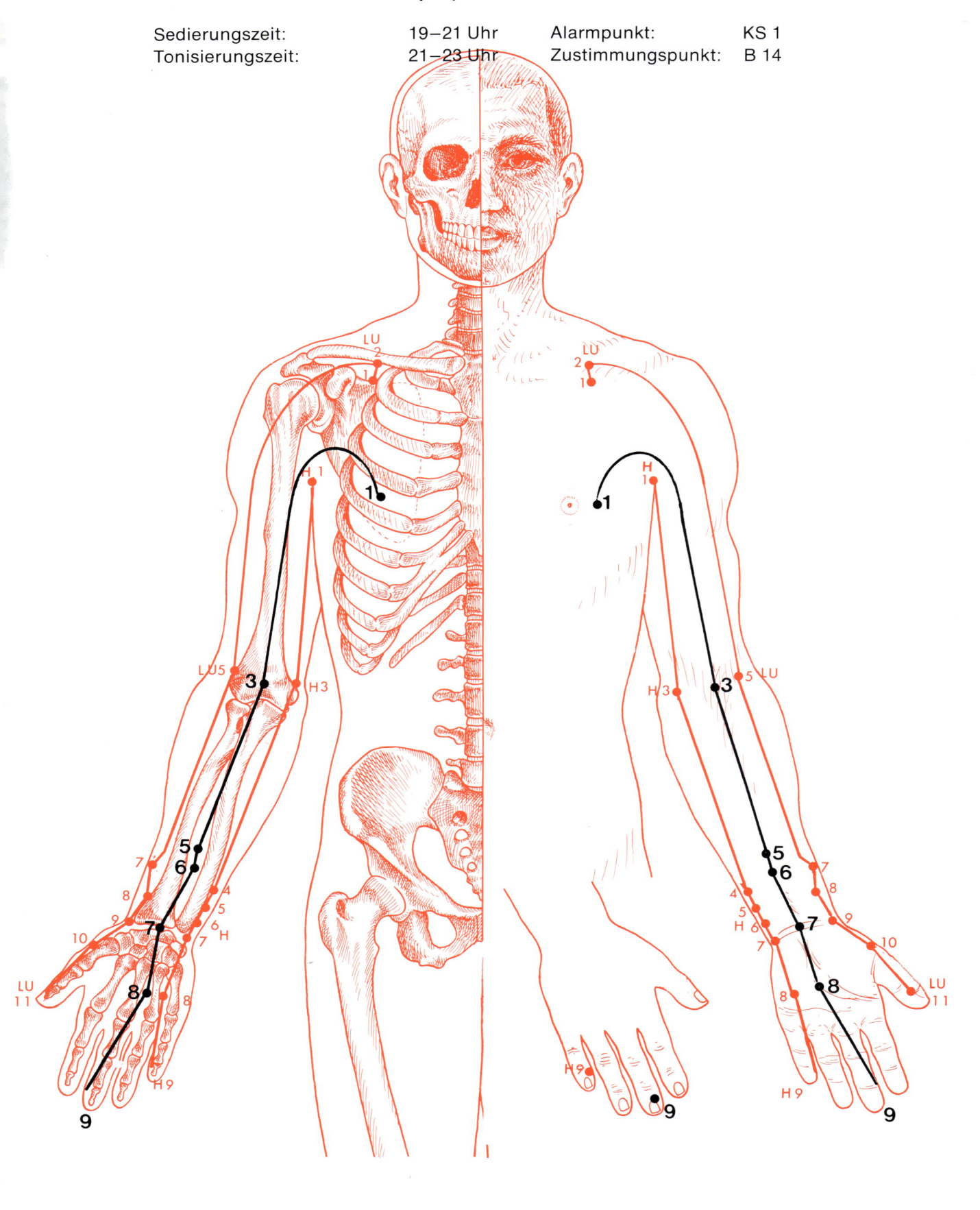

Sedierungszeit:	19–21 Uhr	Alarmpunkt:	KS 1
Tonisierungszeit:	21–23 Uhr	Zustimmungspunkt:	B 14

KS 8 **Lao Gong, Palast der Mühen** 劳 宫

Indikation: Schmerzen im Gebiet des seitlichen Thorax, apoplektisches Koma, Krämpfe bei Kindern, Lähmungsfolgen.

Lage: Zwischen Metacarpalia III und IV, Handinnenfläche. Beim Faustschluß liegt der Punkt zwischen den Spitzen von Ring- und Mittelfinger.

Stichtiefe: In Europa: 3–5 mm - In China: Vertikalstich 3–6 fen

KS 9 **Zhong Chong, Mittlerer Angriffspunkt. Tonisierungspunkt** 中 冲

Indikation: Herzangst, Kreislaufschwäche, Kollaps, Paresen und Neuralgien der oberen Extremität, Tinnitus.

Lage: Mittelfinger, 2 mm proximal und seitlich vom äußeren Nagelwinkel zur Daumenseite.

Stichtiefe: In Europa: 2 mm - In China: Vertikalstich 1 fen

VI Dreifacher Erwärmer-Meridian

Verlauf des Meridians:

Sein 1. Punkt liegt am Endglied des 4. Fingers, 2 mm proximal und lateral vom äußeren Nagelwinkel (kleinfingerwärts). Von hier zieht er über Handrücken und Außenarm zur Schultermitte und weiter über die seitliche Halsregion zum untersten Punkt des Warzenfortsatzes. Er umkreist das Ohr, gelangt über die Temporalgegend zum Punkt 21 in der Vertiefung zwischen Tragus und Ohrmuschelansatz, um schließlich mit seinem letzten Punkt am lateralen Ende der Augenbraue zu enden.

Pathologische Symptomatik:

Tinnitus, Taubheit, Rachenschmerzen. Erkrankungen und Schmerzen im Verlaufsgebiet des Meridians.

104

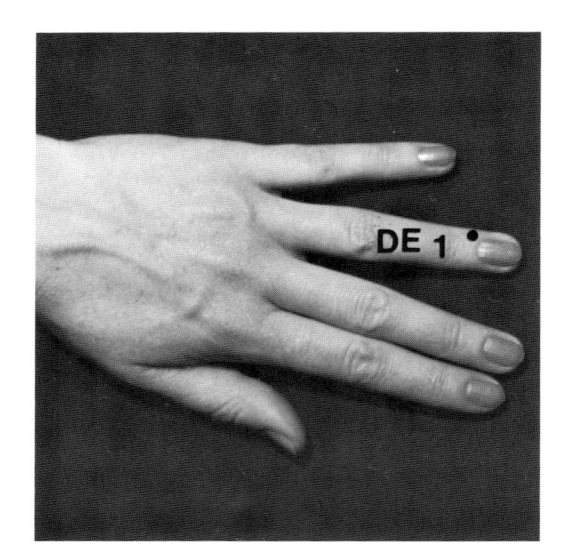

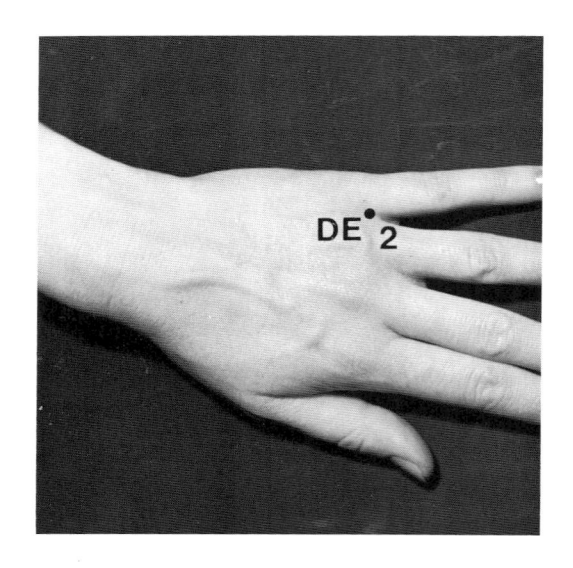

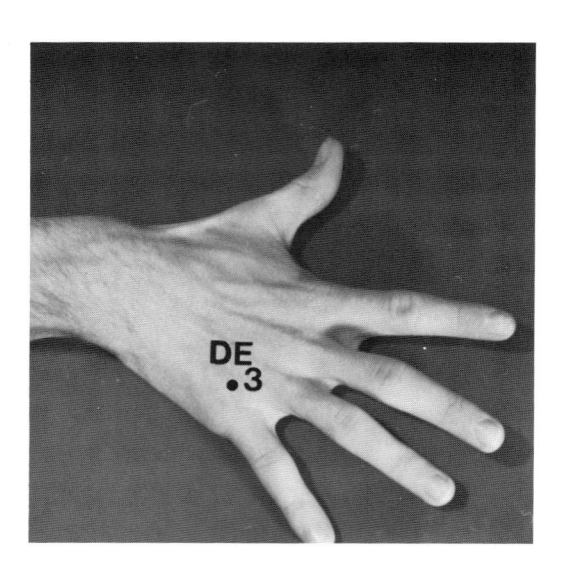

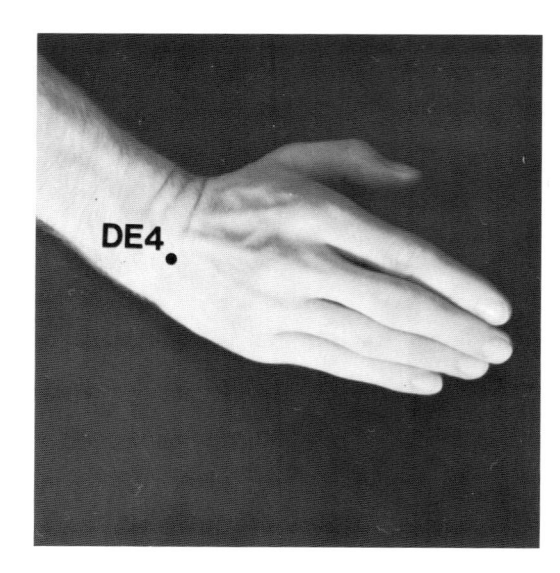

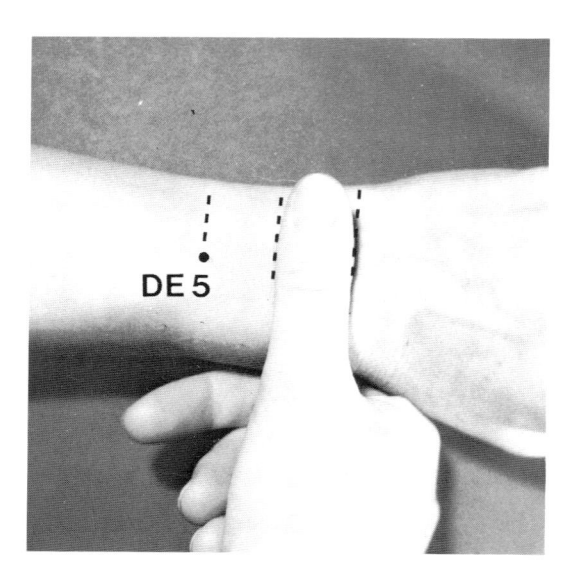

DE 1

DE 2

DE 3

DE 4

DE 5

VI Dreifacher Erwärmer-Meridian (DE) Yang   Tafel Seite 110

Sedierungszeit: 21–23 Uhr   Alarmpunkt: KG 5
Tonisierungszeit: 23– 1 Uhr   Zustimmungspunkt: B 22

DE 1   Guan Chong, Grenz-Angriffspunkt   关 冲

Indikation: Kopfschmerz, Armschmerzen, Fieber, Laryngitis, Pharyngitis.
Lage: 4. Finger, 2 mm proximal und seitlich vom äußeren Nagelwinkel (Kleinfingerseite).
Stichtiefe: In Europa: 2 mm - In China: Vertikalstich 1–3 fen

DE 2   Ye Men, Flüssigkeits-Tor   液 门

Indikation: Laryngitis, Pharyngitis, Schmerzen an Händen und Armen, Kopfschmerzen.
Lage: Zwischen den Grundgelenken des 4. und 5. Fingers.
Stichtiefe: In Europa: 3–5 mm - In China: Vertikalstich 3–6 fen

DE 3   Zhong Zhu, Mittelinsel. Tonisierungspunkt   中 渚

Indikation: Rücken-, Schulter- und Armschmerzen. Tinnitus, Taubheit.
Lage: Handrücken, im distal gebildeten Winkel der Mittelhandknochen (Ossa metacarpi) 4 und 5.
Stichtiefe: In Europa: 3–5 mm - In China: Schrägstich 5–10 fen

DE 4   Yang Chi, Yang-Teich. Quellpunkt   阳 池

Indikation: Handgelenkschmerzen, Schulter- und Armschmerzen.
Lage: Handrücken, in einer Vertiefung neben der Sehne des M. extensor digitorum communis auf der Handwurzelquerfalte.
Stichtiefe: In Europa: 3–5 mm - In China: Vertikalstich 3–5 fen

DE 5   Wai Guan, Außengrenze. Lo-Punkt des KS-Meridians   外 关

Indikation: Tinnitus, Parotitis, Hemiplegie, Schmerzen der oberen Extremität und des Nackens.
Lage: Etwa zwei Daumenbreiten (2 Cun) proximal der Handwurzelquerfaltenmitte, zwischen Ulna und Radius.
Stichtiefe: In Europa: 5–8 mm - In China: Vertikalstich 5–15 fen

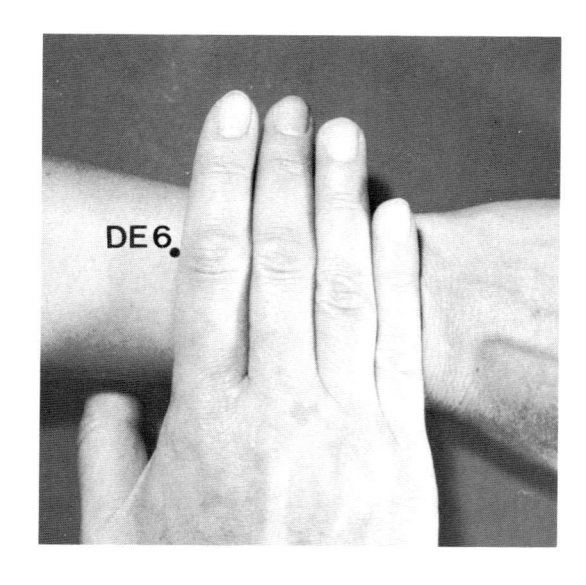

DE 6

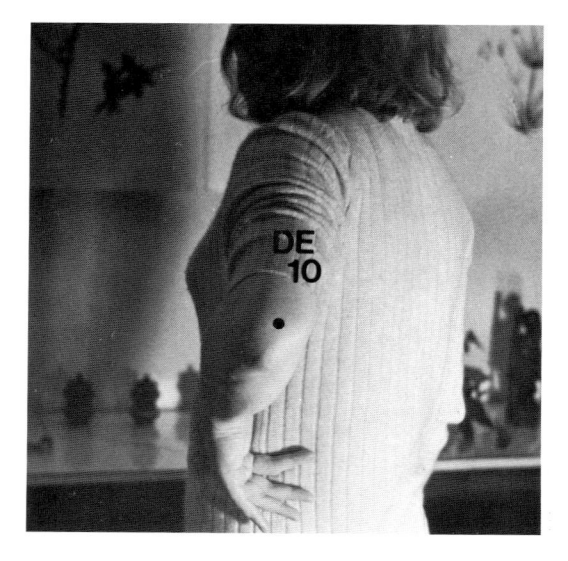

DE 10

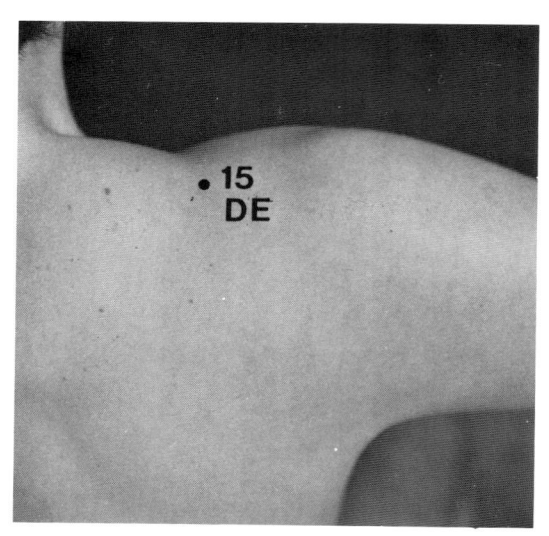

15 DE

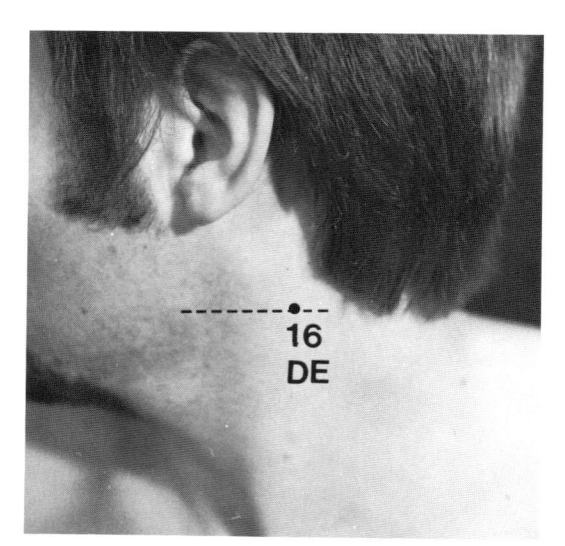

16 DE

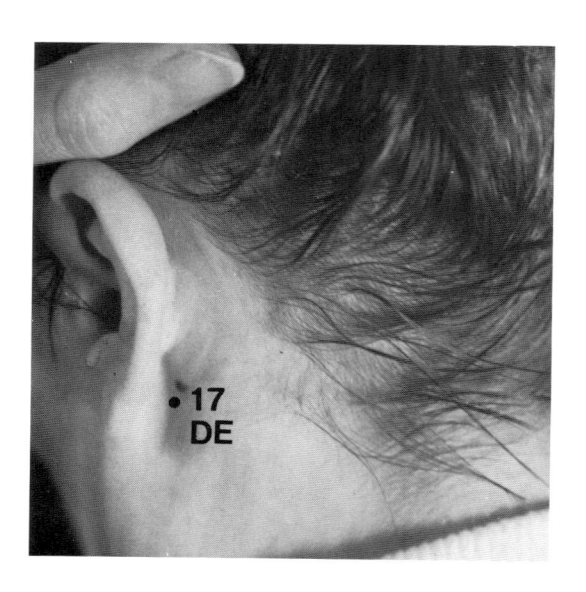

17 DE

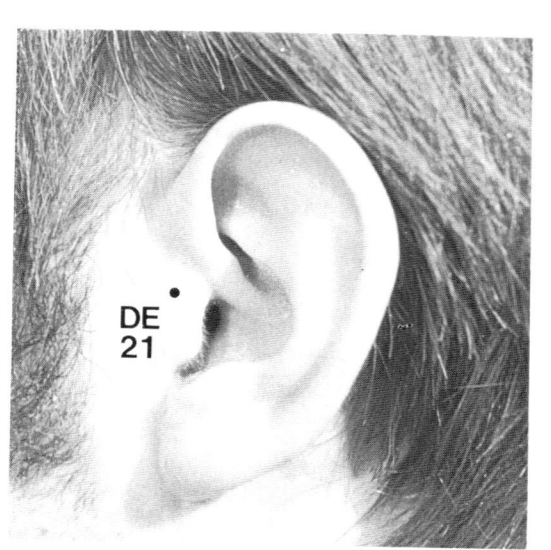

DE 21

Tafel Seite 110

DE 6   **Zhi Gou, Zweiggraben**   支 沟

Indikation: Schmerzen im Schulter- und Armbereich, Obstipation.

Lage: Vier Querfinger (3 Cun) proximal der Handwurzelquerfalte, zwischen Ulna und Radius.

Stichtiefe: In Europa: 5–8 mm - In China: Vertikalstich 10–15 fen

DE 10   **Tian Jing, Himmelsbrunnen. Sedierungspunkt**   天 井

Indikation: Migräne, Epicondylitis, Arm-, Schulter- und Nackenschmerzen.

Lage: Der Punkt liegt in einer leicht palpierbaren Grube, die sich bei leicht gebeugtem Ellbogengelenk am oberen Ende des Olecranon ulnae bildet.

Stichtiefe: In Europa: 5–10 mm - In China: Vertikalstich 5–10 fen

DE 15   **Tian Liao, Himmelsgrube**   天 髎

Indikation: Arm-, Schulter- und Nackenschmerzen.

Lage: Mitte des oberen Randes der Pars transversa des M. trapezius in Höhe der Schultermitte.

Stichtiefe: In Europa: 5–10 mm - In China: Vertikalstich 5–10 fen

DE 16   **Tian You, Himmelsgitterfenster**   天 牖

Indikation: Kopfschmerzen, Migräne, Zervikalsyndrom.

Lage: Halsaußenseite, am dorsalen Rand des M. sternocleidomastoideus in Höhe des Kieferwinkels.

Stichtiefe: In Europa: 3–8 mm - In China: Vertikalstich 15–20 fen

D 17   **Yi Feng, Wind-Schirm**   翳 风

Indikation: Sinusitis, Rhinitis, Tinnitus, Facialisparese, Otitis.

Lage: Etwas caudal und ventral vom Vorderrand des Processus mastoides, in einer Grube in Höhe des Ohrläppchens, die bei geöffnetem Mund leicht zu finden ist.

Stichtiefe: In Europa: 2–3 mm - In China: Schrägstich 15–20 fen

DE 21   **Er Men, Ohr-Tor**   和 髎

Indikation: Tinnitus, Schwerhörigkeit, Migräne, Otitis, Entzündungen des äußeren Gehörgangs. Kopfschmerz, Migräne, Facialisparesen, Trigeminusneuralgie, Tic.

Lage: Am Unterrand des Jochbogens in Höhe der Incisura tragica superior. Dort tastet man bei geöffnetem Mund eine kleine Vertiefung.

Stichtiefe: In Europa: 2–4 mm - In China: Schrägstich 5–10 fen

108

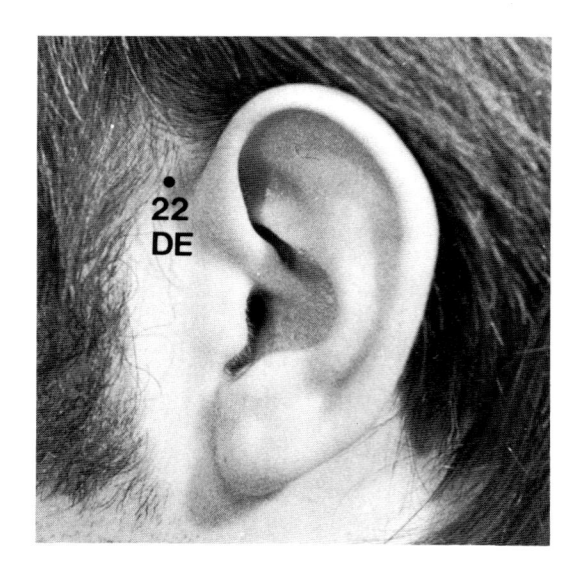

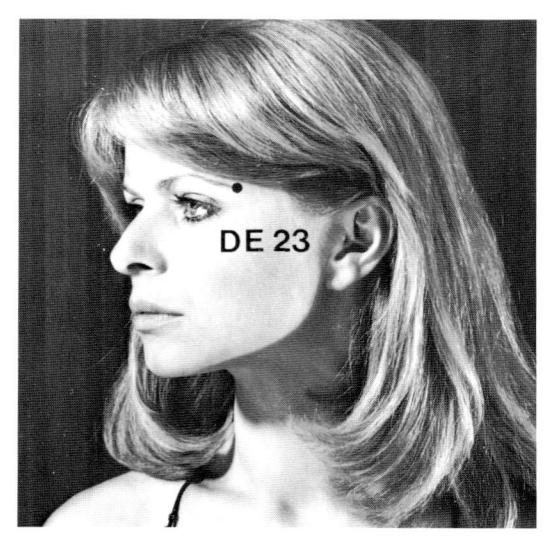

22 DE

DE 23

VI Dreifacher Erwärmer-Meridian   Tafel herausklappen

VI Dreifacher Erwärmer-Meridian (DE) Yang

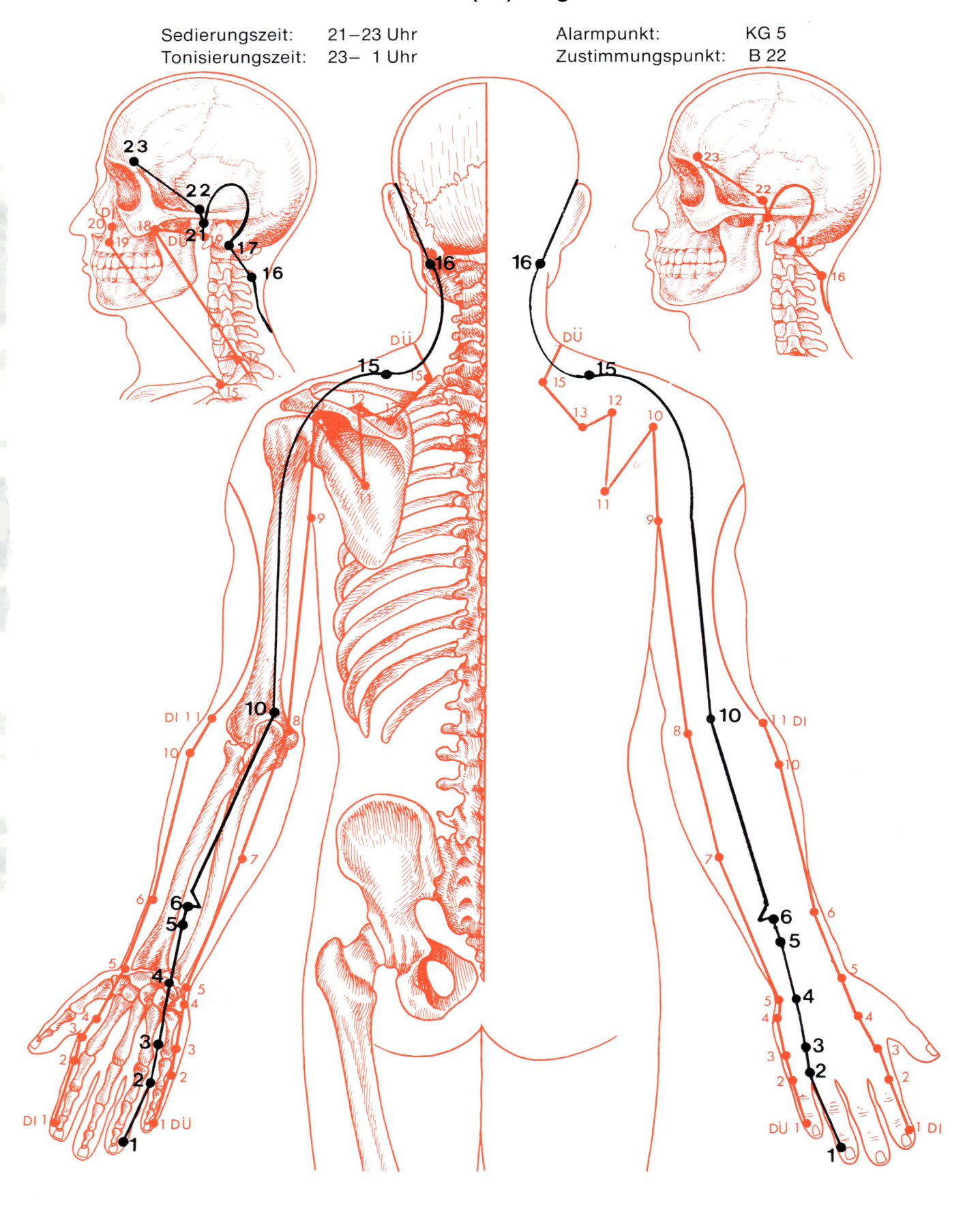

Sedierungszeit: 21–23 Uhr Alarmpunkt: KG 5
Tonisierungszeit: 23– 1 Uhr Zustimmungspunkt: B 22

De 22　He Liao, Korngrube der Schläfen　　　耳門

Indikation: Kopfschmerz, Migräne, Rhinitis, Otitis, Schwerhörigkeit, Arthritis des Kiefergelenks, Facialislähmung, Trigeminusneuralgie.
Lage: Oberhalb des Jochbogens, vor dem Ohrmuschelansatz.
Stichtiefe: In Europa: 2–4 mm - In China: Schrägstich 2–3 fen

DE 23　Si Zhu Kong, Seidenbambus　　　絲竹空

Indikation: Migräne, Schwindel, Tinnitus, Facialislähmung, Erkrankungen des Auges.
Lage: Laterales Ende der Augenbraue.
Stichtiefe: In Europa: 2–4 mm - In China: Schrägstich 5–10 fen

VII Gallenblasen-Meridian

Verlauf des Meridians:

Der erste Punkt des Meridians liegt in der Foveola zwischen lateralem Orbitalrand und Jochbein. Von hier verläuft er über die laterale Schädelseite zum Os mastoideum, über die seitliche Halsregion abwärts in der Paraxillarlinie und weiter über die Thorakalregion zum Scheitelpunkt des Darmbeinkammes und schließlich über den Trochanter major an der lateralen Seite des Oberschenkels bis zum Fibulaköpfchen. Er zieht entlang dem Vorderrand der Fibula zum Fußrücken und endet mit seinem letzten Punkt 2 mm lateral und proximal des äußeren Nagelwinkels der 4. Zehe.

Pathologische Symptomatik:

Bitterer Mundgeschmack, Abmagerung, Schüttelfrost, Schweißausbrüche, Kopfschmerzen, Tinnitus. Erkrankungen und Schmerzen im Gebiet des Meridianverlaufs.

112

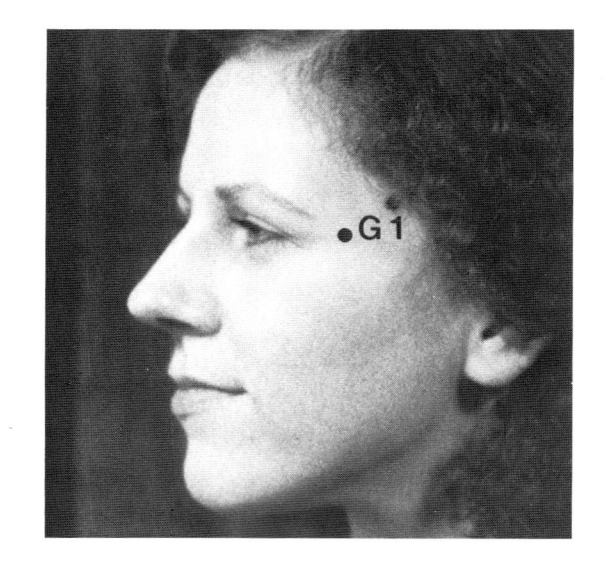

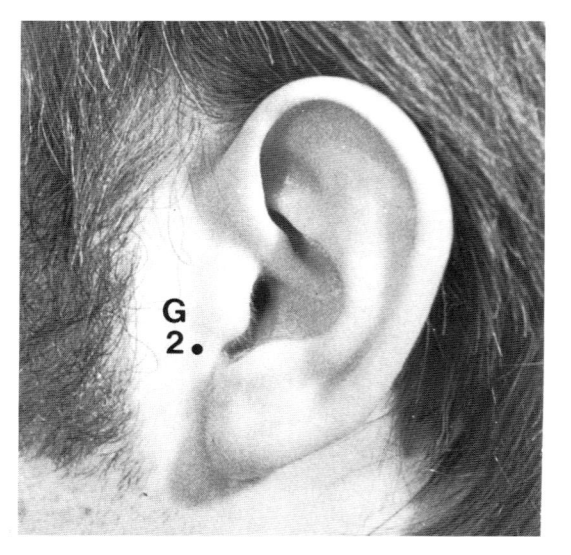

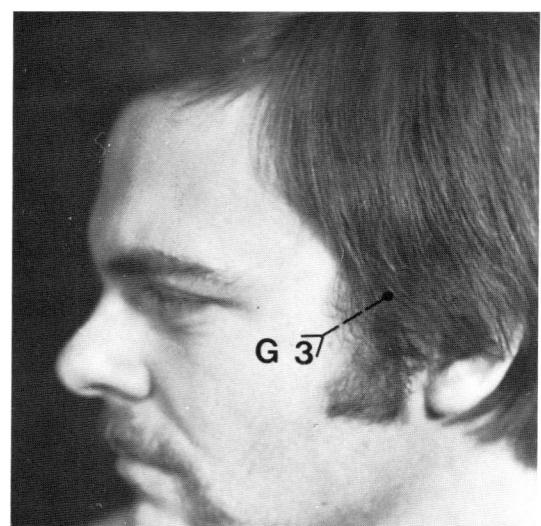

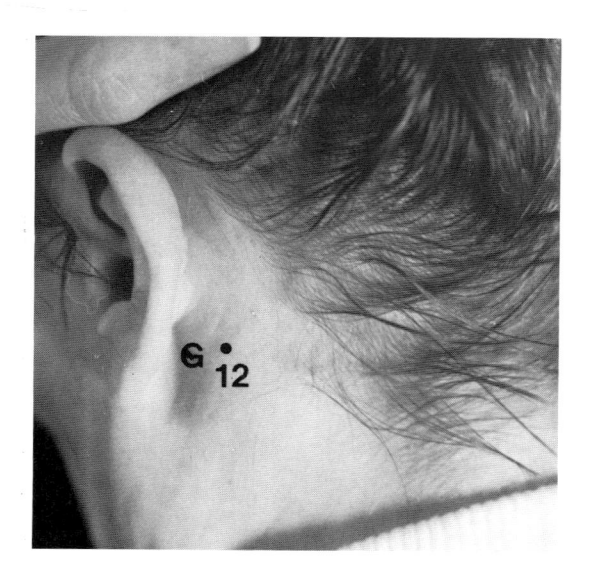

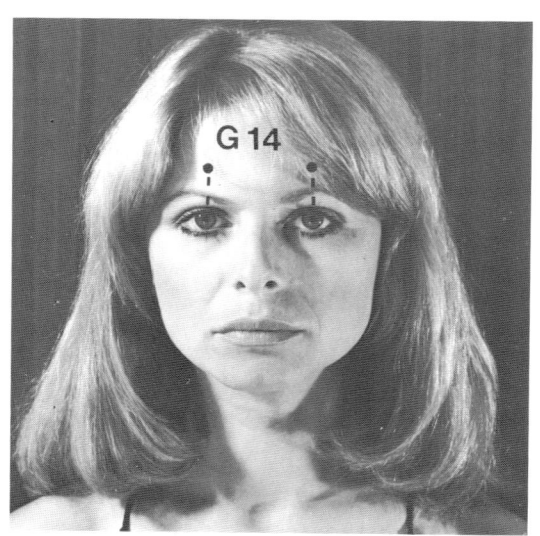

G 1

G 2

G 3

G 12

G 14

VII Gallenblasen-Meridian (G) Yang   Tafel Seite 120

Sedierungszeit: 23–1 Uhr
Tonisierungszeit: 1–3 Uhr
Alarmpunkt: G 23 und G 24
Unterstützungspunkt: B 19

G 1 Tong Zi Liao, Pupillen-Grenze 瞳子髎

Indikation: Konjunktivitis, Keratitis, Opticusatrophie, Nachtblindheit, Kopfschmerzen.
Lage: In der Foveola, die zwischen lateralem Orbitalrand und Jochbein entsteht.
Stichtiefe: In Europa: 2–3 mm - In China: Schrägstich 3–5 fen

G 2 Ting Hui, Gehörs-Punkt 听会

Indikation: Ophtalmische Migräne, Schwerhörigkeit, Otitis media, Facialisparese, Ohrensausen.
Lage: Vor der Incisura intertragica, unterhalb von Punkt DÜ 19.
Stichtiefe: In Europa: 3–5 mm - In China: Vertikalstich 10–20 fen

G 3 Shang Guan, Gast und Hausherr 上关

Indikation: Kopfschmerz, Migräne, Rhinitis, Otitis, Schwerhörigkeit, Arthritis des Kiefergelenks, Facialislähmung, Trigeminusneuralgie.
Lage: In der Mitte des Arcus zygomaticus, an dessen oberem Rand.
Stichtiefe: In Europa: 2–3 mm - In China: Vertikalstich 5–10 fen

G 4 Han Yan, Kinnbacken-Drücker 頷厌

Indikation: Migräne, Augenflimmern, Facialisparese, Tinnitus.
Lage: Am lateralen Rand der Squama frontalis des Stirnbeins. Etwa über dem Schnittpunkt der Sutura sphenofrontalis mit der Sutura coronaria.
Stichtiefe: In Europa: 2–3 mm - In China: Schrägstich 3–10 fen

G 12 Wan Gu, Vollendeter Knochen 完骨

Indikation: Tinnitus, Facialisparese, Wangenschwellung, Kopfschmerzen.
Lage: In dem Winkel, der von der Hinterkante des Mastoids und dem Unterrand des Occiput gebildet wird.
Stichtiefe: In Europa: 3–6 mm - In China: Schrägstich 5–8 fen

G 14 Yang Bai, Zeit-Tor 阳白

Indikation: Kopfschmerzen, Facialisparese, Krankheiten der Augen.
Lage: Etwa eine Daumenbreite oberhalb der Augenbrauenmitte.
Stichtiefe: In Europa: 3–5 mm - In China: Schrägstich 3–5 fen

114

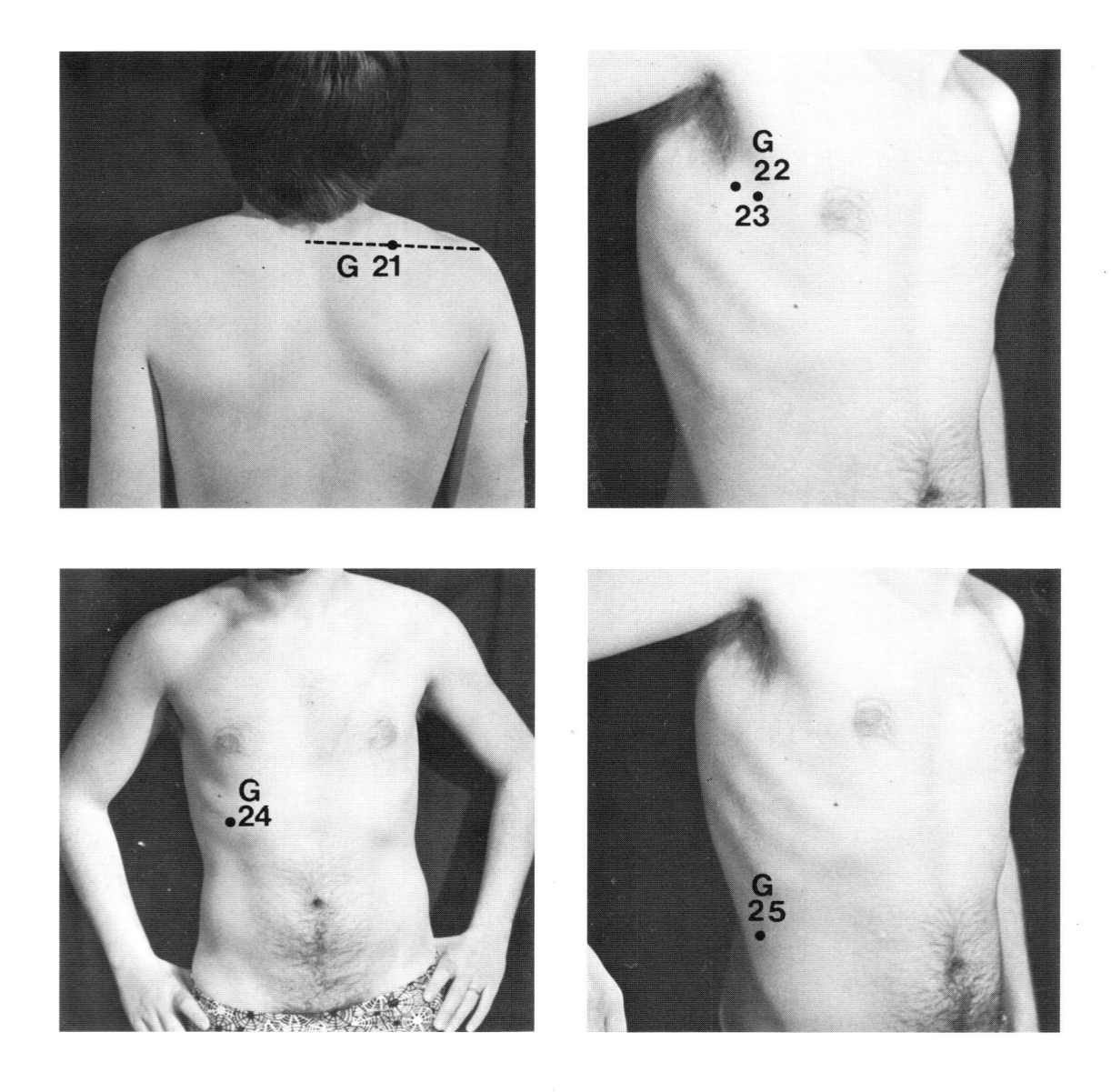

Tafel Seite 120

G 19 Nao Kong, Gehirn-Raum 脑 空
Indikation: Kopfschmerz, Sinusitis, Torticollis, Tinnitus
Lage: Etwa drei Querfinger über G 20.
Stichtiefe: In Europa: 2–3 mm - In China: Schrägstich 5–8 fen

G 20 Feng Chi, Wind-Teich 风 池
Indikation: Kopfschmerzen, Hemiplegie, Migräne, Zervikalsyndrom, Lähmungen, Hypertonie, Vertigo.
Lage: In einer Grube zwischen M. sternocleidomastoideus und M. trapezius, am Unterrand des Os occipitale.
Stichtiefe: In Europa: 5–10 mm - In China: Schrägstich 10 fen

G 21 Jian Jing, Schulter-Brunnen 肩 井
Indikation: Cervikal-Syndrom, Schulter-Arm-Syndrom.
Lage: In der Mitte der Verbindungslinie zwischen Dornfortsatzspitze Th 1 und Acromion.
Stichtiefe: In Europa: 3–8 mm - In China: Vertikalstich 5–10 fen

G 22 Yuan Ye, Strudel-Wasser 渊 腋
Indikation: Intercostalneuralgie, Pleuritis, Schmerzen im Bereich der Schulter und des Rückens.
Lage: Im 4. ICR auf der ventralen Paraxillarlinie.
Stichtiefe: In Europa: 2–6 mm - In China: Schrägstich 5–10 fen

G 23 Zhe Jin, Flanken-Muskel. Alarmpunkt 辄 筋
Indikation: Erbrechen, Asthma, Intercostalneuralgie, Salivation.
Lage: Im 4. ICR, eine Daumenbreite medial von Punkt 22.
Stichtiefe: In Europa: 3–6 mm - In China: Schrägstich 5–10 fen

G 24 Ri Yue, Sonne-Mond. Zweiter Alarmpunkt 日 月
Indikation: Gallenwegserkrankungen, Lebererkrankungen (mit LE 6).
Lage: Im 7. ICR, auf der Mamillarlinie.
Stichtiefe: In Europa: 3–6 mm - In China: Schrägstich 5–10 fen

G 25 Jing Men, Hauptstadt-Tor. Alarmpunkt der Niere 京 门
Indikation: Gallen- und Nierenkoliken. Intercostalneuralgie.
Lage: 12. Rippe, an deren freiem Ende.
Stichtiefe: In Europa: 3–6 mm - In China: Vertikalstich 5–10 fen

116

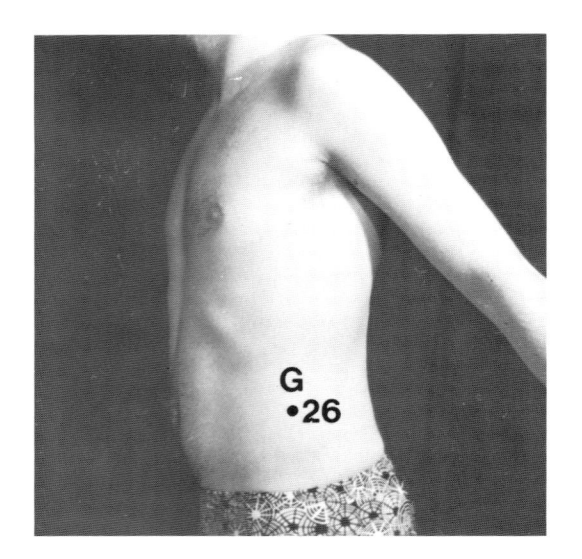

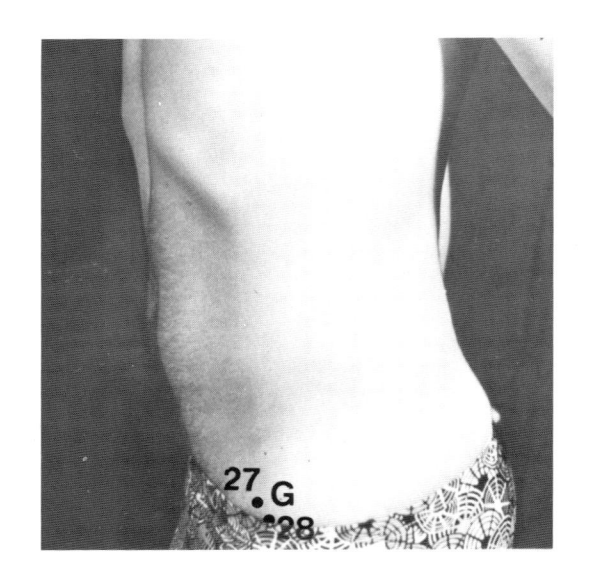

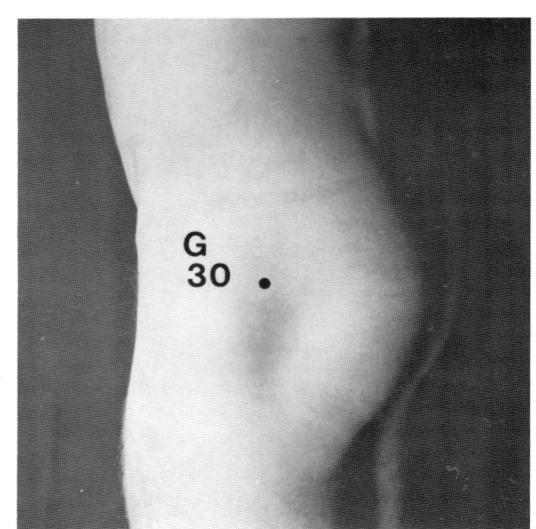

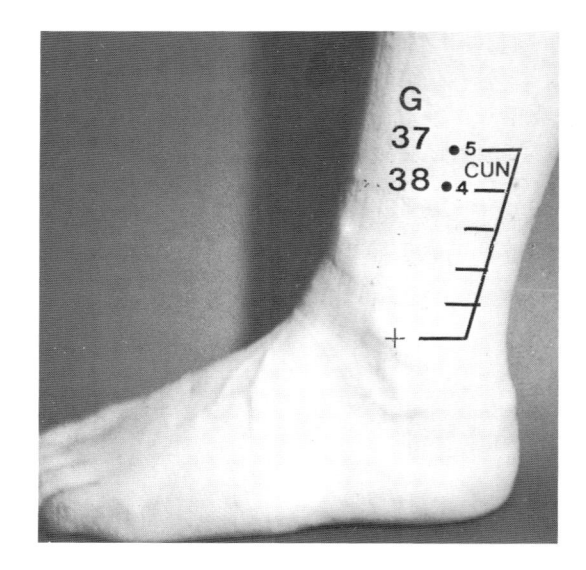

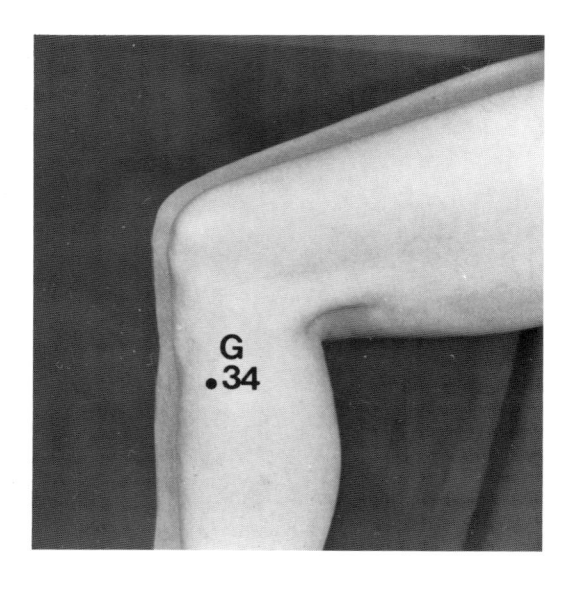

Tafel Seite 120

G 26 Dai Mai, Gürtel-Gefäß 带 脉

Indikation: Weibliche Genital- und Hormonstörungen, Lebererkrankungen, Flatulenz. Cystitis, Pyelonephritis.

Lage: In Gürtelhöhe, auf der ventralen Paraxillarlinie.

Stichtiefe: In Europa: 5–10 mm - In China: Vertikalstich 10–20 fen

G 27 Wu Shu, Fünf Zentralpfeiler 五 枢

Indikation: Koliken und Schmerzen des Abdomens, Lumbago, Endometritis, Orchitis, Obstipation.

Lage: Vor der Spina ilica ventralis.

Stichtiefe: In Europa: 5–10 mm - In China: Vertikalstich 10–20 fen

G 28 Wei Dao, Verbindungsweg 维 道

Indikation: Koliken und Schmerzen des Abdomens, Lumbago, Endometritis, Obstipation.

Lage: Halbe Daumenbreite (½ Cun) caudal der Spina ilica ventralis.

Stichtiefe: In Europa: 5–10 mm - In China: Vertikalstich 10–20 fen

G 30 Huan Tiao, In den Reifen springen 环 跳

Indikation: Ischias, Coxarthrose, Paresen und schlaffe Lähmungen der unteren Extremität. Hautausschläge.

Lage: Der Punkt liegt auf einer Verbindungslinie vom Trochanter major zu einem gedachten Punkt zwei Daumenbreiten oberhalb der Steißbeinspitze, zwischen lateralem und medialem Drittel.

Stichtiefe: In Europa: 10–25 mm - In China: Vertikalstich 20–30 fen

G 34 Yang Ling Quan, Yang-Hügel-Quelle 阳 陵 泉

Indikation: Ischialgie, Schmerzen im Thoraxbereich, Kniegelenkschmerzen, Hemiplegie, Lähmungen der unteren Extremität, Cholangitis.

Lage: Lateralseite des Unterschenkels, ventral und caudal des Wadenbeinköpfchens (dort entsteht bei gebeugtem Knie eine Mulde).

Stichtiefe: In Europa: 4–8 mm - In China: Vertikalstich 15–20 fen

G 37 Guang Ming, Strahlende Helle. Lo-Punkt 光 明

Indikation: Cholecystopathien, Gallenkolik, Parästhesien der unteren Extremität.

Lage: Unterschenkelaußenseite, 5 Cun über der Knöchelspitze, am Hinterrand der Fibula.

Stichtiefe: In Europa: 4–8 mm - In China: Vertikalstich 10–20 fen

118

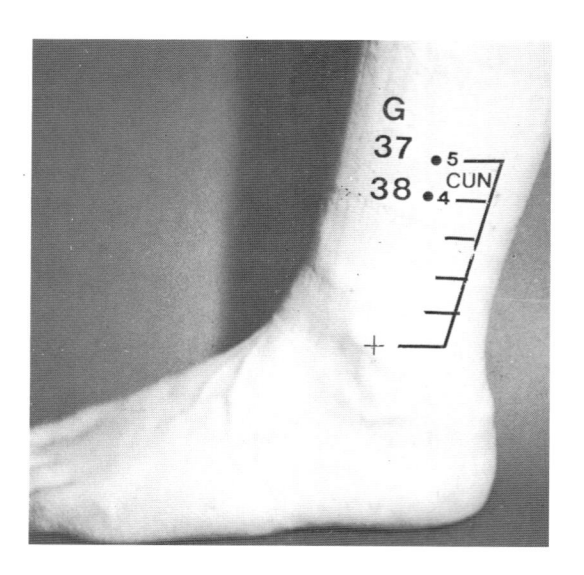

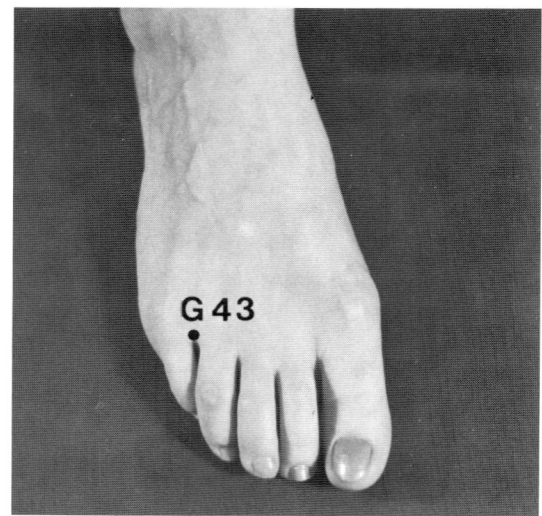

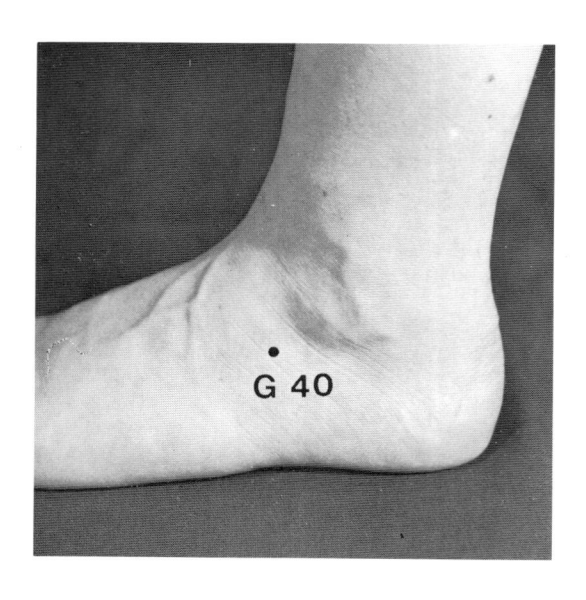

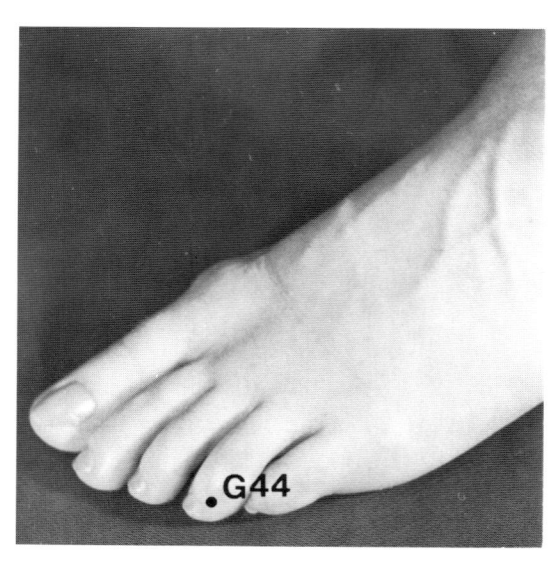

VII Gallenblasen-Meridian

Tafel herausklappen

VII Gallenblasen-Meridian (G) Yang

Sedierungszeit: 23–1 Uhr
Tonisierungszeit: 1–3 Uhr

Alarmpunkt: G 23 und G 24
Unterstützungspunkt: B 19

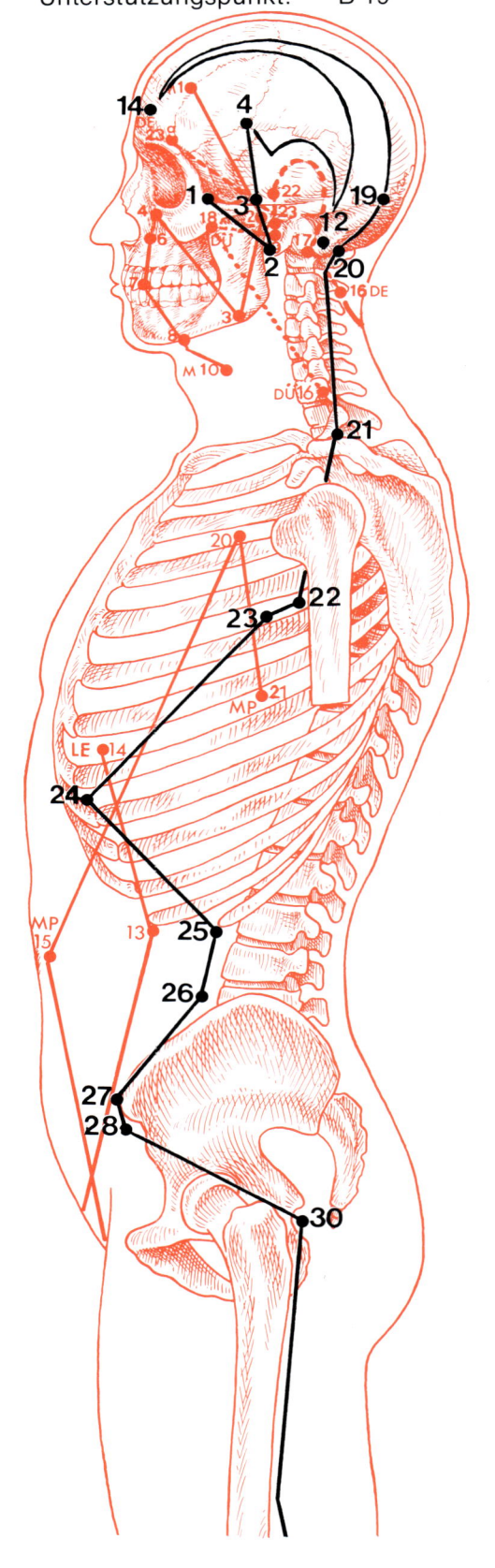

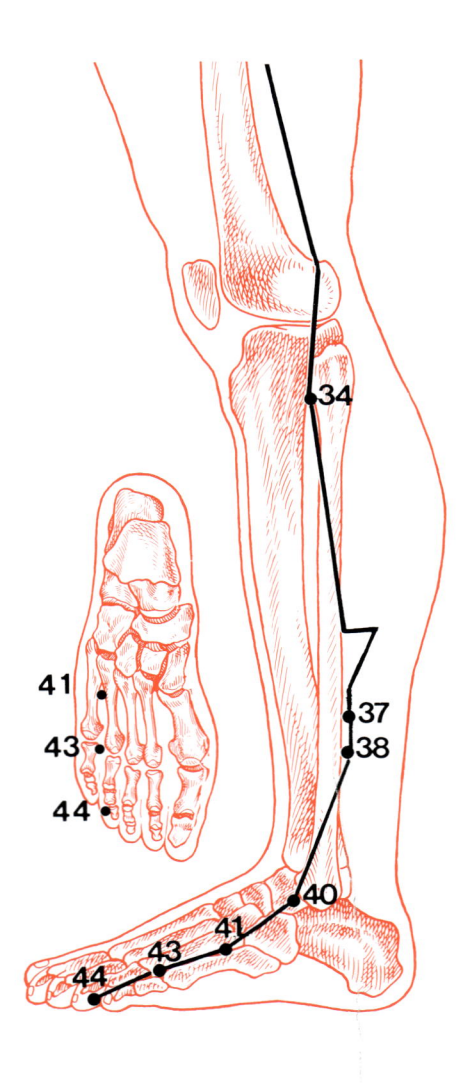

G 38 Yang Fu, Stütze des Yang. Sedierungspunkt 阳 辅

Indikation: Migräne, Schmerzen allgemein, Erschöpfungszustände, Lumbago.
Lage: Am vorderen Rand der Fibula (Wadenbein), etwa vier Cun cranial der lateralen Knöchelspitze.
Stichtiefe: In Europa: 4–8 mm - In China: Vertikalstich 10–20 fen

G 40 Qiu Xu, Hügel-Markt. Quellpunkt 丘 墟

Indikation: Cholecytis, Schmerzen im Thoraxbereich, Ischialgie, Schmerzen und Paresen der unteren Extremität, Kopfkongestionen.
Lage: Fußrücken, etwas ventral und caudal des äußeren Knöchels, in einer Vertiefung.
Stichtiefe: In Europa: 3–5 mm - In China: Schrägstich 5–10 fen

G 41 Zu Lin Qi, Tränen-Abstieg 足临泣

Indikation: Mastitis, Konjunktivitis, Vertigo, Kopfschmerzen.
Lage: Fußrücken, zwischen den Metatarsalia IV und V, an deren proximalem Ende.
Stichtiefe: In Europa: 2–3 mm - In China: Vertikalstich 3–5 fen

G 43 Xia Xi, Verengtes Tal. Tonisierungspunkt 侠 溪

Indikation: Tinnitus, Kopfkongestionen, Intercostalneuralgie, Taubheit, Vertigo, Kopfschmerzen.
Lage: Fußrücken, zwischen den Grundgelenken der 4. und 5. Zehe.
Stichtiefe: In Europa: 2–3 mm - In China: Vertikalstich 3–5 fen

G 44 Zu Qiao Yin, Yin des Anfangs 足窍阴

Indikation: Migräne, Kopfschmerzen, Kopfkongestionen, Träume, Augenschmerzen, Intercostalneuralgie, Neurasthenie.
Lage: 2 mm lateral des äußeren Nagelwinkels der 4. Zehe (kleinzehenwärts).
Stichtiefe: In Europa: 2 mm - In China: Vertikalstich 1–2 fen

VIII Leber-Meridian

Verlauf des Meridians:

Der 1. Leber-Punkt liegt an der Dorsalseite des Endgliedes der Großzehe, 2 mm proximal vom inneren Nagelwinkel (kleinzehenwärts). Der Meridian zieht über Fußrücken, Unter- und Oberschenkelinnenseite aufwärts zur seitlichen Bauchregion bis hin zum freien Ende der 11. Rippe. Der Meridian endet im 6. ICR unterhalb der Brustwarze (Mamillarlinie) mit seinem letzten Punkt.

Pathologische Symptomatik:

Fülle im Brustraum und im Epigastrium, Erbrechen, Aufstoßen, Diarrhoe, Obstipation, Unterleibschwellungen und -schmerzen, Harninkontinenz, Erkrankungen und Schmerzen im Gebiet des Meridianverlaufs.

122

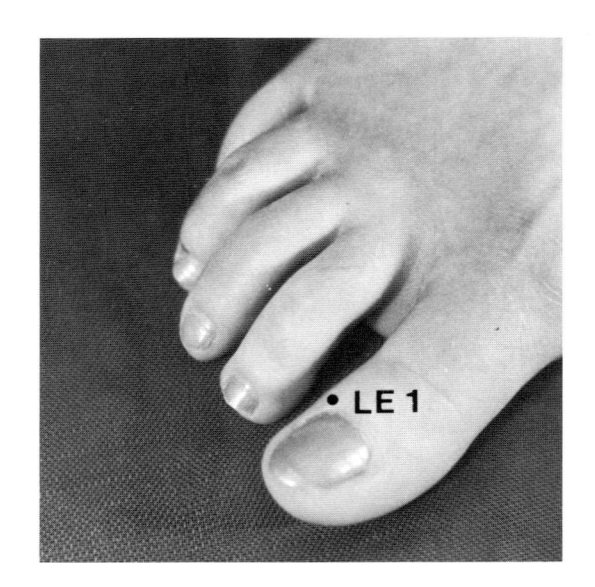

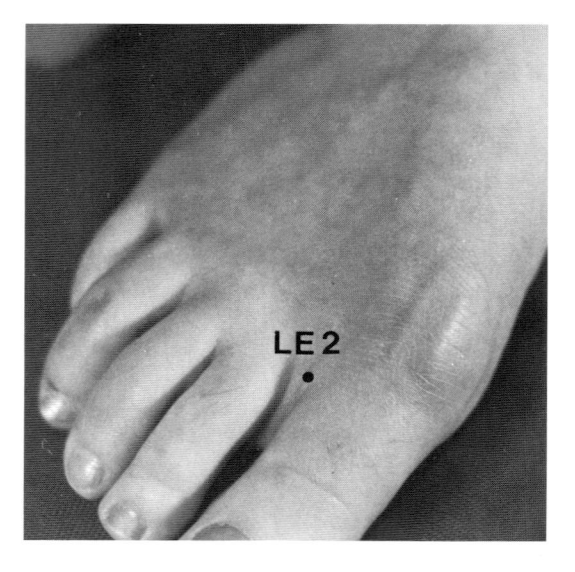

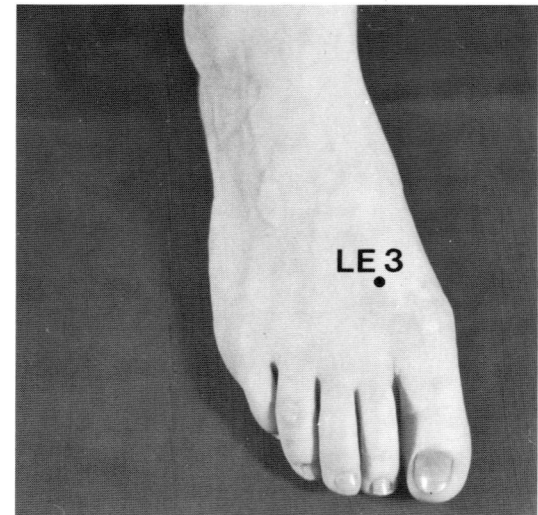

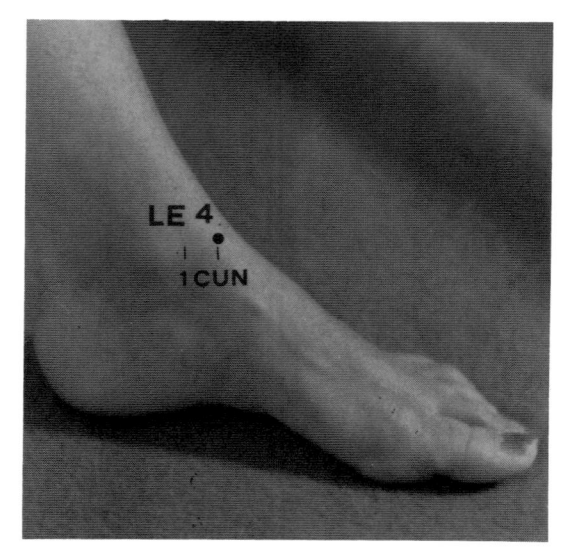

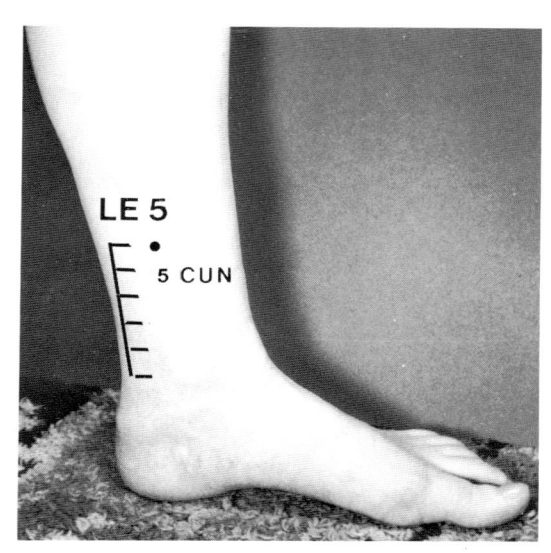

- LE 1
- LE 2
- LE 3
- LE 4 1 CUN
- LE 5 5 CUN

VIII Leber-Meridian (LE) Yin

Tafel Seite 126

Sedierungszeit: 1–3 Uhr   Alarmpunkt: LE 14
Tonisierungszeit: 3–5 Uhr   Zustimmungspunkt: B 18

LE 1 Da Dun, Große Aufrichtigkeit 　大　敦

Indikation: Enuresis, Orchitis, Uterusprolaps, Metrorrhagie.

Lage: Dorsalseite des Endgliedes der Großzehe, 2 mm proximal und medial vom inneren Nagelwinkel kleinzehenwärts.

Stichtiefe: In Europa: 2 mm - In China: Vertikalstich 1–2 fen

LE 2 Xing Jian, Gang-Strecke. Sedierungspunkt 　行　间

Indikation: Kopfschmerzen, Koliken, Ohnmacht, Krämpfe bei Kindern, Intercostalneuralgie, Nachtschweiß, Schlaflosigkeit, Epilepsie, Dyspepsie, Dysmenorrhoe.

Lage: Bei gespreizter 1. und 2. Zehe, am proximalen Ende der dort liegenden „Schwimmhaut".

Stichtiefe: In Europa: 3–5 mm - In China: Vertikalstich 5–10 fen

LE 3 Tai Chong, Höchster Angriffspunkt. Quellpunkt 　太　冲

Indikation: Kopfschmerzen, Scheitelkopfschmerz, Schwindel, Hypertonie, intestinale Koliken, Augenkrankheiten, Dysmenorrhoe, Mastitis.

Lage: Etwas distal des von den Mittelfußknochen I und II gebildeten proximalen Winkels.

Stichtiefe: In Europa: 3–5 mm - In China: Vertikalstich 5–10 fen

LE 4 Zhong Feng, Mittleres Siegel 　中　封

Indikation: Harninkontinenz, Pollutionen, Schmerzen im Penis und im Abdomen.

Lage: Eine Daumenbreite vor dem inneren Knöchel zwischen den Sehnen des M. extensor hallucis longus und des M. tibialis anterior.

Stichtiefe: In Europa: 3–5 mm - In China: Schrägstich 4–6 fen

LE 5 Li Gou, Furchenende. Lo-Punkt des G-Meridians. 　蠡　沟

Indikation: Schmerzen der unteren Extremität, Menstruationsstörungen, Miktionsstörungen, Impotenz, Koliken.

Lage: Fünf Cun cranial des Malleolus tibiae (innerer Knöchel), am fibularen Rand der Tibia.

Stichtiefe: In Europa: 3–7 mm - In China: Schrägstich 5–10 fen

124

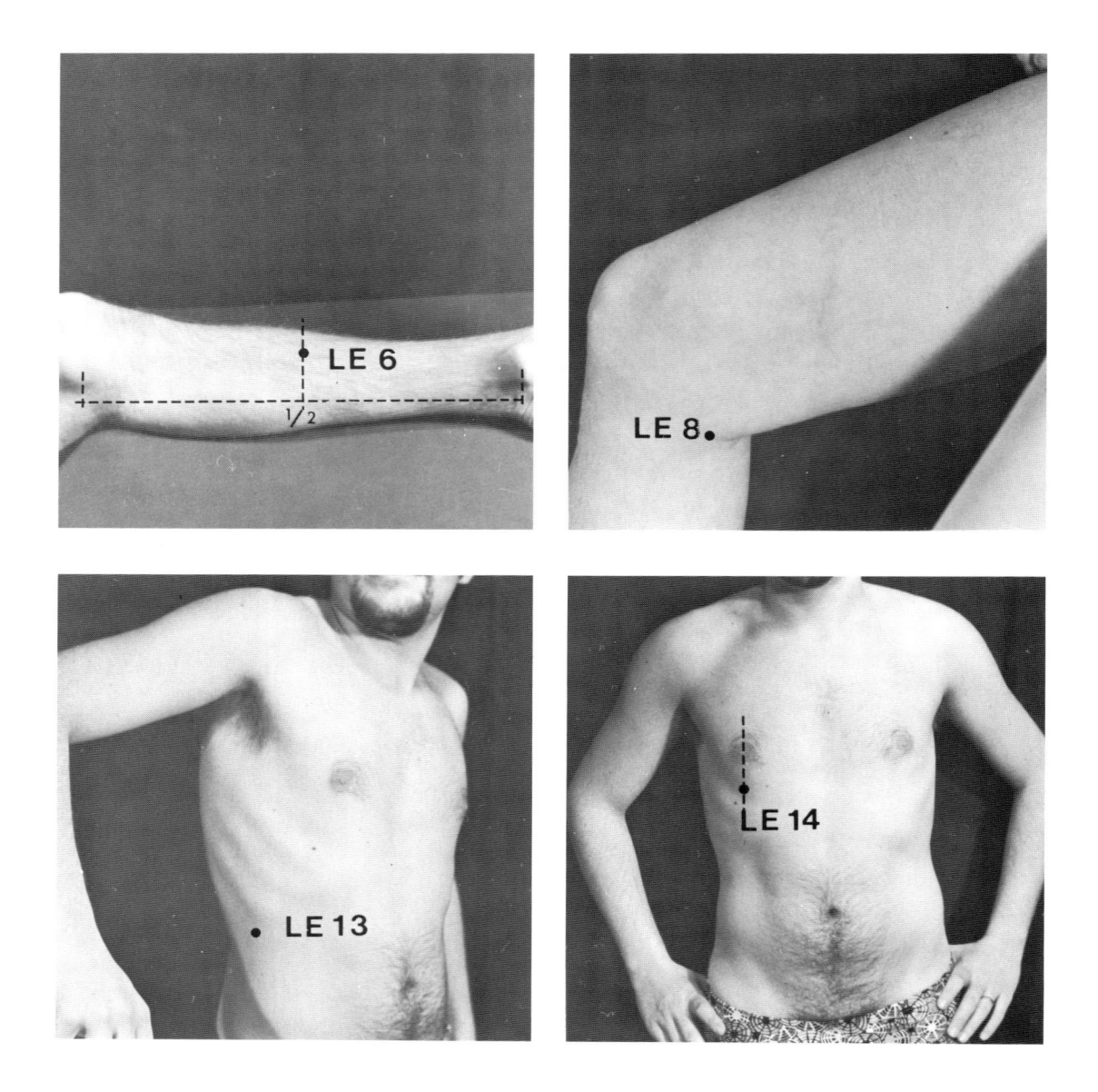

LE 6

LE 8

LE 13

LE 14

VIII Leber-Meridian   Tafel herausklappen

VIII Leber-Meridian (LE) Yin

Sedierungszeit: 1–3 Uhr
Tonisierungszeit: 3–5 Uhr

Alarmpunkt: LE 14
Zustimmungspunkt: B 18

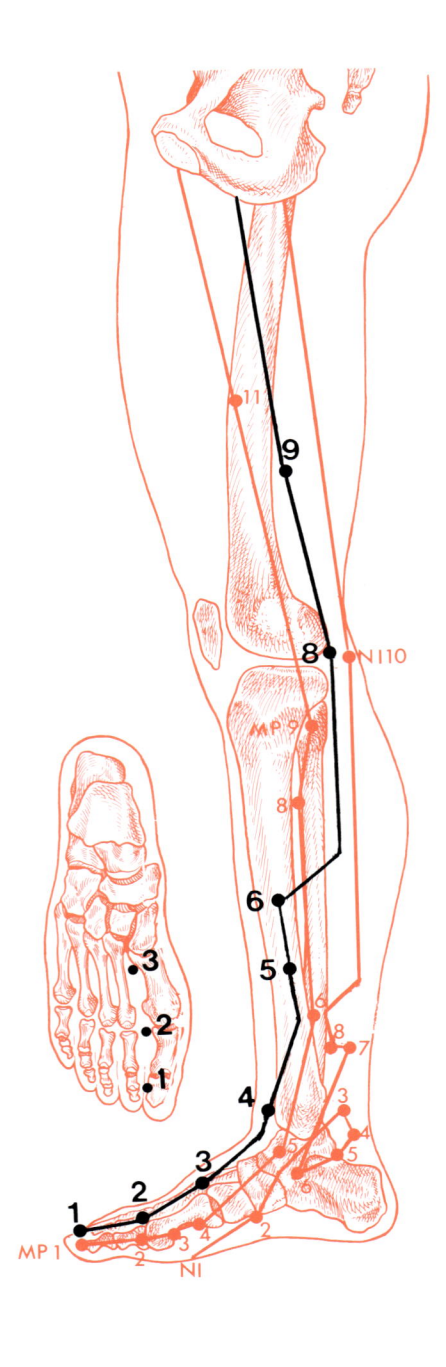

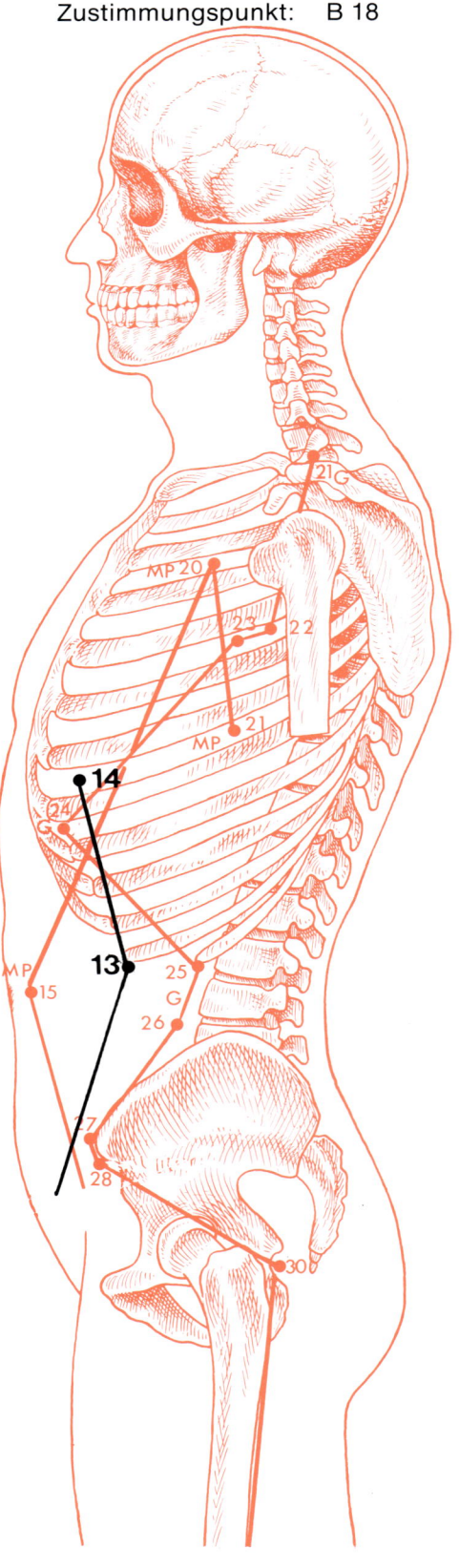

| LE 6 | **Zhong Du, Endrinne** | 中 都 |

Indikation: Koliken, Hepatopathien, Menstruationsstörungen, Schmerzen in den Gelenken der unteren Exremität.

Lage: Mitte der inneren Schienbeinkante.

Stichtiefe: In Europa: 5–10 mm - In China: Schrägstich 5–15 fen

| LE 8 | **Qu Quan, Gebogene Quelle. Tonisierungspunkt** | 曲 泉 |

Indikation: Knieschmerzen, Uterusprolaps, Pruritus vulvae, Dysurie.

Lage: Bei gebeugtem Knie am Ende der medialen Kniegelenksfalte, vor dem Vorderrand der Mm. semimembranosus und semitendinosus in einer Vertiefung.

Stichtiefe: In Europa: 5–10 mm - In China: Schrägstich 10–20 fen

| LE 9 | **Yin Bao, Yin-Hülle** | 阴 包 |

Indikation: Spasmen und umherziehende neuralgische Schmerzen des Gesäßes und der unteren Extremität, Pruritus vulvae et ani, Schwäche der Harn- und Geschlechtsorgane.

Lage: Vier Daumenbreiten über dem medialen Epicondylus femoris, zwischen den Mm. Sartorius und Vastus medialis.

Stichtiefe: In Europa: 5–10 mm - In China: Vertikalstich 10–30 fen

| LE 13 | **Zhang Men, Gesetzestor.**
Alarmpunkt des MP-Meridians | 章 门 |

Indikation: Hepatopathien, Cholezystopathien, Milzerkrankungen, spastische Obstipation, Hämorrhoiden, Anaemie, Anorexie, Rekonvaleszenz.

Lage: An der 11. Rippe, etwas unterhalb deren freier Endigung.

Stichtiefe: In Europa: 4–6 mm - In China: Schrägstich 8–10 fen

| LE 14 | **Qi Men, Zeit-Tor. Alarmpunkt** | 期 门 |

Indikation: Cholecystitis, Hepatopathien, Reisekrankheit, Erbrechen.

Lage: Mamillarlinie, in Höhe des 6. ICR.

Stichtiefe: In Europa: 3–5 mm - In China: Schrägstich 5–10 fen

IX Lungen-Meridian

Verlauf des Meridians:

Der erste Punkt des Lungenmeridians liegt im 1. ICR auf der Medioclavicularlinie. Von dort zieht er mit seinem zweiten Punkt zur Mitte des Unterrandes der Clavicula, verläuft über die Mitte des M. biceps zur Ellenbeuge, von dort über die Speiche der Unterarmvorderseite zum Handgelenk und weiter über den Daumenballen, um mit dem 11. Punkt 2 mm proximal und seitlich des äußeren Daumennagelwinkels zu enden.

Pathologische Symptomatik:

Stauungsgefühl in der Brust, Bronchitis, Husten, Atemnot, Asthma, Erkrankungen und Schmerzen im Gebiet des Meridianverlaufs.

128

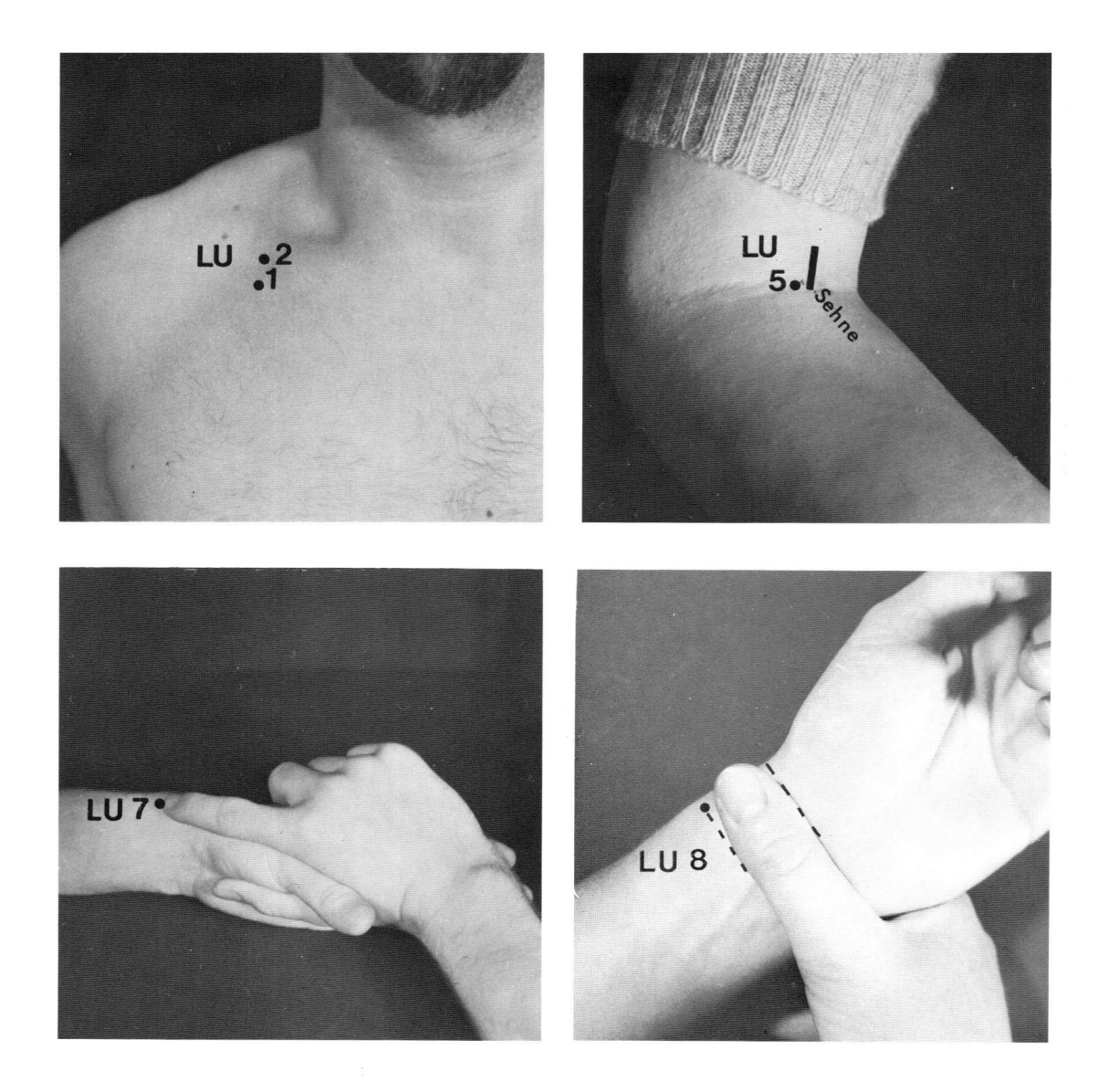

LU •2
•1

LU 5• | Sehne

LU 7•

LU 8

IX Lungen-Meridian (LU) Yin

Tafel Seite 132

Sedierungszeit:	3–5 Uhr	Alarmpunkt:	LU 1
Tonisierungszeit:	5–7 Uhr	Zustimmungspunkt:	B 13

LU 1 Zhong Fu, Mitte-Bezirk. Alarmpunkt 中 府

Indikation: Lungenkrankheiten, Asthma bronchiale, Emphysem, Intercostalneuralgie, juckende Dermatosen.
Lage: Eine Daumenbreite caudal von LU 2, in Höhe des 1. ICR.
Stichtiefe: In Europa: 3–6 mm - In China: Vertikalstich 5–10 fen

LU 2 Yun Men, Wolken-Tor 云 门

Indikation: Asthma, Bronchitis, Pertussis, Schulterschmerzen.
Lage: Am caudalen Rand der Clavicula, in dessen Mitte.
Stichtiefe: In Europa: 3–6 mm - In China: Vertikalstich 5–10 fen

LU 5 Chi Ze, Ellenbogen-Teich. Sedierungspunkt 尺 泽

Indikation: Asthma, Bronchitis, Emphysem, Lungenkrankheiten, Schmerzen und Paresen des Ellbogens und des Arms.
Lage: Bei gebeugtem Unterarm in der Mitte der Beugefalte des Ellbogens, am radialen Rand der kräftigen Endsehne des M. biceps brachii (zweiköpfiger Armmuskel).
Stichtiefe: In Europa: 5–8 mm - In China: Vertikalstich 10–15 fen

LU 7 Lie Que. Engpaß. Lo-Punkt des DI-Meridians 列 缺

Indikation: Asthma bronchiale, Lungenkrankheiten, Migräne, Kopfschmerzen, Lähmungen und Paresen der Arme und der Hände, Facialisparesen, Trigeminusneuralgie.
Lage: Etwa zwei Querfingerbreiten (1½ Cun) proximal der Speichenapophyse, in der sog. Radialisrinne. Beim Ineinanderkreuzen der Hände findet sich der Punkt am Ende der Zeigefingerspitze.
Stichtiefe: In Europa: 2–5 mm - In China: Vertikalstich 10–15 fen

LU 8 Jing Qu, Abflußlauf 经 渠

Indikation: Asthma bronchiale, Laryngitis, Pharyngitis, Schmerzen am Handgelenk.
Lage: Eine Daumenbreite (ein Cun) proximal der Handgelenksfalten, am medialen Processus styloideus radii.
Stichtiefe: In Europa: 3–5 mm - In China: Vertikalstich 5–10 fen

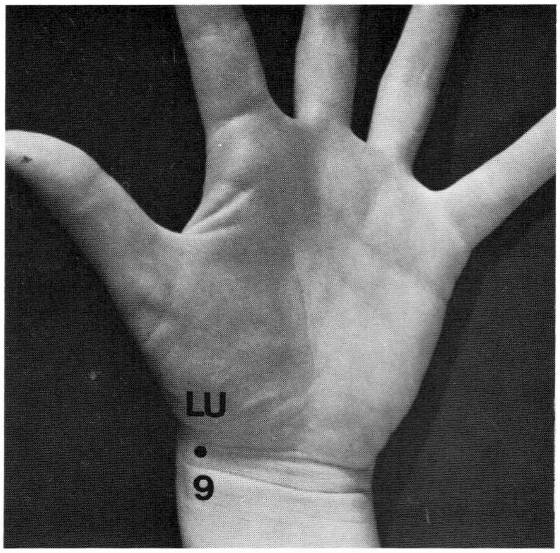
LU
9

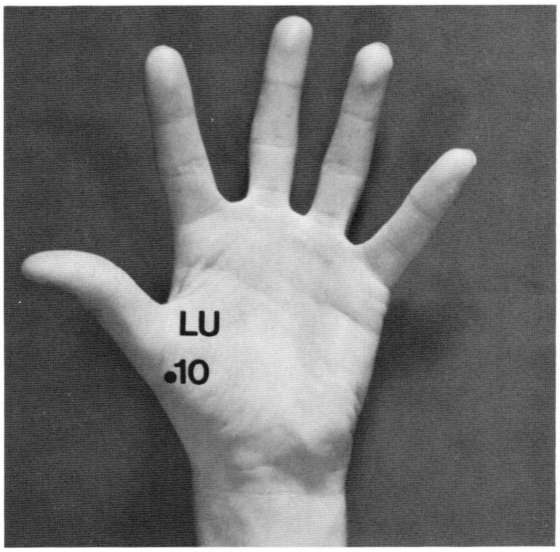
LU
10

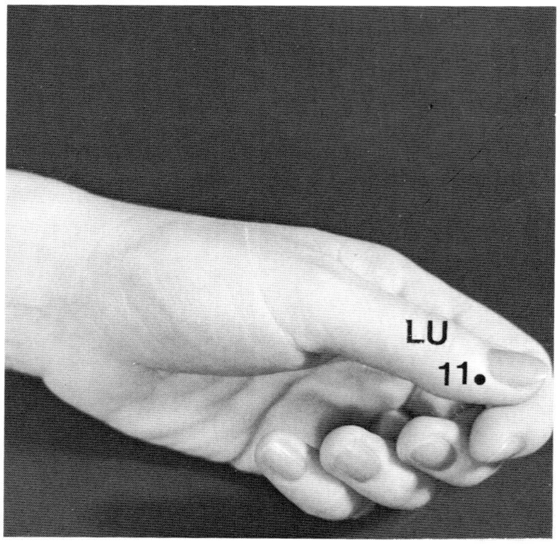
LU
11

IX Lungen-Meridian

Tafel herausklappen

IX Lungen-Meridian (LU) Yin

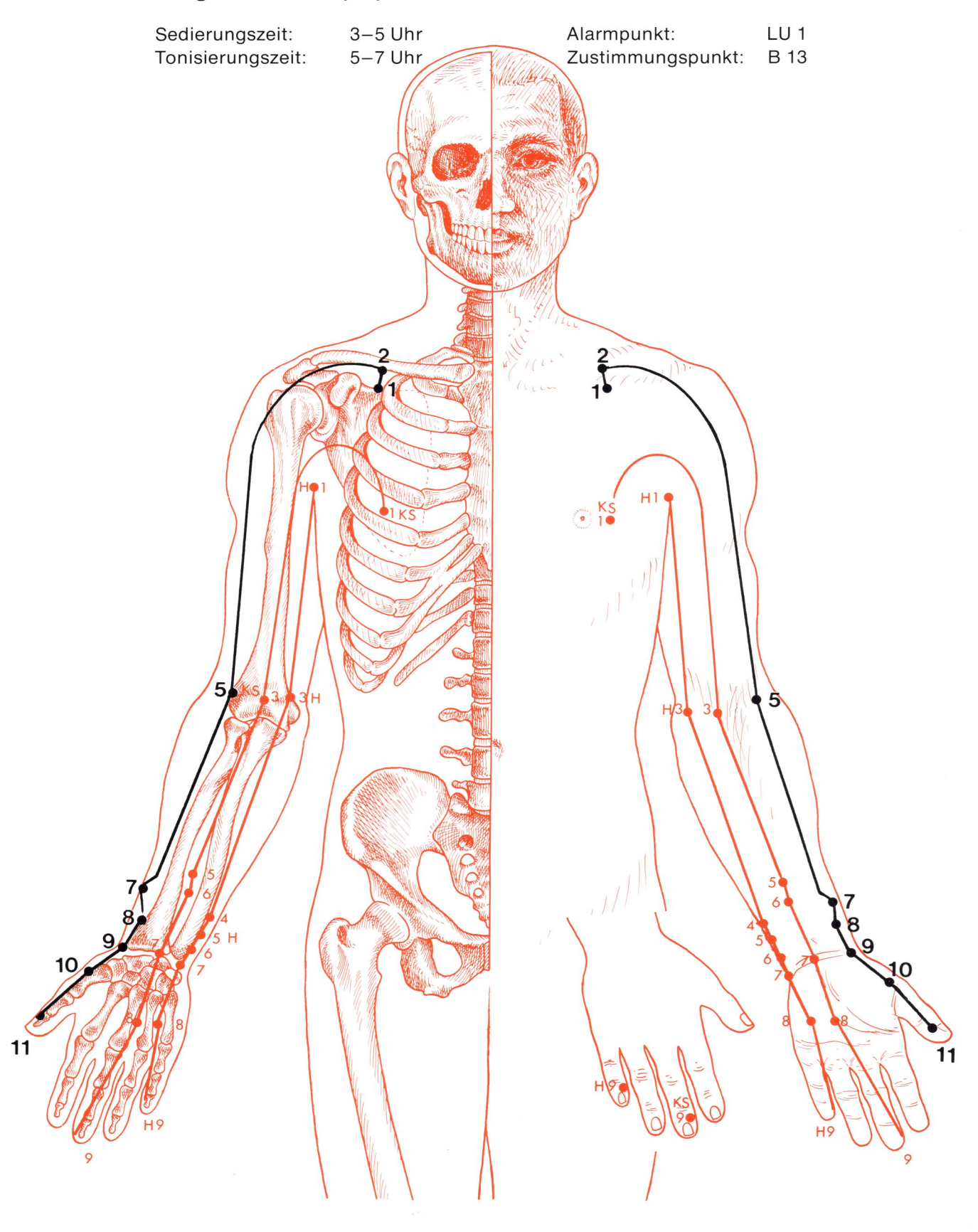

Sedierungszeit:	3–5 Uhr	Alarmpunkt:	LU 1
Tonisierungszeit:	5–7 Uhr	Zustimmungspunkt:	B 13

LU 9   **Tai Yuan, Groß-Quelle. Tonisierungs- und Quellpunkt**   太 渊

Indikation: Neuralgien an Brust und Armen, Enuresis nocturna, Konjunktivitis, Emphysem, Dyspnoe.

Lage: Am radialen Ende der distalen Handgelenksfurche in der dort zu tastenden Grube.

Stichtiefe: In Europa: 2–3 mm - In China: Vertikalstich 5 fen

LU 10   **Yu Ji, Daumenballengrenze**   鱼 际

Indikation: Asthma bronchiale, Pharyngitis, Laryngitis, Fiebersenkung.

Lage: Auf der Handfläche, über der Mitte von Metacarpale I.

Stichtiefe: In Europa: 3–5 mm - In China: Vertikalstich 5–10 fen

LU 11   **Shao Shang, Geringer Handel**   少 商

Indikation: Angina, Pharyngitis, Laryngitis, Bronchitis, Pertussis, Parotitis.

Lage: 2 mm proximal und seitlich des äußeren Daumennagelwinkels.

Stichtiefe: In Europa: 2 mm - In China: Vertikalstich 1 fen

X Dickdarm-Meridian

Verlauf des Meridians:

Der erste Punkt des Dickdarm-Meridians liegt am Endglied des Zeigefingers, 2 mm proximal und lateral vom äußeren Nagelwinkel daumenwärts. Von dort zieht der Meridian dorsal über Zeigefinger, Hand und Unterarm zum lateralen Ende der Ellbogen-Beugefalte, über den Deltoidesansatz zum Akromion, über die seitliche Halsregion zum Unterkieferrand und weiter zu seinem letzten Punkt am oberen Ende der Nasolabialfalte.

Pathologische Symptomatik:

Zahnschmerzen, Halsschmerzen, Heiserkeit, Rhinitis, Diarrhoe, Obstipation, Flatulenz. Erkrankungen und Schmerzen im Gebiet des Meridianverlaufs.

DI 1

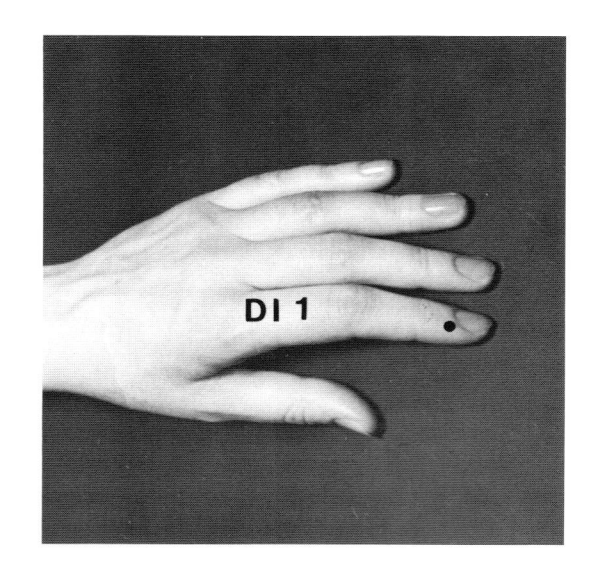

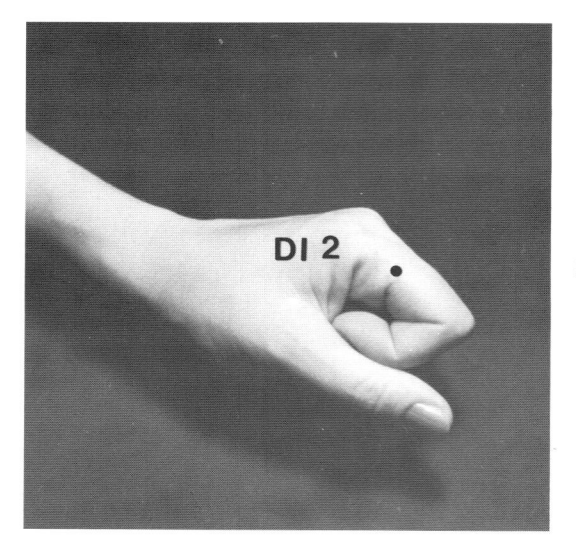

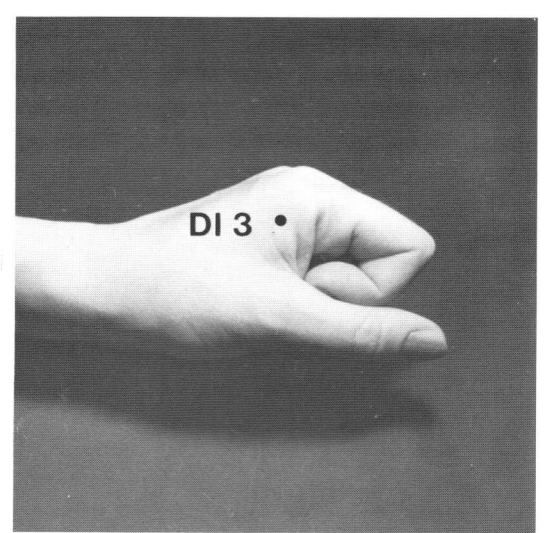

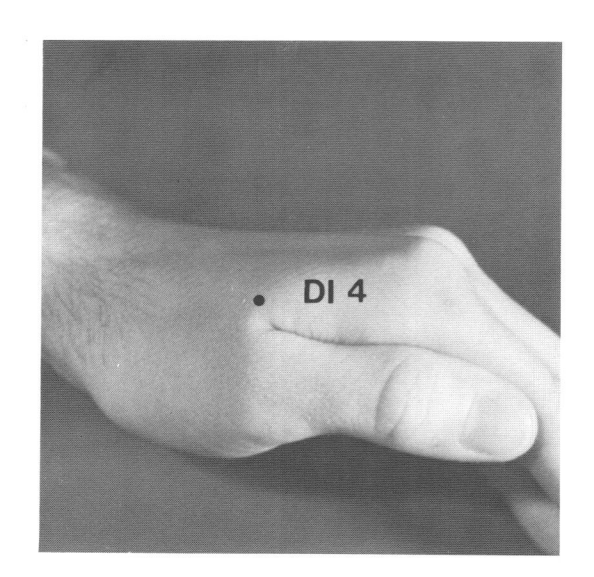

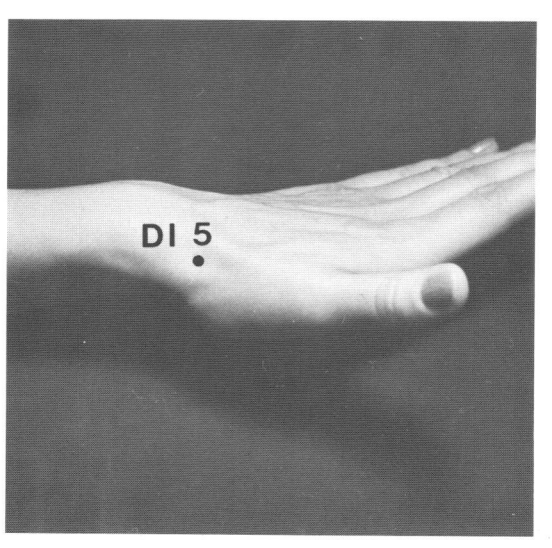

DI 2

DI 3

DI 4

DI 5

X Dickdarm-Meridian (DI) Yang   Tafel Seite 138

Sedierungszeit: 5–7 Uhr	Alarmpunkt: M 25
Tonisierungszeit: 7–9 Uhr	Zustimmungspunkt: B 25

DI 1 Shang Yang, Berater des Yang. Sedierungspunkt 商 阳

Indikation: Zahnschmerzen, Schmerzen und Entzündungen im Mund- und Rachenbereich, Parästhesien der Finger, Fieber, Asthma, Bronchitis.

Lage: Endglied des Zeigefingers, 2 mm proximal und lateral vom äußeren Nagelwinkel daumenwärts.

Stichtiefe: In Europa: 2 mm - In China: Vertikalstich 2–3 fen

DI 2 Er Jian, Zweites Fingerglied. Sedierungspunkt 二 间

Indikation: Zahnschmerzen, Nasenbluten, Schmerzen und Entzündungen im Mund- und Rachenbereich, Rhinitis, Sinusitis, Schulter- und Rückenschmerzen.

Lage:
a) An der daumenwärts gerichteten Seite des Zeigefingers, etwas distal von dessen Grundgelenk.
b) Beim Faustschluß am Ende der an dieser Stelle entstehenden Hautfalte.

Stichtiefe: In Europa: 2–3 mm - In China: Vertikalstich 3–5 fen

DI 3 San Jian, Drittes Fingerglied. Sedierungspunkt 三 间

Indikation: Zahnschmerzen im Unterkiefer, Trigeminusneuralgie, Augenschmerzen, Entzündungen und Schmerzen im Mund- und Rachenbereich.

Lage: An der daumenwärts gerichteten Seite des Zeigefingers, etwas proximal von dessen Grundgelenk, in einer Grube, die beim Faustschluß entsteht.

Stichtiefe: In Europa: 2–5 mm - In China: Vertikalstich 3–10 fen

DI 4 He Gu, Talbegegnung. Quellpunkt 合 谷

Indikation: Zahnschmerzen, Kopfschmerzen, Rhinitis, Sinusitis, Laryngitis, Pharyngitis, Augenkrankheiten, Facialislähmung, Neurasthenie, Hemiparese.

Lage: Rückseite der Hand zwischen Metacarpalia I und II, in Höhe der Mitte von Metacarpale II. Beim Anpressen des Daumens an den gestreckten Zeigefinger entsteht zwischen Metacarpalia I und II ein Muskelbauch, auf dessen höchster Stelle der Punkt zu finden ist.

Stichtiefe: In Europa: 5–10 mm - In China: Vertikalstich 5–10 fen

DI 5 Yang Xi, Sonnenschlucht 阳 溪

Indikation: Kopfschmerzen, Zahnschmerzen, Tinnitus, Schmerzen des Handgelenks.

Lage: In der Fossa radialis, im proximalen Winkel der Tabatière.

Stichtiefe: In Europa: 4–7 mm - In China: Vertikalstich 10–15 fen

- DI 6
- DI 6
- DI 10
- DI 11
- DI 15
- DI 20
- DI 19

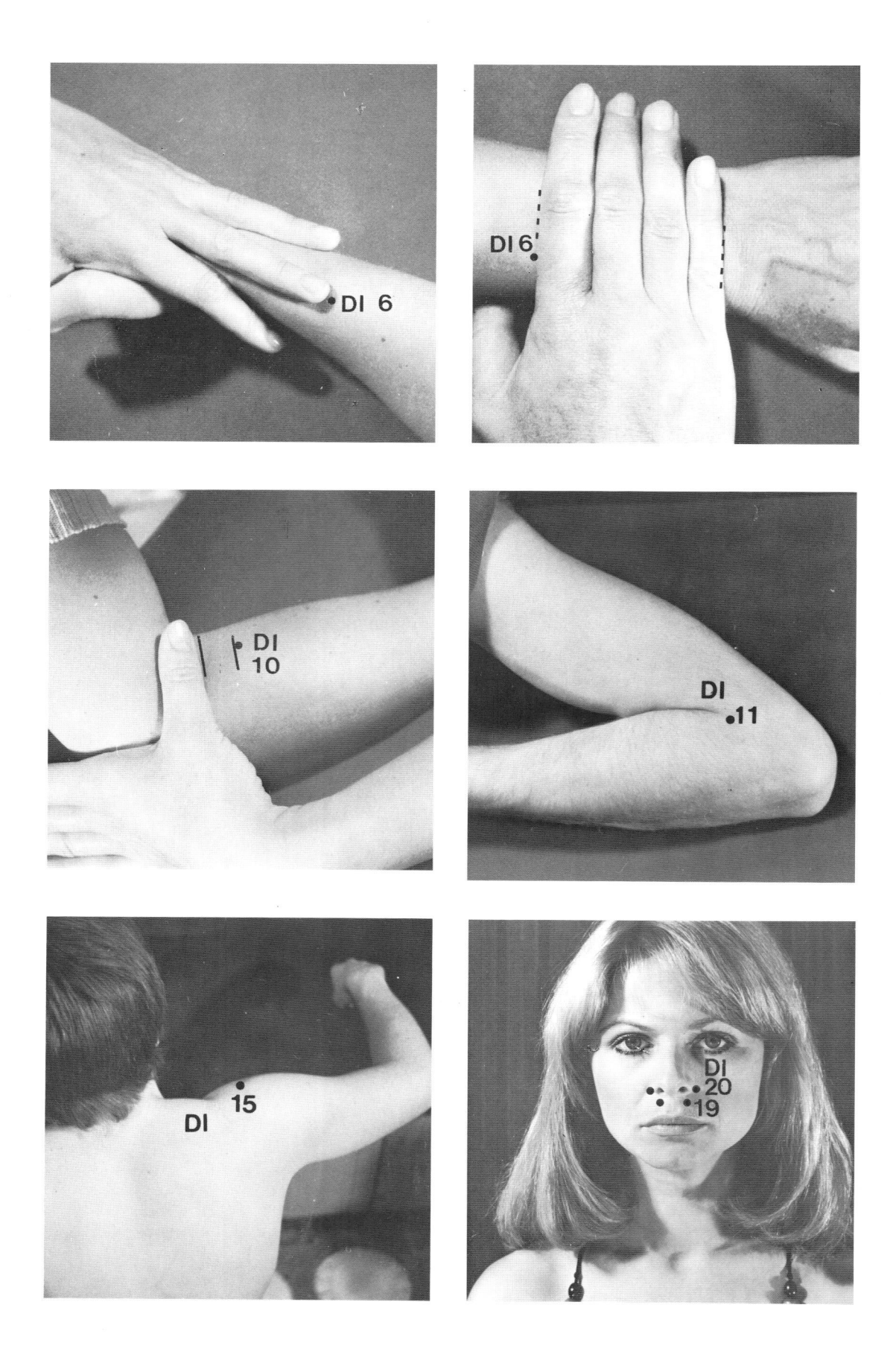

X Dickdarm-Meridian

Tafel herausklappen

X Dickdarm-Meridian (DI) Yang

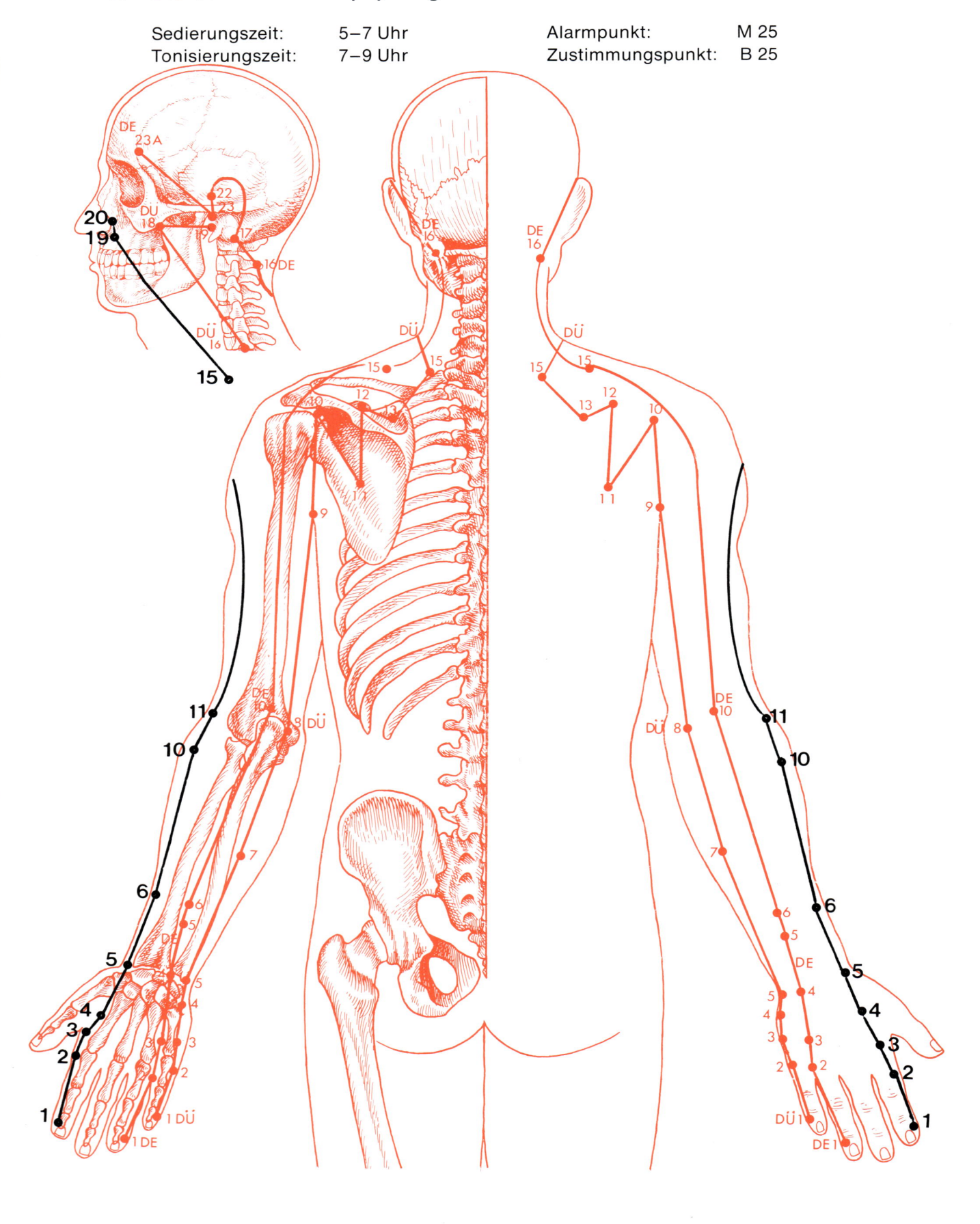

Sedierungszeit: 5–7 Uhr Alarmpunkt: M 25
Tonisierungszeit: 7–9 Uhr Zustimmungspunkt: B 25

DI 6	**Pian Li, Seitliche Strecke. Lo-Punkt des LU-Meridians** 偏 历

Indikation: Facialisparese, Unterarm-Neuralgie, Nasenbluten, Tonsillitis.

Lage: In einer Mulde am äußeren Radiusrand, vier Querfinger (3 Cun) proximal von DI 5. Beim Ineinanderkreuzen der Hand zeigt die Mittelfingerspitze auf DI 6.

Stichtiefe: In Europa: 4–7 mm - In China: Vertikalstich 5–10 fen

DI 10	**San Li, Drei Entfernungen** 三 里

Indikation: Spastische Obstipation. Radialis- und Facialislähmung, Trigeminusneuralgie, Migräne, Paresen der oberen Extremität.

Lage: Auf der radialen Unterarmseite, bei gebeugtem Unterarm etwa zwei Daumenbreiten distal vom radialen Ende der entstandenen Beugefalte der Haut. (Der Punkt ist relativ leicht zu finden, da er meist sehr druckschmerzhaft ist.)

Stichtiefe: In Europa: 4–7 mm - In China: Vertikalstich 10–20 fen

DI 11	**Qu Chi, Gewundener Teich. Tonisierungspunkt** 曲 池

Indikation: Ellbogenschmerzen, Schulter-Arm-Syndrom, Fieber, Hypertonie, Urticaria.

Lage: Bei gebeugtem Unterarm am radialen Ende der Hautbeugefalte.

Stichtiefe: In Europa: 4–7 mm - In China: Vertikalstich 10–20 fen

DI 15	**Jian Yu, Schulter-Knochen** 肩 髃

Indikation: Paresen, Neuralgien sowie rheumatische Schmerzen der oberen Extremität und des Schultergürtels.

Lage: Am äußeren Schulterrand, caudal vom Acromion scapulae (Schulterhöhe). Bei horizontal gehobenem Arm bildet sich am äußeren Schulterrand eine Grube, in deren Zentrum der Punkt zu suchen ist.

Stichtiefe: In Europa: 5–10 mm - In China: Vertikalstich 10–15 fen

DI 19	**He Liao, Körnchengrube** 禾 髎

Indikation: Hauptpunkt aller Nasen- und Nasennebenhöhlenerkrankungen; Trigeminusneuralgie.

Lage: ½ Cun seitlich von GG 26, welcher an der Grenze von oberem zum mittleren Drittel des Philtrums liegt.

Stichtiefe: In Europa: 2–3 mm - In China: Schrägstich 3–5 fen

DI 20	**Ying Xiang, Bewillkommnung des Duftes** 迎 香

Indikation: Trigeminusneuralgie, Nasen- und Nasennebenhöhlenerkrankungen.

Lage: In Höhe des Nasenloches, zwischen Nasolabialfalte und seitlichem Nasenflügelrand.

Stichtiefe: In Europa: 2–3 mm - In China: Vertikalstich 3–5 fen

XI Magen-Meridian

Verlauf des Meridians:

Der Meridian beginnt am Unterrand der Orbita, läuft über die Wange zum Mundwinkel, umzieht die Unterlippe bis zur Mentolabialfalte, wo er sich mit dem Meridian der Gegenseite trifft. Nun zieht er zum Unterrand der Mandibula und zum Angulus, von wo er über den Jochbogen zum Stirn-Schläfenwinkel hochsteigt. In Höhe seines 5. Punktes beginnt eine Abzweigung für die Punkte 9–12, welche im weiteren Verlauf als innerer Ast zum Magen zieht. Der Hauptmeridian zieht nun vom Oberrand der Clavicula in der Mamillarlinie abwärts bis zum 5. ICR, macht eine Biegung nach medial und folgt dem M. rectus abdominis bis zur Unterkante des Os pubis. Er steigt weiter ab auf der Vorderseite des Oberschenkels bis zur lateralen Knieseite, läuft dann zwischen dem M. tibialis ant. und dem M. extensor longus auf der Vorderseite des Unterschenkels zum Fußrücken bis zu seinem Endpunkt etwa 2 mm proximal und lateral vom Nagelwinkel der 2. Zehe.

Pathologische Symptomatik:

Fieberhafte Erkrankungen und Erkältungen, Magenkrankheiten, Meteorismus. Erkrankungen und Schmerzen im Gebiet des Meridianverlaufs.

140

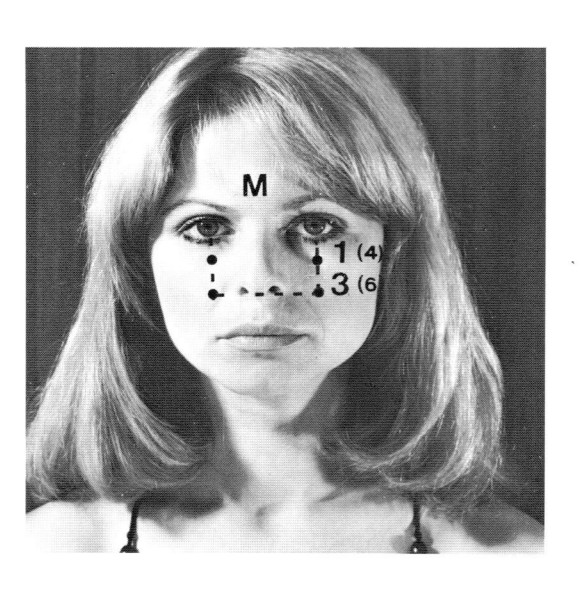

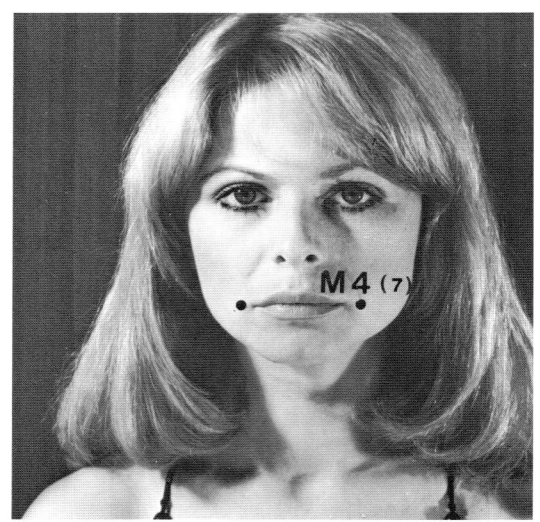

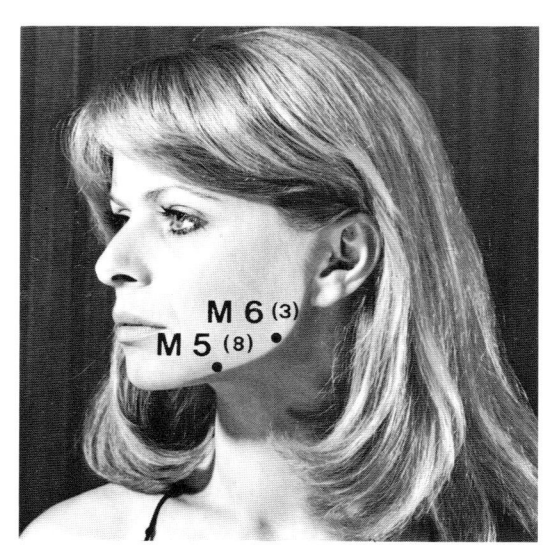

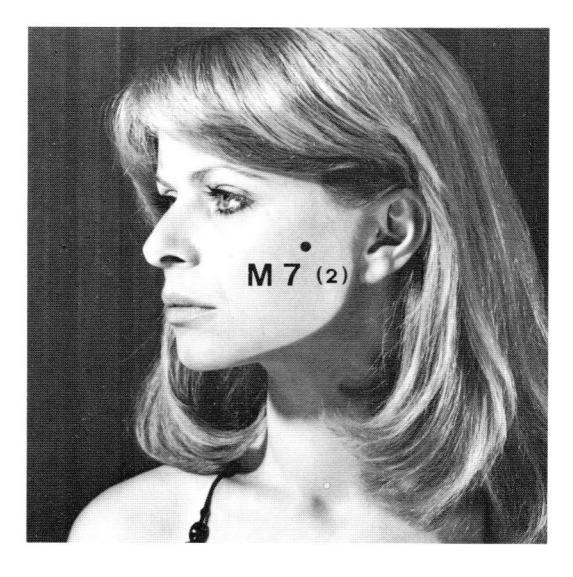

XI Magen-Meridian (M) Yang   Tafel Seite 152

Sedierungszeit: 7– 9 Uhr Alarmpunkt: KG 12
Tonisierungszeit: 9–11 Uhr Zustimmungspunkt: B 21

M 1 (4) Cheng Qi, Tränen-Sammler　承 泣
Indikation: Facialisparese, Trigeminusneuralgie, Zahnschmerzen.
Lage: Orbita, am caudalen Rand der Margo orbitalis, über dem Foramen infraorbitale.
Stichtiefe: In Europa: 2 mm - In China: Schrägstich 5–10 fen

M 3(6) Ju Liao, Großgrube　巨 髎
Indikation: Facialisparese, Zahnschmerzen, Parotitis, Trismus.
Lage: Über dem Kreuzungspunkt einer gedachten Vertikalen durch die Pupillenmitte mit einer gedachten Horizontalen in Höhe der Nasenlöcher.
Stichtiefe: In Europa: 2–3 mm - In China: Schrägstich 5–10 fen

M 4 (7) Di Cang, Erdspeicher　地 倉
Indikation: Taubheit, Ohrensausen, Arthritis des Kiefergelenks, Facialisparese, Trigeminusneuralgie, Zahnschmerzen.
Lage: Vom Mundwinkel aus eine halbe Daumenbreite nach lateral.
Stichtiefe: In Europa: 2–4 mm - In China: Vertikalstich 5–10 fen

M 5 (8) Da Ying, Große Bewillkommnung　大 迎
Indikation: Zahnschmerzen, Facialisparese, Kiefersperre, Nystagmus, Migräne.
Lage: Etwa Mitte des caudalen Randes des Corpus mandibulae.
Stichtiefe: In Europa: 2–4 mm - In China: Schrägstich 5–10 fen

M 6 (3) Jia Che, Kieferknochen　頬 车
Indikation: Zahnschmerzen, Parotitis, Facialisparese, Schwellungen der Wangen und Lippen.
Lage: Vor und über dem Kieferwinkel. Bei fest geschlossenem Unterkiefer am höchsten Punkt des M. masseter.
Stichtiefe: In Europa: 2–4 mm - In China: Schrägstich 3–5 fen

M 7 (2) Xia Guan, Untere Grenze　下 关
Indikation: Schmerzen des Kiefergelenks, Zahnschmerzen, Trigeminusneuralgie, Facialisparese, Taubheit, Trismus.
Lage: In der Mitte des arcus zygomaticus, an dessen caudalem Rand.
Stichtiefe: In Europa: 3 mm - In China: Vertikalstich 3–5 fen

142

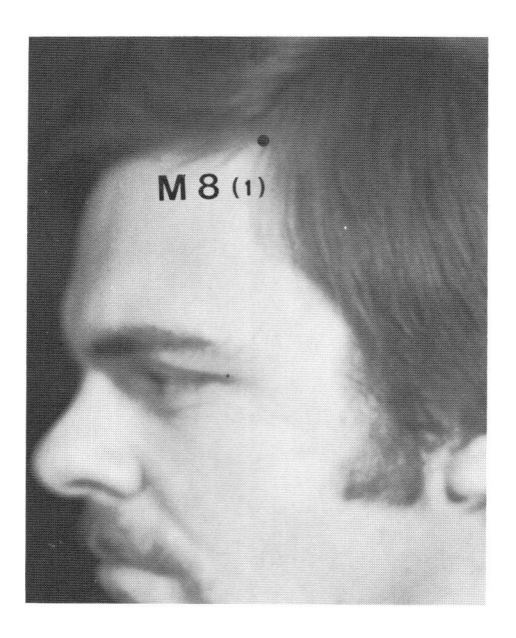

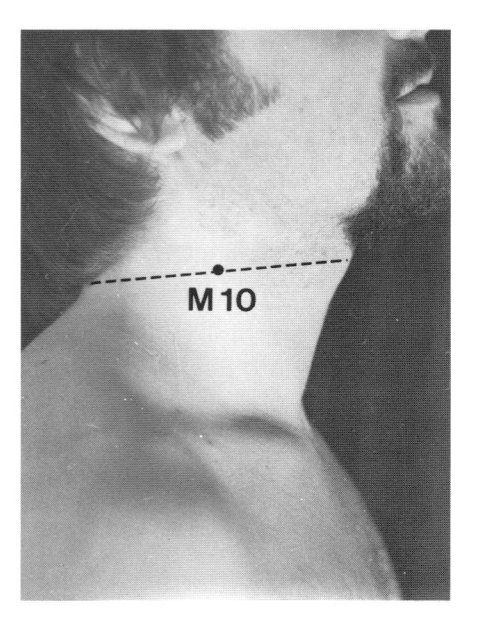

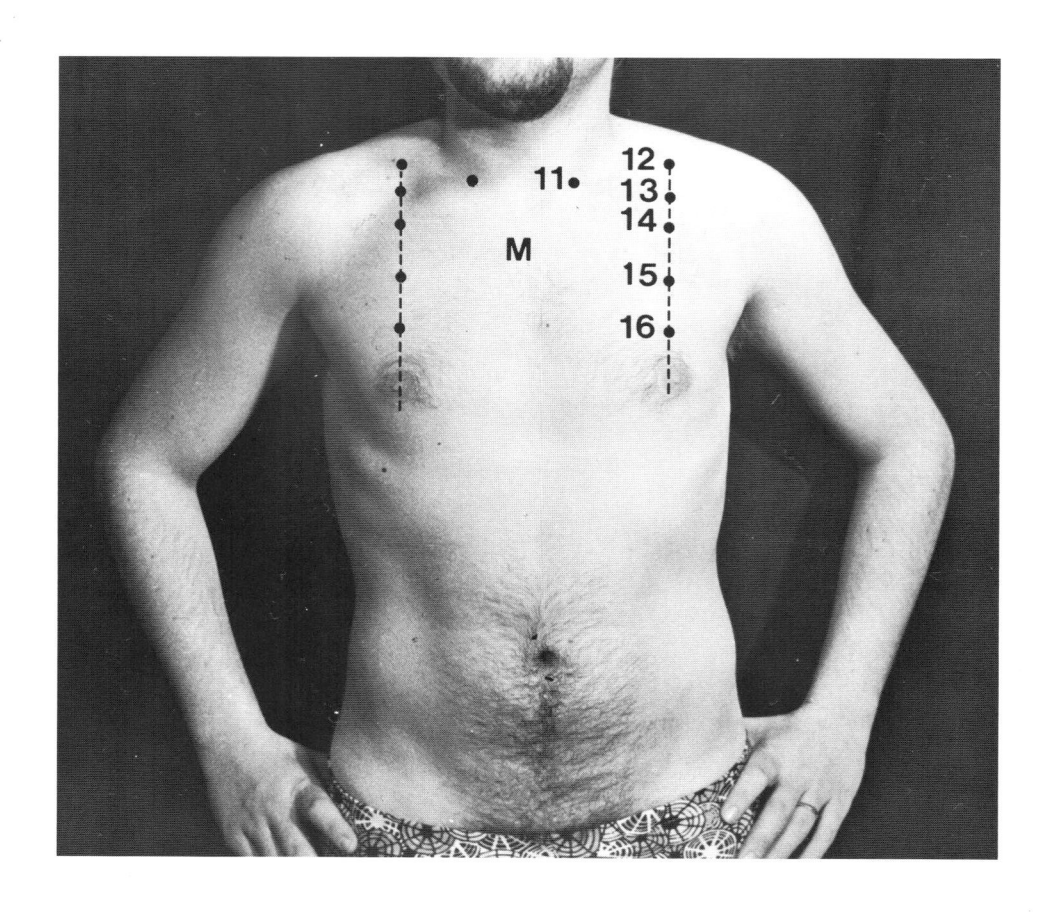

Tafel Seite 152

M 8 (1) Tou Wei, Kopf-Bindung 头維
Indikation: Migräne, Kopfschmerzen, Augenschmerzen, Augentränen, Hemiplegie.
Lage: Stirn-Schläfenwinkel, ½ Cun hinter der natürlichen Haargrenze, 4 Cun lateral der Medianen.
Stichtiefe: In Europa: 2 mm - In China: Schrägstich 5 fen

M 10 Shui Tu, Wassersturz 水突
Indikation: Stimmermüdung und Heiserkeit nach Überlastung, spastische Magenstörungen, leichte hyperthyreotische Beschwerden, Bronchitis.
Lage: Verbindungslinie 6. HW und cranialer Rand des Schildknorpels, am medialen Rand des M. sternocleidomastoideus.
Stichtiefe: In Europa: 3–4 mm - In China: Schrägstich 5–10 fen

M 11 Oi She, Atemhütte 气舍
Indikation: Asthma, Laryngitis, Tracheitis.
Lage: Cranialer Rand der Clavicula, zwischen den beiden Ansätzen des M. sternocleidomastoideus.
Stichtiefe: In Europa: 3–5 mm - In China: Schrägstich 4–6 fen

M 12 Que Pen, Mangelschale 缺盆
Indikation: Pharyngitis, Asthma, Intercostalneuralgie, Dysphagie.
Lage: Etwas cranial des Oberrandes der Clavicula auf der Mamillarlinie.
Stichtiefe: In Europa: 3–5 mm - In China: Schrägstich 3–5 fen

M 13 Qi Hu, Atemtür 气户
Indikation: Asthma, Husten, Schmerzen am Thorax, Schmerzen an Schulter und Rücken.
Lage: Am cranialen Rand der Clavicula auf der Mamillarlinie.
Stichtiefe: In Europa: 2–5 mm - In China: Schrägstich 5–8 fen

M 14 Ku Fang, Schatz-Haus 库房
Indikation: Asthma, Bronchitis, Husten, Schmerzen am Thorax und im Hypochondrium.
Lage: Auf der Mamillarlinie, in Höhe des 1. ICR.
Stichtiefe: In Europa: 3–5 mm - In China: Schrägstich 5–8 fen

M 15 Wu Yi, Zimmer-Schirm 屋翳
Indikation: Bronchitis, Husten, Thoraxschmerzen.
Lage: Auf der Mamillarlinie, in Höhe des 2. ICR.
Stichtiefe: In Europa: 3–5 mm - In China: Schrägstich 5–8 fen

M 16 Ying Chuang, Falken-Fenster 膺窗
Indikation: Asthma, Bronchitis, Husten, Darmkrämpfe, Diarrhoe, Schmerzen am Thorax, Mastitis.
Lage: Auf der Mamillarlinie, in Höhe des 3. ICR.
Stichtiefe: In Europa: 3–5 mm - In China: Schrägstich 5–8 fen

144

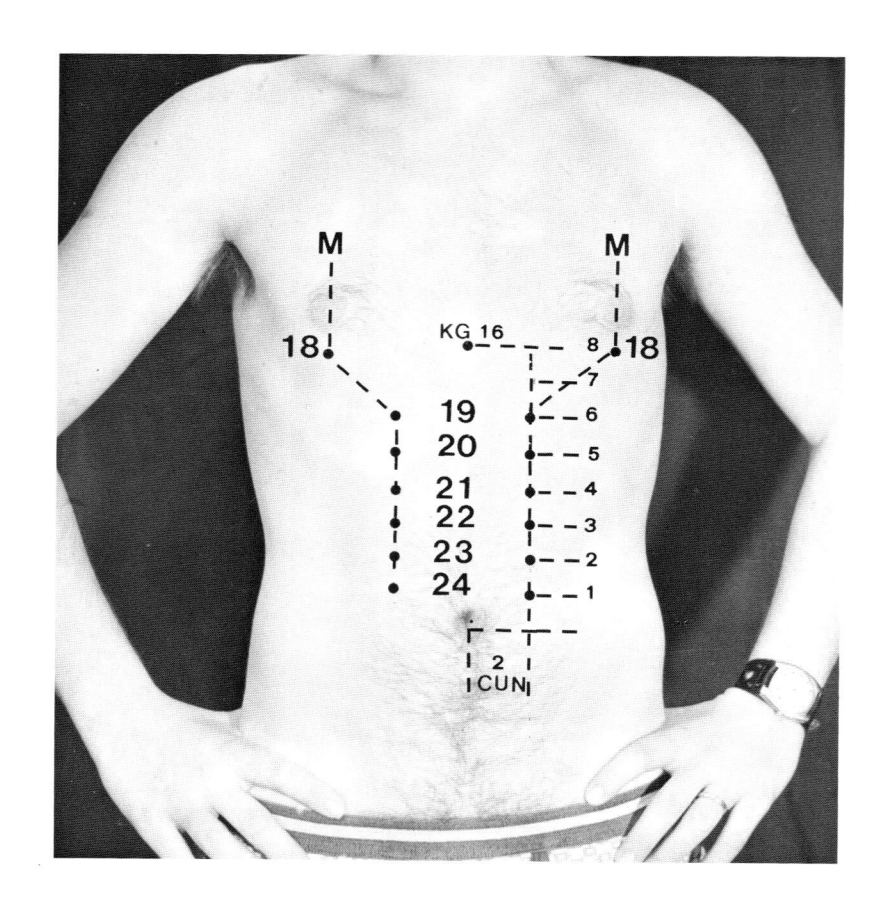

Tafel Seite 152

	M 18	**Ru Gen, Brustwurzel**	乳 根
Indikation:		Mastitis, Laktationsmangel, Intercostalneuralgie.	
Lage:		Auf der Mamillarlinie, in Höhe des 5. ICR.	
Stichtiefe:		In Europa: 3–5 mm - In China: Schrägstich 5–10 fen	

M 19 Bu Rong, Ohne Inhalt 不 容

Indikation: Gastritis, Meteorismus, Anorexie, Intercostalneuralgie.

Lage: Zwei Cun lateral der Medianen in Höhe von KG 14 (Verbindungslinie KG 16–Nabel: zwei Achtel caudal von KG 16).

Stichtiefe: In Europa: 3–5 mm - In China: Vertikalstich 5–8 fen

M 20 Cheng Man, Aufnahme der Fülle 承 滿

Indikation: Gastritis, Magenschmerzen, Anorexie.

Lage: Zwei Cun lateral der Medianen in Höhe von KG 13 (Verbindungslinie KG 16–Nabel: drei Achtel caudal von KG 16).

Stichtiefe: In Europa: 3–5 mm - In China: Vertikalstich 10–20 fen

M 21 Liang Men, Balken-Tor 梁 門

Indikation: Intestinale Spasmen, Gastritis, Ulcus ventriculi et duodeni, Anorexie, Diarrhoe.

Lage: Zwei Cun lateral der Medianen in Höhe von KG 12 (Mitte der Verbindungslinie KG 16–Nabel).

Stichtiefe: In Europa: 3–5 mm - In China: Vertikalstich 10–20 fen

M 22 Guan Men, Grenz-Tor 关 門

Indikation: Gastritis, intestinale Schmerzen und Koliken, Anorexie, Enteritis, Harninkontinenz.

Lage: Zwei Cun lateral der Medianen in Höhe von KG 11 (Verbindungslinie Punkt KG 16–Nabel: drei Achtel cranial des Nabels).

Stichtiefe: In Europa: 3–5 mm - In China: Vertikalstich 10–20 fen

M 23 Tai Yi, Große Monade 太 乙

Indikation: Anorexie, Gastralgie, Ulcus ventriculi et duodeni, Gastritis, psychische Ausfallserscheinungen.

Lage: Zwei Cun lateral der Medianen in Höhe von KG 10 (Verbindungslinie KG 16–Nabel: zwei Achtel cranial des Nabels).

Stichtiefe: In Europa: 3–5 mm - In China: Vertikalstich 10–20 fen

M 24 Hua Rou Men, Glattes Fleisch 滑 肉 門

Indikation: Magenschmerzen, Erbrechen, Dysmenorrhoe, psychische Ausfallserscheinungen.

Lage: Zwei Cun lateral der Medianen in Höhe von KG 9 (Verbindungslinie KG 16–Nabel: ein Achtel cranial des Nabels).

Stichtiefe: In Europa: 4–7 mm - In China: Vertikalstich 10–20 fen

146

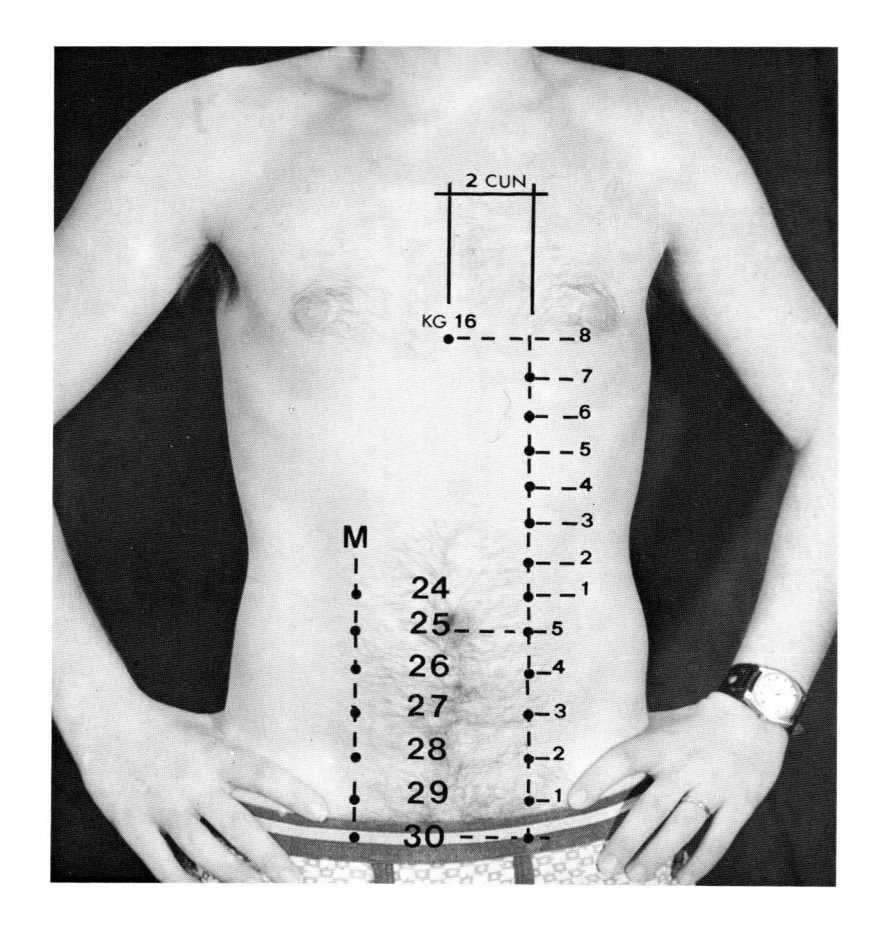

Tafel Seite 152

M 25   Tian Shu, Himmels-Säule.   天 枢
Alarmpunkt des DI-Meridians

Indikation: Gastritis, Enteritis, Dysenterie, Endometritis.
Lage: Zwei Cun lateral der Medianen in Höhe der Nabelmitte.
Stichtiefe: In Europa: 4–7 mm - In China: Vertikalstich 15–25 fen

M 26   Wai Ling, Außen-Hügel   外 陵

Indikation: Magenschmerzen, Magenkrämpfe, abdominelle Spasmen.
Lage: Zwei Cun lateral der Medianen in Höhe von KG 7 (Verbindungslinie Nabel–Symphyse: ein Fünftel caudal des Nabels).
Stichtiefe: In Europa: 4–7 mm - In China: Vertikalstich 10–20 fen

M 27   Da Ju, Große Macht   大 巨

Indikation: Cystitis, Dysurie, Obstipation, Dysenterie, nächtliche Pollutionen, Dysmenorrhoe.
Lage: Zwei Cun lateral der Medianen in Höhe von KG 5 (Verbindungslinie Nabel–Symphyse: drei Fünftel über der Symphyse).
Stichtiefe: In Europa: 4–7 mm - In China: Vertikalstich 10–20 fen

M 28   Shui Dao, Wasserweg   水 道

Indikation: Orchitis, Cystitis, Nephritis, Harnretention.
Lage: Zwei Cun lateral der Medianen in Höhe von KG 4 (Verbindungslinie Nabel–Symphyse: zwei Fünftel cranial der Symphyse).
Stichtiefe: In Europa: 3–5 mm - In China: Vertikalstich 15–20 fen

M 29   Gui Lai, Rückkehr   归 来

Indikation: Dysmenorrhoe, Amenorrhoe, Endometritis, Adnexitis, Impotenz, Orchitis.
Lage: Zwei Cun lateral der Medianen in Höhe von KG 3 (Verbindungslinie Nabel–Symphyse: ein Fünftel cranial der Symphyse).
Stichtiefe: In Europa: 3–5 mm - In China: Vertikalstich 10–20 fen

M 30   Qi Chong, Atemstoß   气 冲

Indikation: Anorexie, Dyspepsie, Meteorismus, Impotenz, Frigidität, Uterusatonie, Uterusprolapsbeschwerden, Depression.
Lage: Zwei Cun lateral der Medianen in Höhe von KG 2 am cranialen Symphysenrand.
Stichtiefe: In Europa: 3–5 mm - In China: Vertikalstich 10–20 fen

M 31   Bi Guan, Schenkel-Grenze   髀 关

Indikation: Schmerzen und Lähmungen der unteren Extremität, Muskelspasmen, Kniegelenksschmerzen.
Lage: Oberschenkelvorderseite, in Höhe des Perineums.
Stichtiefe: In Europa: 5–8 mm - In China: Vertikalstich 10–30 fen

148

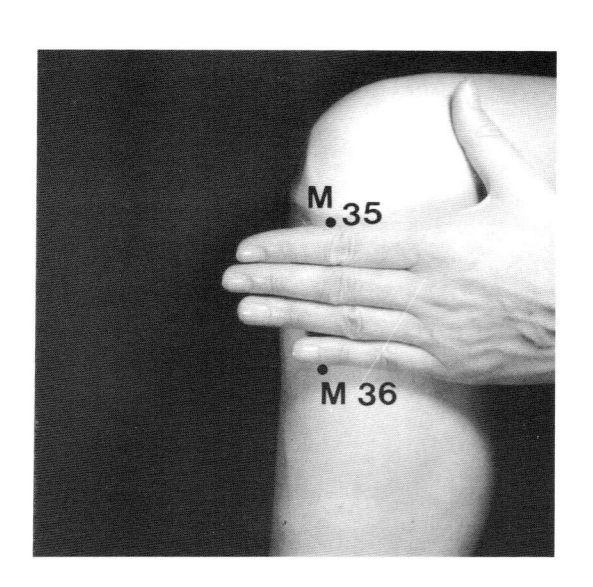

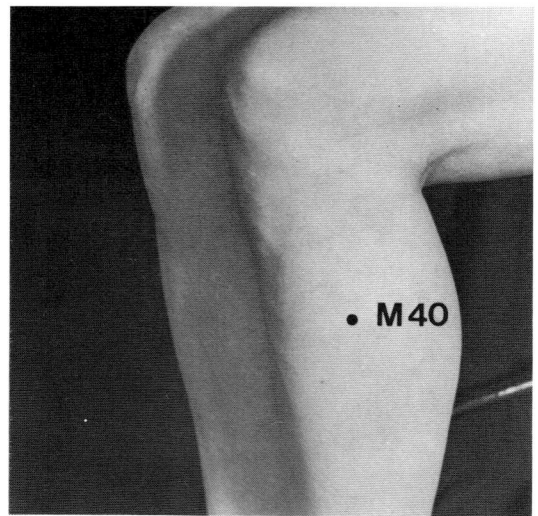

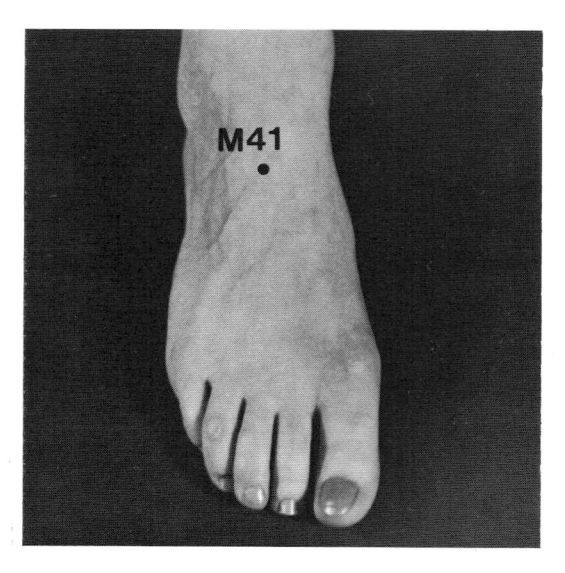

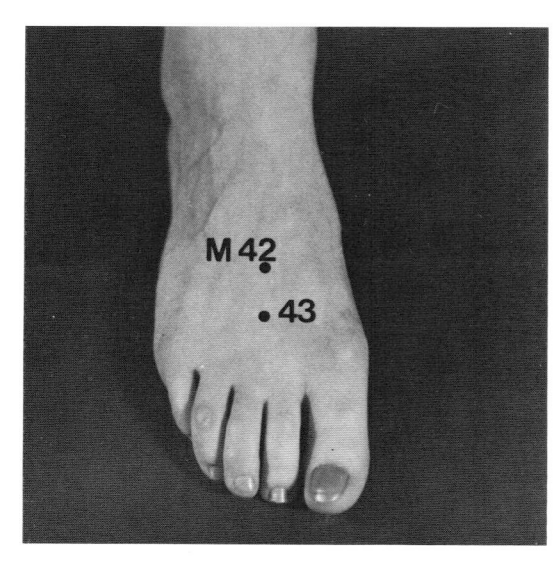

Tafel Seite 152

M 35　Du Bi, Kalbsnase

Indikation: Schmerzen und Arthritis des Kniegelenks.

Lage: Bei gebeugtem Knie lateral des Lig. patellae unterhalb der Patella in einer Grube.

Stichtiefe: In Europa: 4–7 mm - In China: 5–10 fen

M 36　Zu San Li, Göttlicher Gleichmut　　足 三 里

Indikation: Gastritis, Ulcus ventriculi et duodeni, Enteritis, Dysmenorrhoe, Obstipation, Schmerzen im Kniegelenk, Hypertonie, Hypotonie, Neurasthenie, Hemiplegie, Epilepsie, psychische und physische Erschöpfung.

Lage: Beinvorderseite, vier Querfinger caudal von Punkt M 35, am lateralen Rand des M. tibialis anterior.

Stichtiefe: In Europa: 4–7 mm - In China: Vertikalstich 15–30 fen

[handschriftlich: KI: Schwangerschaft!]

M 40　Feng Long, Reiche Fülle. Lo-Punkt des MP-Meridians　　丰 隆

Indikation: Husten mit viel Auswurf, Hemiplegie, Kopfschmerzen, Kopfkongestionen, Paralyse der unteren Extremität.

Lage: Vorderer Rand der Fibula, an der Grenze von proximalem und medialem Drittel des Wadenbeins, zwischen medialem Rand des M. fibularis longus und lateralem Rand des M. tibialis anterior.

Stichtiefe: In Europa: 4–7 mm - In China: Schrägstich 15–30 fen

M 41　Jie Xi, Tibia-Mulde. Tonisierungspunkt　　解 溪

Indikation: Kopfschmerzen, Schwindel, Schmerzen im Sprunggelenk, Depressionen.

Lage: Fußrücken, am distalen caudalen Rand des Schienbeins, über der Mitte der Fußwurzel.

Stichtiefe: In Europa: 3–5 mm - In China: Vertikalstich 5–10 fen

M 42　Chong Yang, Yang-Angriff, Quellpunkt　　冲 阳

Indikation: Zahnschmerzen, Kopfschmerzen, Gingivitis, Gastritis, Epilepsie, Schmerzen im Fußrücken.

Lage: Fußrücken, über dem proximalen Ende der Mittelfußknochen II und III.

Stichtiefe: In Europa: 3–5 mm - In China: Vertikalstich 3–5 fen

M 43　Xian Gu, Versunkenes Tal　　陷 谷

Indikation: Ulcus ventriculi, Dyspepsie, Schmerzen des Abdomens, Husten, Gesichtsoedeme.

Lage: In der Mitte zwischen Mittelfußknochen II und III.

Stichtiefe: In Europa: 2–4 mm - In China: Vertikalstich 5–10 fen

150

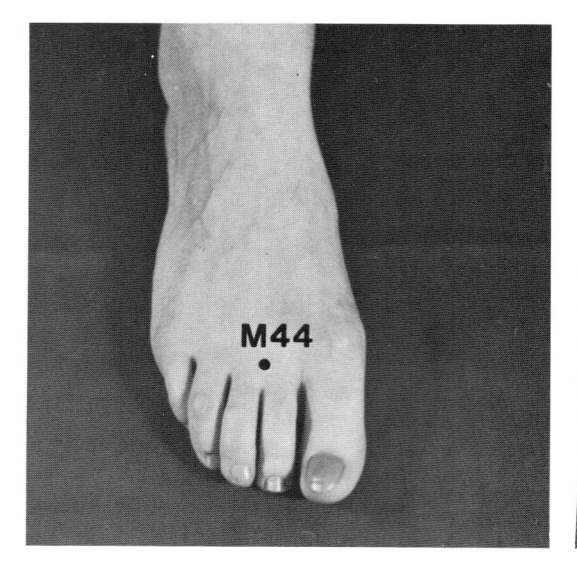

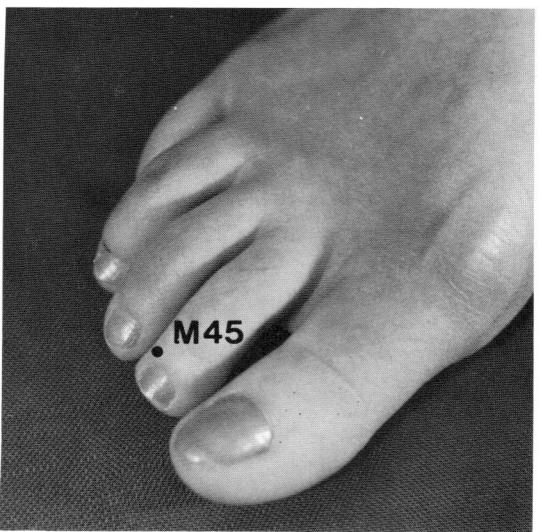

XI   Magen-Meridian   Tafel herausklappen

XI Magen-Meridian (M) Yang

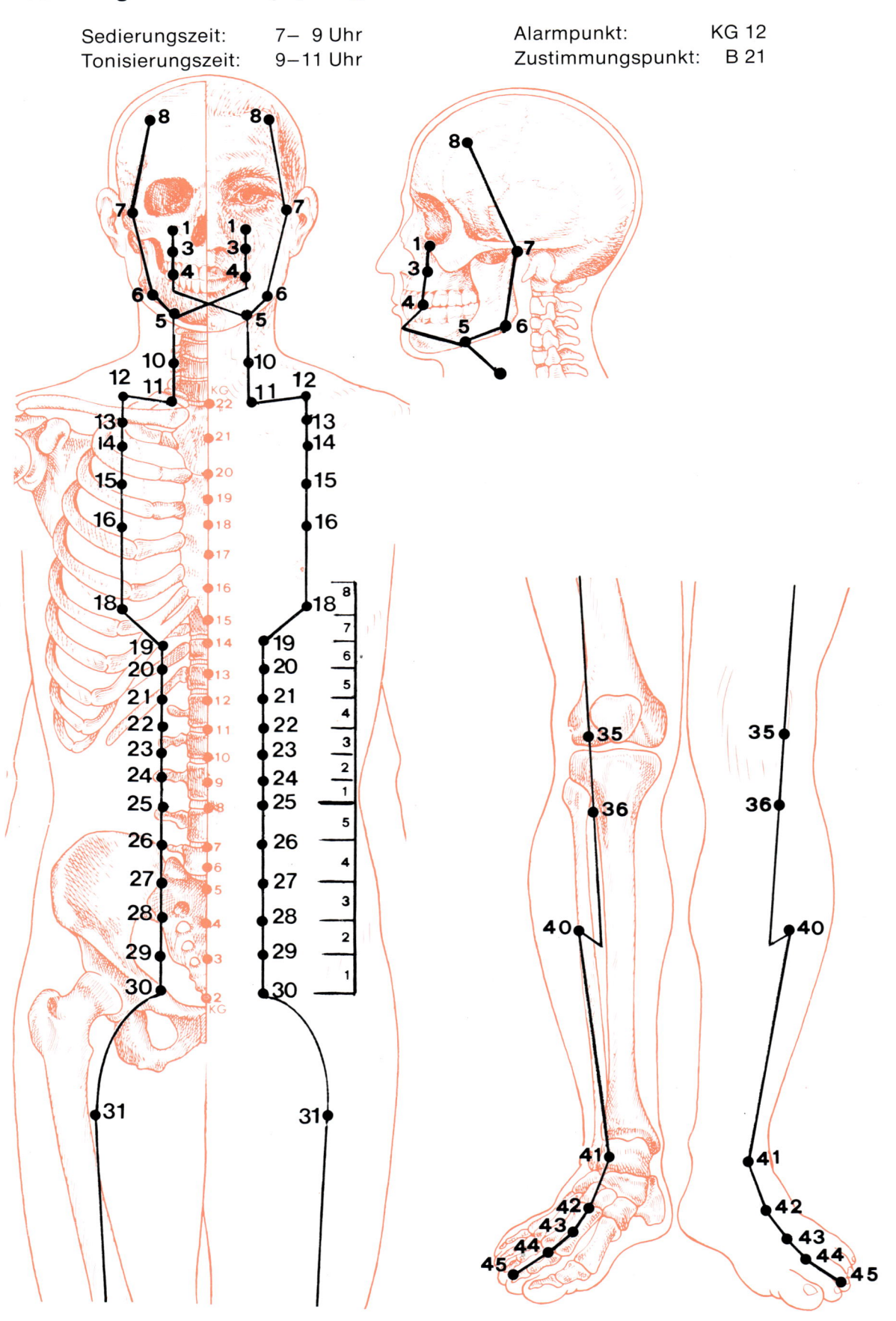

Sedierungszeit:	7– 9 Uhr	Alarmpunkt:	KG 12
Tonisierungszeit:	9–11 Uhr	Zustimmungspunkt:	B 21

M 44   **Nei Ting, Innen-Hof**   内 庭

Indikation: Gastritis, Enteritis, Diarrhoe, Kopfschmerzen, Zahnschmerzen.
Lage: Zwischen den Grundgelenken der 2. und 3. Zehe.
Stichtiefe: In Europa: 2–4 mm - In China: Vertikalstich 3–5 fen

M 45   **Li Dui, Grausame Bezahlung. Sedierungspunkt**   厉 兑

Indikation: Zahnschmerzen, Neurasthenie, Depressionen, Durchblutungsstörungen der Beine, Hepatitis, Epistaxis, Tonsillitis, Facialisparese.
Lage: Etwa 2 mm proximal und lateral vom äußeren Nagelwinkel der 2. Zehe.
Stichtiefe: In Europa: 2 mm - In China: Vertikalstich 3–5 fen

XII Milz-Pankreas-Meridian

Verlauf des Meridians:

Sein erster Punkt liegt am Fußinnenrand, 2 mm proximal und lateral vom medialen Nagelwinkel der Großzehe. Von hier verläuft der Meridian an der Innenseite des Vorderfußes über den Fußrücken zur hinteren Tibiakante und erreicht die Innenseite des Kniegelenks, wo er im weiteren Verlauf dem M. sartorius folgt und über die Leiste zum Bauch zieht. Von hier gelangt er über Bauch und Thorax bis zum 2. ICR, um dann in einem spitzen Winkel zum 6. ICR abzusteigen und in der Axillarlinie zu enden.

Pathologische Symptomatik:

Schmerzen und Schwellungen der Zungenwurzel, Magenschmerzen, Aufstoßen, Flatulenzen, Diarrhoe und Obstipation, Herzschmerzen, Ikterus. Erkrankungen und Schmerzen im Gebiet des Meridianverlaufs.

154

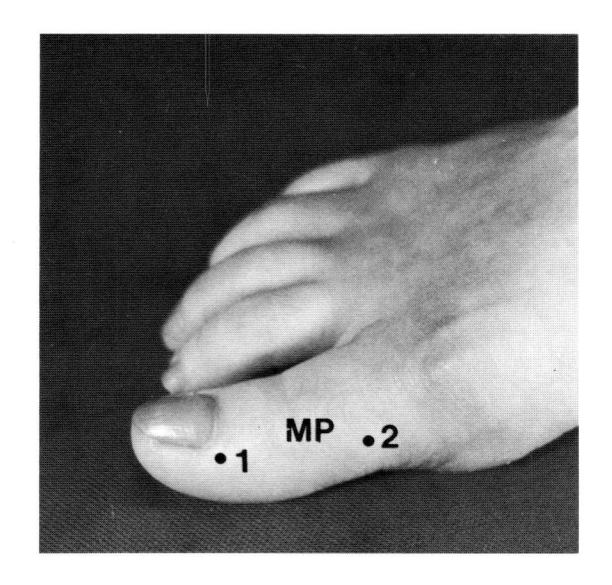

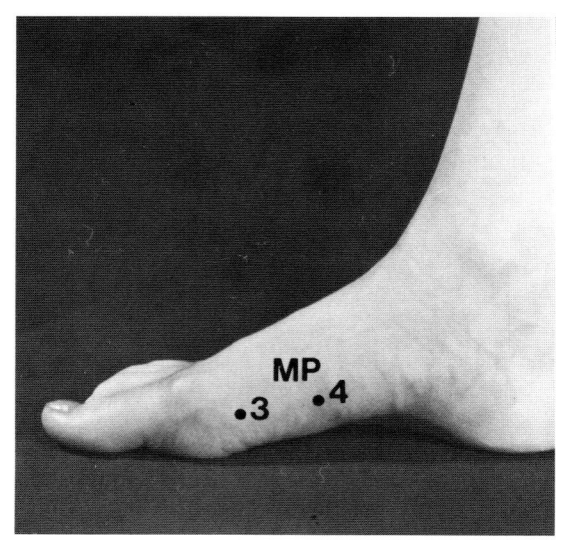

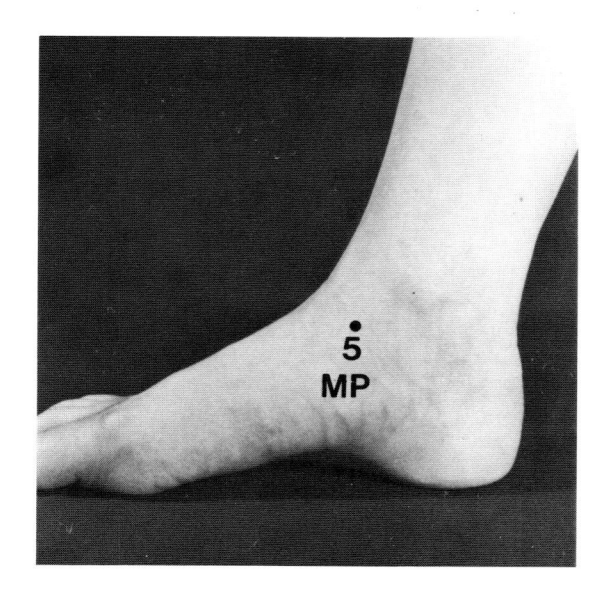

XII Milz-Pankreas-Meridian (MP) Yin   Tafel Seite 160

Sedierungszeit: 9–11 Uhr   Alarmpunkt: MP 15
Tonisierungszeit: 11–13 Uhr   Zustimmungspunkt: B 20

MP 1 Yin Bai, Verborgene Stelle   隱 白

Indikation: Dyspepsie, Neurasthenie, Menorrhagie. Psychische Ausfallserscheinungen, Krämpfe, Schlaflosigkeit, Träume.
Lage: Fußinnenrand, 2 mm proximal und lateral vom medialen Nagelwinkel der Großzehe.
Stichtiefe: In Europa: 2 mm - In China: Vertikalstich 1–3 fen

MP 2 Da Du, Große Stadt. Tonisierungspunkt   大 都

Indikation: Intestinale Spasmen und Schmerzen, Gastritis, Dyspepsie, Hypertonie, Fieber, Schwindel.
Lage: Fußinnenrand, am distalen Ende des Grundgliedes der Großzehe.
Stichtiefe: In Europa: 2 mm - In China: Vertikalstich 3–5 fen

MP 3 Tai Bai, Höchste Helle. Quellpunkt   太 白

Indikation: Meteorismus, Magenschmerzen, Diarrhoe, Erbrechen, Obstipation.
Lage: Fußinnenrand, am distalen Köpfchen des Mittelfußknochens I.
Stichtiefe: In Europa: 2 mm - In China: Vertikalstich 3–5 fen

MP 4 Gong Sun, Fürstenenkel. Lo-Punkt des M-Meridians   公 孫

Indikation: Magenschmerzen, Oesophagusspasmen, Gastritis, Dysmenorrhoe.
Lage: Fußinnenrand, etwas distal des proximalen Endes des 1. Mittelfußknochens.
Stichtiefe: In Europa: 4 mm - In China: Vertikalstich 10–15 fen

MP 5 Shang Qiu, Beratungshügel. Sedierungspunkt   商 丘

Indikation: Gastritis, Enteritis, Dyspepsie, Fußgelenksschmerzen.
Lage: Auf die tibiale Knöchelseite bezogen: zwei Querfingerbreiten (1,5 Cun) fibular- und caudalwärts desselben, in einer Vertiefung.
Stichtiefe: In Europa: 3–5 mm - In China: Vertikalstich 3–5 fen

156

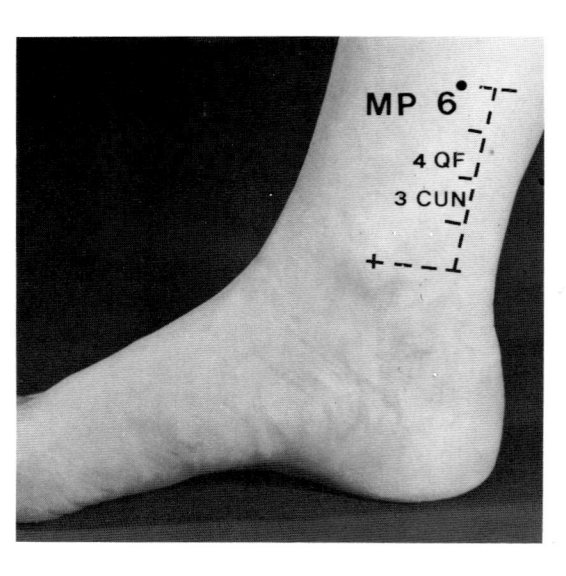

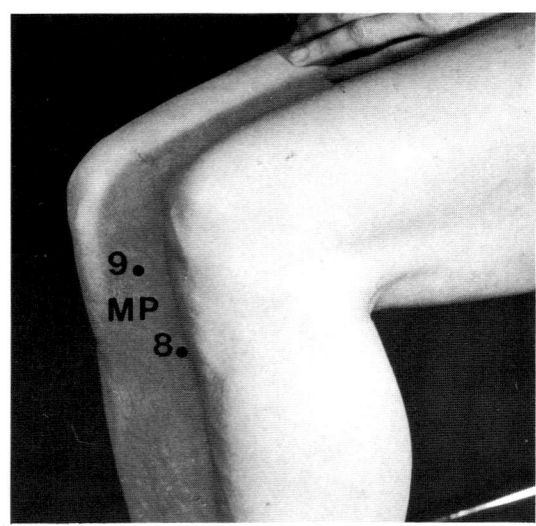

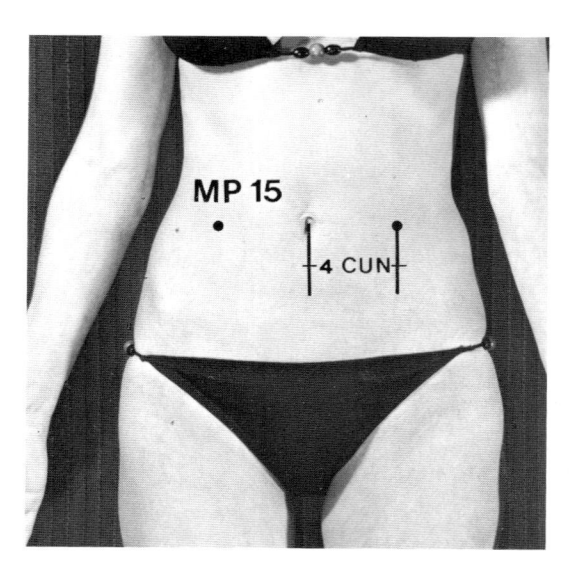

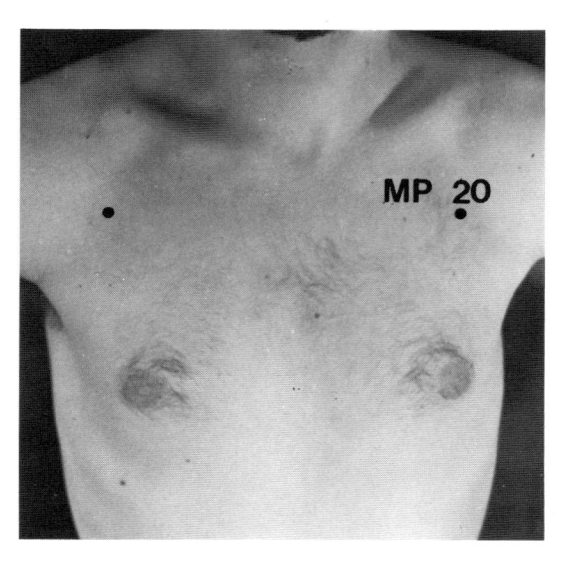

Tafel Seite 160

MP 6   **San Yin Jiao, Treffpunkt der drei Yin**   三阴交

Indikation: Regulierung des Blutes im kleinen Becken und der unteren Extremität. Spasmen und Schmerzen der unteren Extremität, Menstruationsstörungen, Beschwerden während des Klimakteriums, Migräne, Diarrhoe, Obstipation, Leber- und Pankreasinsuffizienz, Hypotonie, Hypertonie, psychische Erregung und Depressionen.

Lage: Etwa vier Querfingerbreiten (3 Cun) cranial der tibialen Knöchelspitze, am dorsalen Rand der Tibia.

Stichtiefe: In Europa: 4–6 mm - In China: Vertikalstich 15–20 fen

MP 8   **Di Ji, Göttliche Kraft**   地机

Indikation: Meteorismus, Dyspepsie, Dysmenorrhoe, Lumbago.

Lage: Unterschenkelinnenseite, vier Querfinger (3 Cun) distal von Punkt MP 9, dorsale Kante der Tibia.

Stichtiefe: In Europa: 4–6 mm - In China: Vertikalstich 10–20 fen

MP 9   **Yin Ling Quan, Yin-Hügel-Quelle**   阴陵泉

Indikation: Spasmen im Abdomen, spastische Obstipation, Harninkontinenz, Anurie.

Lage: In Höhe der Tuberositas tibiae in einer Mulde, die bei gebeugtem Knie am Condylus medialis tibiae entsteht.

Stichtiefe: In Europa: 4–6 mm - In China: Vertikalstich 15–20 fen

MP 11   **Ji Men, Sieb-Tor**   箕门

Indikation: Harninkontinenz, Enuresis, Endometritis, Oberschenkelschmerzen.

Lage: Mitte des Femurschaftes, Oberschenkelinnenseite, in dem spitzen Winkel, der von den Mm. rectus femoris, sartorius und vastus medialis gebildet wird.

Stichtiefe: In Europa: 5–8 mm - In China: Vertikalstich 1–2 fen

MP 15   **Da Heng, Großkehre. Alarmpunkt**   大横

Indikation: Intestinale Spasmen, Gastralgie, Enteritis, Obstipation.

Lage: Vier Cun seitlich des Nabels.

Stichtiefe: In Europa: 4–6 mm - In China: Vertikalstich 10–25 fen

MP 20   **Zhou Rong, Überall Glanz**   周荣

Indikation: Lungenkongestion, Pleuritis, Intercostalneuralgie, Schmerzen im Thoraxbereich.

Lage: Eine Daumenbreite lateral der Medio-Clavicular-Linie, in Höhe des 2. ICR.

Stichtiefe: In Europa: 2–4 mm - In China: Vertikalstich 4–6 fen

158

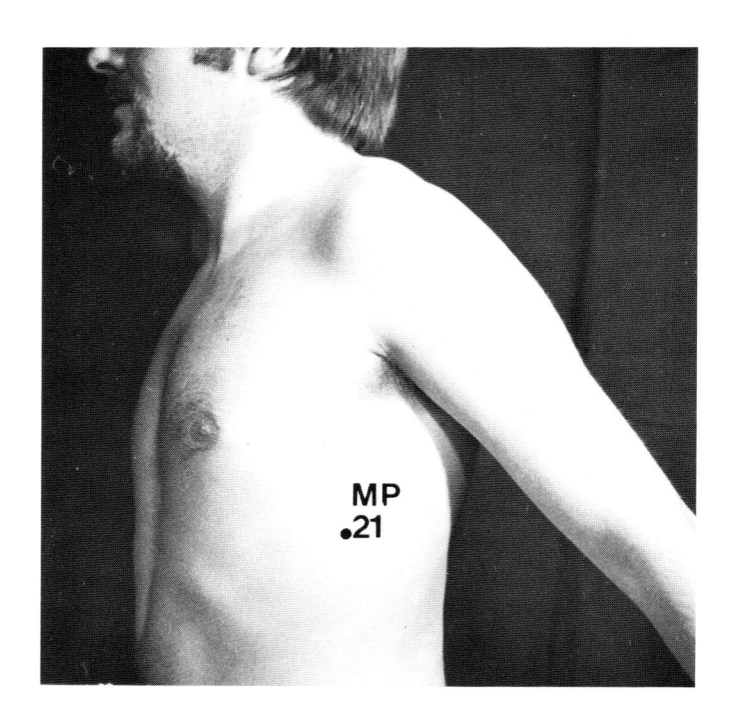

XII Milz-Pankreas-Meridian

Tafel herausklappen

XII Milz-Pankreas-Meridian (MP) Yin

Sedierungszeit: 9–11 Uhr
Tonisierungszeit: 11–13 Uhr

Alarmpunkt: MP 15
Zustimmungspunkt: B 20

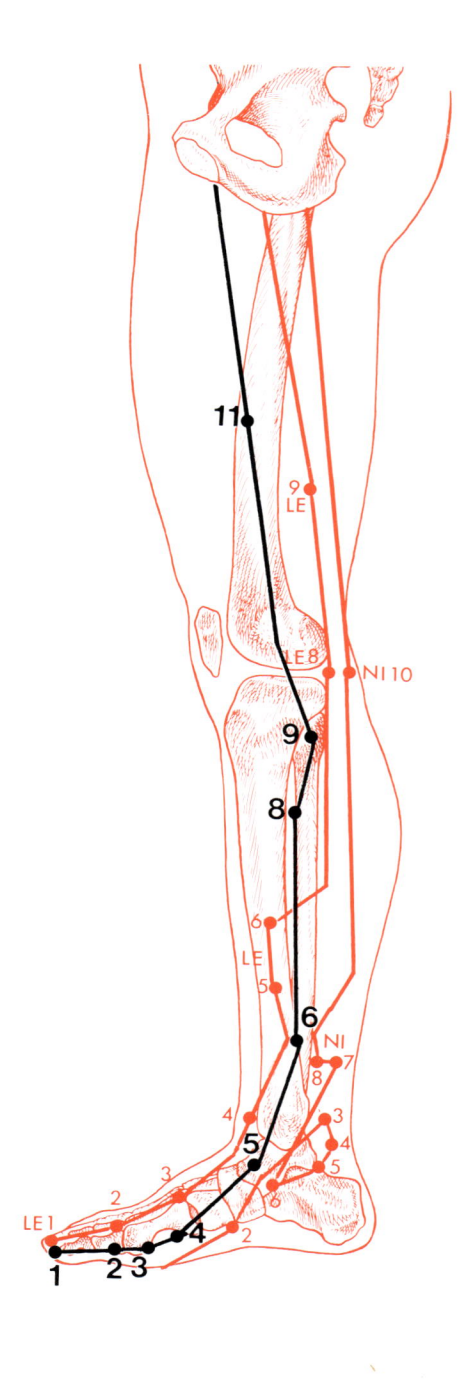

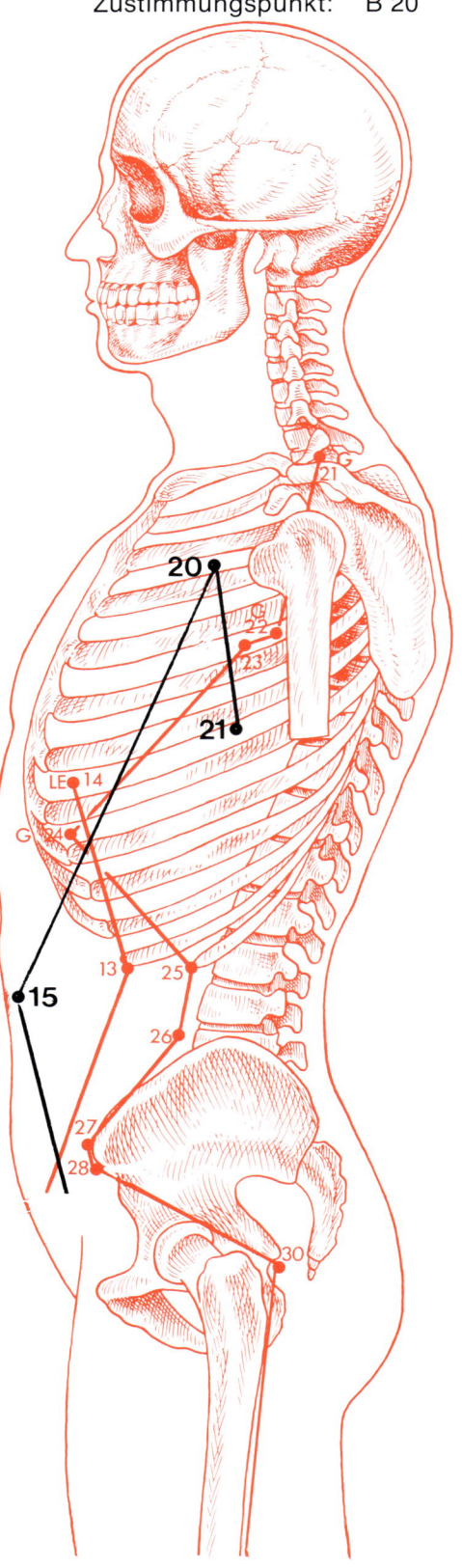

MP 21 Da Bao, Der große Entwickler 大 包

Indikation: Gallenwegserkrankungen, Lebererkrankungen, Schmerzen im Thoraxbereich.
Lage: Im 6. ICR auf der mittleren Axillarlinie.
Stichtiefe: In Europa: 2–3 mm - In China: Vertikalstich 5–8 fen

XIII Konzeptions-Gefäß

Verlaufsbahn:

Das Gefäß beginnt am Damm, im Zentrum des Perineums und steigt auf der ventralen Seite des Stammes in der Mittellinie über Symphyse, Nabel, Sternum und Schildknorpel bis zur Kinnlippenfurche.

Pathologische Symptomatik:

Störungen im Bereich des Urogenitale, des Verdauungsapparates, des Herzens und der Atmungsorgane. Symptome, die sich aus der Funktion „Reservoir und Regulator des YIN" ergeben. Schmerzen und Erkrankungen im Gebiet des Gefäßverlaufs.

162

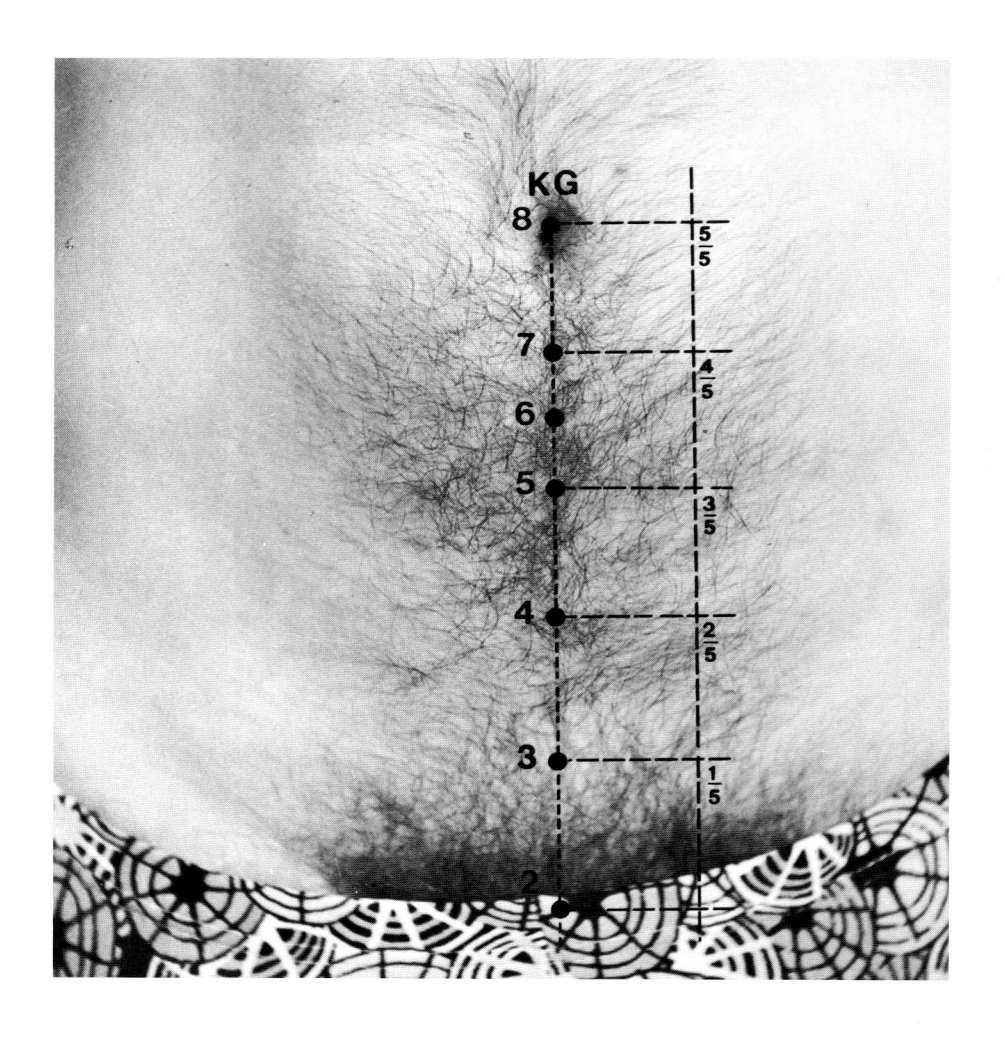

XIII Konzeptions-Gefäß (KG) Yin
Jenn-Mo

Tafel Seite 170

KG 1 Hui Yin, Geschlechtspunkt 会 阴

Indikation: Vaginitis, Urethritis, Schmerzen im Penis, Uterusprolaps, Dysmenorrhoe, Neurasthenie, Epilepsie, Hämorrhoiden.

Lage: In der Mitte des Perineums.

Stichtiefe: In Europa: 4–8 mm - In China: Vertikalstich 5–10 fen

KG 2 Qu Gu, Gebogener Knochen 曲 骨

Indikation: Enuresis, Harninkontinenz, nächtliche Pollutionen, Impotenz, Dysmenorrhoe.

Lage: Ventral über der Mitte des cranialen Symphysenrandes.

Stichtiefe: In Europa: 4–6 mm - In China: Vertikalstich 10–20 fen

KG 3 Zhong Ji, Mittlerer Gipfelpunkt.
Alarmpunkt des B-Meridians 中 极

Indikation: Harninkontinenz, Impotenz, Dysmenorrhoe, Pruritus vaginalis et analis.

Lage: Verbindungslinie Symphyse–Nabel: ein Fünftel cranial der Symphyse.

Stichtiefe: In Europa: 4–6 mm - In China: Vertikalstich 15–25 fen

KG 4 Guan Yuan, Grenz-Vorsprung.
Alarmpunkt des DÜ-Meridians 关 元

Indikation: Krankheiten des Urogenitaltraktes, Impotenz, Dysmenorrhoe, Diarrhoe, Dysbakterie, Schmerzen im Abdomen, Gastritis, Enterocolitis, Neurasthenie, Erschöpfungszustände.

Lage: Verbindungslinie Nabel–Symphyse: zwei Fünftel cranial der Symphyse.

Stichtiefe: In Europa: 4–6 mm - In China: Vertikalstich 15–25 fen

KG 5 Shi Men, Stein-Tor.
Hauptalarmpunkt des DE-Meridians 石 门

Indikation: Abdominelle Schmerzen und Koliken, Meteorismus, Enuresis, Amenorrhoe, Menorrhagie.

Lage: Verbindungslinie Nabel–Symphyse: drei Fünftel über der Symphyse.

Stichtiefe: In Europa: 4–6 mm - In China: Vertikalstich 15–25 fen

KG 6 Qi Hai, Meer der Energie 气 海

Indikation: Erschöpfungszustände, Neurasthenie, Impotenz, Enuresis, Dysmenorrhoe, Schmerzen im Abdomen, Gastritis, Enterocolitis, Ohnmacht, Schock.

Lage: Verbindungslinie Nabel–Symphyse: in der Mitte des 4. Fünftels dieser Linie.

Stichtiefe: In Europa: 5–7 mm - In China: Vertikalstich 15–25 fen

164

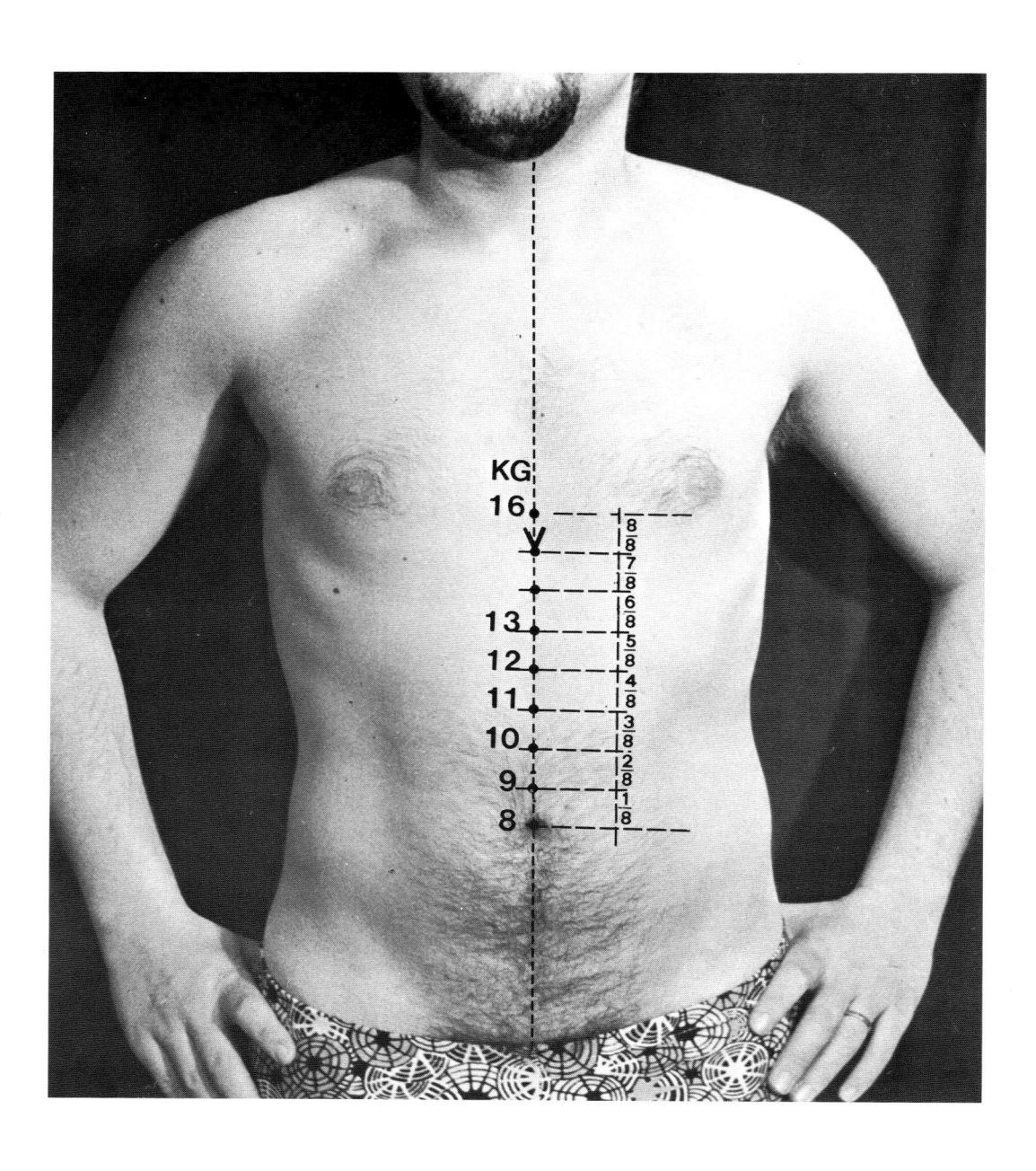

Tafel Seite 170

KG 7 **Yin Jiao, Yin-Vereinigung.** 阴 交
Unterer Alarmpunkt des DE-Meridians

Indikation: Koliken, Pruritus vulvae, Impotenz, Dysmenorrhoe, Förderung der Geschlechtsfunktionen.

Lage: Verbindungslinie Nabel–Symphyse: ein Fünftel caudal des Nabels.

Stichtiefe: In Europa: 5–7 mm - In China: Vertikalstich 15–25 fen

KG 8 **Shen Que, Göttliche Grenze** 神 闕

Indikation: Enteritis, Meteorismus, Prolapsus ani.

Lage: Nabelmitte.

Stichtiefe: Nicht nadeln, nur moxen.

KG 9 **Shui Fen, Wasser-Verteilung** 水 分

Indikation: Eiterungen und Fistelbildungen, Furunkulose, Abszesse, Ekzeme, Obstipation, Koliken, Enteritis, Schmerzen im Abdomen, Nephritis.

Lage: Verbindungslinie Nabel–Punkt 16: ein Achtel cranial des Nabels.

Stichtiefe: In Europa: 5–10 mm - In China: Vertikalstich 10–25 fen

KG 10 **Xia Wan, Unterer Kanal** 下 脘

Indikation: Magenschmerzen, Meteorismus, Funktionsstörungen von Magen und Milz.

Lage: Verbindungslinie Nabel–Punkt 16: zwei Achtel cranial des Nabels.

Stichtiefe: In Europa: 5–8 mm - In China: Vertikalstich 10–20 fen

KG 11 **Jian Li, Die niedergelassene Ortschaft** 建 里

Indikation: Abmagerung bei Heißhunger, Diarrhoe wechselt mit Obstipation. Magenschmerzen, Meteorismus.

Lage: Verbindungslinie Punkt 16–Nabel: drei Achtel cranial des Nabels.

Stichtiefe: In Europa: 5–10 mm - In China: Vertikalstich 10–25 fen

KG 12 **Zhong Wan, Mittlerer Kanal. Alarmpunkt des M-** 中 脘
und Mittlerer Alarmpunkt des DE-Meridians

Indikation: Anorexie, Meteorismus, Dyspepsie, Schlaflosigkeit, Ulcus ventriculi et duodeni, Funktionsstörungen von Magen und Milz.

Lage: Mitte der Verbindungslinie: KG 16–Nabel.

Stichtiefe: In Europa: 5–10 mm - In China: Vertikalstich 10–20 fen

KG 13 **Shang Wan, Oberer Kanal** 上 脘

Indikation: Spezialpunkt für Magenstörungen. Kardiospasmus, Gastritis, Gastralgie, Ulcus ventriculi et duodeni, intestinale Koliken, Roemheld, Anorexie, Angina pectoris, vegetative Dystonie.

Lage: Verbindungslinie KG 16–Nabel: drei Achtel caudal von Punkt KG 16.

Stichtiefe: In Europa: 4–7 mm - In China: Vertikalstich 10–20 fen

166

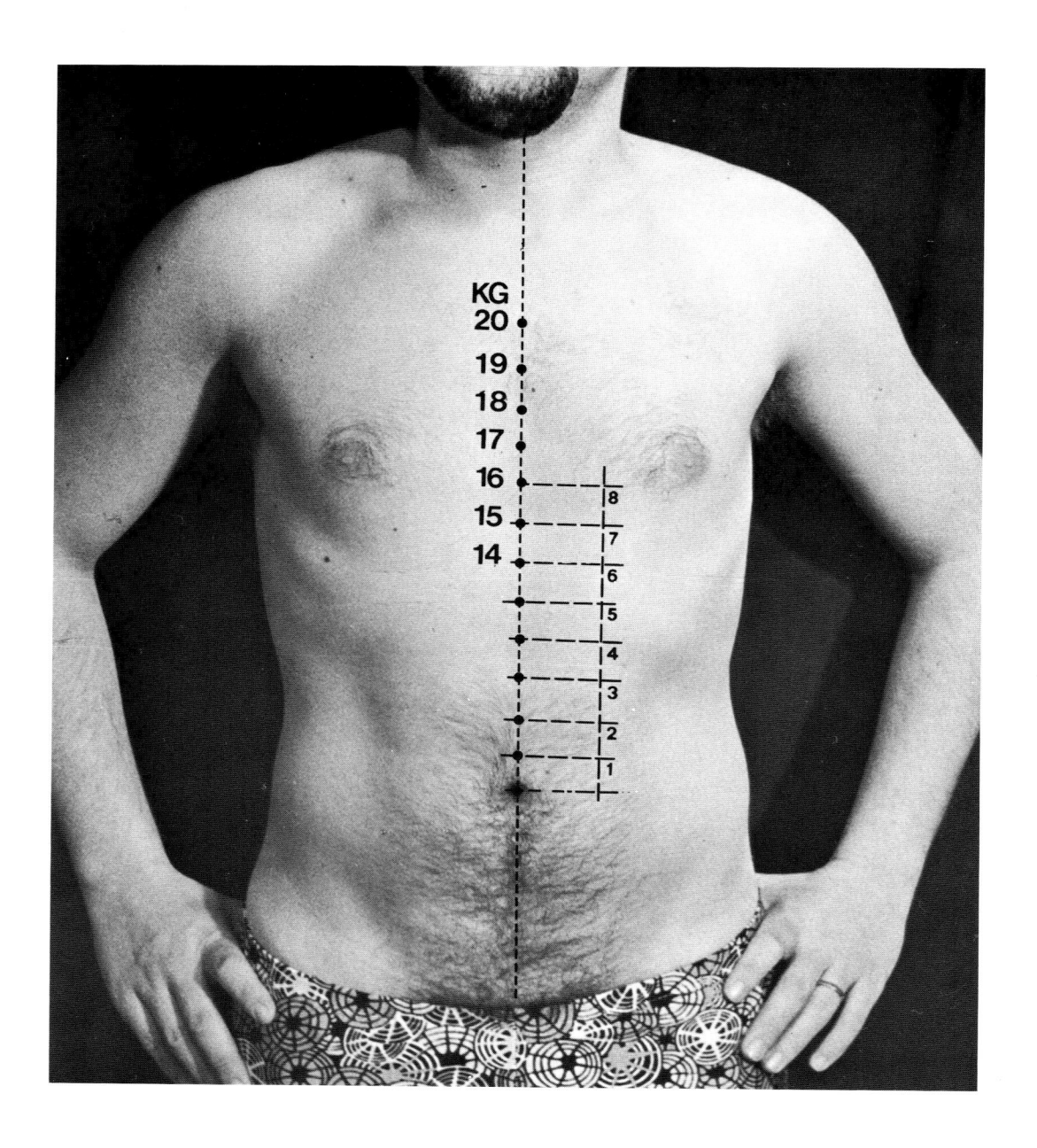

Tafel Seite 170

KG 14   **Ju Que, Macht-Grenze.** 巨 闕
Alarmpunkt des H-Meridians

Indikation: Angina pectoris, Tachycardie, Kurzatmigkeit, Roemheld, spastische Magenaffektionen, Gastritis, Ulcera an Magen und Duodenum, Anorexie, vegetative Dystonie, Hyperemesis gravidarum.

Lage: Verbindungslinie Punkt KG 16–Nabel: zwei Achtel caudal von KG 16.

Stichtiefe: In Europa: 4–7 mm - In China: Schrägstich 10 fen

KG 15   **Jiu Wei, Taubenschwanz** 鳩 尾

Indikation: Erschöpfungszustände, Neurasthenie, Epilepsie, Konvulsionen der Kinder, Migräne, Impotenz, Ejaculatio praecox, spastische Beschwerden des Verdauungstraktes, Ulcus ventriculi et duodeni, Herpes zoster, Asthma bronchiale.

Lage:
a) Spitze des Schwertfortsatzes.
b) Verbindungslinie Punkt KG 16–Nabel: ein Achtel caudal von KG 16.

Stichtiefe: In Europa: 3–6 mm - In China: Schrägstich 5–10 fen

KG 16   **Zhong Ting, Mittlerer Hof** 中 庭

Indikation: Husten, trocken und rauh. Bronchitis.

Lage: Mitte des distalen Teiles des Corpus sterni in Höhe des 5. ICR.

Stichtiefe: In Europa: 3–5 mm - In China: Schrägstich 3–5 fen

KG 17   **Tan Zhong, Zwerchfellmitte.** 膻 中
Oberer Alarmpunkt des DE-Meridians

Indikation: Asthma bronchiale, Angina pectoris, Intercostalneuralgie, Roemheld.

Lage: Mitte des distalen Drittels des Corpus sterni in Höhe des 4. ICR.

Stichtiefe: In Europa: 3–5 mm - In China: Schrägstich 5–10 fen

KG 18   **Yu Tang, Jadehalle** 玉 堂

Indikation: Asthma bronchiale, Erbrechen.

Lage: Auf der Medianen in Höhe des 3. ICR, über dem Corpus sterni.

Stichtiefe: In Europa: 3–4 mm - In China: Schrägstich 3–6 fen

KG 19   **Zi Gong, Purpurpalast** 紫 宮

Indikation: Bronchitis, Asthma bronchiale.

Lage: Auf der Medianen in Höhe des 2. ICR, über dem Corpus sterni.

Stichtiefe: In Europa: 3–4 mm - In China: Schrägstich 3–6 fen

KG 20   **Hua Gai, Blumendecke** 华 盖

Indikation: Asthma bronchiale, Pharyngitis, Laryngitis.

Lage: Mediane, Höhe des Ansatzes der 2. Rippe.

Stichtiefe: In Europa: 3–4 mm - In China: Schrägstich 3–6 fen

168

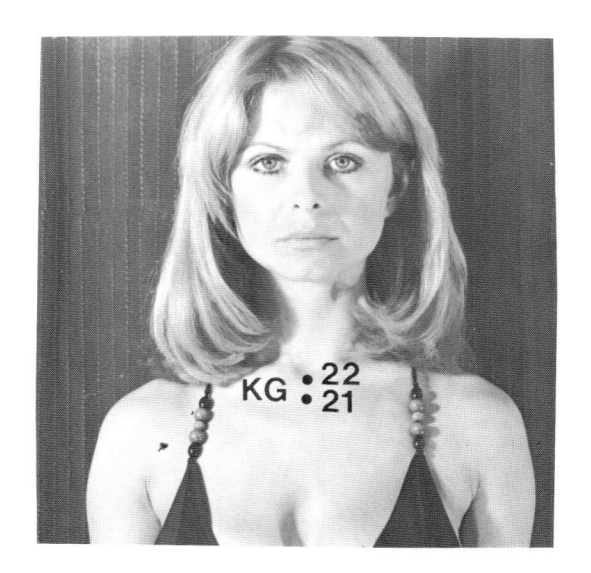

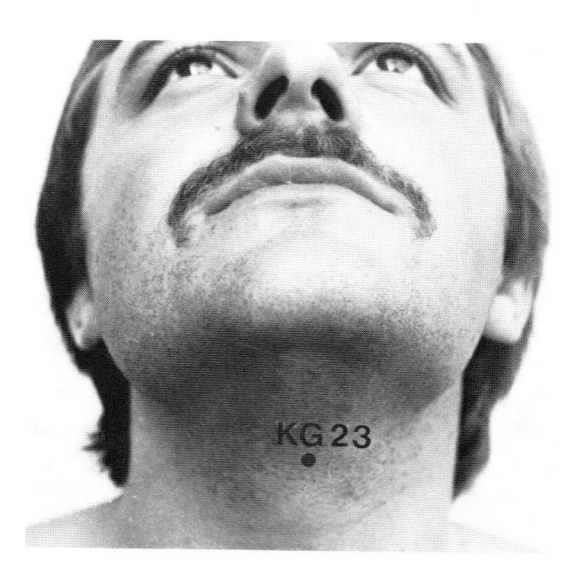

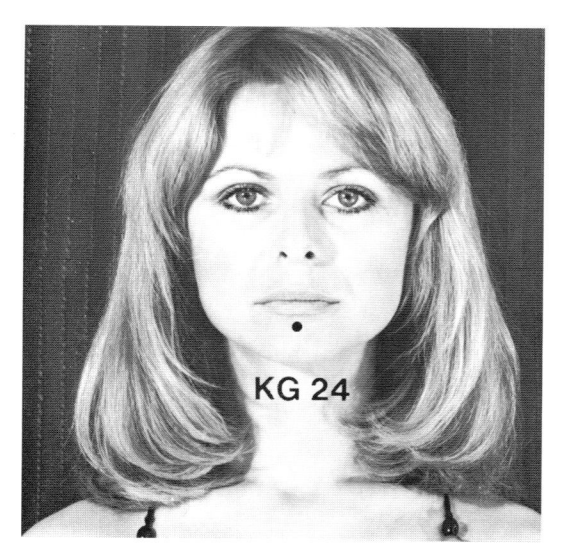

XIII Konzeptions-Gefäß Tafel herausklappen

XIII Konzeptions-Gefäß (KG) Yin
   Jenn-Mo

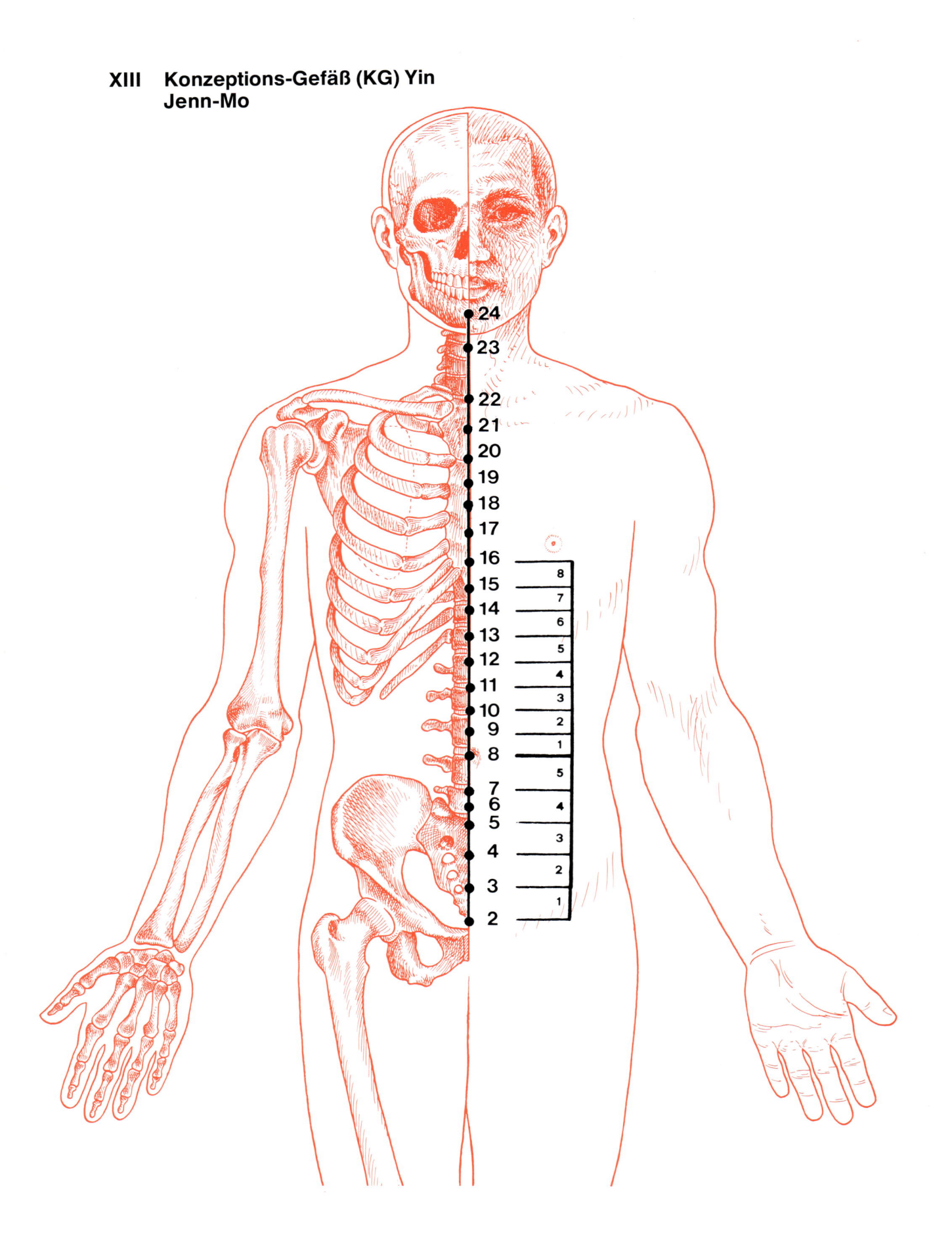

KG 21   **Xuan Ji, Jadeperle**   璇 璣

Indikation: Nervöser Kitzelhusten, Bronchitis, Pharyngitis, Laryngitis.
Lage: Mediane, Höhe des Ansatzes der 1. Rippe.
Stichtiefe: In Europa: 3–4 mm - In China: Schrägstich 3–5 fen

KG 22   **Tian Tu, Himmelspfad**   天 突

Indikation: Bronchitis, nervöser Kitzelhusten, Globus hystericus, Pharyngitis.
Lage: Manubrium sterni: in der Mitte der Incisura jugularis.
Stichtiefe: In Europa: 3–4 mm - In China: Vertikalstich 2 fen

KG 23   **Lian Quan, Seitliche Quelle**   廉 泉

Indikation: Asthma bronchiale, Laryngitis, Pharyngitis, Zervikalsyndrom, Ohnmacht, Kollaps, Schock.
Lage: Mediane, oberhalb der Prominentia laryngea in Höhe des Zungenbeins.
Stichtiefe: In Europa: 3–4 mm - In China: Vertikalstich 5–10 fen

KG 24   **Cheng Jiang, Flüssigkeitsaufnahme**   承 浆

Indikation: Zahnschmerzen, Fascialislähmung.
Lage: Mediane, Sulcus mentolabialis.
Stichtiefe: In Europa: 2–3 mm - In China: Vertikalstich 3–5 fen

XIV Gouverneur-Gefäß

Verlaufsbahn:

Das Gefäß beginnt oberhalb des Afters am Os coccygis, verläuft dann auf der dorsalen Medianen über die Dornfortsätze nach oben, zieht über Scheitel und Nasenrücken zum Mund, um schließlich zwischen den beiden oberen Schneidezähnen mit seinem letzten Punkt zu enden.

Pathologische Symptomatik:

Schmerzen und Erkrankungen der Wirbelsäule, Urininkontinenz, Sterilität. Symptome, die sich aus der Funktion des Gefäßes als „Sammler des Yang" ergeben. Schmerzen und Erkrankungen im Gebiet des Gefäßverlaufes.

172

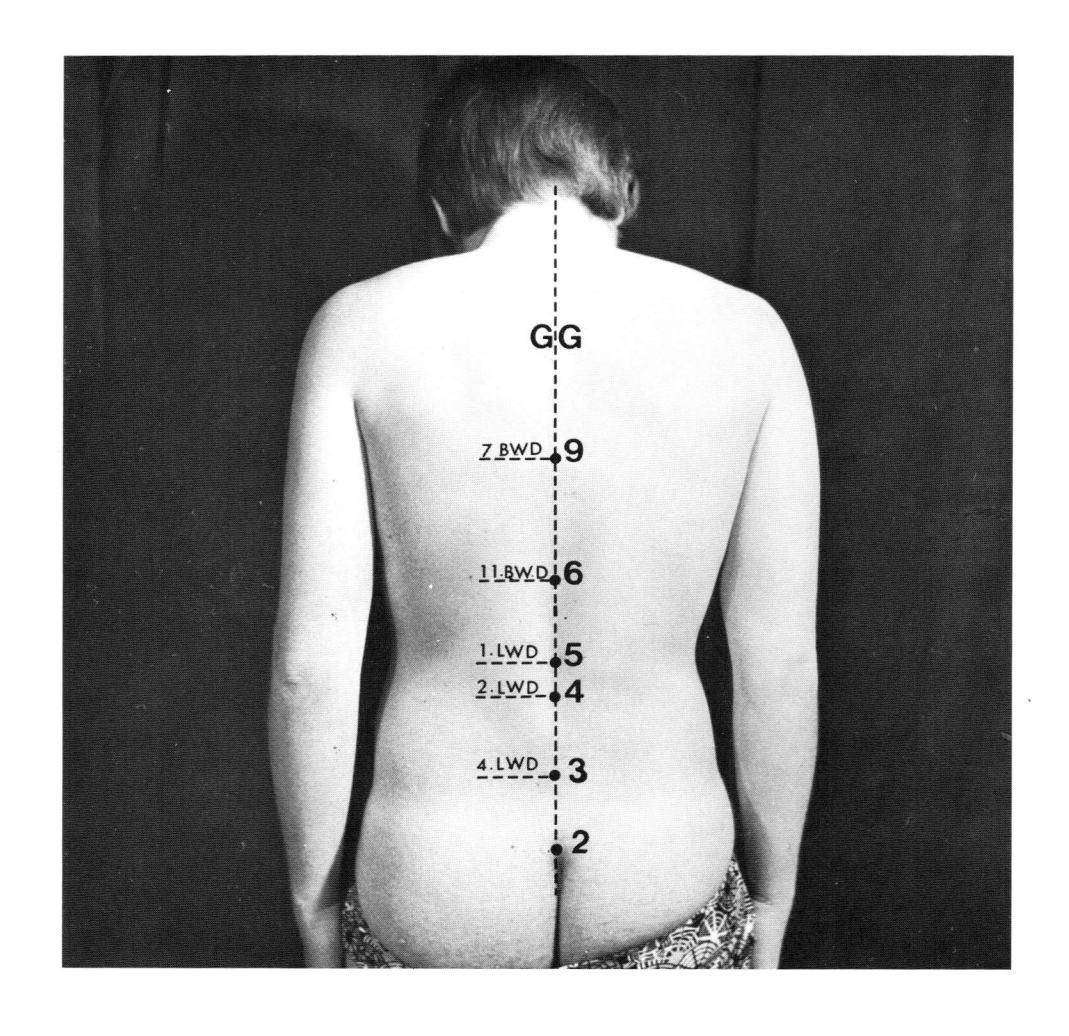

XIV Gouverneur-Gefäß (GG) Yang
Tou-Mo

Tafel Seite 178

GG 1 Chang Qiang, Wachsen der Kraft 长强
Indikation: Vasomotorischer Kopfschmerz, Hämorrhoiden, Pruritus ani, Analekzem, Anus-Schmerzen.
Lage: Spitze des Os coccygis.
Stichtiefe: In Europa: 3–4 mm - In China: Schrägstich 10–15 fen

GG 2 Yao Shu, Lendenpunkt 腰俞
Indikation: Lumbago, Ischias, Dysmenorrhoe, Lähmungen der unteren Extremität.
Lage: Am cranialen Ende der Gesäßspalte, an der Übergangsstelle vom Kreuzbein zum Steißbein.
Stichtiefe: In Europa: 2–4 mm - In China: Schrägstich 5–10 fen

GG 3 Yang Guan, Yang-Grenze (des Rückens) 阳关
Indikation: Lumbago, Schmerzen und Neuralgien im LWS-Bereich, Dysmenorrhoe, Diarrhoe, Enteritis, Impotenz.
Lage: 4. Lumbalwirbel (L 4), dicht caudal der Dornfortsatzspitze.
Stichtiefe: In Europa: 3–6 mm - In China: Schrägstich 5–10 fen

GG 4 Ming Men, Lebens-Tor 命门
Indikation: Krankheiten der Genitalorgane, Myelitis, Enteritis, Enuresis, Impotenz, Lumbago, Kopfschmerzen.
Lage: 2. Lumbalwirbel, dicht caudal der Dornfortsatzspitze.
Stichtiefe: In Europa: 3–6 mm - In China: Schrägstich 5–10 fen

GG 5 Xuan Shu, Hängender Pfeiler 悬枢
Indikation: Schmerzen im Bereich der LWS und BWS. Diarrhoe, Verdauungsstörungen, Fehlfunktionen von Magen und Milz.
Lage: 1. Lumbalwirbel (L 1), dicht caudal der Dornfortsatzspitze.
Stichtiefe: In Europa: 3–6 mm - In China: Schrägstich 5–10 fen

GG 6 Ji Zhong, Mitte der Wirbelsäule 脊中
Indikation: Schmerzen im Bereich der BWS und der LWS, Hämorrhoiden, Analprolaps bei Kindern, Diarrhoe, Meteorismus, Epilepsie.
Lage: 11. Thorakalwirbel (Th 11), dicht caudal der Dornfortsatzspitze.
Stichtiefe: In Europa: 3–6 mm - In China: Schrägstich 5–10 fen

GG 9 Zhi Yang, Bis zum Yang 至阳
Indikation: Hepatitis, Cholecystitis, Magenschmerzen, Intercostalneuralgie, Bronchitis, Husten.
Lage: 7. Thorakalwirbel (Th 7), dicht caudal der Dornfortsatzspitze.
Stichtiefe: In Europa: 3–6 mm - In China: Schrägstich 5–10 fen

174

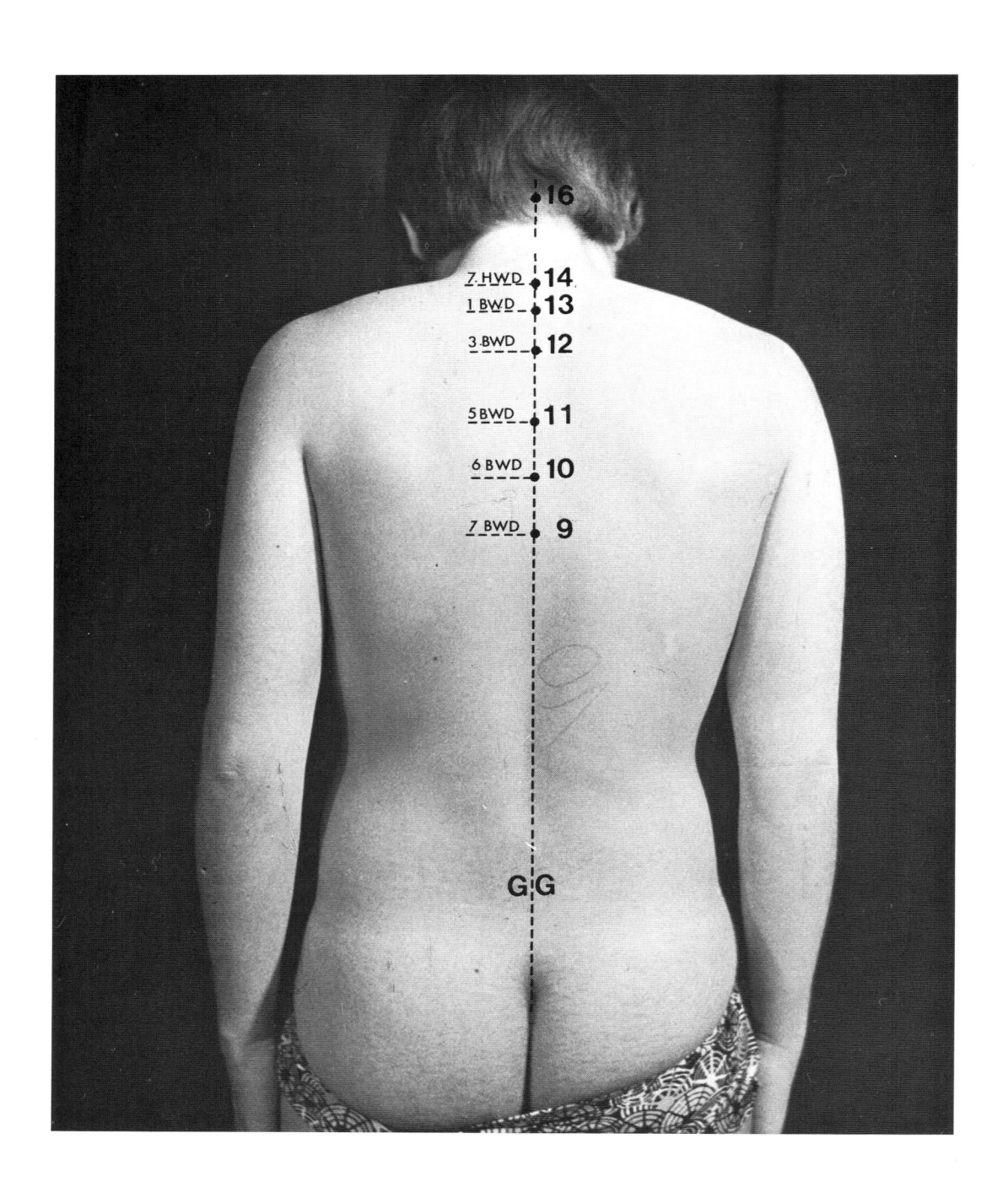

Tafel Seite 178

GG 10 Ling Tai, Monument des Geistes 灵 台
Indikation: Asthma, Bronchitis, Husten, Neurasthenie, Magenschmerzen, Rückenschmerzen, Lumbago.
Lage: 6. Thorakalwirbel (Th 6), dicht caudal der Dornfortsatzspitze.
Stichtiefe: In Europa: 3–6 mm - In China: Schrägstich 5–10 fen

GG 11 Shen Dao, Göttlicher Weg 神 道
Indikation: Neurasthenie, Krämpfe bei Kindern, Schmerzen und Steifheit des Rückens, Bronchitis, Husten, Kopfschmerzen, Angstzustände.
Lage: 5. Thorakalwirbel (Th 5), dicht caudal der Dornfortsatzspitze.
Stichtiefe: In Europa: 3–6 mm - In China: Schrägstich 5–10 fen

GG 12 Shen Zhu, Körper-Säule 身 柱
Indikation: Asthma, Bronchitis, Husten, Pneumonie, Schmerzen und Steifheit des Rückens und des Nackens, Zervikalsyndrom, Epilepsie, Krämpfe bei Kindern.
Lage: 3. Thorakalwirbel (Th 3), dicht caudal der Dornfortsatzspitze.
Stichtiefe: In Europa: 3–6 mm - In China: Schrägstich 5–10 fen

GG 13 Tao Dao, Wandlungsweg 陶 道
Indikation: Kopfschmerzen, Zervikalsyndrom, Epilepsie, psychische Ausfallerscheinungen, Fieber.
Lage: 1. Thorakalwirbel (Th 1), etwas cranial der Dornfortsatzspitze.
Stichtiefe: In Europa: 3–6 mm - In China: Schrägstich 5–15 fen

GG 14 Da Zhui, Großer Wirbel 大 椎
Indikation: Fieber, Wetterfühligkeit, Zervikalsyndrom, Rückenschmerzen, Asthma, Bronchitis, Epilepsie, psychische Störungen.
Lage: Am caudalen Rand der Dornfortsatzspitze des 7. Halswirbels.
Stichtiefe: In Europa: 3–6 mm - In China: Schrägstich 5–15 fen

GG 16 Feng Fu, Kaiserliches Amt des Windes 风 府
Indikation: Kopfschmerzen, Zervikalsyndrom, Apoplexie, psychische Ausfallerscheinungen, Erkältungen, Vertigo.
Lage: Mitte des Unterrandes der Squama occipitalis.
Stichtiefe: In Europa: 2–3 mm - In China: Schrägstich 5–8 fen

GG 19 Hou Ding, Hinterer Scheitel 后 顶
Indikation: Migräne, Kopfschmerzen, Zervikalsyndrom, Schlaflosigkeit, Neurasthenie, Schwindel.
Lage: In der kleinen Hinterhauptsfontanelle, dort, wo Sutura sagittalis und Sutura lambdoidea zusammentreffen.
Stichtiefe: In Europa: 2–3 mm - In China: Schrägstich 5–8 fen

176

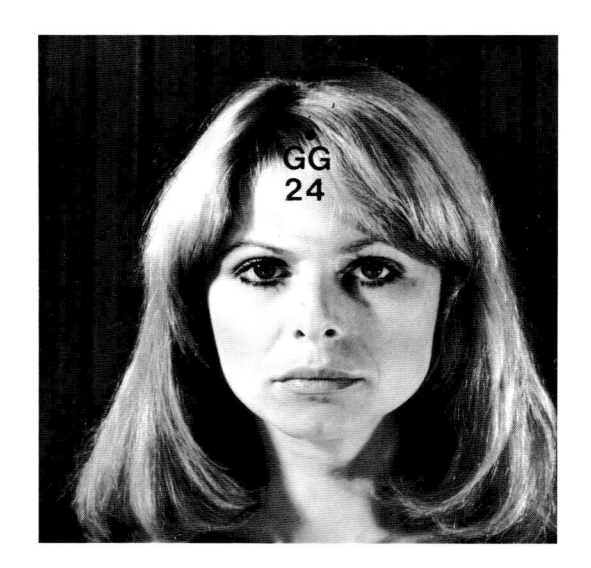

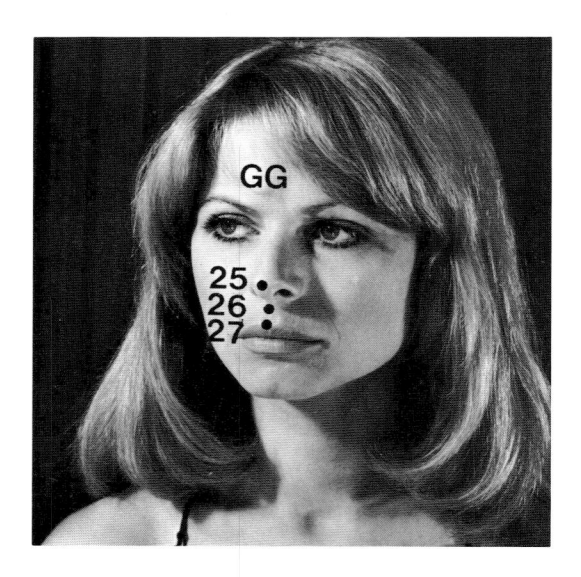

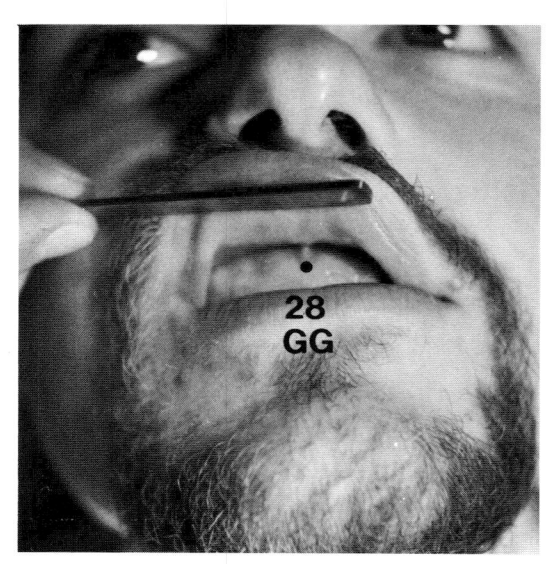

XIV Gouverneur-Gefäß Tafel herausklappen

**XIV Gouverneur-Gefäß (GG) Yang
Tou-Mo**

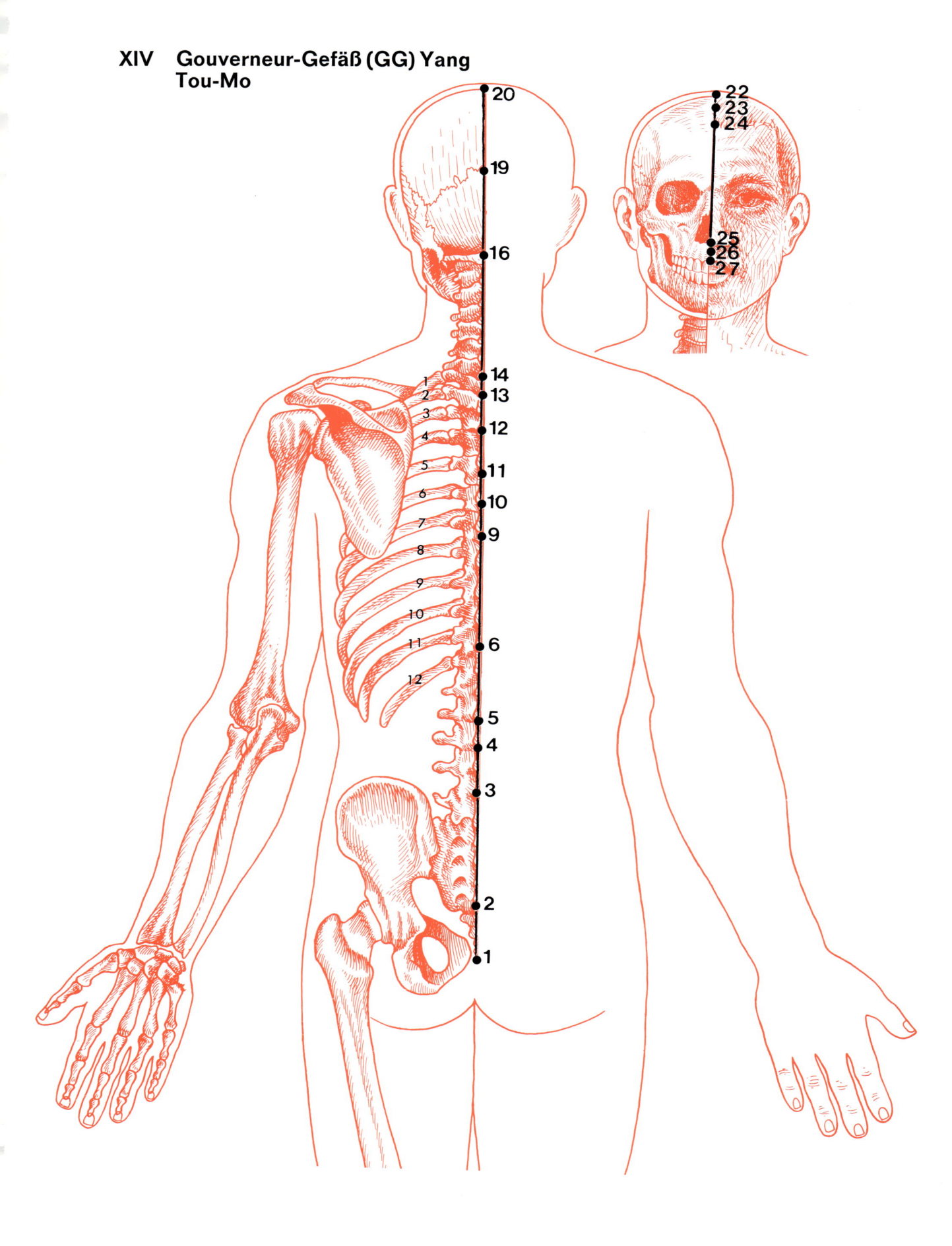

GG 20	**Bai Hui, Hundert Vereinigungen**	百 会
Indikation:	Neurasthenie, Schwindel, Scheitelkopfschmerz, Kopfkongestionen, Uterusprolaps, Analprolaps, Hämorrhoiden, Tinnitus.	
Lage:	Etwa Mitte der Sutura sagittalis, höchster Scheitelpunkt.	
Stichtiefe:	In Europa: 2–3 mm - In China: Schrägstich 5–8 fen	
GG 22	**Xin Hui, Schädelvereinigung**	囟 会
Indikation:	Kopfschmerzen, Schwindel, Angstzustände, Krämpfe bei Kindern, Rhinitis, Ohnmacht, Bewußtlosigkeit.	
Lage:	Auf der Medianen, 4 Querfinger (3 Cun) hinter der vorderen Haaransatzgrenze.	
Stichtiefe:	In Europa: 2 mm - In China: Schrägstich 5–8 fen	
GG 23	**Shang Xing, Oberer Stern**	上 星
Indikation:	Stirn- und Scheitelkopfschmerzen, Rhinitis, Augenschmerzen, Angstzustände, psychische Störungen, Nasenbluten.	
Lage:	1 Daumenbreite (1 Cun) cranial der Haaransatzlinie, in der Mitte des Os frontale auf der Medianen.	
Stichtiefe:	In Europa: 2 mm - In China: Schrägstich 5–8 fen	
GG 24	**Shen Ting, Göttlicher Hof**	神 庭
Indikation:	Stirnkopfschmerz, Rhinitis, Schwindel, Angst.	
Lage:	½ Cun hinter der Haaransatzgrenze auf der Medianen.	
Stichtiefe:	In Europa: 2–3 mm - In China: Schrägstich 2–4 fen	
GG 25	**Su Liao, Einfaches Loch**	素 髎
Indikation:	Polypen, Furunkel und Geschwüre der Nase, behinderte Nasenatmung, Schock.	
Lage:	Über der Nasenspitze.	
Stichtiefe:	In Europa: 2–4 mm - In China: Schrägstich 4–6 fen	
GG 26	**Shui Gou, Wassergraben**	水 沟
Indikation:	Schock, Ohnmacht, Kollaps, Epilepsie, Hysterie, Lumbago.	
Lage:	Philtrum, Grenze vom oberen zum mittleren Drittel.	
Stichtiefe:	In Europa: 2–4 mm - In China: Schrägstich 2–4 fen	
GG 27	**Dui Duan, Oberer Lippenrand**	兑 端
Indikation:	Aphten, Zahnschmerzen.	
Lage:	Philtrumspitze, am Übergang zum Oberlippenrand.	
Stichtiefe:	In Europa: 2–4 mm - In China: Schrägstich 2–4 fen	
GG 28	**Yin Jiao, Zahnfleischpunkt**	龈 交
Indikation:	Gingivitis, Stomatitis, Rhinitis.	
Lage:	Dicht unterhalb der Ansatzstelle des Oberlippenbändchens.	
Stichtiefe:	In Europa: 2–4 mm - In China: Schrägstich 2–4 fen	

Tafeln der Akupunktur

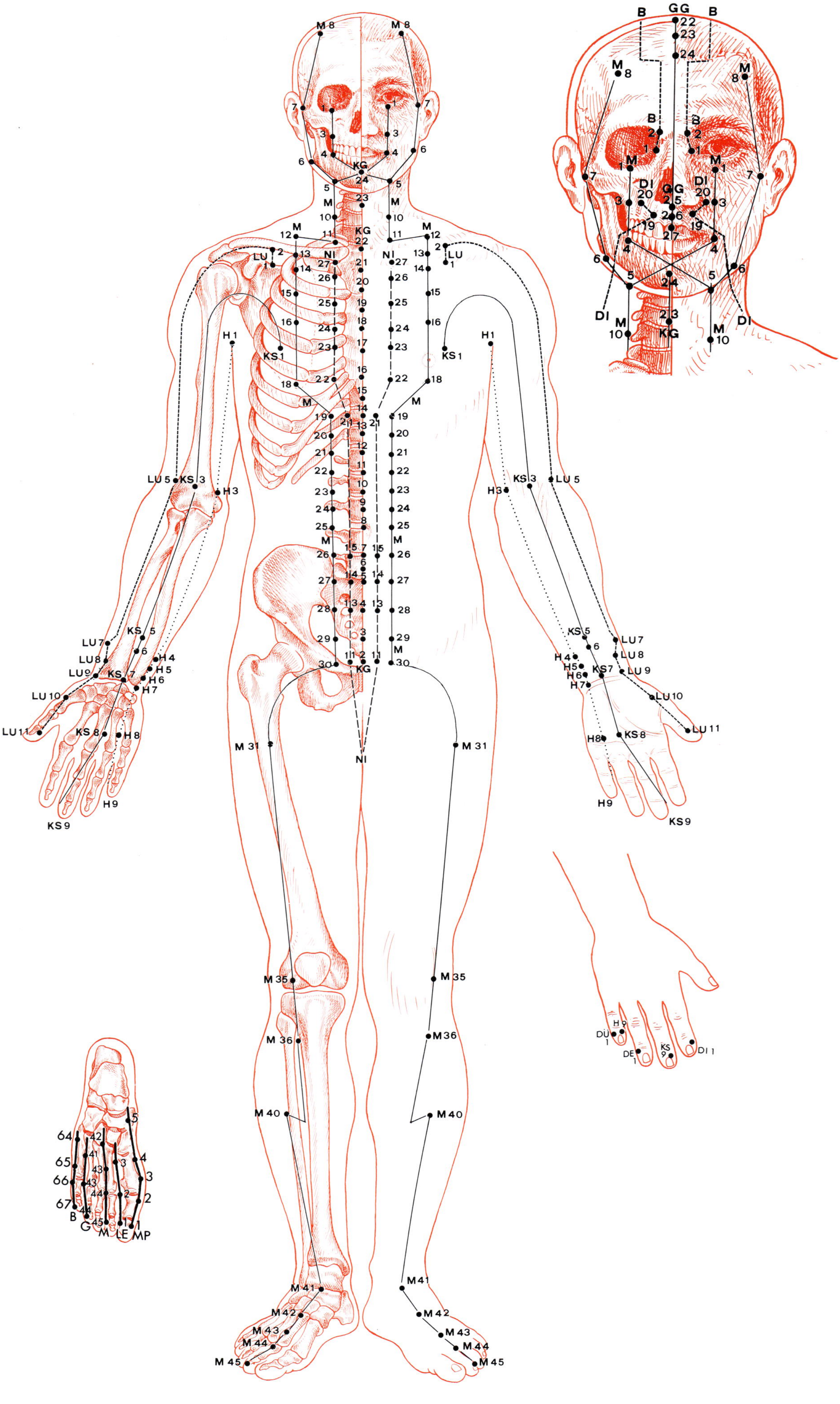

M 8
M 8
KG
M
NI
LU
KS 1
H 1
LU 5
KS 3
H 3
LU 7
LU 8
LU 9
LU 10
LU 11
KS 5
KS 7
KS 8
KS 9
H 4
H 5
H 6
H 7
H 8
H 9
M 31
M 35
M 36
M 40
M 41
M 42
M 43
M 44
M 45
B
GG
B
M 8
DI
GG
KG
M 10
H 9
DÜ 1
DE 1
KS 9
DI 1
64
65
66
67
B
G
M
LE
MP

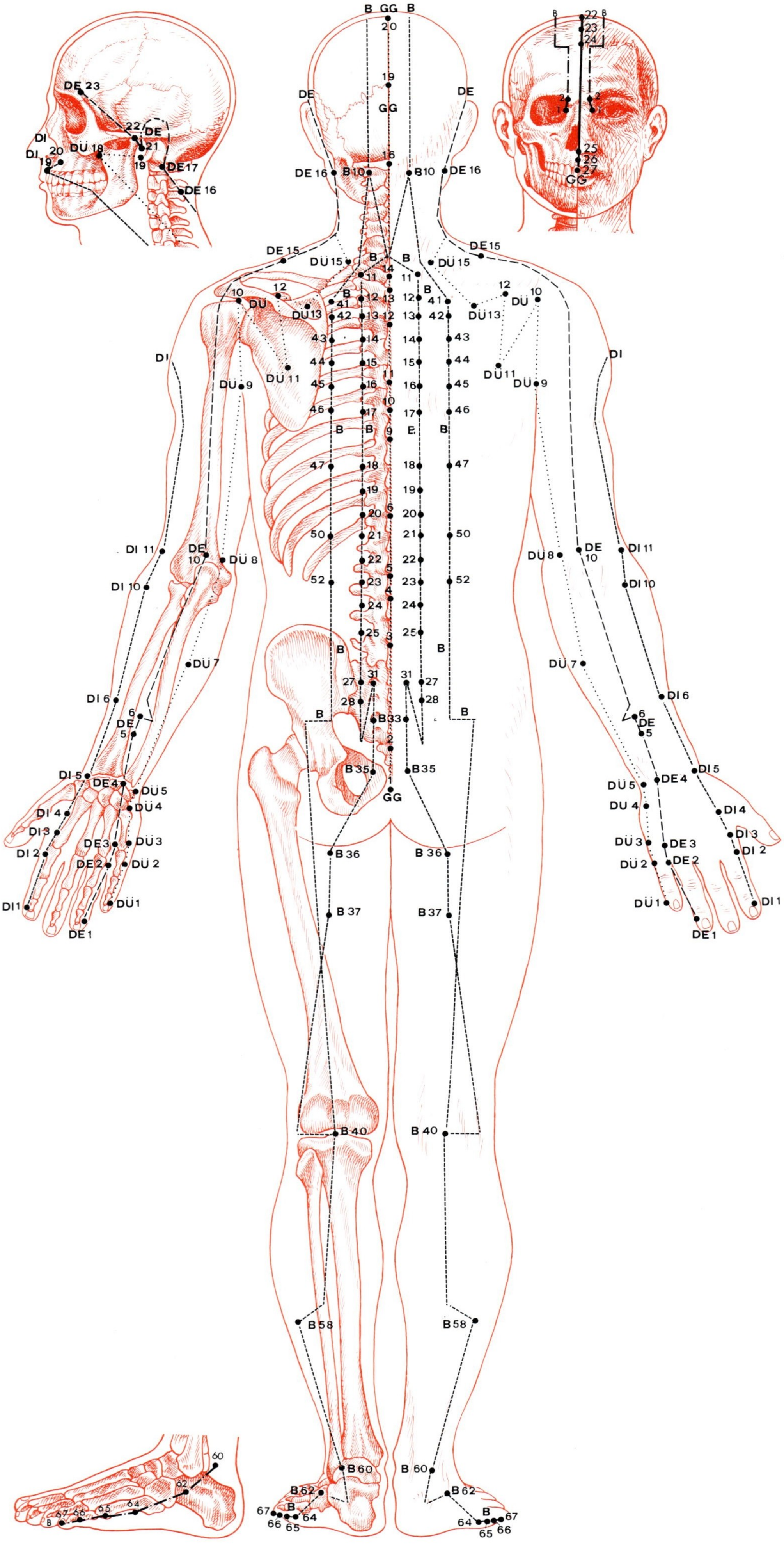

DE 23
DI
DI
20
19
DÜ 18
22
DE
21
19
DE17
DE 16
B GG B
20
19
GG
16
DE
DE
DE 16
B10
B10
DE 16
B 22 B
23
24
2
1
2
1
25
26
27
GG
DE 15
DÜ 15
B
14
B
DÜ 15
DE15
11
11
10
12
DU
B
41
12
13
12
B
41
12
10
DÜ
DÜ13
42
13
12
13
42
DÜ13
43
14
14
43
DI
44
15
15
44
DI
DÜ 11
11
DÜ11
DÜ 9
45
16
16
45
DÜ 9
46
10
17
17
46
B
B
9
B
B
47
18
18
47
19
19
6
20
20
50
21
21
50
DI 11
DE
10
DÜ 8
22
22
DÜ 8
DE
10
DI 11
5
52
23
23
52
DI 10
4
24
24
DI 10
25
3
25
DÜ 7
B
B
DÜ 7
27
31
31
27
DI 6
28
28
DI 6
6
B
B33
B
6
DE
DE
5
2
5
DI 5
B35
B35
DI 5
DE4
DÜ5
GG
DÜ 5
DE 4
DI 4
DÜ4
DU 4
DI 4
DI 3
DE3
DÜ3
DÜ 3
DE 3
DI 3
DI 2
DE2
DÜ 2
B 36
B 36
DÜ 2
DE 2
DI 2
DI 1
DÜ1
B 37
B 37
DÜ 1
DI 1
DE1
DE 1
B 40
B 40
B 58
B 58
60
62
67
66
65
64
B
B 60
B 60
B 62
B62
67
B
64
66
65
B
64
67
65
66

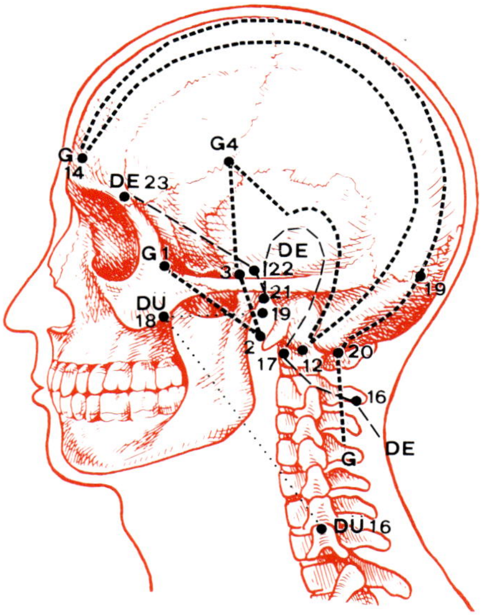
G 14
DE 23
G4
G1
DE
3
22
21
19
DU 18
2
17
12
20
19
16
DE
G
DU 16

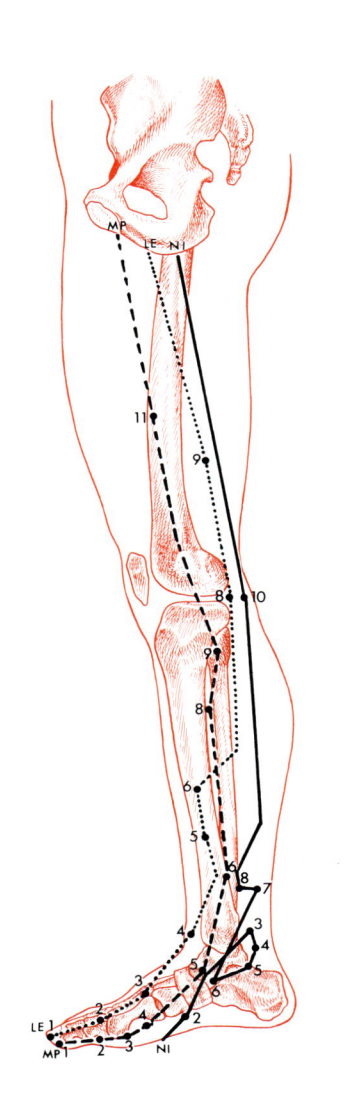
MP
LE
NI
11
9
8
10
9
8
6
5
6
8
7
3
4
5
4
5
6
3
2
4
2
LE 1
MP 1
2
3
NI

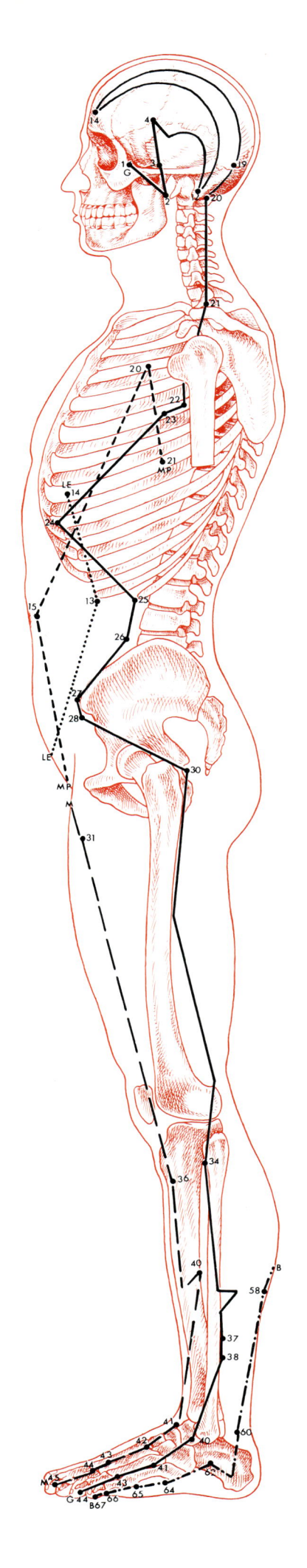
14
4
1
G
3
2
19
20
21
20
22
23
21
MP
LE
14
24
15
13
25
26
27
28
LE
MP
M
30
31
34
36
40
8
58
37
38
41
42
40
60
43
44
M 45
41
43
62
G 44
65
64
B 67
66

Tafeln der Akupunktur Tafel herausklappen

Indikationsverzeichnis nach Organen

Atmungsorgane

Asthma bronchiale DÜ 15, B 13, B 17, B 42, B 44, B 45,
  NI 4, NI 22, NI 23, NI 26, NI 27, G 23, LU 1, LU 2, LU 5,
  LU 7, LU 8, LU 10, DI 1, M 11, M 12, M 13, M 15, M 16,
  KG 15, KG 17, KG 18, KG 19, KG 20, KG 23, GG 10,
  GG 12, GG 14
Bronchitis DÜ 15, B 11, B 12, B 13, B 43, B 40, NI 22, NI 26,
  NI 27, LU 2, LU 5, LU 11, DI 1, M 10, M 14, M 15, M 16,
  KG 16, KG 19, KG 21, KG 22, GG 9, GG 10, GG 11,
  GG 12, GG 14
Dyspnoe LU 9, KG 14
Husten NI 25, M 13, M 14, M 15, M 16, M 40, M 43, KG 16,
  GG 9, GG 10, GG 11, GG 12
Husten/Kitzelhusten, nervöser, KG 21, KG 22
Lungenaffektionen mit Dyspnoe DÜ 13
Lungenkongestionen MP 20
Lungenkrankheiten LU 1, LU 5, LU 7
Pertussis B 12, NI 26, LU 2, LU 11
Pleuritis B 11, B 19, G 22, MP 20
Pneumonie B 11, GG 12
Tracheitis M 11

Augen

Augentränen B 1, G 23, M 8
Katarakt B 1
Konjuntivitis DÜ 1, B 1, B 2, G 1, G 41, LU 9
Myopie NI 5
Nachtblindheit B 1, G 1
Opticusatrophie B 1, G 1
Retinitis B 1
Sehschwäche DÜ 19

Bewegungsapparat

Achselsteife DÜ 9, DÜ 11, DÜ 12, DÜ 13
  (s. auch ,,Schmerzen der Schulter'')
Brachialgie DÜ 8
  (s. auch ,,Schmerzen der Schulter'' und
  ,,Schmerzen der Arme'')
Coxarthrose G 30
Epicondylitis DÜ 8, DE 10
Gonarthrose B 58
Hemiplegie DÜ 4, DE 5, G 20, G 34, M 8, M 36, M 40
Hüftarthrose B 40, G 30
Ischias DÜ 8, B 27, B 28, B 31, B 36, B 37, B 40,
  B 58, B 60, G 30, GG 2
Kiefersperre M 5
Lähmungen G 20
Lähmungen, obere Extremität B 41
Lähmungen, untere Extremität GG 2
Lähmungsfolgen KS 8
Lumbago, DÜ 3, DÜ 8, B 28, B 31, B 33, B 35, B 37, B 62,
  NI 7, G 27, G 28, MP 8, GG 2, GG 4, GG 10, GG 26
Lumbalgie B 22, B 25, B 27, B 40
Muskelspasmen M 31
Myelitis GG 4
Periarthritis humeroscapularis DÜ 9, DÜ 11, DÜ 12, DÜ 13
  (s. auch ,,Schmerzen der Schulter'')
Schmerzen:
  Arme H 5, DÜ 2, DÜ 5, DÜ 7, KS 3, KS 5, DE 1, DE 2,
    DE 3, DE 4, DE 6, DE 10, DE 15, G 21, LU 7
  Ellbogenbereich H 3, DÜ 4, KS 3, LU 5, DI 11
  Extremität, obere, H 1, DÜ 3, DÜ 10, KS 7, KS 9, DE 5,
    DI 10, DI 15
  Extremität, untere, B 40, B 58, B 60, NI 7, G 37, G 40,
    LE 5, LE 6, LE 9, M 31, M 40, MP 6
  Fersenbereich B 60, NI 4
  Finger DÜ 2, DÜ 4
  Fußgelenk NI 4, M 41, MP 5
  Fußrücken M 42
  Hand und Handgelenk DÜ 4, DÜ 5, DE 2, DE 4, LU 8, DI 5
  Kiefer und Kiefergelenk DÜ 5, DÜ 18, DE 21, G 3, M 4, M 7
  Kniegelenk NI 10, G 34, LE 8, M 31, M 36
  Mundbereich DI 1, DI 2, DI 3
  Nackenbereich DÜ 5, DÜ 7, DÜ 8, DÜ 15, DÜ 16, B 41,
    B 58, B 60, B 65, DE 10, DE 15, DI 1, GG 12
  Rückenbereich B 11, M 20, B 44, B 46, B 52, B 36,
    B 60, B 62, DE 3, DI 2, M 13, GG 3, GG 5, GG 10
  Schulterbereich DÜ 7, DÜ 8, DÜ 12, B 11, B 42, B 46,
    B 62, DE 3, DE 4, DE 6, DE 10, DE 15, G 21, G 22,
    LU 2, DI 2, DI 11, DI 15, M 13
  Thoraxbereich H 9, NI 27, KS 6, KS 8, G 34, G 40, M 13,
    M 14, M 15, M 16, MP 20, MP 21
Torticollis G 19
Trismus M 7, M 3
Zervikalsyndrom DÜ 1, DÜ 15, B 10, B 64, DE 16, G 20,
  G 21, KG 23, GG 12, GG 13, GG 14, GG 16, GG 19

Blut/Milz

Anaemie LE 13, M 36
Milzerkrankungen LE 13, KG 10, KG 12, GG 5

Drüsen

Hyperthyreotische Beschwerden M 10
Parotitis M 3, M 6

Genitale/Sexualität

Adnexitis B 31, M 29
Amenorrhoe M 29, KG 5
  (s. auch ,,Menstruationsstörungen'')
Dysmenorrhoe B 31, B 33, LE 2, LE 3, M 24, M 27, M 29,
  M 36, MP 4, MP 8, KG 1, KG 2, KG 3, KG 4, KG 6,
  KG 7, GG 2, GG 3
  (s. auch ,,Amenorrhoe'' und
  ,,Menstruationsstörungen'')
Ejaculatio praecox KG 15
Endometritis B 27, G 27, G 28, M 25, M 29, MP 11
Entbindungskomplikationen B 67
Frigidität M 30
Genitalorgane, Erkrankungen allg. NI 10, GG 4
Hormonstörungen, weibliche G 26
  (s. auch ,,Menstruationsstörungen'')
Hyperemesis gravidarum KG 14
Impotenz B 22, B 31, B 35, B 52, NI 11, LE 5, M 29, M 30,
  KG 2, KG 3, KG 4, KG 6, KG 7, KG 15, GG 3, GG 4
Laktationsmangel M 18
Mastitis NI 24, G 41, LE 3, M 16, M 18
Menorrhagie MP 1, KG 5
Menstruationsstörungen NI 2, NI 3, NI 5, NI 6, NI 8, NI 13,
  NI 14, NI 15, LE 5, LE 6, MP 6
Metrorrhagie LE 1
Orchitis B 31, NI 6, NI 8, G 27, LE 1, M 28, M 29
Pollutionen M 27, KG 2
Pruritus vaginalis NI 2, LE 9, KG 3, GG 1
Schmerzen, Penis, LE 4, KG 1
Uterusatonie M 30
Uterusprolaps NI 5, LE 1, LE 8, M 30, KG 1, GG 20
Vaginitis KG 1
Vulvitis NI 2

Hals/Nase/Ohren

Gehörgang, Entzündungen DE 21
Gingivitis B 10, DE 1, DE 2, LU 8, LU 10, LU 11, DI 4, M 11,
  KG 21, KG 22
Laryngitis B 10, DE 1, DE 2, LU 8, LU 10, LU 11, DI 4, M 11,
  KG 20, KG 21, KG 22
Nasenatmung, behinderte, GG 25
Nasenbluten DI 2, DI 6, M 45, GG 23
Nasenerkrankungen DI 19, DI 20
Nasennebenhöhlenerkrankungen DI 19, DI 20

Otitis media, DÜ 19, DE 17, DE 21, DE 22, G 2, G 3
Pharyngitis B 10, NI 2, NI 3, KS 6, DE 1, DE 2, LU 8, LU 10,
    LU 11, DI 4, M 12, KG 20, KG 21, KG 22, KG 23
Rhinitis DE 17, DE 22, G 3, DI 2, DI 4, DI 19, DI 20, GG 22,
    GG 23, GG 24, GG 28
Sinusitis DÜ 18, B 2, B 10, B 12, DE 17, G 19, DI 2, DI 4
Schmerzen, Rachenbereich DI 2, DI 3
Schwerhörigkeit DE 21, DE 22, G 2, G 3
Stimmermüdung M 10
Taubheit DÜ 3, DÜ 5, DÜ 9, DE 3, G 43, M 4, M 7
Tonsillitis NI 6, DI 6, M 45
Tinnitus DÜ 2, DÜ 4, DÜ 5, DÜ 9, DÜ 16, DÜ 19, B 65, KS 9,
    DE 3, DE 5, DE 17, DE 21, DE 23, G 2, G 4, G 12, G 19,
    G 43, DI 5, M 4, GG 20

Harnorgane

Anurie MP 9 (s. auch „Miktionsstörungen")
Blasenleiden, chronische B 58
Blasenspasmen B 58
Cystitis G 26, M 27, M 28
Dysurie NI 5, LE 8, M 27
    (s. auch „Miktionsstörungen")
Enuresis nocturna NI 3, NI 11, LE 1, LU 9, MP 11, KG 2,
    KG 5, KG 6, GG 4
Harninkontinenz LE 4, M 7, MP 9, MP 11, KG 2, KG 3
    (s. auch „Miktionsstörungen")
Harnretention M 28
Harnwegserkrankungen, chronische, B 23, B 28
Incontinentia urinae H 8
Miktionsstörungen B 36, B 50, B 52, NI 1, NI 4, NI 11, LE 5
Nephritis B 22, NI 23, M 28, KG 9
Nierenkoliken G 25
Nierensekretionsstörungen NI 7
Pyelonephritis G 26
Urethritis KG 1

Haut

Abszesse KG 9
Dermatosen LU 1, KG 9
Eiterungen KG 9
Ekzeme B 40, B 52, G 30, LU 1, KG 9
Fistelbildungen KG 9
Furunkulose KG 9
Hauterkrankungen B 40, B 52, G 30, LU 1, KG 9
Keratitis G 1
Pruritus B 13, B 16
Schleimhautaffektionen DÜ 1, DÜ 3
Urticaria DI 11

Herz/Kreislauf

Angina pectoris H 1, H 3, H 9, B 15, B 17, NI 22, NI 23,
    KS 1, KS 6, KS 7, LU 11, KG 13, KG 14, KG 17
Apoplektisches Koma H 9, KS 8
Apoplexie GG 16
Bewußtlosigkeit B 67, NI 1, GG 22
Claudicatio intermittens B 58
Emphysem LU 1, LU 5, LU 9
Endocarditis B 16
Durchblutungsstörungen d. Beine M 45
    (s. auch „Schmerzen der unteren Extremität")
Herzangst KS 9 (s. auch „Angina pectoris")
Herzarrhythmie H 7, B 15
Herzerkrankungen B 17
Herzklopfen, nervöses H 5, H 6, H 9, KS 1, KS 3, KS 7
Herzschmerzen H 1, H 4, H 6, B 14, B 16, KS 6
    (s. auch „Angina pectoris")
Hitzschlag NI 1
Hypertonie G 20, LE 3, DI 11, M 36, MP 2, MP 6
Hypotonie M 36, MP 6
Kollaps KS 9, KG 23, GG 26
Kreislaufschwäche H 9, B 17, KS 9
Ohnmacht B 67, LE 2, KG 6, KG 23, GG 22, GG 26
Schock KG 6, KG 23, GG 5, GG 26
Schwindel DE 23 A, LE 3, M 41, MP 2, GG 19, GG 20,
    GG 22, GG 24
Tachycardie H 6, H 8, B 14, KS 5, KG 14

Infekte/Fieber

Erkältung GG 16 (s. auch „Fieber")
Fieber KS 5, DE 1, DI 1, DI 11, MP 2, GG 13, GG 14

Leber/Galle/Pankreas

Cholangitis G 34
Cholecystitis DÜ 4, B 19, G 40, LE 14, GG 9
Cholecystopathien B 18, B 23, G 24, G 37, LE 13,
    MP 21
Hepatitis B 19, M 45, GG 9
Lebererkrankungen B 18, B 23, G 24, G 26, LE 6,
    LE 13, LE 14, MP 6, MP 21
    (s. auch „Hepatitis" und „Hepatopathien")
Pankreaserkrankungen B 20, MP 6

Nervensystem/Psychische Symptome

Angstzustände B 14, B 66, NI 4, KS 7, GG 11, GG 22,
    GG 23, GG 24
Depressionen B 11, B 15, B 64, B 66, M 30, M 41, M 45
Epilepsie DÜ 8, NI 1, KS 6, LE 2, M 36, M 42, KG 1, KG 15,
    GG 6, GG 13, GG 14, GG 26
Erregungszustände B 64, KS 5
    (s. auch „Unruhe" und „Nervosität")
Facialislähmung DE 22, DE 23, G 3, DI 4, DI 10, KG 24
Facialisparese DÜ 18, DE 17, DE 21, G 2, G 4, G 12, G 14,
    LU 7, LE 6, M 1, M 4, M 7, M 8, M 45
Globus hystericus NI 4, KG 22
Herpes zoster KS 1, KS 7, KG 15
    (s. auch „Intercostalneuralgie" und
    „Schmerzen am Thorax")
Hysterie H 5, H 7, B 10, B 62, NI 1, KS 6, GG 26
Intercostalneuralgie H 1, H 3, DÜ 3, B 41, B 45, NI 22,
    NI 24, NI 25, KS 1, KS 7, G 22, G 23, G 25, G 43, G 44,
    LE 2, LU 1, M 12, M 18, M 19, MP 20, KG 15, KG 17,
    GG 9
Ischialgie B 25, G 34, G 40
Ischias DÜ 8, B 27, B 28, B 31, B 33, B 36, B 37, B 40,
    B 58, B 60, G 30, GG 2
Lampenfieber KS 3
Migräne B 10, B 62, DE 10, DE 16, DE 21, DE 22, DE 23,
    G 2, G 3, G 4, G 20, G 38, G 44, LU 7, DI 10, M 1, M 8,
    MP 6, KG 15
Nervenüberreizung DÜ 5
Neuralgien, Arme und Brust, LU 9
Neuralgien, der Beine, B 64
Neuralgien, der Unterarme, DI 6
Neurasthenie H 4, H 5, H 6, B 10, B 14, B 15,
    B 22, B 43, NI 1, NI 3, NI 4, NI 6, G 44, DI 4, M 36, M 45,
    MP 1, KG 4, KG 6, KG 15, GG 10, GG 11, GG 19,
    GG 20
Okzipitalneuralgie B 10
Psychische Erkrankungen und Ausfallserscheinungen
    B 47, M 66, M 23, M 24, MP 1, MP 6, GG 13, GG 14,
    GG 16, GG 23
Radialislähmung DI 10
Schlaflosigkeit H 7, B 62, NI 6, NI 25, KS 7, LE 2,
    MP 1, KG 12, GG 19
Schreibkrampf KS 7
Suicidgefahr B 13
Tic DE 21
Träume G 44, MP 1
Trigeminusneuralgie DÜ 18, DÜ 19, DE 21, DE 22, G 3,
    LU 7, DI 3, DI 10, DI 19, DFI 20, M 1, M 4, M 7
Unruhe H 7, KS 5
Vegetative Dystonie B 18, KG 13, KG 14

Rekonvaleszenz

Abmagerung KG 11 (s. auch „Erschöpfungszustände")
Erschöpfungszustände B 43, G 38, M 36, KG 4, KG 15
Rekonvaleszenz B 43, LE 13, M 36
    (s. auch „Erschöpfungszustände")

Schmerzen/Krämpfe/Koliken

Koliken NI 11, LE 2, LE 5, LE 6, KG 7, KG 9
 (s. auch „Intestinale Koliken")
Kopfschmerzen DÜ 1, B 2, B 64, B 65, B 66, B 67, NI 27,
 DE 1, DE 2, DE 16, DE 22, DE 23, G 1, G 3, G 12, G 14,
 G 19, G 20, G 41, G 43, G 44, LE 2, LE 3, LU 7, DI 4,
 DI 5, M 8, M 40, M 41, M 42, M 44, GG 4, GG 11,
 GG 13, GG 16, GG 19, GG 22
Kopfschmerz, Scheitel – NI 1, LE 3, GG 20, GG 23
Kopfschmerz, Stirn – GG 23, GG 24
Kopfschmerz, vasomotorisch GG 1
Krämpfe MP 1 (s. auch „Koliken")
Krämpfe bei Kindern NI 1, KS 8, LE 2, KG 15, GG 11,
 GG 12, GG 22
Schmerzen:
 Abdomen B 16, B 22, NI 10, NI 15, NI 21, G 26, G 28,
  LE 4, M 22, M 43, MP 2, KG 4, KG 5, KG 6, KG 9
 allgem. B 60, G 38, DI 4
 Arme H 5, DÜ 2, DÜ 5, DÜ 7, KS 3, KS 5, DE 1, DE 2,
  DE 3, DE 4, DE 6, DE 10, DE 15, G 21, LU 5, LU 7
 Ellbogenbereich H 3, DÜ 4, KS 3, LU 5, DI 11
 Extremität, obere, H 1, DÜ 3, DÜ 10, DE 5, KS 7, KS 9,
  DI 10, DI 15
 Extremität, untere, B 40, B 58, B 60, NI 7, G 37, G 40,
  LE 5, LE 6, LE 9, M 31, M 40, MP 6
 Fersenbereich B 60, NI 4
 Finger DÜ 2, DÜ 4
 Fußgelenk NI 4, M 41, MP 5
 Fußrücken M 42
 Hand und Handgelenk DÜ 4, DÜ 5, DE 2, DE 4, LU 8,
  DI 5
 Hypochondrium NI 22, M 15
 Kiefer und Kiefergelenk DÜ 5, DÜ 18, DE 22, G 3, M 2,
  M 4
 Kniegelenk NI 10, G 34, LE 8, M 31, M 36
 Mundbereich DI 1, DI 2, DI 3
 Nackenbereich DÜ 5, DÜ 7, DÜ 8, DÜ 15, DÜ 16, B 41,
  B 58, B 60, B 65, DE 10, DE 15, DI 1, GG 12
 Penis LE 4, KG 1
 Rachenbereich DI 2, DI 3
 Rückenbereich B 11, B 20, B 36, B 44, B 46, B 52,
  B 60, B 62, DE 3, DI 2, M 13, GG 3, GG 5, GG 10,
  GG 12, GG 22
 Schulterbereich DÜ 7, DÜ 8, DÜ 9, B 11, B 42, B 46,
  B 62, DE 3, DE 4, DE 6, DE 10, DE 15, G 21, G 22,
  LU 2, DI 2, DI 11, DI 15, M 13
 Thoraxbereich H 9, NI 27, KS 6, KS 8, G 34, G 40,
  M 13, M 14, M 15, M 16, MP 20, MP 21
 Zähne DÜ 5, NI 3, DI 1, DI 2, DI 4, M 3, M 4, M 5,
  M 6, M 7, M 42, M 44, M 45, KG 24, GG 27

Verdauungsorgane

Achylie B 21
Analprolaps GG 6, GG 20
Anorexie NI 21, NI 22, LE 13, M 19, M 20, M 21, M 22,
 M 23, M 30, KG 12, KG 13, KG 14
Colitis B 25
Darmkrämpfe M 16
 (s. auch „Koliken" und „Intestinale Koliken")
Diarrhoe B 25, B 35, B 47, NI 7, NI 8, NI 14, NI 21, M 16,
 M 21, M 44, MP 3, MP 6, KG 4, KG 11, GG 3, GG 5,
 GG 6
Dysbakterie KG 4
 (s. auch „Dyspepsie" und „Meteorismus")
Dysenterie M 25, M 27
Dyspepsie B 41, LE 2, M 30, M 43, MP 1, MP 2, MP 5,
 MP 8, KG 12
Dysphagie M 12
Enteritis DÜ 3, B 16, B 17, B 25, B 46, NI 15, M 22, M 25,
 M 36, M 44, MP 5, MP 15, KG 8, KG 9, GG 3, GG 4
Enterocolitis KG 4, KG 6
Erbrechen DÜ 4, B 42, NI 24, NI 25, NI 27, KS 5, KS 6,
 G 23, LE 14, M 24, MP 3, KG 18
Flatulenz KG 9 (s. auch „Meteorismus", „Dysbakterie",
 „Dyspepsie")
Gastralgie B 21, M 23, MP 15, KG 13, KG 14
Gastritis B 16, M 17, B 19, B 21, NI 21, M 19, M 20, M 21,
 M 22, M 23, M 25, M 36, M 42, M 44, MP 2, MP 4,
 MP 5, MP 15, KG 4, KG 6, KG 13, KG 14
Hämorrhoiden B 35, LE 13, KG 1, GG 1, GG 6, GG 20
Intestinale Koliken B 22, G 27, G 28, LE 3, M 21, M 22,
 M 26, MP 2, MP 9, MP 15, KG 5, KG 13, KG 15
Kardiospasmus
Magenbluten B 46
Magenerkrankungen B 21, KG 12, KG 13, KG 14
Magenkrämpfe NI 21, M 26, KG 14
Magenschmerzen B 47, B 50, KS 5, M 20, M 24, M 26,
 MP 3, MP 4, KG 11, KG 14, KG 15, GG 9, GG 10
Magenstörungen, Spezialpunkte KG 12, KG 13, KG 14
Meteorismus B 20, M 19, M 30, MP 3, MP 8, KG 5, KG 8,
 KG 10, KG 11, KG 12, GG 6
 (s. auch „Dysbakterie" und „Dyspepsie")
Obstipation B 25, B 27, NI 8, NI 14, NI 15, DE 6, G 27, G 28,
 LE 13, DI 10, M 27, M 36, MP 3, MP 6, MP 9, MP 15,
 KG 9
Oesophagus-Spasmen B 17, B 46, NI 25, MP 4
Pruritus analis H 8, NI 2, LE 9, KG 3, GG 1
Pylorusspasmus B 21
Roemheld B 17, B 20, KG 13, Kg 14, KG 17
 (s. auch „Meteorismus" und „Dysbakterie")
Schmerzen i. Abdomen B 16, B 22, NI 10, NI 15, NI 21,
 G 26, G 28, LE 4, M 22, M 43, MP 2, KG 4, KG 5, KG 6,
 KG 9
Stomatitis GG 28
Tenesmen B 50
Ulcus ventriculi et duodeni B 21, M 21, M 23, M 36, M 43,
 KG 12, KG 13, KG 14, KG 15
 (s. auch „Magenschmerzen")
Verdauungsstörungen GG 5 (s. auch „Dyspepsie",
 „Dysbakterie", „Meteorismus")
Zahnschmerzen DÜ 5, NI 3, DI 1, DI 2, DI 4, M 1, M 3, M 4,
 M 5, M 6, M 7, M 42, M 44, M 45, KG 24, GG 27

Indikationsverzeichnis (alphabetisch)

A

Abmagerung KG 11 (s. auch „Erschöpfungszustände")
Abszesse KG 9
Achselsteife DÜ 9, DÜ 11, DÜ 12, DÜ 13
  (s. auch „ Schmerzen der Schulter")
Achylie B 21
Adnexitis B 31, M 29
Amenorrhoe M 29, KG 5
  (s. auch „Menstruationsstörungen")
Anaemie LE 13, M 36
Analekzem GG 1
Analprolaps GG 6, GG 20
Angina pectoris H 1, H 3, H 9, B 15, B 17, NI 22, NI 23,
  KS 1, KS 6, KS 7, LU 11, KG 13, KG 14, KG 17
Angstzustände B 14, B 66, NI 4, KS 7, GG 11, GG 2,
  GG 23, GG 24
Anorexie NI 21, NI 22, LE 13, M 19, M 20, M 21, M 22,
  M 23, M 30, KG 12, KG 13, KG 14
Anurie MP 9 (s. auch „Miktionsstörungen")
Anus-Schmerzen GG 1
Aphten GG 27
Apoplektisches Koma H 9, KS 8
Apoplexie GG 16
Asthma bronchiale DÜ 15, B 13, B 17, B 42, B 44, B 45,
  NI 4, NI 22, NI 23, NI 26, NI 27, G 23, LU 1, LU 2, LU 5,
  LU 7, LU 8, LU 10, DI 1, M 11, M 12, M 13, M 15, M 16,
  KG 15, KG 17, KG 18, KG 19, KG 20, KG 23, GG 10,
  GG 12, GG 14
Astigmatismus B 1
Atonie B 21
Aufregung H 7, KS 5
Augenflimmern G 4
Augenkrankheiten DE 23, G 14, LE 3, DI 4
Augenschmerzen M 8, G 44, GG 23
Augentränen B 1, M 8

B

Bewußtlosigkeit B 67, NI 1, GG 22
Blasenleiden, chronische B 58
Blasenspasmen B 58
Brachialgie DÜ 8 (s. auch „Schmerzen in der Schulter"
  und „Schmerzen der Arme")
Bronchitis DÜ 15, B 11, B 12, B 13, B 43, B 45, NI 22, NI 26,
  NI 27, LU 2, LU 5, LU 11, DI 1, M 10, M 14, M 15, M 16,
  KG 16, KG 19, KG 21, KG 22, GG 9, GG 10, GG 11,
  GG 12, GG 14

C

Cholangitis G 34
Cholecystitis DÜ 4, B 19, G 40, LE 14, GG 9
Cholecystopathien B 18, B 23, G 24, G 37, LE 13, MP 21
Claudicatio intermittens B 58
Coxarthrosis G 30
Colitis B 25
Cystitis G 26, M 27, M 28

D

Darmkrämpfe M 16 (s. auch „Koliken" und
  „Intestinale Koliken")
Depressionen B 11, B 15, B 64, B 66, M 30, M 41, M 45
Dermatosen LU 1, KG 9
Diarrhoe B 25, B 35, B 47, NI 7, NI 8, NI 14, NI 21, M 16,
  M 21, M 44, MP 3, MP 6, KG 4, KG 11, GG 3, GG 5,
  GG 6
Durchblutungsstörungen der Beine M 45
  (s. auch „Schmerzen der unteren Extremität")
Dysbakterie KG 4
  (s. auch „Dyspepsie" und „Meteorismus")

Dysenterie M 25, M 27
Dysmenorrhoe B 31, B 33, LE 2, LE 3, M 24, M 27, M 29,
  M 36, MP 4, MP 8, KG 1, KG 2, KG 3, KG 4, KG 6,
  KG 7, GG 2, GG 3 (s. auch „Amenorrhoe" und
  „Menstruationsstörungen")
Dyspepsie B 46, LE 2, M 30, M 43, MP 1, MP 2, MP 5,
  MP 8, KG 12
Dysphagie M 12
Dyspnoe LU 9, KG 14
Dysurie NI 5, LE 8, M 27
  (s. auch „Miktionsstörungen")

E

Eiterungen KG 9
Ejaculatio praecox KG 15
Ekzeme B 40, B 52, G 30, LU 1, KG 9
Emphysem LU 1, LU 5, LU 9
Endocarditis B 16
Endometritis B 27, G 27, G 28, M 25, M 29, MP 11
Entbindungskomplikationen B 67
Enteritis DÜ 3, B 16, B 17, B 25, B 46, NI 15, M 22, M 25,
  M 36, M 44, MP 5, MP 15, KG 8, KG 9, GG 3, GG 4
Enterocolitis KG 4, KG 6
Enuresis nocturna NI 3, NI 11, LE 1, LU 9, MP 11, KG 2,
  KG 5, KG 6, GG 4
Epicondylitis DÜ 8, DE 10
Epilepsie DÜ 8, NI 1, KS 6, LE 2, M 36, M 42, KG 1, KG 15,
  GG 6, GG 12, GG 13, GG 14, GG 26
Epistaxis M 45
Erbrechen DÜ 4, B 47, NI 24, NI 25, NI 27, KS 5, KS 6,
  G 23, LE 14, M 24, MP 3, KG 18
Erkältung GG 16 (s. auch „Fieber")
Erregungszustände B 64, KS 3
  (s. auch „Unruhe" und „Nervosität")
Erschöpfungszustände B 38, G 38, M 36, KG 4, KG 15

F

Facialislähmung DE 22, DE 23, G 3, DI 4, DI 10, KG 24
Facialisparese DÜ 18, DE 17, DE 23, G 2, G 4, G 12, G 14,
  LU 7, DI 6, M 1, M 3, M 4, M 5, M 7, M 45
Fieber KS 5, DE 1, DI 1, DI 11, MP 2, GG 13, GG 14
Fistelbildungen KG 9
Flatulenz KG 9
  (s. auch „Meteorismus", „Dysbakterie", „Dyspepsie")
Frigidität M 30
Furunkulose KG 9

G

Gastralgie B 21, M 23, MP 15, KG 13, KG 14
Gastritis B 16, B 17, B 19, B 21, NI 21, M 19, M 20, M 21,
  M 22, M 23, M 25, M 36, M 42, M 44, MP 2, MP 4,
  MP 5, MP 15, KG 4, KG 6, KG 13, KG 14
Gehörgang, Entzündungen DE 21
Genitalorgane, Erkrankungen NI 10, GG 4
Gesichtsoedeme M 43
Gingivitis M 42, GG 28
Globus hystericus NI 4, KG 22
Gonarthrose B 58

H

Hämorrhoiden B 35, LE 13, KG 1, GG 1, GG 6, GG 20
Harninkontinenz LE 4, M 22, MP 9, MP 11, KG 2, KG 3
  (s. auch „Miktionsstörungen")
Harnretention M 28
Harnwegserkrankungen, chronische B 23, B 28
Hauterkrankungen B 40, B 52, G 30, LU 1, KG 9

Hemiplegie DÜ 4, DE 5, G 20, G 34, M 1, M 36, M 40
Hepatitis B 19, M 45, GG 9
Hepatopathien LE 6, LE 13, LE 14
Herpes zoster KS 1, KS 7, KG 15 (s. auch „Intercostal-
 neuralgie" und „Schmerzen am Thorax")
Herzangst KS 9 (s. auch „Angina pectoris")
Herzarrhythmie H 7, B 15
Herzerkrankungen B 17
Herzklopfen, nervöses H 5, H 6, H 9, KS 1, KS 3, KS 7
Herzschmerzen H 1, H 4, H 6, B 14, B 16, KS 6
 (s. auch „Angina pectoris")
Heuschnupfen B 12
Hitzschlag NI 1
Hormonstörungen, weibliche G 26
 (s. auch „Menstruationsstörungen")
Hüftarthrose B 54, G 30
Husten NI 25, M 13, M 14, M 15, M 16, M 40, M 43, KG 16,
 GG 9, GG 10, GG 11, GG 12
Husten/Kitzelhusten, nervöser KG 21, KG 22
Hyperemesis gravidarum KG 14
Hyperthyreotische Beschwerden M 10
Hypertonie G 20, LE 3, DI 11, M 36, MP 2, MP 6
Hypotonie M 36, MP 6
Hysterie H 5, H 7, B 10, B 62, NI 1, KS 6, GG 26

I

Impotenz B 22, B 31, B 35, B 47, NI 11, LE 5, M 29, M 30,
 KG 2, KG 3, KG 4, KG 6, KG 7, KG 15, GG 3, GG 4
Incontinentia urinae H 8
Insomnie NI 27
Intercostalneuralgie H 1, H 3, DÜ 3, B 41, B 45, NI 22,
 NI 24, NI 25, KS 1, KS 7, G 22, G 23, G 25, G 43, G 44,
 LE 2, LU 1, M 12, M 18, M 19, MP 20, KG 15, KG 17,
 GG 9
Intestinale Koliken B 22, G 27, G 28, LE 3, M 21, M 22,
 M 26, MP 2, MP 9, MP 15, KG 5, KG 13, KG 15
Ischialgie B 25, G 34, G 40
Ischias DÜ 8, B 27, B 28, B 31, B 33, B 36, B 37, B 40,
 B 58, B 60, G 30, GG 2

K

Kardiospasmus KG 13
Katarakt B 1
Keratitis G 1
Kiefersperre M 5
Kollaps KS 9, KG 23, GG 26
Koliken NI 11, LE 2, LE 5, LE 6, KG 7, KG 9
 (s. auch „Intestinale Koliken")
Konjunktivitis DÜ 1, B 1, B 2, G 1, G 41, LU 9
Kopfkongestionen G 40, G 43, G 44, M 40, GG 20
Kopfschmerzen DÜ 1, B 2, B 64, B 65, B 66, B 67, NI 27,
 DE 1, DE 2, DE 16, DE 21, DE 22, G 1, G 3, G 12, G 14,
 G 19, G 20, G 41, G 43, G 44, LE 2, LE 3, LU 7, DI 4,
 DI 5, M 8, M 40, M 41, M 42, M 44, GG 4, GG 11,
 GG 13, GG 16, GG 19, GG 22
Kopfschmerz/Scheitel – NI 1, LE 3, GG 20, GG 23
Kopfschmerz/Stirn – GG 23, GG 24
Kopfschmerz, vasomotorisch GG 1
Krämpfe MP 1 (s. auch „Koliken")
Krämpfe bei Kindern NI 1, KS 8, LE 2, KG 15, GG 11,
 GG 12, GG 22
Kreislaufschwäche H 9, B 17, KS 9

L

Lähmungen G 20
Lähmungen, obere Extremität B 41
Lähmungen, untere Extremität GG 2
Lähmungsfolgen KS 8
Laktationsmangel M 18
Lampenfieber KS 3
Laryngitis B 10, DE 1, DE 2, LU 8, LU 10, LU 11, DI 4, M 11,
 KG 20, KG 21, KG 22

Lebererkrankungen B 18, B 23, G 24, G 26, MP 21
 (s. auch „Hepatitis" und „Hepatopathien")
Lumbago DÜ 3, DÜ 8, B 28, B 31, B 33, B 35, B 37, B 62,
 NI 7, G 27, G 28, MP 8, GG 2, GG 4, GG 10, GG 26
Lumbalgie B 22, B 25, B 27, B 40
Lungenaffektionen mit Dyspnoe DÜ 13
Lungenkongestionen MP 20
Lungenkrankheiten LU 1, LU 5, LU 7

M

Magenbluten B 46
Magenerkrankungen B 21, KG 12, KG 13, KG 14
Magenkrämpfe NI 21, M 26, KG 14
Magenschmerzen B 47, B 50, KS 5, M 20, M 24, M 26,
 MP 3, MP 4, KG 11, KG 14, KG 15, GG 9, GG 10
Magenstörungen, Spezialpunkte KG 12, KG 13, KG 14
Mastitis NI 24, G 41, LE 3, M 16, M 18
Menorrhagie MP 1, KG 5
Menstruationsstörungen NI 2, NI 3, NI 5, NI 6, NI 8, NI 13,
 NI 14, NI 15, LE 5, LE 6, MP 6
Meteorismus B 20, M 19, M 30, MP 3, MP 8, KG 5, KG 8,
 KG 10, KG 11, KG 12, GG 6
 (s. auch „Dyspepsie" und „Dysbakterie")
Metrorrhagie LE 1
Migräne B 10, B 62, DE 10, DE 16, DE 21, DE 22, DE 23,
 G 2, G 3, G 4, G 20, G 38, G 44, LU 7, DI 10, M 5, M 8,
 MP 6, KG 15
Miktionsstörungen B 36, B 50, B 52, NI 1, NI 4, NI 11, LE 5
Milzerkrankungen LE 13, KG 10, KG 12, GG 5
Muskelspasmen M 31
Myelitis GG 4
Myopie NI 5

N

Nachtblindheit B 1, G 1
Nachtschweiß H 6, LE 2
Nasenatmung, behinderte GG 25
Nasenbluten DI 2, DI 6, GG 23
Nasenerkrankungen DI 19, DI 20
Nasennebenhöhlenerkrankungen DI 19, DI 20
Nephritis B 22, NI 23, M 28, KG 9
Nervenüberreizung DÜ 5
Neuralgien, Arme und Brust LU 9
Neuralgien der Beine B 64
Neuralgien der Unterarme DI 6
Neurasthenie H 4, H 5, H 6, DÜ 7, B 10, B 14, B 15, B 22,
 B 43, NI 1, NI 3, NI 4, NI 6, G 44, DI 4, M 36, M 45,
 MP 1, KG 1, KG 4, KG 6, KG 15, GG 10, GG 11, GG 19,
 GG 20
Nierenkoliken G 25
Nierensekretionsstörungen NI 7
Nystagmus M 5

O

Obstipation B 25, B 27, NI 8, NI 14, NI 15, DE 6, G 27, G 28,
 LE 13, DI 10, M 27, M 36, MP 3, MP 6, MP 9, MP 15,
 KG 9
Oesophagus-Spasmen B 17, B 46, NI 25, MP 4
Ohnmacht B 47, B 67, LE 2, KG 6, KG 23, GG 22, GG 26
Ohrensausen DÜ 16, DÜ 19, G 2, M 4
Okzipitalneuralgie B 10
Opticusatrophie B 1, G 1
Orchitis B 31, NI 6, NI 8, G 27, LE 1, M 28, M 29
Otitis media DÜ 19, DE 17, DE 21, DE 22, G 2, G 3

P

Pankreaserkrankungen B 20, MP 6
Paresen H 5
Parotitis M 3, M 6
Periarthritis humeroscapularis DÜ 9, DÜ 11, DÜ 12, DÜ 13
    (s. auch „Schmerzen der Schulter")
Pertussis B 12, NI 26, LU 2, LU 11
Pharyngitis B 10, NI 2, NI 3, KS 6, DE 1, DE 2, LU 8, LU 10,
    LU 11, DI 4, M 12, KG 20, KG 21, KG 22, KG 23
Pleuritis B 11, B 19, G 22, MP 20
Pneumonie B 11, GG 12
Pollutionen M 27, KG 2
Polypen GG 25
Prolapsus ani KG 8
Pruritus B 13, B 16
Pruritus analis et vaginalis H 8, NI 2, LE 9, KG 3, GG 1
Psychische Erkrankungen und Ausfallerscheinungen
    B 47, B 66, M 23, M 24, MP 1, MP 6, GG 13, GG 14,
    GG 16, GG 23
Pyelonephritis G 26
Pylorusspasmus B 21

R

Radialislähmungen DI 10
Reisekrankheit LE 14
Rekonvaleszenz B 43, LE 13, M 36
    (s. auch „Erschöpfungszustände")
Retinitis B 1
Rhinitis DE 17, DE 22, G 3, DI 2, DI 4, DI 19, DI 20, GG 22,
    GG 23, GG 24, GG 28
Roemheld B 17, B 20, KG 13, KG 14, KG 17
    (s. auch „Meteorismus" und „Dyspepsie")

S

Salivation G 23
Sehschwäche DÜ 19
Sinusitis DÜ 18, B 2, B 10, B 12, DE 17, G 19, DI 2, DI 4
Spasmen s. „Koliken"
Suicidgefahr B 13

SCH

Schlaflosigkeit H 7, B 62, NI 6, NI 25, KS 7, LE 2, MP 1,
    KG 12, GG 19
Schleimhautaffektionen DÜ 1, DÜ 3
Schmerzen im Abdomen B 16, B 22, NI 10, NI 15, NI 21,
    G 26, G 28, LE 4, M 22, M 43, MP 2, KG 4, KG 5, KG 6,
    KG 9
Schmerzen, allgemein B 60, G 38, DI 4
Schmerzen, Arme H 5, DÜ 2, DÜ 5, DÜ 7, KS 3, KS 5,
    DE 1, DE 2, DE 3, DE 4, DE 6, DE 10, DE 15, G 21,
    LU 5, LU 7
Schmerzen, Ellbogenbereich H 3, DÜ 4, KS 3, LU 5, DI 11
Schmerzen, obere Extremität H 1, DÜ 3, DÜ 10, KS 7,
    KS 9, DE 5, DI 10, DI 11
Schmerzen, untere Extremität B 54, B 58, B 60, NI 7,
    G 37, G 40, LE 5, LE 6, LE 9, M 31, M 40, MP 6
Schmerzen, Fersenbereich B 60, NI 4
Schmerzen, Finger DÜ 2, DÜ 4
Schmerzen, Fußgelenk NI 4, M 41, MP 5
Schmerzen, Fußrücken M 42
Schmerzen, Hand und Handgelenk DÜ 4, DÜ 5, DE 2,
    DE 4, LU 8, DI 5
Schmerzen, Hypochondrium, NI 22, M 15
Schmerzen, Kiefer und Kiefergelenk DÜ 5, DÜ 18, DE 22,
    G 3, M 4, M 7
Schmerzen, Kniegelenk NI 10, G 34, LE 8, M 31, M 36
Schmerzen, Mundbereich DI 1, DI 2, DI 3
Schmerzen, Nackenbereich DÜ 5, DÜ 7, DÜ 8, DÜ 15,
    DÜ 16, B 41, B 58, B 60, B 65, DE 10, DE 15, DI 1,
    GG 12
Schmerzen, „Penis LE 4, KG 1
Schmerzen, Rachenbereich DI 2, DI 3
Schmerzen, Rückenbereich B 11, B 20, B 36, B 44, B 46,
    B 52, B 60, B 62, DE 3, DI 2, M 13, GG 3, GG 5, GG 10,
    GG 12, GG 14
Schmerzen, Schulterbereich DÜ 7, DÜ 8, DÜ 9, B 11,
    B 42, B 46, B 62, DE 3, DE 4, DE 6, DE 10, DE 15, G 21,
    G 22, LU 2, DI 2, DI 11, DI 15, M 13
Schmerzen, Thoraxbereich H 9, NI 27, KS 6, KS 8, G 34,
    G 40, M 13, M 14, M 15, M 16, MP 20, MP 21
Schock KG 6, KG 23, GG 25, GG 26
Schreibkrampf KS 7
Schwellungen der Lippen M 6
Schwellungen der Wangen M 6
Schwerhörigkeit DE 21, DE 22, G 2, G 3
Schwindel DE 23, LE 3, M 41, MP 2, GG 19, GG 20,
    GG 22, GG 24

ST

Stimmermüdung M 10
Stomatitis GG 28

T

Tachykardie H 6, H 7, H 8, B 14, KS 5, KG 14
Taubheit DÜ 3, DÜ 5, DÜ 9, DE 3, G 43, M 4, M 7
Tenesmen B 45
Tic DE 21
Tinnitus DÜ 2, DÜ 4, DÜ 5, DÜ 9, B 65, KS 9, DE 3, DE 5,
    DE 17, DE 21, DE 23, G 4, G 12, G 19, G 43, DI 5, M 4,
    GG 20
Tonsillitis NI 6, DI 6, M 45
Torticollis G 19
Träume G 44, MP 1
Tracheitis M 11
Trigeminusneuralgie DÜ 18, DÜ 19, DE 22, DE 21, G 3,
    LU 7, DI 3, DI 10, DI 19, DI 20, M 1, M 4, M 7
Trismus M 7, M 6

U

Übelkeit DÜ 4, KS 6
Ulcus ventr. et duodeni B 21, M 21, M 23, M 36, M 43,
    KG 12, KG 13, KG 14, KG 15
    (s. auch „Magenschmerzen")
Unruhe H 7, KS 5
Urethritis KG 1
Urticaria DI 11
Uterusatonie M 30
Uterusprolaps NI 5, LE 1, LE 8, M 30, KG 1, GG 20

V

Vaginitis KG 1
Vegetative Dystonie B 18, KG 13, KG 14
Verdauungsstörungen GG 5 (s. auch „Dyspepsie",
    „Dysbakterie", „Meteorismus")
Vertigo B 65, G 20, G 41, G 43, GG 16
Vulvitis NI 2

W

Wetterfühligkeit GG 14

Z

Zahnschmerzen DÜ 5, NI 3, DI 1, DI 2, DI 3, DI 4, M 1, M 3,
    M 4, M 5, M 6, M 7, M 42, M 44, M 45, KG 24, GG 27
Zervikalsyndrom DÜ 1, DÜ 15, B 10, B 11, B 64, DE 16,
    G 20, G 21, KG 23, GG 12, GG 13, GG 14, GG 16, GG 19
Zwerchfellmotilitätsstörungen B 17

III

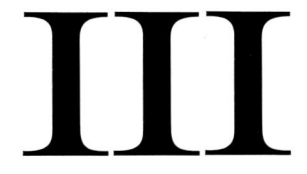

Energetische Akupunktur
Fünf-Elementen-Lehre
Moxibustion

*Töne,
die miteinander in Harmonie stehen,
schwingen miteinander.
Was sich innerlich mit anderem
in Harmonie fühlt,
trachtet zueinander zu kommen.
Das Wasser fließt dem Wasser zu.
Das Feuer sucht trockenes Holz auf.
Was vom Himmel kommt,
fühlt sich mit dem Himmel in Einklang,
was von Erden ist,
fühlt sich im Einklang mit dem,
was von der Erde kommt.*

I Ging

1. Einleitung

Es ist, wie bereits erwähnt, das Ziel dieser Arbeit, dem Praktiker, der sich in die Akupunktur einarbeiten will, Lehrmaterial an die Hand zu geben, das ihm ermöglicht, je nach Einarbeitungsstufe zu therapieren und Erfahrungen zu sammeln. Aus diesem Grund haben wir an manchen Stellen den Stoff bewußt vereinfacht und verzichten ebenso bewußt darauf, die theoretischen Aspekte in aller Ausführlichkeit darzulegen. Aus demselben Grund wollen wir auch nur jene theoretischen Gesichtspunkte der Energetik aufzeigen, die zum Verständnis der Zusammenhänge erforderlich sind. Es ist eine alte und immer wieder neue Erfahrungstatsache, daß der Anfänger resigniert, wenn er gleich zu Beginn mit der ganzen Komplexität der energetischen Zusammenhänge konfrontiert wird.

Eine Heilmethode, die sich über Jahrtausende bewährt hat und zu deren heutigem theoretisch-praktischen Entwicklungsstand viele Generationen von Praktikern ihre Erfahrungen beigesteuert und in die unzählige Ärzte, Forscher und Wissenschaftler ihre Lebensarbeit eingebracht haben, kann niemals im „ersten Anlauf" von einem Menschen erfaßt werden.

Nicht zum Trost für den Anfänger, sondern der historischen Wahrheit zuliebe, sollte an dieser Stelle herausgestellt werden, daß zu allen Zeiten der Geschichte der Akupunktur die einfacheren Formen der Akupunktur am meisten geübt wurden, und daß es immer nur einem kleinen Prozentsatz der Behandler vorbehalten blieb, die energetischen Zusammenhänge mit allen Konsequenzen in ihrer Gesamtheit in der Praxis auszuschöpfen.

Diese Gedanken können allerdings nicht davon entbinden – nach Beherrschung der jeweiligen Kenntnisstufe – danach zu trachten, immer tiefer in die umfassende Materie der Energetik einzudringen.

2. Die theoretischen Grundlagen der Energetik und ihre praktische Anwendung

Dieser Teil des Buches soll Ihnen die Grundlagen für das Verständnis der energetischen Zusammenhänge übermitteln. Geschichtliche Hintergründe und philosophische Zusammenhänge wurden dabei auf das Notwendigste zusammengerafft.

China hat von allen Nationen der Erde die älteste Geschichte aufzuweisen. Man stieß zwar im Gebiet des Nil, Euphrat und Tigris bei Ausgrabungen auf noch ältere Kulturen, doch keine dieser Kulturen war von Dauer. China jedoch bewahrte sich trotz jahrhundertelanger chaotischer Kriegs- und Bürgerkriegszeiten, trotz der Vielfältigkeit seiner Volksteile und trotz der Weiträumigkeit und Unterschiedlichkeit seines Landes eine beständige kulturelle Einheit. Die Chinesen hielten über weite Zeiträume hinweg jede andere Kulturform aus ihrem Lande fern und verteidigten bis in die Gegenwart ihre eigenständige Lebensform. China blieb trotz aller zivilisatorischer Veränderungen traditionsverhaftet. Dieses Reich hat sich zwar oft gewandelt, alle Wandlungen blieben aber innerhalb der Tradition. So ist China mit seinen Menschen und deren Denkungsart nur aus der engen Verknüpfung von Vergangenheit und Gegenwart zu verstehen.

Auch die chinesische Medizin und die Akupunktur, die Teil von ihr ist, hat sich in dieser langen Geschichte und Tradition bis zu ihrem heutigen Stand entwickelt.

Die Akupunktur ist gestützt durch eine komplizierte Theorie des Universums, in der die Elemente, der Mensch und alle Naturphänomene und -gesetzmäßigkeiten in ein allgemein gültiges Wertsystem zueinander gesetzt werden, in welchem alles in einem zwar labilen, aber harmonischen Gleichgewicht zueinander steht. Der Mensch als Teil des Makrokosmos und als dessen Ebenbild ist Komponente dieser kosmischen Harmonie.

Das uralte Denkmodell hat seinen Ursprung in der exakten Naturbetrachtung der Chinesen. Es bezieht alle Gegebenheiten der Welt in sich ein, wie die Jahreszeiten, das Klima, Klang, Farbe, Ort und Zeit. Die Gesetzmäßigkeiten, die sich daraus ergaben, waren Grundlage aller philosophischen und religiösen Spekulationen. Jene Gedankenschemata lassen sich jedoch alle auf empirische Naturgesetzmäßigkeiten zurückführen, die in dem Prinzip der Polarität und der Energie ihren Niederschlag finden.

1. *Alles im Universum ist polar:* hier die Erde – dort der Himmel. Hier das Unten – dort das Oben. Die Erde als Endlichkeit – die Atmosphäre und das Darüber als Unendlichkeit. Erde als Sichtbares – der „Himmel" die Luft, als Unsichtbares. Die Sonne und Wärme oben – die Erde und Kälte unten. Schwerkraft und Fliehkraft, Plus und Minus der Elektrizität, Trockenheit und Feuchtigkeit; unendlich könnte man in der Aufzählung der Polaritäten fortfahren. Sie finden sich überall auf der Erde, im Großen wie im Kleinen.

2. *Polarität erlaubt Bewegung und Wandlung.* Die Erde bewegt sich und verändert rhythmisch ihren Stand zur Sonne. So wandelt sich langsam der Tag, und die Helligkeit geht über die Dämmerung in die Nacht über. Der Frühling wird zum Sommer, der Herbst

zum Winter. Das Wasser fällt als Regen zur Erde, sammelt sich in Rinnsalen, Bächen und Flüssen zu Meeren und steigt verdunstend zum Himmel, um als Regen seinen Kreislauf und seine Wandlungsphase zu vollenden.

3. *Polaritäten sind Kräfte und stellen Energien dar.* Zwischen den beiden Polen besteht ein Spannungszustand, der eine Energie darstellt, die in sich eine Bewegungs- oder Wandlungstendenz einschließt. Der Spannungszustand zwischen den beiden Polen schafft somit die Möglichkeit der Kommunikation aller gegensätzlichen Polaritäten untereinander.

4. *Im Universum müssen Urkräfte vorhanden sein,* die die Entwicklung aller Phänomene ermöglichen, im Makrokosmos und Mikrokosmos gleichermaßen. Ein Samenkorn wird in die Erde gelegt. Die wärmende Sonnenkraft des Himmels ermöglicht es dem Samenkorn, seine Urenergie zu entfalten und Wurzeln in die Erde zu treiben. Dort empfängt es „irdische" Energie, die es ihm schließlich ermöglicht, seine Triebe aus dem Boden zu strecken. Nun erhält die Pflanze Licht und Wärme, also „kosmische" Energie, die Weiterentwicklung und Ausreifung ermöglicht.

All diese Erkenntnisse aus dem Naturablauf zwingen zu dem Schluß, daß alles Werden, Wachsen, Bewegtwerden, Wandeln und Vergehen durch polare Energien und deren gegenseitiges Wechselspiel ermöglicht wird.

Auch der Mensch als Teil des Universums ist diesen Gesetzmäßigkeiten unterworfen. Auch er trägt eine „Urenergie" in sich, die er vererbt bekommen hat. In unserem Sprachgebrauch würden wir darunter die konstitutionelle Veranlagung verstehen. Die Chinesen nannten diese Energie ERBENERGIE. Diese sog. Erbenergie ist Voraussetzung des Lebens. Sie kann nicht ersetzt werden, und ihr Versiegen bedeutet Tod bzw. Absterben aller lebendigen Substanz. Die Erbenergie (Urkraft, Urenergie) macht es dem Menschen jedoch möglich, aus seiner Umgebung weitere Energien aufzunehmen. Als Teil des Universums steht er zwischen dem Oben und Unten, zwischen Himmel und Erde. Aus der Erde nimmt er „irdische" Kräfte durch die Nahrung auf und bildet daraus ihm gemäße Energien. Der „Himmel" spendet „kosmische" Kräfte, nämlich Atemluft, Sonne und Wärme, die ihrerseits die Ausbildung weiterer Energieformen ermöglichen. Diese ständige Transformation von Energien – das Wechselspiel der Polaritäten kosmischer und irdischer Energien einerseits und der Erbenergie andererseits – ermöglichen es dem Organismus zu wachsen, sich zu entwickeln; sie ist Voraussetzung seiner Existenz.

Die Aufnahme und Umbildung der menschlichen Energien erklärt sich folgendermaßen: Aus der aufgenommenen Nahrung bildet der Organismus seine NÄHRENERGIE (YING). Sie ist „irdischen" Ursprungs. Aus der Atemluft als „kosmischer" Energie stellt sich dem Körper die ATEMENERGIE (TSUNG) zur Verfügung. Aus diesen Energieformen bildet der Organismus eine weitere Energieform: die ABWEHRENERGIE (WEI).

Damit verfügt der Körper über vier wichtige Energien, nämlich:

ERBENERGIE (YÜENN) als Erbanteil
NAHRUNGSENERGIE (YING) als „irdisch" gewonnener Anteil
ATEMENERGIE (TSUNG) als „kosmisch" gewonnener Anteil
ABWEHRENERGIE (WEI) als aus Nahrungs- und Atmungsenergie gewonnener Anteil.

Die weitere Aufteilung der Energien wird an anderer Stelle besprochen.

Die Energien in ihrer Gesamtheit ermöglichen das Weiterleben, die Existenz eines Organismus; ihr Zusammenwirken ist Voraussetzung aller inneren und äußeren Lebensabläufe.

Die Gesamtheit der Energien bildet die LEBENSKRAFT CH'I des Menschen. Sie sind sein LEBENSPOTENTIAL. Innerhalb dieses Gesamtpotentials CH'I kann die Anteiligkeit der verschiedenen Energien unterschiedlich groß sein. Daß die einzelnen Energien in ständiger Zirkulation innerhalb des Organismus sein müssen, ergibt sich zwangsläufig aus der Tatsache ihrer fortwährenden Transformation.

CH'I hat zwar eine bestimmte oder bestimmbare Qualität, jedoch zunächst keine Determination. Ihre Ausdrucksform erhält die „Lebenskraft" erst dadurch, daß sie einer Polarität, nämlich dem Yin oder Yang, zugeordnet wird.

Die beiden Begriffe YIN und YANG sind für das gesamte chinesische Denken von grundlegender Bedeutung. In ihrem ursprünglichen Sinngehalt bezeichnen sie die Sonnen- und die Schattenseite eines Berges. Sie bedeuten aber auch YANG = HIMMEL und YIN = ERDE. Die Energie, einmal dem Kosmos entströmt und in Fluss gebracht, erweckt auf der Erde Yin zum Leben, das nun seinerseits das Yang hervorbringt. So entsteht ein Kreislauf, eine Wechselbeziehung zwischen Yin und Yang. *Das Yang ist das auslösende, aktive Wirkprinzip, während das Yin den Impuls des Yang beantwortet und zur Ausbildung bringt.* „Das Yin vollendet" – Su-wen, 5/46.

Zur weiteren Definition des genaueren Bedeutungsumfangs der Begriffe Yin und Yang gibt es eine Unzahl von sogenannten Entsprechungen. Wurden doch nahezu alle Lebensbereiche und Begriffe Chinas unter dieses dualistische Denken gestellt. Um ein besseres Verständnis der Akupunktur zu ermöglichen, sei jene Reihe der Entsprechungen aufgezeigt, die für die Therapie von Bedeutung ist:

YANG	YIN
Tag	Nacht
Klares	Trübes
Warmes	Kaltes
Beginnendes	Vollendendes
Bewegtes	Stilles
Aktives	Struktives
Männliches	Weibliches
Widerstandsfähiges	Zerbrechliches

Yin und Yang sind symbolhafte Begriffe der beiden polaren Kräfte, die als sich fortwährend gegenseitig bedingende Wechselwirkungen das Leben ermöglichen.

Die Wechselbeziehungen zwischen Yin und Yang finden Niederschlag und Erklärung in dem Symbol der Monade.

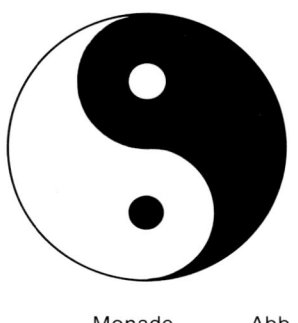

Monade   Abb. 1

Der dargestellte Kreis ist in Hell und Dunkel, in Yang und Yin geteilt. Die beiden Hälften greifen harmonisch ineinander und ergeben gemeinsam das Ganze. Es fällt auf, daß sich jeweils im Feld des Yang und Yin ein gegenpoliger Anteil als kleiner Kreis befindet. Dies bedeutet, daß die beiden Prinzipien nie rein sind. Immer beinhalten sie einen Anteil des anderpoligen Prinzips. Das jeweilige Anwachsen der gegenpoligen Kraft sind Ausdruck einer Bewegung, wie Übergang vom Tag zur Nacht, von heiß zu kalt, von der Arbeit zur Ruhe.

Hat das Yin seinen Höhepunkt erreicht, so geht es in das Yang über, analog geht das Yang in das Yin zurück, wenn es sein Maximum erreicht hat. Nie sind die beiden Kräfte stationär, sondern stets in Bewegung und im Fluß, einem dauernden Wandel unterworfen. Yin und Yang sind nie absolut, sondern nur relativ zu verstehen. In welchem Kräfteverhältnis die beiden polaren Teilkomponenten sich auch zueinander befinden mögen, ein Versiegen einer der beiden Teilkräfte würde das Auslöschen des Lebendigen bedeuten (Yang steigt zum Himmel, Yin materialisiert sich zu toter Substanz).

Der Begriff YIN-YANG ist symbolhafte Ursächlichkeit für alle Vorgänge des Lebens und der Umwelt. Er erlaubt den Schluß, daß es nichts Absolutes gibt auf der sichtbaren Welt außer dem absoluten Gesetz des Wechsels zwischen Yin und Yang.

Yin und Yang als elementarer Begriff innerhalb der Akupunktur findet zusammen mit der Lehre von den fünf Wandlungsphasen, die gesondert beschrieben ist, ihre Wertbestätigung in der sogenannten Energetik, jener Lehre, deren Inhalt das harmonische Gleichgewicht zwischen Yin und Yang, dem Makrokosmos, dem Menschen als Mikrokosmos und den Elementen ist. Harmonisches Gleichgewicht ist Gesundheit; das Wiederherstellen eines gestörten Gleichgewichts die Therapie.

Zusammenfassung:

Der Mensch als Mikrokosmos ist das Spiegelbild des Makrokosmos und unterliegt dessen Gesetzmäßigkeiten.

Der Mensch ist von Geburt an Träger einer „Urenergie", die als Erbenergie bezeichnet wird.

Von der Erde (Yin) nimmt der Körper Nahrung (irdische Energie) auf und bildet daraus Nährenergie.

Aus dem Kosmos nimmt der Organismus Atemluft (kosmische Energie) auf, aus denen er Atemenergie bildet.

Atemenergie und Nährenergie sind die beiden Energien, aus denen der Organismus Abwehrenergie bildet.

Alle diese Energieformen zusammen ergeben die Lebensenergie CH'I.

Alle Polaritäten des Mikrokosmos und des Makrokosmos sind den beiden Prinzipien Yin und Yang unterworfen; Yang ist das auslösende, Yin das vollendende Wirkprinzip.

Yin und Yang sind voneinander abhängige und sich ergänzende Formen der Lebensenergie, deren harmonisches Zusammenspiel Voraussetzung für normale Lebensabläufe ist.

Alle Energieformen, ob Yin oder Yang zugeordnet, sind im Organismus in unablässiger Bewegung, im „Umlauf", da sie einer ständigen Transformation unterworfen sind.

Das harmonische Zusammenspiel der beiden Polaritäten Yin und Yang bedingt dreierlei:
a) die angemessene Aufnahme von kosmischen, also Yang-Energien,
b) die angemessene Aufnahme „irdischer", Yin-Energien,
c) die Verarbeitungsfähigkeit von a) und b) in entsprechende andere Energieformen.

3. YIN und YANG als Lebensenergie

3.1 Yin und Yang als Ausdruck von CH'I im menschlichen Organismus

Im vorhergehenden Abschnitt wurde dargelegt, daß das Gesamtenergiepotential (Lebensenergie) CH'I sich durch die beiden polaren Teilkräfte Yin und Yang äußert und daß Leben und Gesundheit nur durch das wechselseitige und harmonische Zusammenspiel dieser sich in beständigem Fluß befindlichen Energien möglich ist.

Die Grafik (Abb. 2) soll die Möglichkeiten aufzeigen, die sich aus einer Verschiebung der Kräfteverhältnisse zwischen Yin und Yang ergeben.

3.2 YIN- und YANG-Anteile in den Organen

Wir deuteten bereits an, daß wir uns die uns innewohnenden Kräfte YIN und YANG nicht als eine physikalische Energieform vorstellen dürfen. Sie sind bei weitem mehr, sie sind eine umfassende Lebenskraft, die alle Dimensionen des Lebens beinhaltet, einerlei, ob sie physikalischer, psychischer oder physischer Natur sind.

Es handelt sich bei dieser Lebensenergie aber auch nicht um ein Ruhepotential, also um Kräfte, die in einer Art Ruhezustand in unserem Organismus stationär sind. Es entspricht vielmehr dem Wesen der Polaritäten YIN und YANG, in „Fluß" zu sein, also in „Wandlung" und in „Bewegung". Sie müssen ja schließlich ständig etwas bewirken: sie müssen die tausendfältigen, zu jeder Sekunde unseres Lebens ablaufenden Vorgänge in unserem Organismus veranlassen, steuern, kontrollieren, also überhaupt erst ermöglichen!

Wir begegnen hier übrigens einem uralten Erklärungsversuch für eine Frage, der unzählige Forscher, Denker und Wissenschaftler bis zum heutigen Tage nachgehen: was Leben überhaupt ist und durch was es bewirkt wird.

YIN und YANG sind also in ständigem „Fluß", in ständiger „Wandlung" und in dauernder „Bewegung". Dieser Ablauf unterliegt aber Gesetzmäßigkeiten, die wir im folgenden besprechen wollen.

Wir sagten im vorigen Abschnitt generell, daß YIN und YANG unseren Organismus erfüllen und durch harmonisches Zusammenspiel gesunde Lebensvorgänge garantieren. Dies müssen wir jetzt spezifizieren.

Die alten Chinesen kannten im Körper zwölf Organe.

- Jeweils die Hälfte der zwölf Organe sind den Teilkräften YIN und YANG zugeordnet. Sechs Organe gehören also YIN und sechs Organe gehören YANG an.

	Abb. 2
CH'I als Lebenskraft	Schematische Darstellung der Möglichkeiten des Zusammenspiels von YIN und YANG
CH'I drückt sich aus in den Kräften YIN | YANG	

	Harmonisches Zusammenspiel beider Kräfte = Gesundheit. Wenn YIN und YANG harmonisch, d. h. ausgewogen sind, ist der ganze Organismus in Harmonie. Alle Funktionen verlaufen normal. Der Mensch ist gesund. Akupunktur prophylaktischer Art zur Erhaltung dieses Zustandes ist angezeigt.
	Gestörtes Zusammenspiel beider Kräfte = Dysfunktion. Arbeiten beide Kräfte unregelmäßig zusammen, kommt es zu Dysfunktionen. Therapeutische Aussichten für eine Akupunkturbehandlung sind günstig.
	Überwiegen einer der beiden Kräfte = Krankheit. Überwiegt eine der beiden Kräfte, so wird die andere schwächer. Hält dieser Zustand an, kommt es zu manifesten Krankheiten. Therapeutische Aussichten durch Akupunktur sind weniger günstig.
	Erlöschen einer der Kräfte = Tod.

Es entfallen auf

YANG	YIN
Magen	Leber
Dünndarm	Niere
Dickdarm	Herz
Gallenblase	Lunge
Blase	Milz-Pankreas
Dreifacher Erwärmer	Kreislauf-Sexus

Man nennt diese Organe auch

Arbeitsorgane	**Speicherorgane**

Denn ihr Wesen ist

Arbeit	Ruhe
Tätigkeit	Umsetzung der resorbierten Nahrungsteile
Verarbeitung	
Nahrungsaufnahme	Speicherung der Nahrungsbausteine
Nahrungsaufschlüsselung	
Resorption	und der „Energien"

Trotz dieser Zuordnung der einzelnen Organe zu YANG oder YIN ist es aber nicht so, daß ein YANG-Organ nur von YANG oder ein YIN-Organ nur von YIN erfüllt ist. Warum kann dies nicht so sein? Weil Leben und damit Tätigkeit und alles, was ein Organ zu leisten hat, nur durch das Zusammenspiel *beider* Teilkräfte bewirkt werden kann. *Beide* Teilkräfte können nur die eigentliche Lebenskraft CH'I ausmachen und *beide* Kräfte müssen demnach in jedem einzelnen Organ gegenwärtig sein.

Alles was wir im letzten Abschnitt generell über das Zusammenspiel der Kräfte YANG und YIN in unserem Organismus sagten, können wir jetzt analog dazu für jedes einzelne der zwölf Organe feststellen:

- Jedes YANG-Organ hat auch YIN-Anteile.

- Jedes YIN-Organ hat auch YANG-Anteile.

- Jedes Organ ist nur dann gesund und arbeitet normal, wenn die beiden Teilkräfte YANG und YIN harmonisch zusammenspielen.

- Jedes Organ gelangt zur Dysfunktion, wenn die beiden Teilkräfte YANG und YIN in einem gestörten Verhältnis zueinander stehen.

- Jedes Organ erkrankt manifest, wenn das Ungleichgewicht der Teilkräfte YANG und YIN sehr stark ist oder länger anhält.

- Jedes Organ muß seine Funktion total einstellen, wenn eine der beiden Teilkräfte erlischt.

YIN und YANG sind mit folgenden Anteilen innerhalb der einzelnen Organe vertreten:

YIN-Organe	Anteil YIN	Anteil YANG	YANG-Organe	Anteil YANG	Anteil YIN
Leber	4/6	2/6	Magen	3/6	3/6
Niere	2/6	4/6	Dünndarm	2/6	4/6
Herz	2/6	4/6	Dickdarm	3/6	3/6
Lunge	3/6	3/6	Gallenblase	4/6	2/6
Milz-Pankreas	3/6	3/6	Blase	2/6	4/6
Kreislauf-Sexus	4/6	2/6	Dreifacher Erwärmer	4/6	2/6

Es fällt auf, daß der Anteil der Kräfte YIN und YANG innerhalb eines Organs verschieden ist und daß einzelne YANG-Organe sogar mehr YIN- als YANG-Anteile enthalten und umgekehrt. Diesen scheinbaren Widerspruch werden wir in einem späteren Kapitel „Trigramme, Hexagramme, vorweltliche und innerweltliche Ordnung" erklären.

Alles, was wir bis jetzt über die Anteiligkeit von YANG und YIN und deren Wirkungsmöglichkeit im Organismus und in den einzelnen Organen kennengelernt haben, läßt sich ohne weiteres sinngemäß auf alle Strukturen unseres Körpers übertragen. Alle die verschiedenen Gewebe und noch feineren Strukturen brauchen YANG und YIN mit ihren Gesetzmäßigkeiten, wenn sie ihre Funktionen erfüllen sollen.

Betrachten Sie jetzt bitte noch einmal das eingangs vorgestellte uralte YANG-YIN-Symbol. Jetzt können Sie alle Feststellungen über Anteiligkeit, Zusammenspiel und Auswirkung von YANG und YIN in unserem Organismus und in den einzelnen Organen in dieses treffliche Symbol hineinprojizieren.

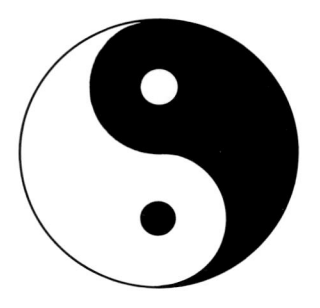

Abb. 3

3.3 Energieumlauffolge in Organen und Meridianen

YANG und YIN als Lebensenergie sind in ständigem „Fluß", in „Wandlung" und in „Bewegung". Eine weitere Gesetzmäßigkeit ist ihre Zirkulation im Organismus.

Sie wissen bereits, daß zu jedem der zwölf Organe im Körperinnern eine Reihe von Punkten an der Körperoberfläche gehören, die durch einen sogenannten Meridian verbunden sind.

- YIN und YANG durchfließen den Organismus, d. h. die Organe und deren Meridiane in genau festgelegter Reihenfolge. Sie bilden einen „Energiekreislauf".

Wir müssen uns diesen „Energiekreislauf" so vorstellen, daß die YANG-YIN-Anteiligkeit sich in gleichem Verhältnis im Meridian widerspiegelt, wie sie im zugehörenden Organ vorhanden ist. Die Meridiane folgen einander in gesetzmäßiger Reihenfolge und werden von der Lebensenergie „durchflossen".

Bei der Betrachtung der nebenstehenden Abbildung fällt Ihnen sicher neben der Richtung des Energieumlaufs, d. h. neben der Reihenfolge der Meridiane auf, daß die Meridiane fortlaufend von 1–12 numeriert sind. Unabhängig von dieser Numerierung hat jedoch ein „Kreis" weder Anfang noch Ende. Demgemäß kann auch der „Energiekreislauf" von YIN und YANG weder Anfang noch Ende haben. Die Numerierung der Meridiane könnte deshalb bei jedem beliebigen Meridian beginnen. In der Tat sind verschiedene Ausgangspunkte der Numerierung gebräuchlich. Alle diese Numerierungen werden philosophisch begründet.

Wir wollen uns jedoch die im deutschsprachigen Gebiet häufigste Umlaufnumerierung zu eigen machen, zumal die Art und Weise der Numerierung für uns nicht viel mehr als didaktische Bedeutung hat:

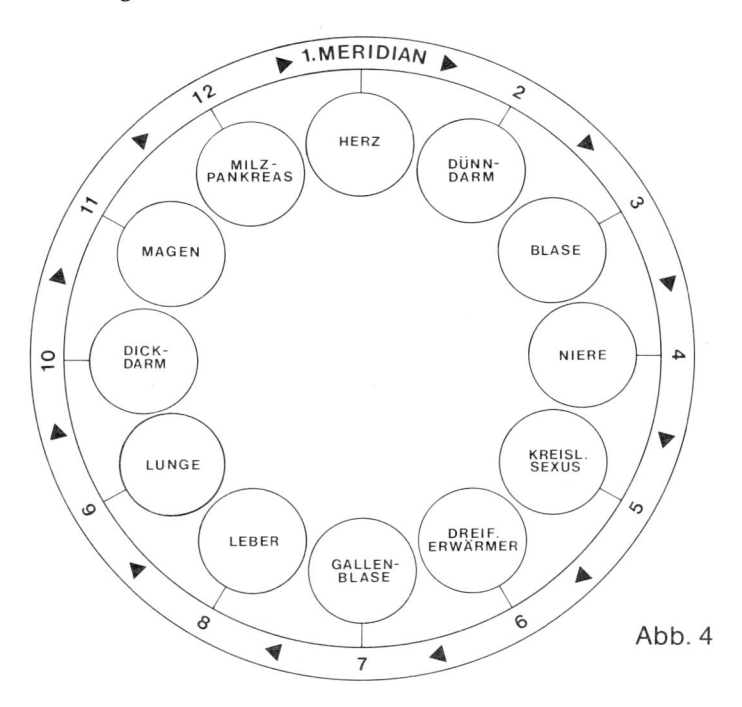

Abb. 4

1. Herz	4. Niere	7. Galle	10. Dickdarm
2. Dünndarm	5. Kreislauf-Sexus	8. Leber	11. Magen
3. Blase	6. Dreifacher Erwärmer	9. Lunge	12. Milz-Pankreas

Aus der Energieumlaufrichtung ergibt sich übrigens auch die Reihenfolge der Punktnumerierung. Dort, wo die Energie in den Meridian eingeht, liegt Punkt 1 des Meridians. Dieses System der Punktnumerierung hat sich im Westen eingebürgert, obwohl in China nur die Namen der Punkte ohne Numerierung benutzt werden.

Halten wir also fest:

- Der Energiekreislauf unterliegt einer gesetzmäßigen Reihenfolge.
- Entsprechend der Energieumlauffolge ergibt sich eine Numerierung der Meridiane. Bei uns hat sich die Numerierung der Meridianfolge beginnend mit dem Herzmeridian als 1. Meridian eingebürgert.
- Die Numerierung der Akupunkturpunkte erfolgt in der Richtung des Energieverlaufs innerhalb des entsprechenden Meridians.

Weil die Lebensenergie in der beschriebenen Reihenfolge die Meridiane durchfließen kann, müssen zwischen den sich folgenden Meridianen Verbindungen bestehen.

3.4 Verbindung der Meridiane untereinander, innere Verläufe

Bei der Betrachtung von Meridiantafeln oder Akupunkturmodellen könnte man den Eindruck gewinnen, daß die einzelnen Meridiane voneinander isolierte Bahnen sind. Nachdem im vorhergehenden Abschnitt klargelegt wurde, daß die Energie durch das gesamte Meridiansystem fließt und daß diese Energie nicht nur einzelne Organe, sondern den Gesamtorganismus in Funktion erhält, ist es offensichtlich, daß es neben dem bisher dargelegten Meridiansystem noch zusätzliche Bahnen geben muß.

- Vom Endpunkt eines Meridians verläuft eine Verbindungsbahn zum Anfangspunkt des ihm chronologisch nächstfolgenden Meridians.

Diese Verbindungsleitungen verlaufen zwischen den folgenden Punkten:

H 9 – Dü 1, Dü 19 – B 1, B 67 – N 1, N 27 – KS 1, KS 9 – DE 1, DE 9 – G 1, G 44 – LE 1, LE 14 – LU 1, LU 11 – DI 1, DI 20 – M 1, M 45 – MP 1, MP 21 – H 1.

Durch diese Verbindungen sind alle Hauptmeridiane hintereinandergeschaltet und stellen einen ununterbrochenen Energiekreislauf dar, den man auch als großen externen Energiezyklus bezeichnet.

- Jeder Meridian der Körperoberfläche hat durch seinen inneren Verlauf Verbindung mit der Tiefe. Zuerst führt die innere Bahn zum homologen Organ und von dort zum meridianeigenen Organ (Organ-Paar). Des weiteren existieren Verbindungen zu entfernten Körpergebieten.

Wir kennen also bei jedem Meridian einen äußeren Verlauf, auf dem die Punkte liegen. Wir kennen ferner eine innere Verlaufsbahn, die zum homologen Organ und zum meridianeigenen Organ führt. Zusätzlich führen Verbindungen zu entfernten Körpergebieten, denen sie Energie zuleiten. Die jeweilige innere Zusammenschließung oder Koppelung Hohlorgan – Speicherorgan garantiert die energetische Zusammenarbeit aller Organe untereinander. Man nennt diese innere Verbindung auch die sog. interne Konsolidierung des Meridiansystems.

- Jeweils zwei homologe Meridiane, nämlich ein Yang und ein Yin-Meridian, sind durch eine Querverbindung, das transversale Lo-Gefäß im Bereich der Extremitäten miteinander verbunden.

Der inneren Konsolidierung des Systems steht ein weiteres „äußeres" Verbindungssystem gegenüber, das System der Lo-Gefäße, besser der transversalen Lo-Gefäße. Es handelt sich hierbei um Querverbindungen zwischen jeweils zwei homologen Meridianen, die an den Extremitäten, also dem Außenbereich des Organismus, liegen. Die zwischen Ellbogen und Hand und zwischen Knie und Fuß liegenden Leitungen dienen dem Energieausgleich zwischen zwei gekoppelten Meridianen. Das transversale Lo-Gefäß ist von therapeutischer Wichtigkeit, da es u. a. die Möglichkeit einer energetischen Beeinflussung des homologen Meridians bietet. (s. Teil III, 10.)

Durch die energetische Verbindung zweier im Energiekreislauf aufeinanderfolgender Meridiane (Meridian-Paar), sind also sowohl in der Tiefe des Organismus als auch in seinem Außenbereich Verbindungen hergestellt, die eine Abhängigkeit und Wechselwirkung erlauben, gleichzeitig aber auch eine energetische Beeinflussung möglich machen.

Auf der folgenden Falttafel finden Sie neben dem Meridiankreislauf die genannten Verbindungen.

Zusammenfassung:

Die Verbindung des Endpunkts eines Meridians mit dem Anfangspunkt des ihm im Energiekreislauf nachfolgenden Meridians gewährleistet die Zirkulation der Energie im Gesamtmeridiansystem.

Die inneren Verlaufsbahnen verbinden einen Meridian mit seinem homologen Organ sowie mit seinem meridianeigenen Organ. Dadurch wird ein interner Energiekreislauf möglich.

Eine äußere, externe Konsolidierung zwischen zwei homologen Meridianen entsteht durch das transversale Lo-Gefäß, das eine Querverbindung zwischen zwei gekoppelten Meridianen darstellt.

LUNGEN – M.

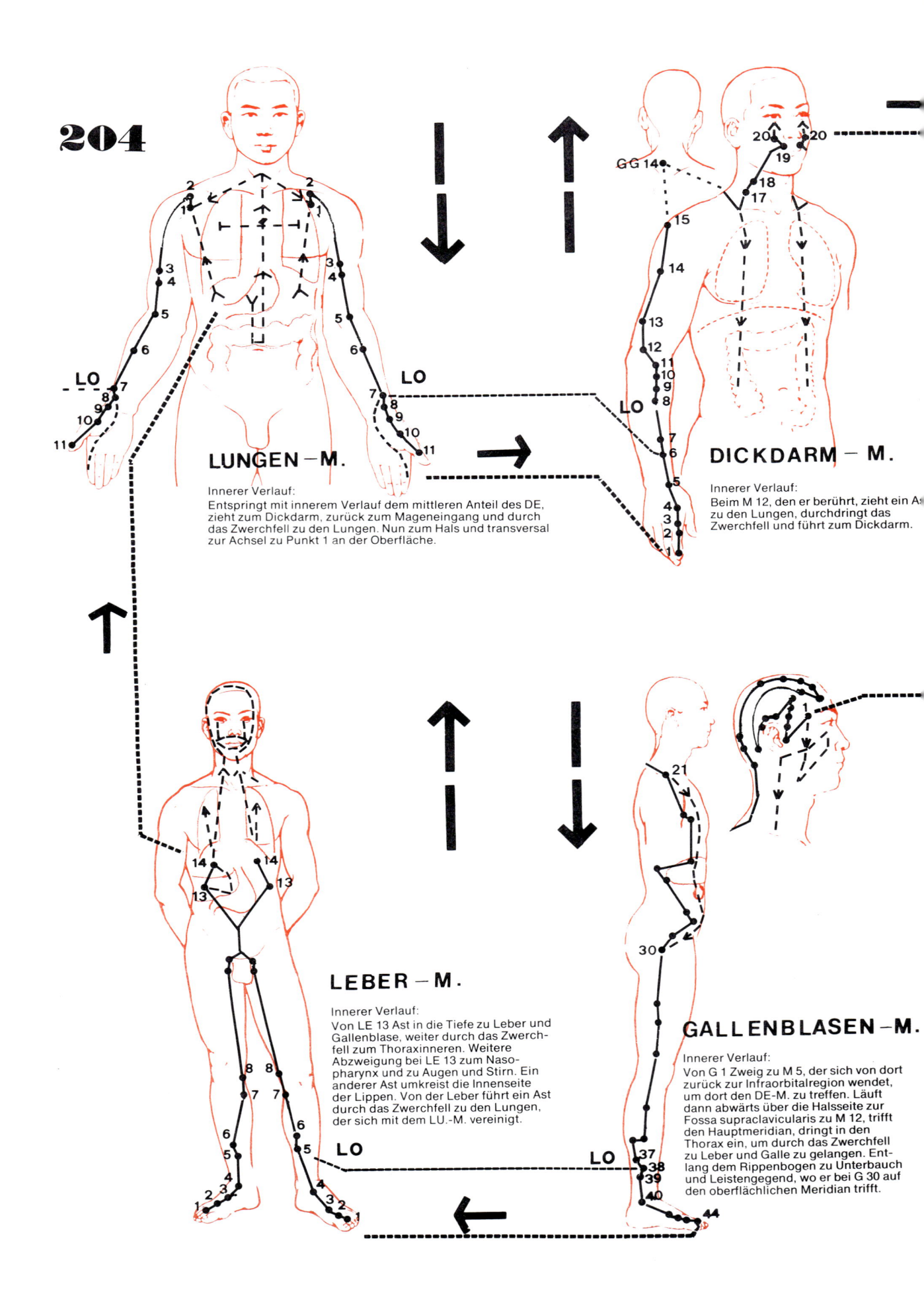

Innerer Verlauf:
Entspringt mit innerem Verlauf dem mittleren Anteil des DE, zieht zum Dickdarm, zurück zum Mageneingang und durch das Zwerchfell zu den Lungen. Nun zum Hals und transversal zur Achsel zu Punkt 1 an der Oberfläche.

DICKDARM – M.

Innerer Verlauf:
Beim M 12, den er berührt, zieht ein Ast zu den Lungen, durchdringt das Zwerchfell und führt zum Dickdarm.

LEBER – M.

Innerer Verlauf:
Von LE 13 Ast in die Tiefe zu Leber und Gallenblase, weiter durch das Zwerchfell zum Thoraxinneren. Weitere Abzweigung bei LE 13 zum Nasopharynx und zu Augen und Stirn. Ein anderer Ast umkreist die Innenseite der Lippen. Von der Leber führt ein Ast durch das Zwerchfell zu den Lungen, der sich mit dem LU.-M. vereinigt.

GALLENBLASEN – M.

Innerer Verlauf:
Von G 1 Zweig zu M 5, der sich von dort zurück zur Infraorbitalregion wendet, um dort den DE-M. zu treffen. Läuft dann abwärts über die Halsseite zur Fossa supraclavicularis zu M 12, trifft den Hauptmeridian, dringt in den Thorax ein, um durch das Zwerchfell zu Leber und Galle zu gelangen. Entlang dem Rippenbogen zu Unterbauch und Leistengegend, wo er bei G 30 auf den oberflächlichen Meridian trifft.

206

Tafel herausklappen

HERZ – M.

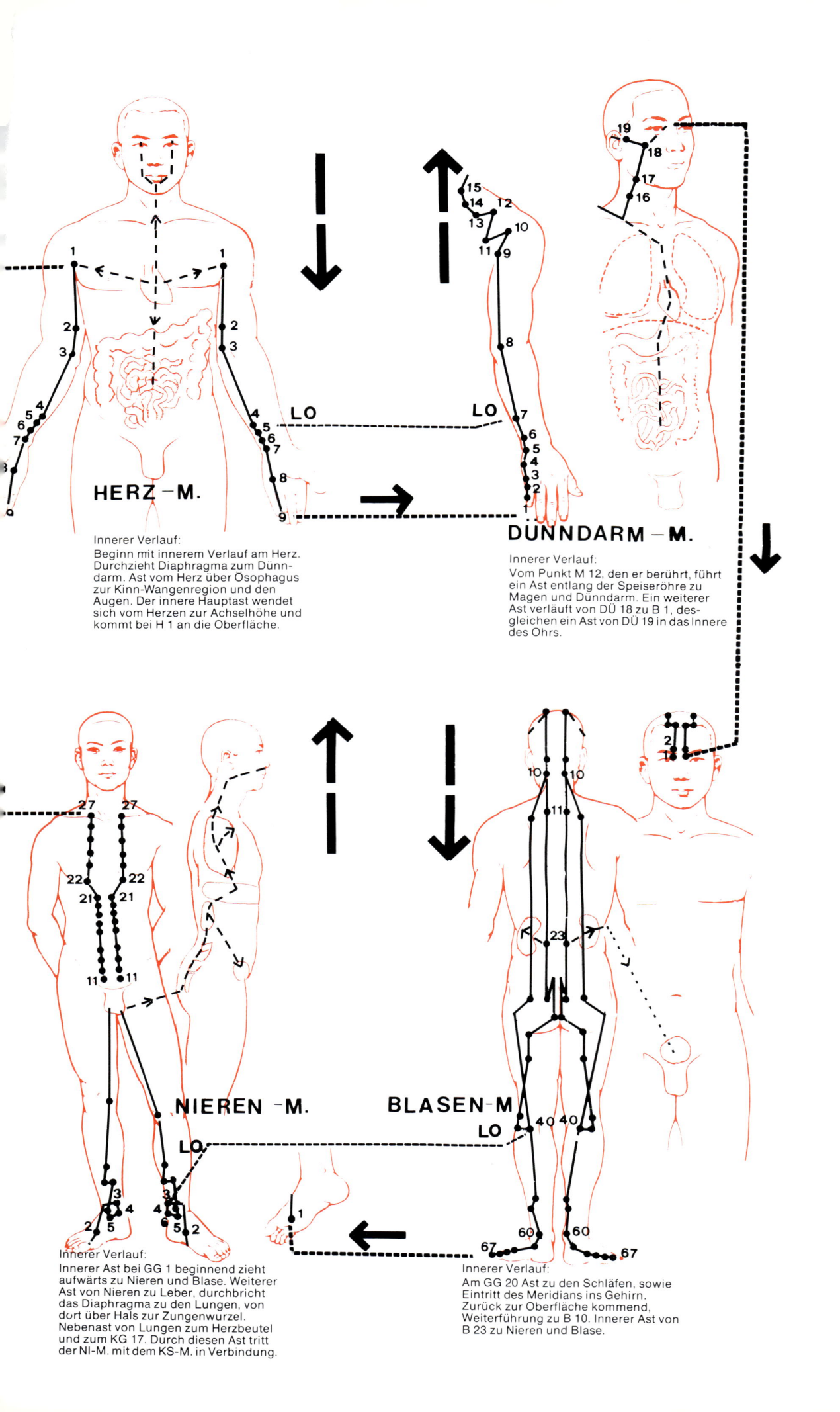

Innerer Verlauf:
Beginn mit innerem Verlauf am Herz. Durchzieht Diaphragma zum Dünndarm. Ast vom Herz über Ösophagus zur Kinn-Wangenregion und den Augen. Der innere Hauptast wendet sich vom Herzen zur Achselhöhe und kommt bei H 1 an die Oberfläche.

DÜNNDARM – M.

Innerer Verlauf:
Vom Punkt M 12, den er berührt, führt ein Ast entlang der Speiseröhre zu Magen und Dünndarm. Ein weiterer Ast verläuft von DÜ 18 zu B 1, desgleichen ein Ast von DÜ 19 in das Innere des Ohrs.

NIEREN – M.

Innerer Verlauf:
Innerer Ast bei GG 1 beginnend zieht aufwärts zu Nieren und Blase. Weiterer Ast von Nieren zu Leber, durchbricht das Diaphragma zu den Lungen, von dort über Hals zur Zungenwurzel. Nebenast von Lungen zum Herzbeutel und zum KG 17. Durch diesen Ast tritt der NI-M. mit dem KS-M. in Verbindung.

BLASEN – M.

Innerer Verlauf:
Am GG 20 Ast zu den Schläfen, sowie Eintritt des Meridians ins Gehirn. Zurück zur Oberfläche kommend, Weiterführung zu B 10. Innerer Ast von B 23 zu Nieren und Blase.

MAGEN – M.

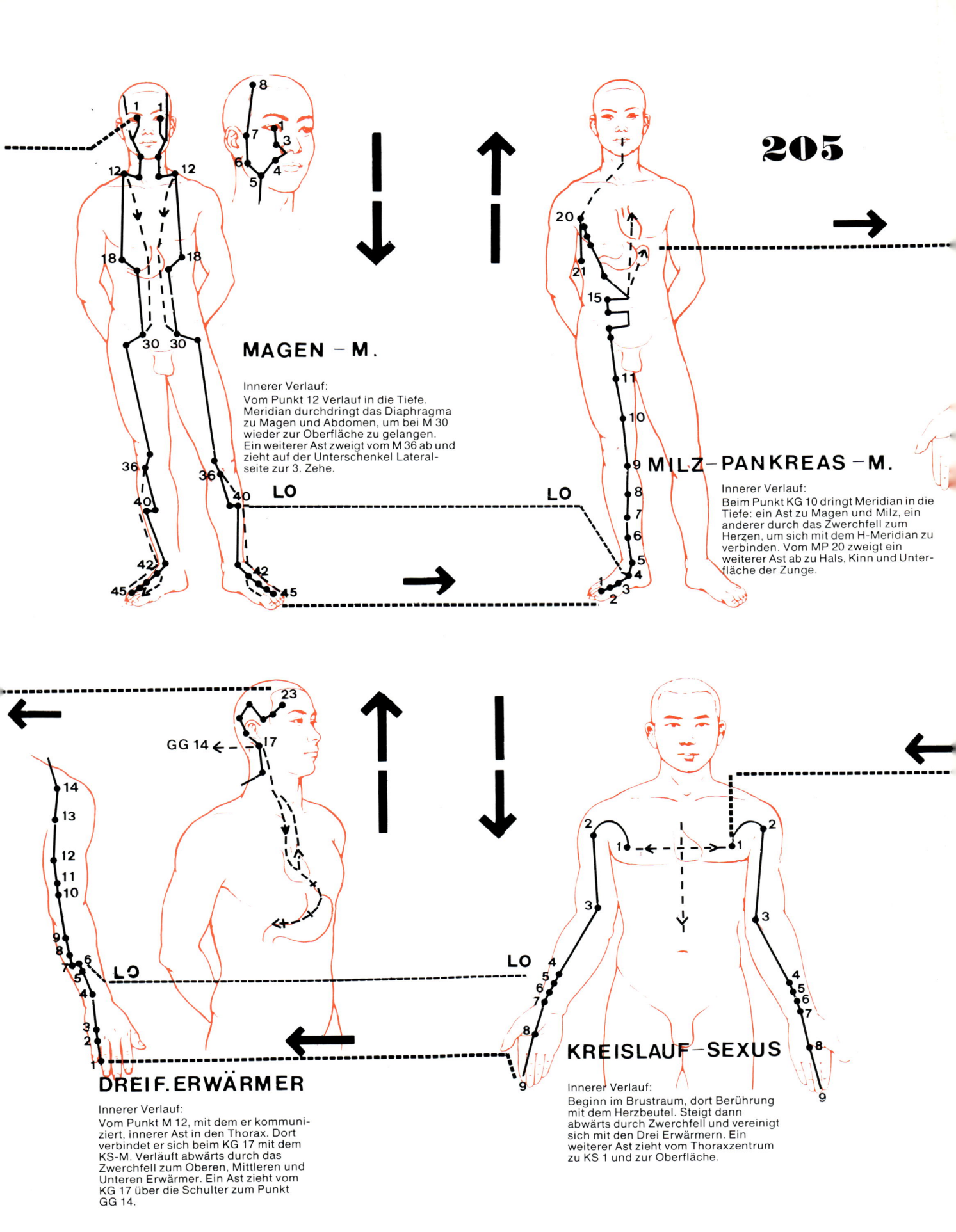

Innerer Verlauf:
Vom Punkt 12 Verlauf in die Tiefe. Meridian durchdringt das Diaphragma zu Magen und Abdomen, um bei M 30 wieder zur Oberfläche zu gelangen. Ein weiterer Ast zweigt vom M 36 ab und zieht auf der Unterschenkel Lateralseite zur 3. Zehe.

MILZ – PANKREAS – M.

Innerer Verlauf:
Beim Punkt KG 10 dringt Meridian in die Tiefe: ein Ast zu Magen und Milz, ein anderer durch das Zwerchfell zum Herzen, um sich mit dem H-Meridian zu verbinden. Vom MP 20 zweigt ein weiterer Ast ab zu Hals, Kinn und Unterfläche der Zunge.

DREIF. ERWÄRMER

Innerer Verlauf:
Vom Punkt M 12, mit dem er kommuniziert, innerer Ast in den Thorax. Dort verbindet er sich beim KG 17 mit dem KS-M. Verläuft abwärts durch das Zwerchfell zum Oberen, Mittleren und Unteren Erwärmer. Ein Ast zieht vom KG 17 über die Schulter zum Punkt GG 14.

KREISLAUF – SEXUS

Innerer Verlauf:
Beginn im Brustraum, dort Berührung mit dem Herzbeutel. Steigt dann abwärts durch Zwerchfell und vereinigt sich mit den Drei Erwärmern. Ein weiterer Ast zieht vom Thoraxzentrum zu KS 1 und zur Oberfläche.

205

3.5 Lo-Gefäße, Muskelmeridiane, Sondermeridiane, Außerordentliche Meridiane

Im vorhergehenden Abschnitt sind die inneren Verläufe der Hauptmeridiane und die transversalen Lo-Gefäße dargelegt worden. Neben diesen Verbindungen bestehen noch weitere Bahnen:

Longitudinale Lo-Gefäße

Jeder Meridian hat ein longitudinales Lo-Gefäß. Es entspringt seinem Lo-Punkt und verläuft längs des Meridians, jedoch oberflächlicher als der Hauptmeridian. Diese Nebenmeridiane münden in das meridianeigene Organ ein. Sie stellen eine Verbindung zwischen den Hauptmeridianen und der eigentlichen Körperoberfläche dar. Störungen z. B. durch Kälte oder Hitze ergreifen zuerst die Hautoberfläche und damit diese Nebengefäße.

Muskelmeridiane (Sehnenzüge)

Jeder Meridian ist von einem Muskelmeridian begleitet. Diese Leitungen entspringen an den Zehen oder an den Fingerspitzen und begleiten die Meridiane, ohne jedoch Kontakt mit inneren Organen zu haben. Sie führen stets aufwärts. Auf ihrem Weg folgen sie den Sehnenzügen und durchlaufen die Muskeln, mit denen sie in einem funktionellen Zusammenhang stehen. Die Muskelmeridiane versorgen die Muskulatur mit Energie, sind selbst jedoch ausdrücklich nicht an den großen Energiekreislauf angeschlossen, sondern werden von den zugehörigen Meridianen gespeist.

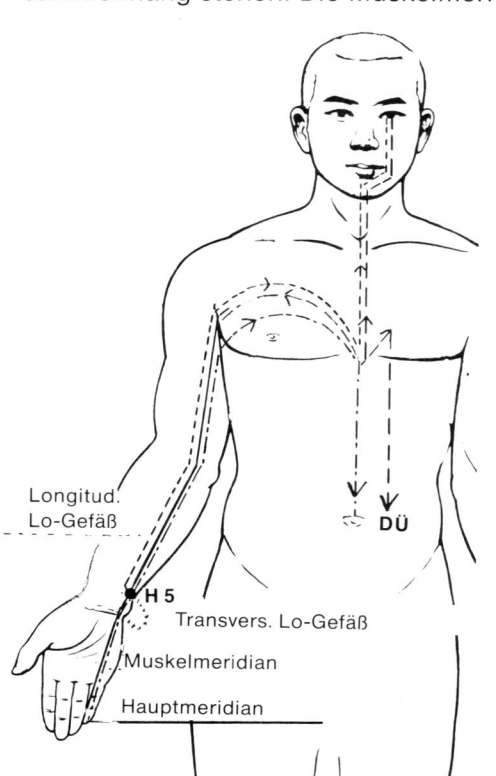

Wenn es auch nicht möglich ist, diese Bahnen innerhalb dieses Rahmens im Detail darzustellen, wollen wir doch am Beispiel des Herz-Meridians die Zusammenhänge klarmachen:

Innere Verlaufsbahn des H-Meridians:

Der innere Hauptast wendet sich vom Herz zur Achselhöhle und tritt bei H 1 an die Oberfläche. Ein Ast zieht vom Herz über Ösophagus zur Kinn-Wangenregion und den Augen. Ein weiterer Ast zieht abwärts durch das Zwerchfell, um zum Dünndarm zu gelangen.

Transversales Lo-Gefäß

Es zieht vom H 5 zum DÜ 7

Longitudinales Lo-Gefäß

Nei King: „Es beginnt am H 5 (Lo-Punkt), zieht parallel zum Hauptmeridian direkt zum Herzen.

Von hier steigt es zur Zungenwurzel auf und geht dann zu den Augen. Es zieht von dort im Schädelinneren weiter ans Gefäßsystem des Gehirns."

Muskelmeridian des Herzens

Nei King: „Beginnt am inneren Nagelwinkelrand des Kleinfingers, dem H 9. Dann zieht er den Unterarm hinauf zur Beugeseite des Ellbogens, verbindet sich mit dem Tsching Ling, setzt seinen Weg zur Achsel fort, wo er die Sehne des Lungenmeridians kreuzt. Er dringt in den Brustraum und zieht zum Mageneingang. Von dort pflanzt er sich in Sehnenzügen fort, die bis hinab zum Nabel führen."

Wenn wir dieses komplexe System von Leitbahnen, das zu einem Hauptmeridian gehört, näher betrachten, wird deutlich:

- Die verschiedenartigen Leitbahnen zur Energieversorgung finden sich in allen Körperschichten: in der Haut, in der Muskulatur und in den Sehnen, in der Tiefe der Knochen und schließlich im Körperinneren.

- Es wird auch klar, daß es sich bei jedem der einzelnen Meridiane um weit größere Funktionskreise handeln muß, als die Benennung nach einem Organ (unser Beispiel: das Herz) dies vermuten läßt, da die Verbindungen innerhalb des Organismus mannigfaltig sind. Daraus wird auch verständlich, daß die Punkte eines Hauptmeridians so vielseitige Indikationen haben, Indikationen, die oft in keinem Zusammenhang mit dem sog. Leitorgan zu stehen scheinen.

- Deshalb kann der Begriff „Organ", der sich bei uns eingebürgert hat, innerhalb der Akupunktur niemals als anatomischer Terminus aufgefaßt werden, sondern muß immer im Sinne eines großen Funktionskreises gesehen werden.

Wenn wir uns die Gesamtheit der zwölf Meridiane mit allen gezeigten Gefäßen und Bahnen vorstellen, so entsteht durch die verschiedensten Verbindungen ein großer Energiekreislauf, der schließlich alles mit allem in Verbindung bringt, der den Organismus über alle Schichten bis in die Tiefen durchdringt und ihn gleichzeitig wie ein Netz bis in die äußerste Peripherie überzieht.

Neben den besprochenen Meridianen und Bahnen sind noch folgende Systeme bekannt.

Verbindungsmeridiane (Sondermeridiane)

Zwölf weitere Meridiane sind den Hauptmeridianen zugeordnet. Sie vereinigen (verbinden) „gekoppelte" Meridiane, also je einen Yin-Meridian mit einem Yang-Meridian. Es findet sich also hier die dritte Verbindung gekoppelter Meridiane: die äußere, an den Extremitäten, haben wir in Form der transversalen Lo-Gefäße, und eine weitere in Form der inneren Verläufe kennengelernt.

Die Vereinigung durch diese Verbindungsmeridiane erfolgt an 6 Stellen, weshalb das Nei King auch von den „Sechs Vereinigungen" spricht:

Lungen-Dickdarm vereinigen sich unten an Schulterblatt-Schultergelenk und oben am seitlichen Hals

Blase – Nieren vereinigen sich unten in der Kniekehle und oben im Nacken

Gallenblase-Leber vereinigen sich unten am Schambein und oben an den äußeren Augenwinkeln

Magen – Milz vereinigen sich unten in der Leistengegend und oben an den inneren Augenwinkeln

Dünndarm-Herz vereinigen sich unten in der seitlichen Achselgegend und oben am inneren Augenwinkel.

Dreifacher Erwärmer – Kreislauf-Sexus vereinigen sich unten in der seitlichen Achselgegend, oben am Warzenfortsatz.

Außer der verbindenden Funktion haben diese Meridiane die Aufgabe, die Hauptmeridiane zu unterstützen und Energie auch in Körpergebiete zu führen, die von den Hauptmeridianen nicht berührt werden.

Außerordentliche Meridiane / Charakteristika des Jenn Mo und Tou Mo

Neben dem bisher dargestellten Meridiansystem gibt es noch sehr wichtige Bahnen, die jedoch nicht paarig angelegt sind. Es handelt sich um die acht außerordentlichen Meridiane (früher fälschlicherweise auch als Wundermeridiane bezeichnet):

1. TOU MO — Gefäß des Herrschers, Gouverneur
2. JENN MO — Gefäß der Empfängnis, Konzeptionsgefäß
3. TCHONG MO — Gefäß des Enthemmers
4. TAE MO — Gürtelgefäß
5. YANG KEO MO — Gefäß des YANG-Erregers
6. INN KEO MO — Gefäß des YIN-Erregers
7. INN WEI MO — Gefäß des YIN-Bewahrers
8. YANG WEI MO — Gefäß des YANG-Bewahrers.

Die unter Ziffer 3 – 8 genannten Meridiane haben keine eigenen Punkte. Ihre Bahnen durchlaufen bestimmte Punkte der Hauptmeridiane. Auf sie kann in diesem Rahmen nicht eingegangen werden.

Besondere Bedeutung aber kommt den Meridianen TOU MO und JENN MO zu, weil erst durch sie das Energiesystem vollkommen wird.

TOU MO; (Gouverneur-Gefäß)

Er beginnt am Zahnfleisch und steigt über die vordere Mittellinie über Nasenrücken und Stirn zum Schädel, zieht über der hinteren Medianen den Rücken hinab, um an der Steissbeinspitze zu enden. (Die umgekehrte Numerierung seiner Punkte, die sich bei uns eingebürgert hat, ist demnach falsch). Dieser Meridian hat 28 Punkte.

Wie alle außerordentlichen Meridiane hat der TOU MO keine direkte Verbindung zu Organen und Hohlorganen, steht jedoch durch Nebengefäße in Kontakt mit allen YANG-Meridianen.

Aufgabe des TOU MO: Er ist Ausgleichsreservoir aller Yang-Meridiane, d. h. er balanciert die in den Yang-Meridianen zirkulierende Energie aus, indem er innerhalb bestimmter Grenzen überschüssige oder mangelnde Energie aufnimmt oder abgibt. Man nennt ihn auch „Meer der Yang-Meridiane", weil sich in dieses „Meer" die Energie aus den „Bächen" der Yang-Meridiane über Nebengefäße ergießen. Zusätzlich speist der TOU MO das Energiesystem mit Erbenergie aus den Nieren.

JENN MO (Konzeptionsgefäß, Direktionsgefäß)

Beginnt zwischen Genitale und Anus, steigt über die ventrale Mediane nach oben und endet am Kinn. Dieser Meridian hat 24 Punkte. Hinsichtlich seiner Aufgabe gilt das Gleiche wie beim TOU MO: Dieser Meridian ist das „Meer aller Yin-Meridiane", also deren Aufnahme- und Ausgleichsreservoir.

TOU MO und JENN MO werden dem System der zwölf Meridiane hinzugefügt (s. unsere Darstellung im Teil II), obwohl ihre Darstellung klarlegt, daß sie eine übergeordnete „Eigenfunktion" haben.

TOU MO und JENN MO stehen miteinander in energetischer Verbindung (Energie-Paar). Auf diese Weise schaffen beide einen Ausgleich zwischen YIN und YANG. So stellen die außerordentlichen Meridiane TOU MO und JENN MO zusammen mit dem übrigen Meridiansystem das *YIN des Körpers* und das *YANG des Körpers* dar und steuern es harmonisch. Die folgende Grafik möge dies veranschaulichen.

Abb. 7

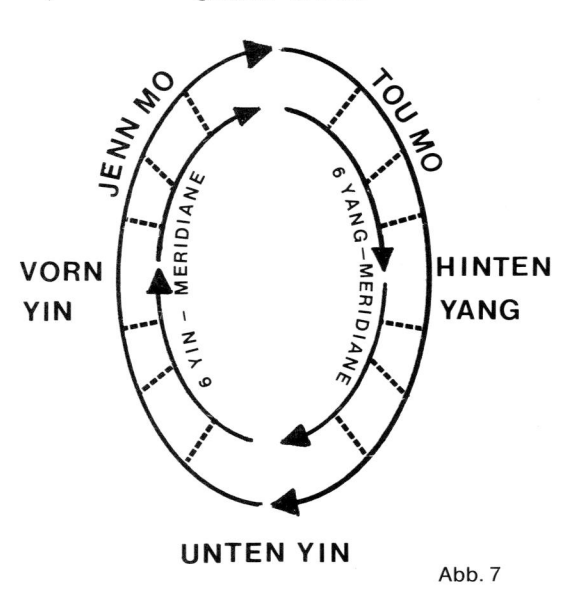

3.6 Energieumlauffolge nach zeitlicher Gesetzmäßigkeit

Neben der gesetzmäßigen Umlauffolge der Kräfte YIN und YANG innerhalb des Systems der Meridiane erfolgt dieser Energieumlauf auch nach einer zeitlichen Ordnung: Aus dem 24-Stunden-Rhythmus ergeben sich bei zwölf Meridianen jeweils zwei Stunden, in denen ein Meridian von der umlaufenden Lebensenergie am stärksten durchflutet wird.

- Die beiden Stunden, in denen ein Meridian und sein Organ am stärksten von der Lebensenergie durchflutet werden, nennt man *Optimalzeit* (auch Maximalzeit).

Die folgende Grafik zeigt diese Optimalzeiten:

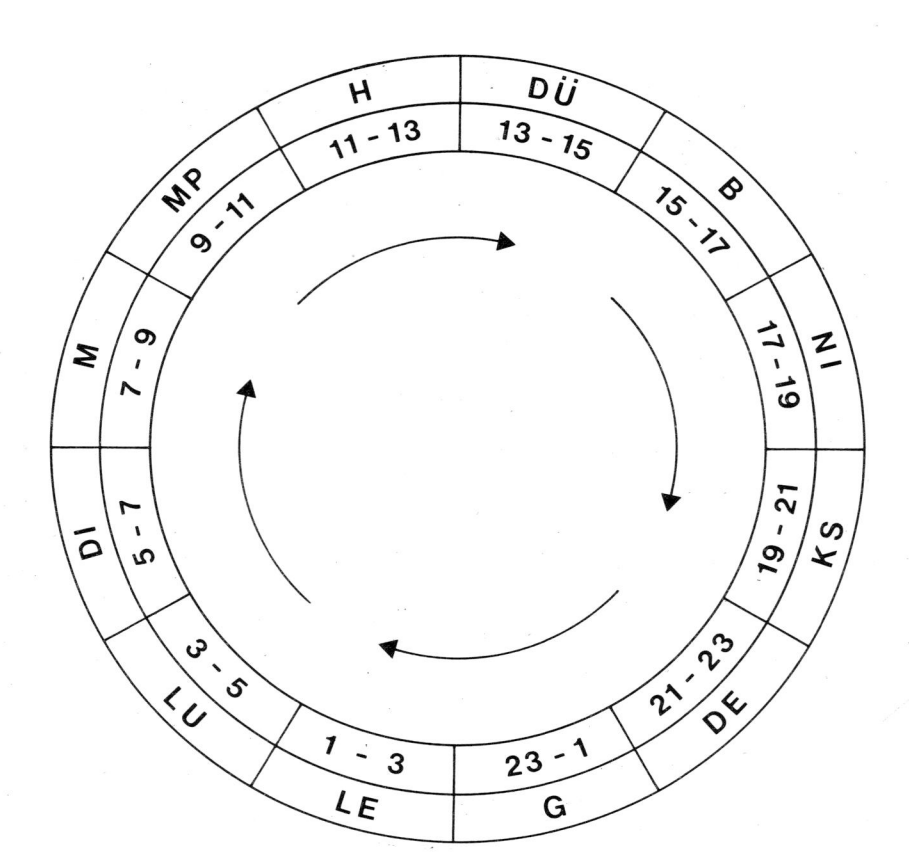

Abb. 8

Nach alter Überlieferung weisen ein Organ und sein Meridian während der Optimalzeit einen Zustand größerer Aktivität und größerer Sensibilität auf, wodurch sie leichter zu beeinflussen sind.

- Während der Optimalzeit kann ein Organ leichter sediert werden, als zu anderen Zeiten.
- Unmittelbar im Anschluß an die Optimalzeit kann ein Organ leichter tonisiert werden, als zu anderen Zeiten.

Die Ausnutzung der leichteren Sedierungs- und Tonisierungsmöglichkeit während bzw. kurz nach der Optimalzeit ist in der Praxis aus zeitlichen Gründen nur bedingt möglich. Wir wollen deshalb im Rahmen dieser Arbeit nicht näher darauf eingehen.

3.7 Gruppierung der YANG- und YIN-Meridiane innerhalb des Energiekreislaufs

- Die Zuordnung der Meridiane zu YIN oder YANG erfolgt entsprechend der Zuordnung der Organe.

In unserer Grafik finden wir jetzt neben der Meridianfolge auch die Zugehörigkeit der Meridiane zu YIN oder YANG. Wir sehen, daß die Meridiane in der Weise gruppiert sind, daß immer zwei YIN-Meridiane und zwei YANG-Meridiane beieinander liegen, sich also im Energieumlauf eine paarweise Anordnung ergibt.

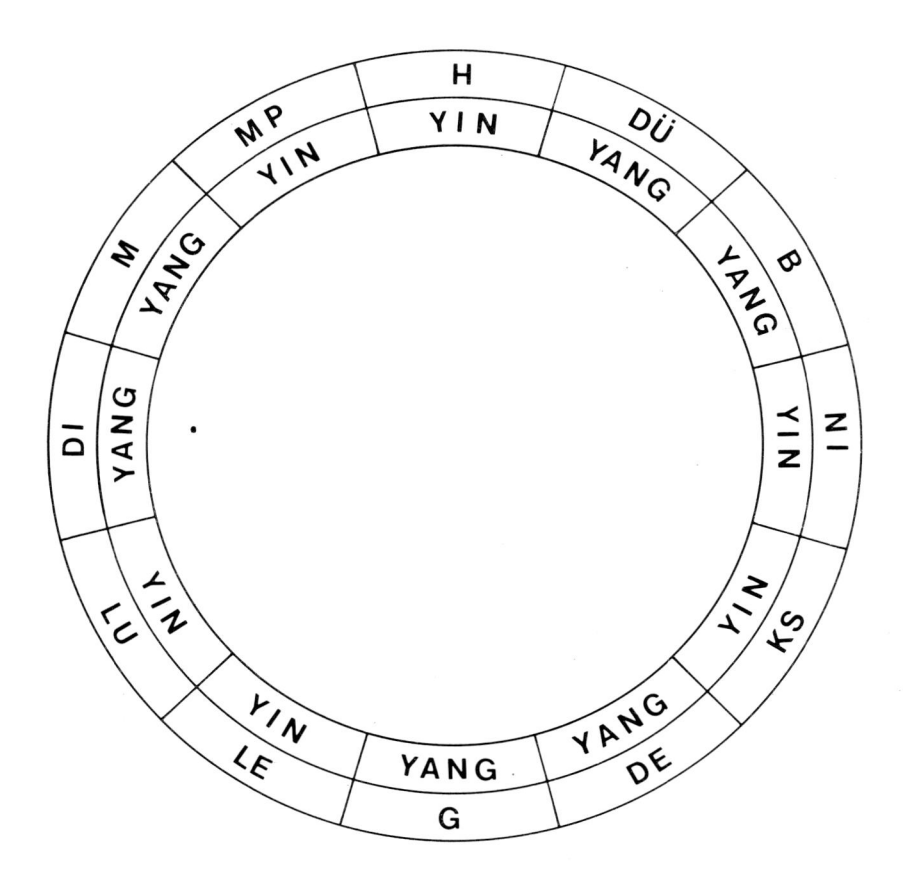

Abb. 9

3.8 Verlauf der zwölf Meridiane am menschlichen Körper

Interessant ist im Zusammenhang mit der Anordnung der Meridiane zueinander auch der Verlauf der Meridiane am menschlichen Körper. Zwischen Oben, dem Himmel, also dem YANG, und Unten, der Erde, also dem YIN, steht der Mensch, der nur durch YANG und YIN leben kann.

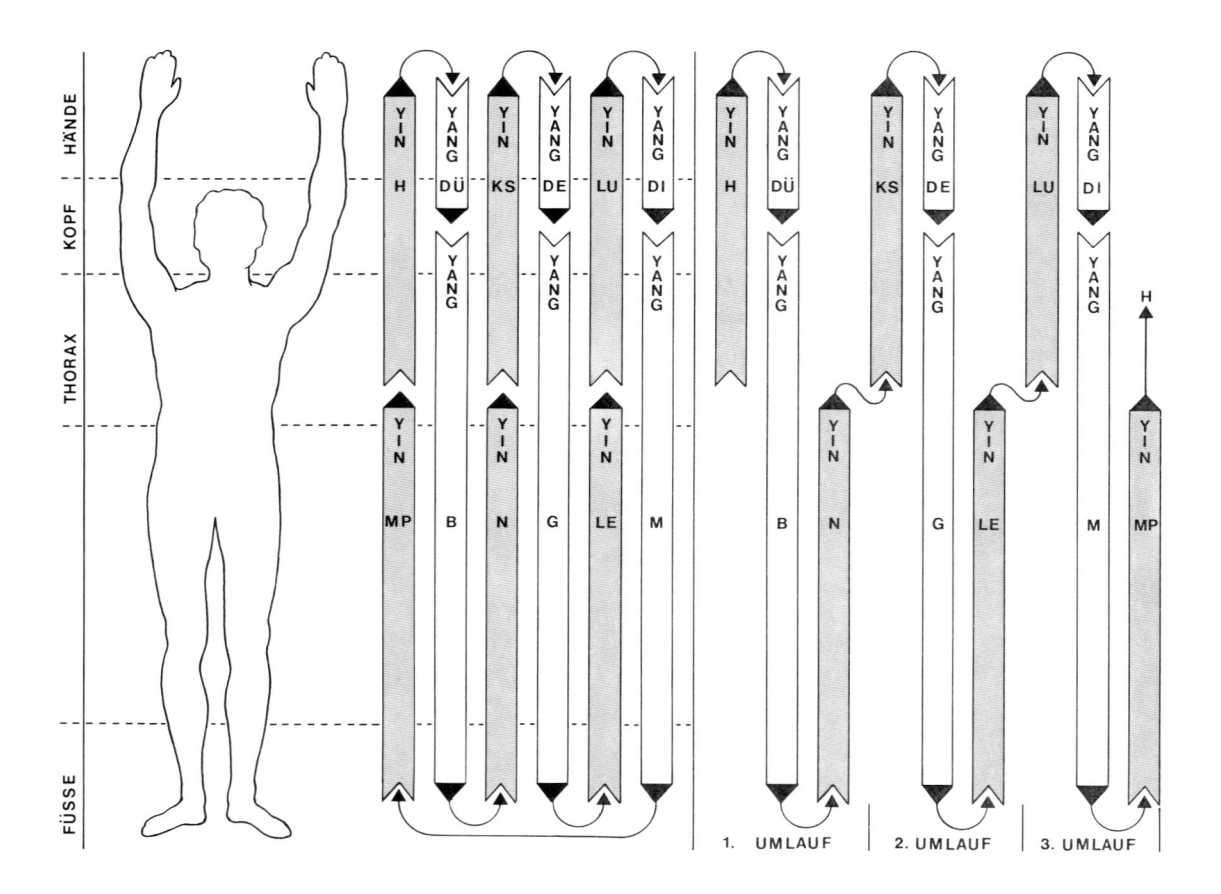

Abb. 10

Stellen wir uns einen stehenden Menschen mit erhobenen Armen vor, so erkennen wir folgende Gesetzmäßigkeiten:

- Von den zwölf Energiebahnen (Meridianen) verlaufen:
  sechs YIN-Meridiane von Unten (= Erde, YIN) nach Oben (= Himmel, YANG),
  sechs YANG-Meridiane von Oben (= Himmel, YANG), nach Unten (= Erde, YIN).

- Die aufsteigenden YIN-Meridiane wandeln sich an ihrem höchsten Punkt an den Fingerspitzen, also nahe dem Himmel (YANG), in absteigende YANG-Meridiane.

- Die absteigenden YANG-Meridiane wandeln sich an ihrem tiefsten Punkt an den Zehen, also nahe der Erde (YIN), in aufsteigende YIN-Meridiane.

- Eine Wandlung von YIN in YANG finden wir also nur am höchsten Punkt, den Fingerspitzen, eine Wandlung von YANG in YIN dagegen nur am tiefsten Punkt, den Zehen.

- Alle energetisch gleich zugeordneten Meridiane wechseln gesetzmäßig ineinander über:

  Ein YANG-Meridian wechselt in einen anderen YANG-Meridian immer im Kopfbereich, ein YIN-Meridian wechselt in den folgenden YIN-Meridian immer im Bereich des Thorax.

- Die Meridianpaare verlaufen immer so, daß zwei sich im Energiekreislauf folgende YIN-Meridiane den ganzen Organismus von der tiefsten Stelle (den Zehen) zum höchsten Punkt (den Fingerspitzen) durchlaufen.

  Zwei sich im Energiekreislauf folgende YANG-Meridiane durchziehen den gesamten Organismus von der höchsten Stelle (den Fingerspitzen) bis zur tiefsten Stelle (den Zehen).

- Es lassen sich drei Kreisläufe bilden:

  1. Umlauf:

  Herzmeridian, vom Thorax zu den Fingerspitzen
  Dünndarmmeridian, von den Fingerspitzen zum Kopf
  Blasenmeridian, vom Kopf zu den Zehen
  Nierenmeridian, von den Füßen zum Thorax

  2. Umlauf:

  Kreislauf-Sexus-Meridian, vom Thorax zu den Fingerspitzen
  Dreifacher Erwärmer, von den Fingerspitzen zum Kopf
  Gallenblasenmeridian, vom Kopf zu den Zehen
  Lebermeridian, von den Zehen zum Thorax

  3. Umlauf

  Lungenmeridian, vom Thorax zu den Fingerspitzen
  Dickdarmmeridian, von den Fingerspitzen zum Kopf
  Magenmeridian, vom Kopf zu den Zehenspitzen
  Milz-Pankreas-Meridian, von den Zehenspitzen zum Thorax und wieder zum Herz.

Zusammenfassung zu YIN und YANG

Die Lebenskraft CH'I äußert sich in den beiden Kräften YIN und YANG.

Nur durch ein ausgewogenes Zusammenspiel von YIN und YANG kann Leben gesund verlaufen und überhaupt erhalten werden.

Unharmonisches Zusammenspiel von YIN und YANG erzeugt im Organismus Funktionsstörungen, starke Kräfteverschiebung äußert sich in manifester Krankheit; das Erlöschen einer der Teilkräfte bedeutet Tod des Organismus.

Alle Organe und deren Meridiane sind einer der beiden Kräfte YIN und YANG zugeordnet, haben aber immer auch einen gegenpoligen Anteil. Alle Organe und deren Meridiane unterliegen der Gesetzmäßigkeit des Zusammenspiels der Teilkräfte.

Die sechs „Arbeitsorgane" Magen, Dünndarm, Dickdarm, Gallenblase, Blase und Dreifacher Erwärmer sind dem YANG zugeordnet.

Die sechs „Speicherorgane" Leber, Niere, Herz, Lunge, Milz-Pankreas und Kreislauf-Sexus sind dem YIN zugeordnet.

Die Lebenskraft CH'I durchfließt die Organe und ihre Meridiane nach zwei Gesetzmäßigkeiten:

Der Energiekreislauf erfolgt in festliegender Meridianfolge. Entsprechend sind auch die Meridiane numeriert. Aus dem Verlauf der Energie ergibt sich außerdem die Numerierung der Akupunkturpunkte innerhalb eines Meridians.

Der Energieumlauf erfolgt in einem 24-Stunden-Rhythmus, wobei auf jeden Meridian zwei Stunden entfallen. In diesen beiden Stunden sind das Organ und sein Meridian am aktivsten und am leichtesten beeinflußbar. Es ist dies die Optimalzeit, während der am besten sediert werden kann.

Im Energiekreislauf folgen auf zwei YANG-Meridiane immer zwei YIN-Meridiane.

Diese Kreisläufe sind möglich, weil jeder Endpunkt eines Meridians mit dem Anfangspunkt des folgenden Meridians verbunden ist.

Jeder Meridian hat einen inneren Verlauf, der ihn mit seinem homologen Organ, dem eigenen Organ und mit anderen Gebieten verbindet.

Jeweils zwei homologe Meridiane, nämlich ein Yin- und ein Yang-Meridian sind durch ein transversales Lo-Gefäß an den Extremitäten verbunden.

Es gibt acht Sonder-Meridiane — auch Gefäße genannt —, die paarig gekoppelt sind. Sie haben keinen Tonisations- und keinen Sedationspunkt. Die wichtigsten sind:

Der JENN MO, auch Gefäß der Empfängnis oder Konzeptionsgefäß genannt. Er liegt auf der Ventralseite des Stammes. Er ist das Kommunikationsgefäß aller YIN-Organe und beeinflußt sowohl alle YIN-Phasen des Organismus, wie auch vegetative und hormonelle Störungen.

Der TOU MO, das Gefäß des Herrschers oder Gouverneur. Er steigt auf der Dorsalseite des Stammes zum Kopf. Er ist das Verbindungsgefäß aller YANG-Organe, die er beeinflußt und von denen er beeinflußt wird. Chronische, verhärtete Prozesse, alle YANG-Störungen, sowie vegetative und hormonelle Störungen können über dieses Gefäß gut therapiert werden.

4. Diagnostik und Therapie unter Berücksichtigung von YIN und YANG — Die chinesischen Pulse

Wie wir gesehen haben, kommt es zu Funktionsstörungen, sobald die Kräfte YIN und YANG nicht mehr harmonisch zusammenwirken. Ebenso stellen sich Krankheiten organischer Art ein, wenn eine der beiden Kräfte längere Zeit überhand nimmt.

Das therapeutische Ziel muß deshalb sein, das harmonische Zusammenspiel von YIN und YANG wieder herzustellen. Dazu muß aber vorab festgestellt werden, welche der beiden Kräfte in welchem Meridian zu schwach oder zu stark geworden ist. Dies ist durch die chinesische Pulsdiagnostik möglich, die wir nachher kennenlernen werden. Zunächst aber wollen wir die Möglichkeiten durchspielen, die sich aus veränderten Kräfteverhältnissen ergeben:

YANG - ORGANE	Kräfteverhältnis	Auswirkung auf das Organ	Auswirkung auf den Puls
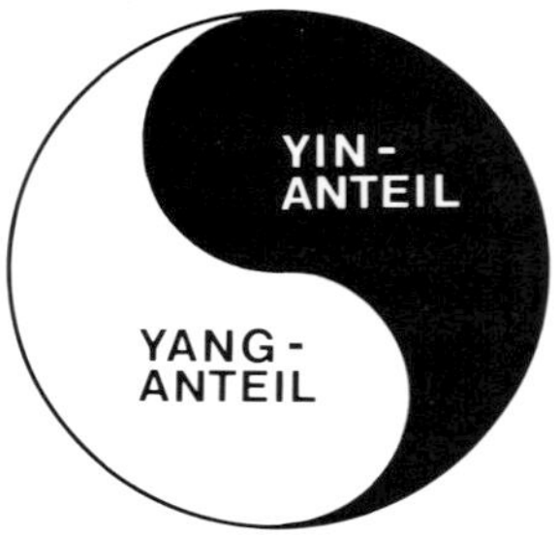	YIN und YANG stehen in richtigem Verhältnis zueinander.	Die Tätigkeit und die Funktionen des Organs sind normal. Das Organ ist gesund.	Der chinesische Puls ist von normaler Qualität.
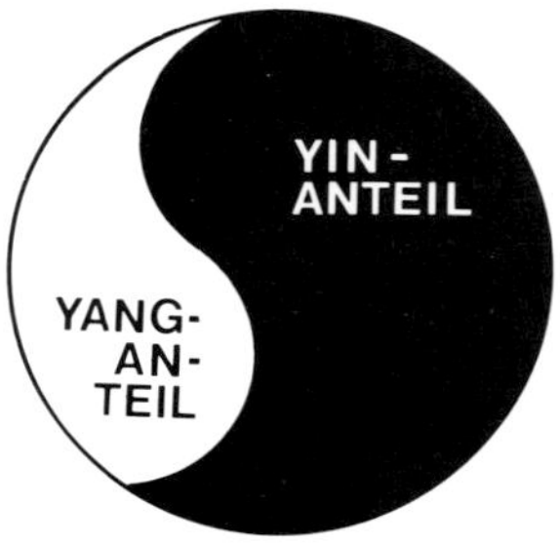	Der YANG-Anteil ist zu schwach geworden. Der YIN-Anteil bekommt die Oberhand. YIN beherrscht das Organ.	Hemmung und Schwächung der Organfunktion = Unterfunktion.	Der chinesische Puls wird schwächer. Er zeigt *Leere*.
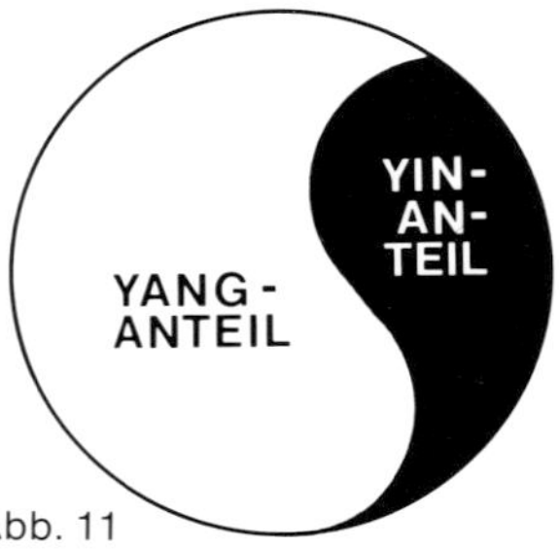	Der YANG-Anteil ist zu stark geworden, YIN ist zu schwach. Der YANG-Anteil beherrscht das Organ.	Übermäßige Organtätigkeit = Überfunktion.	Der chinesische Puls wird stärker. Er zeigt *Fülle*.

Abb. 11

YIN-ORGANE	Kräfteverhältnis	Auswirkung auf das Organ	Auswirkung auf den Puls
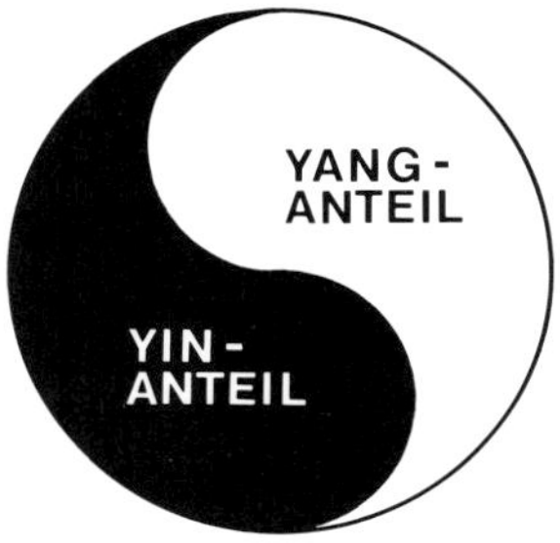 (Yin-Yang-Symbol ausgeglichen)	YIN und YANG stehen in richtigem Verhältnis zueinander.	Die Tätigkeit und die Funktionen des Organs sind normal. Das Organ ist gesund.	Der chinesische Puls ist von normaler Qualität.
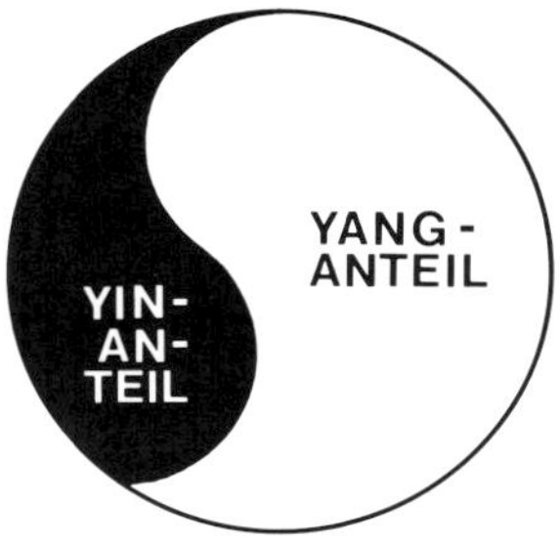 (Yin-Yang-Symbol mit kleinem YIN-Anteil)	Der YIN-Anteil ist zu schwach geworden. Der YANG-Anteil bekommt die Oberhand. YANG beherrscht das Organ.	Hemmung und Schwächung der Organfunktion = Unterfunktion.	Der chinesische Puls wird schwächer. Er zeigt *Leere*.
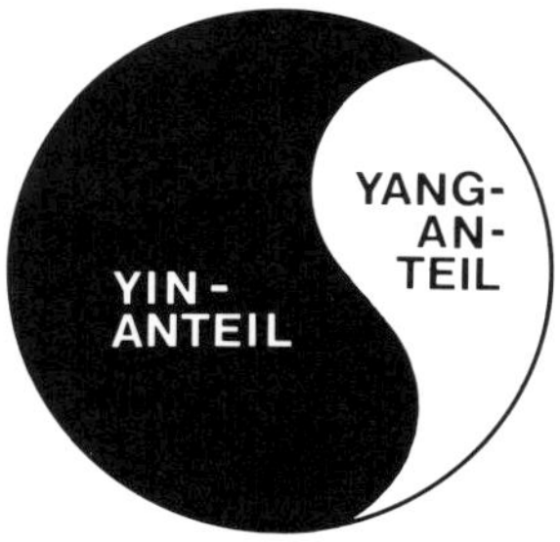 (Yin-Yang-Symbol mit großem YIN-Anteil)	Der YIN-Anteil ist zu stark geworden, YANG ist zu schwach. Der YIN-Anteil beherrscht das Organ.	Übermäßige Organtätigkeit = Überfunktion.	Der chinesische Puls wird stärker. Er zeigt *Fülle*.

Abb. 12

Für jedes der zwölf Organe gibt es also drei Möglichkeiten:

1. Die Tätigkeit ist normal = der Puls ist normal.
2. Überfunktion des Organs = Puls zeigt *Fülle*.
3. Unterfunktion des Organs = Puls zeigt *Leere*.

Bei der chinesischen Pulsdiagnostik kommt es demnach darauf an, für jedes einzelne der zwölf Organe festzustellen, welche der vorgenannten drei Qualitäten vorliegt, um daraus diagnostische *und* therapeutische Schlüsse ziehen zu können.

Die Pulsstellen für die einzelnen Organe und deren Meridiane finden sich über der Arteria radialis.

	Taststelle	Rechte Hand	Linke Hand
Direkt über der Radiusapophyse	Oben Tiefe	Magen Milz-Pankreas	Galle Leber
Distal der Radiusapophyse	Oben Tiefe	Dickdarm Lunge	Dünndarm Herz
Proximal der Radiusapophyse	Oben Tiefe	Drei Erwärmer Kreislauf-Sexus	Blase Niere

Bitte betrachten Sie dazu unsere schematische Darstellung. Sie ist so angelegt, wie sich Ihnen die Pulsstellen zeigen, wenn Sie dem Patienten gegenübersitzen. Aus dieser Position geschieht die Erfassung der Pulse am zweckmäßigsten.

Chinesische Pulse

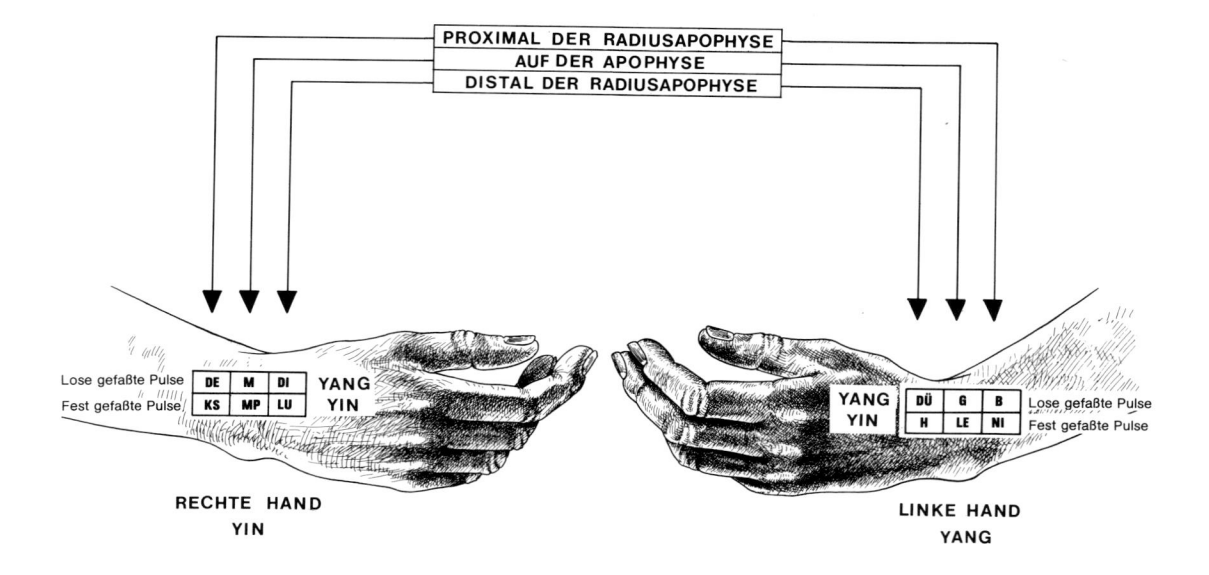

Abb. 13

Technik der Pulserfassung

Zunächst fassen Sie mit den Mittelfingern Ihrer beiden Hände jeweils die Pulsstelle direkt über der Radiusapophyse. Locker, aber dicht daneben werden jetzt Ihre Ringfinger aufgesetzt; dies sind die proximal der Radiusapophyse gelegenen Pulsstellen. Das Aufsetzen Ihrer Zeigefinger locker, aber dicht neben Ihren Mittelfingern lokalisiert nun die distal der Radiusapophyse gelegenen Pulsstellen.

Ihre Finger liegen jetzt auf den Pulsstellen. Wie bereits aufgezeigt, entsprechen jeder dieser Pulsstellen die Taststellen für zwei Organe: Eine Palpationsstelle in der Tiefe und eine oberflächliche Taststelle. Die Erfassung des oberflächlichen Pulses geschieht wie folgt: Sie setzen die Finger so leicht auf das Arterienrohr, daß Sie den Puls eben noch fühlen; dies ist der oberflächliche Puls. Den in der Tiefe liegenden Puls finden Sie, indem Sie zunächst mit Ihren Fingern einen so starken Druck auf das Arterienrohr ausüben, bis Sie keinen Puls mehr fühlen. Dann lassen Sie nur so viel los, bis Sie die Pulswellen wieder leicht fühlen. Dies ist die tiefe Pulsstelle.

Es empfiehlt sich, zunächst nur das Auffinden der korrekten Pulsstellen und das Erfassen der oberflächlichen und tiefen Pulse zu üben.

Da es bei der Pulsdiagnostik darauf ankommt, an jeder der zwölf Pulsstellen die Qualitäten „normal", „Fülle" oder „Leere" zu erfühlen, sind Umstände zu berücksichtigen, die das Bild verfälschen könnten. Zum einen sollte vor der Pulsdiagnostik durch Blutdruckmessung Klarheit über die allgemeinen Druckverhältnisse geschaffen werden, um diese bei der Pulserfassung berücksichtigen zu können. Zum anderen muß bedacht werden, daß an der Taststelle direkt über der Radiusapophyse aus anatomischen Gründen die Pulswelle stärker anschlägt als an den distalen und proximalen Taststellen.

Als weitere Voraussetzung zur chinesischen Pulsdiagnostik müssen Sie sich von der gewohnten klinischen Pulstastung frei machen. Bei der Überprüfung der einzelnen Pulsstellen geht es ja darum, zu „erfühlen", ob CH'I als Lebensenergie eines Organs in normalem Zustand oder zu schwach ist, also Leere aufweist, oder ob ein Überschuß, also Fülle vorliegt. Dieses „Erfühlen" hat nichts mit einem harten oder weichen Puls im westlichen Sinne zu tun.

Sich „Hineinfühlen" in die Qualität der jeweiligen Taststelle erfordert fleißige Übung. Es gibt keine andere Möglichkeit der Übung, als bei vielen Patienten immer und immer wieder im Rahmen der normalen Untersuchungen die chinesischen Pulse zu erfassen. Im Laufe der Zeit wird der Diagnostiker durch Vergleich der Pulse mit anderen diagnostischen Resultaten Parallelen und damit seine Pulsergebnisse bestätigt finden. Erst dann sollte er dazu übergehen, die chinesische Pulsdiagnostik therapeutisch auszuwerten. Wenn der Behandler später die chinesische Pulsdiagnostik gut beherrscht, wird es oftmals umgekehrt sein: Sein Pulsbefund wird andere diagnostische Ergebnisse untermauern, ja noch mehr, er wird nützliche differential-diagnostische Hinweise geben können.

Die chinesische Pulsdiagnostik ist zwar das schwierigste Unterfangen der Akupunkturtherapie überhaupt, sie setzt jedoch keinerlei besondere oder gar übernatürliche Begabung voraus. (S. auch Abschnitt 14.4.)

Zur praktischen Durchführung der Pulsdiagnostik verwenden wir folgende Symbole:

Energiezustand eines Organs normal, Puls ebenso = O
Organenergie und Puls zeigen *Fülle* = + oder ++ oder +++
Organenergie und Puls zeigen *Leere* = − oder −− oder −−−

Sie sehen, daß wir nicht nur Fülle oder Leere eruieren, sondern auch versuchen, über das Ausmaß dieser Qualitäten Klarheit zu erlangen. Dies ermöglicht bei der Aufstellung des Therapieplans eine bessere Auswahl.

Das Ergebnis der chinesischen Pulsuntersuchung tragen wir in ein Schema ein, das wir in Form eines Stempels auf die Karteikarte des Patienten aufdrucken. In ihm sind die Pulsstellen der einzelnen Organe so dargestellt, wie wir sie bei der Untersuchung vor uns sehen:

	RE			LI		
O	DE	M	DI	DÜ	G	B
T	KS	MP	LU	H	LE	NI

Die Auswertung der Pulsuntersuchung hat zum Ziel, durch die Behandlung einen Energieausgleich in der Weise zu erreichen, daß ein energieschwaches Organ wieder zu voller Lebensenergie kommt und daß die überschüssige Energie eines Organs wieder auf das normale Maß zurückgeführt wird. Mit anderen Worten:

- Ergibt die Pulsstelle eines Organs *Fülle*, ist es zu *sedieren*.
- Ergibt die Pulsstelle eines Organs *Leere*, ist es zu *tonisieren*.

Dazu müssen wir zunächst die entsprechenden Punkte kennenlernen.

Nei King: „Das Prinzip der Akupunktur besteht immer darin, einen Ausgleich zwischen YIN und YANG, Speicherorgan und Hohlorgan herbeizuführen."

Um den „roten Faden" dieses Prinzips aufzuzeigen, haben wir in diesem Kapitel die vielen möglichen Pulsqualitäten auf „Leere" und „Fülle" beschränkt. Ausführlichere Angaben zur chinesischen Pulsdiagnostik finden Sie im Kapitel 14.4.)

5. Tonisation und Sedation

5.1 Tonisierungspunkte und Sedierungspunkte

Wir haben im ersten Teil dieser Arbeit erfahren, daß jeder Meridian eine kleinere oder größere Anzahl von sogenannten symptomatischen Punkten aufweist.

Jeder Meridian hat darüber hinaus einige Spezialpunkte, von denen wir zunächst zwei kennenlernen wollen:

- Jeder Meridian hat einen *Tonisierungspunkt*. Durch seine Behandlung kann die Energie des betreffenden Meridians und seines Organs tonisiert, d. h. angeregt oder vermehrt werden.

  Der *Tonisierungspunkt* wird immer dann behandelt, wenn das Pulsergebnis die Qualität *Leere* erbracht hat.

- Jeder Meridian hat einen *Sedierungspunkt*. Durch seine Behandlung kann die Energie des betreffenden Meridians und seines Organs sediert, d. h. reduziert werden.

  Der *Sedierungspunkt* wird immer dann behandelt, wenn das Pulsergebnis die Qualität *Fülle* erbracht hat.

Die Tonisierungs- und Sedierungspunkte der Meridiane finden Sie auf den nächsten Seiten dargestellt.

Daß Tonisierungspunkte und Sedierungspunkte nicht nur zur Tonisation oder Sedation verwandt werden, sondern auch aufgrund ihrer symptomatischen Bedeutung Verwendung finden, ergibt sich aus unserer ausführlichen Beschreibung der Punkte im Teil II.

5.2 Energieausgleich durch Tonisation und Sedation

Wir wissen nun, daß ein Meridian – und damit sein Organ – tonisiert werden muß, wenn sein Puls Leere zeigt und daß wir einen Meridian – und damit sein Organ – sedieren müssen, wenn sein Puls Fülle aufweist. Nur sehr ungern übernehmen wir die Begriffe „Leere" und „Fülle", weil diese Zustände im wörtlichen Sinne gar nicht zutreffen können, denn ein „energieleeres" Organ wäre ja gar nicht lebensfähig. Es handelt sich bei der Pulsdiagnose vielmehr um das Erfühlen eines *veränderten Kräftegleichgewichts*, wie wir dies mit unseren Tabellen auf Seite 210 und 211 darzustellen versuchten. Wir wollen die Begriffe Puls-„Leere" und Puls-„Fülle" trotzdem beibehalten, weil sie sich bei uns allgemein eingebürgert haben.

222

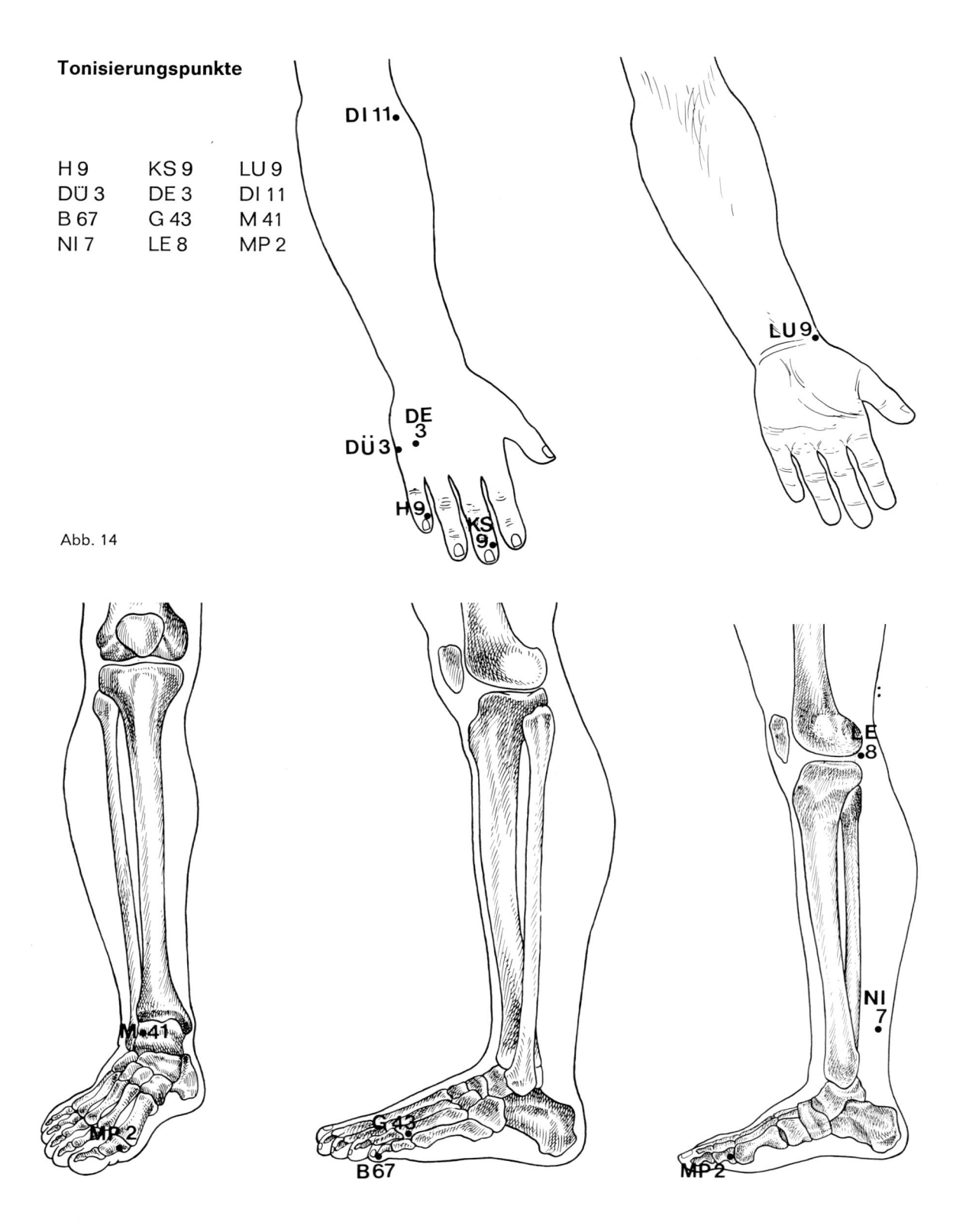

Tonisierungspunkte

H 9	KS 9	LU 9
DÜ 3	DE 3	DI 11
B 67	G 43	M 41
NI 7	LE 8	MP 2

Abb. 14

223

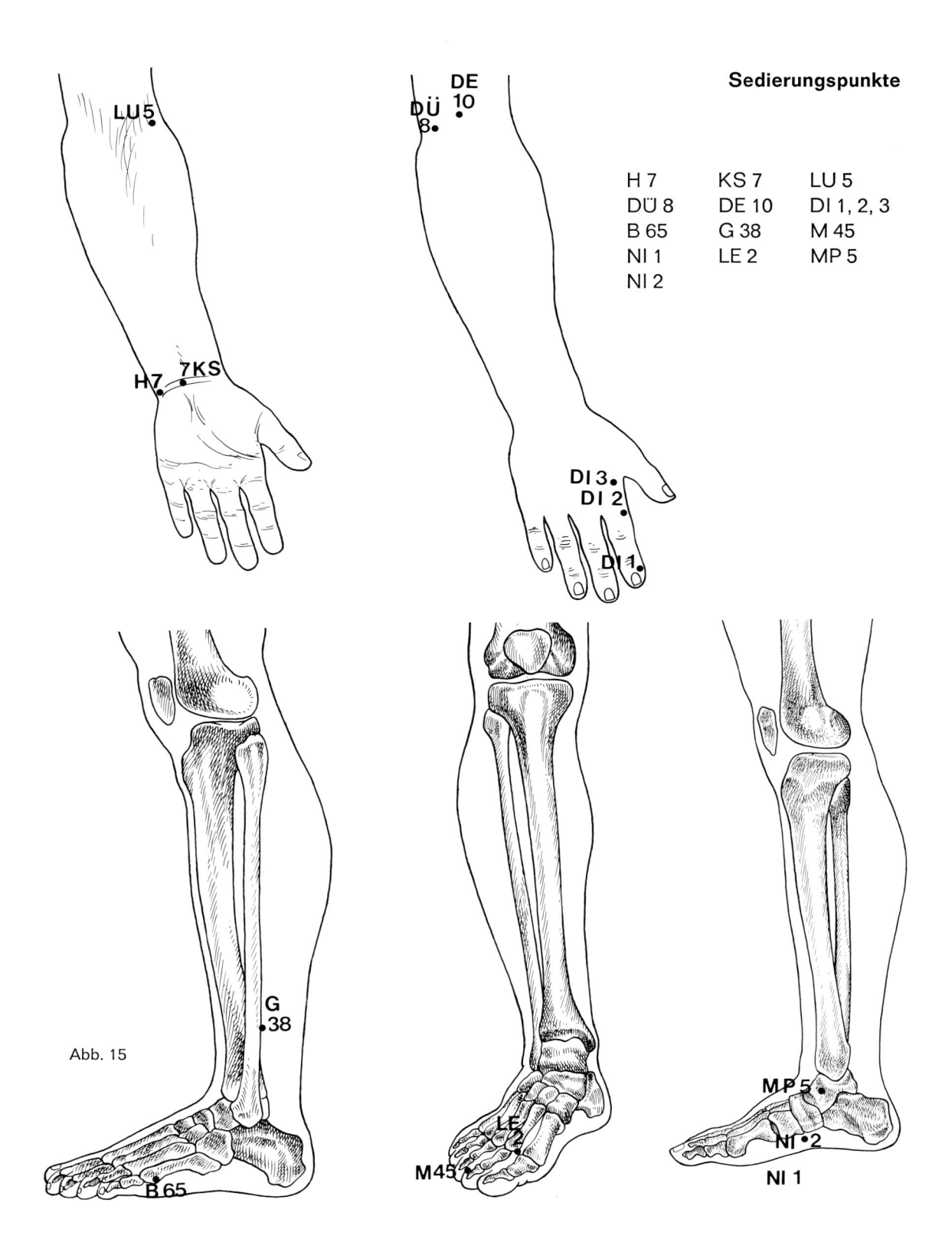

Sedierungspunkte

H 7	KS 7	LU 5
DÜ 8	DE 10	DI 1, 2, 3
B 65	G 38	M 45
NI 1	LE 2	MP 5
NI 2		

Abb. 15

In der klassischen Akupunktur ist die Tonisations- und Sedations-Regel dem Großen Gesetz des PU-HSIE unterworfen. Darunter verstehen wir:

- PU = Tonisation = Heranführen von Energie an eine Stelle, an der Energiemangel herrscht.

- HSIE = Sedation = Ableiten von Energie von einer Stelle, an der Energieüberschuß herrscht.

Dem Gesetz des PU-HSIE liegt die Erkenntnis zugrunde, daß jeder gegenwärtige oder zukünftige Krankheitszustand keine Folge eines Überschusses oder eines Mangels an Energie im Sinne von *Quantität* ist. *Die Krankheit wird eher einem Ungleichgewicht der Energien zugeschrieben.* Sie sollten von dieser Erkenntnis aus unsere Ausführungen auf Seite 210 und 211 nochmals überdenken.

- Jedes Überhandnehmen der Energie auf der einen Seite verursacht zwangsläufig ein Abnehmen der Energie auf der anderen Seite. Welche Verschiebungen der Energie auch eintreten mögen, die *Gesamtmenge* der Energie bleibt unangetastet.

- Unter Tonisieren und Sedieren verstehen wir also einen Wiederausgleich veränderter Energieverhältnisse. Dazu gibt das Gesetz des PU-HSIE eine Reihe ausführlicher Regeln und Anweisungen, auf die wir zum Teil noch zurückkommen werden.

Lassen Sie uns zunächst anhand eines einfachen Beispiels den Ausgleich der Energien veranschaulichen:

Nehmen wir an, wir hätten folgenden *Pulsbefund* eruiert:

		RE			LI		
O	DE O	M −	DI O	DÜ −	G +	B O
T	KS −	MP O	LU O	H −	LE +	NI O

Abb. 16

Dann ergibt sich daraus folgender *Behandlungsplan:*

    M = Leere = Tonisation am M 41
    DÜ = Leere = Tonisation am DÜ 3
    KS = Leere = Tonisation am KS 9
    H = Leere = Tonisation am H 9

    G = Fülle = Sedation am G 38
    LE = Fülle = Sedation am LE 2

Zusätzlich zu diesen Tonisierungs- und Sedierungspunkten könnten noch symptomatische Punkte gestochen werden, die aufgrund anderer Untersuchungsmethoden gefunden wurden.

Nach Behandlung der nach Pulslage gefundenen Punkte müßte ein Energieausgleich in der Weise erfolgt sein, daß die Leere des einen Organs und die Fülle eines anderen Organs zum richtigen Maß zurückgeführt wurden. Dies müßte nach der Behandlung in veränderten Pulsen Ausdruck finden. Tatsächlich kann auch anhand der Pulse die Wirkung einer Behandlung und deren Erfolg kontrolliert werden.

Ob der nach einer Behandlung energetisch ausgeglichene Pulsbefund stabil bleibt und damit die Gesundheit wiederhergestellt ist, hängt von der Dauer und Schwere der Funktionsstörung ab. In vielen Fällen wird sich das Energie-Gleichgewicht erst nach mehreren Behandlungen stabilisieren lassen.

Das Ergebnis der Pulsuntersuchung wird allerdings nicht immer so einfach sein, wie wir dies am vorherigen Beispiel sahen. Oft wird die Energie einer größeren Anzahl von Organen gestört sein. In diesem Falle dürfen wir aber nicht gleichzeitig alle Meridiane behandeln. Wir müssen eine Auswahl bei der Erstellung des Therapieplans treffen. Diese Auswahl erleichtern wir uns dadurch, daß wir, wie bereits erwähnt, bei der Untersuchung der Pulse nicht nur Leere oder Fülle erfassen. Wir notieren vielmehr *Fülle nach ihrer Intensität* (+, ++, +++) und *Leere je nach Ausprägung* (–, ––, –––). Auf diese Weise können wir bei der ersten Behandlung die „dringendsten" Punkte auswählen.

Prinzipiell kann schon mit dem bisher geschilderten Verfahren ein Energieausgleich erreicht werden. Die Aussicht auf Erfolg ist jedoch größer, wenn Sie weitere Regeln und Möglichkeiten berücksichtigen.

5.3 Klassische Einstichtechniken nach dem Großen Gesetz des PU-HSIE

Von alters her wurden Tonisations- und Sedationspunkte nicht nur durch einfachen Nadeleinstich behandelt. Für eine erfolgreiche Akupunktur war es vielmehr erforderlich, die Nadeln je nach dem gewünschten Effekt zu stechen, zu manipulieren und zu entnehmen.

Das Große Gesetz des PU-HSIE nennt hierfür ausführliche Regeln und Techniken, deren wesentliche Merkmale wir in der nachfolgenden Tabelle nennen.

PU = Tonisation	HSIE = Sedation
Nadel im Uhrzeigersinn drehen.	Nadel gegen den Uhrzeigersinn drehen.
Punkt vor Einstich reiben.	Punkt nicht vor Einstich reiben.
Nadel oberflächlich setzen.	Nadel tief setzen.
Nadel in Richtung des Energieflusses stechen.	Nadel gegen den Energiefluß stechen.
Einstich bei Expiration. Nadelentfernung während Inspiration.	Einstich während Inspiration. Nadelentfernung bei Expiration.
Langsames Einstechen der Nadel. Schnelles Entfernen der Nadel.	Einstich erfolgt schnell, Entfernen der Nadel langsam.
Einstich erfolgt kraftvoll.	Nadelentnahme kraftvoll.
Einstichstelle durch Reiben schließen.	Einstichstelle „offenlassen".
Kurze Nadel verwenden.	Lange Nadel verwenden.

6. Quellpunkte

- Jeder Meridian hat einen Quellpunkt. Die Mitbehandlung des Quellpunktes verstärkt die Behandlung der Tonisierungspunkte oder der Sedierungspunkte.

Das bedeutet: Wenn ein Meridian tonisiert werden soll, kann gleichzeitig mit dem Tonisierungspunkt auch der Quellpunkt gestochen werden. Dadurch wird eine stärkere Tonisation erreicht. Das gleiche gilt bei einer Sedation.

Quellpunkte der Meridiane:

H 7	NI 3	G 40	DI 4
DÜ 4	KS 7	LE 3	M 42
B 64	DE 4	LU 9	MP 3

7. Zustimmungspunkte

- Jeder Meridian hat einen Zustimmungspunkt (auch Beifallspunkt oder Unterstützungspunkt genannt). Der Zustimmungspunkt liegt nicht im jeweiligen Meridianverlauf, sondern auf dem Blasenmeridian.

- Die Mitbehandlung der Zustimmungspunkte kann die Wirkung der nach dem Pulsbefund zu behandelnden Punkte verstärken. Dies ist besonders bei chronischen Fällen willkommen.

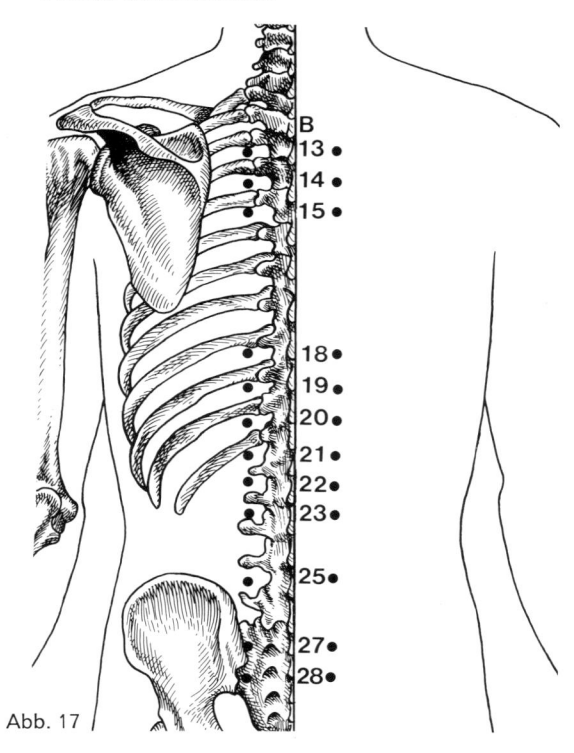

Zustimmungspunkte der Meridiane

- B 13 Lungen-Meridian
- B 14 Kreislauf-Sexus-Meridian
- B 15 Herz-Meridian
- B 18 Leber-Meridian
- B 19 Gallen-Meridian
- B 20 Milz-Pankreas-Meridian
- B 21 Magen-Meridian
- B 22 Dreifacher Erwärmer-Meridian
- B 23 Nieren-Meridian
- B 25 Dickdarm-Meridian
- B 27 Dünndarm-Meridian
- B 28 Blasen-Meridian

Die Zustimmungspunkte sind oft bei akuten Krankheitserscheinungen druckempfindlich. Sie sollten daher immer palpiert werden. Ihre Druckschmerzhaftigkeit kann zu diagnostischen Zwecken herangezogen werden. Druckschmerzhaftigkeit würde ohnehin ihre Behandlung nahelegen.

Die Mitbehandlung der Quellpunkte und Zustimmungspunkte wollen wir wieder anhand eines Beispiels verdeutlichen:

Abb. 17

Pulsbefund:

		RE			LI		
O	DE O	M −	DI O	DÜ −	G +	B O
T	KS −	MP O	LU O	H O	LE +	NI O

Abb. 18

Behandlungsplan:

Pulsbefund	Grundbehandlung	Verstärkung durch Quellpunkt	Verstärkung durch Zustimmungspunkt
M = Leere	Tonisation M 41	M 42	B 21
DÜ = Leere	Tonisation DÜ 3	DÜ 4	B 27
KS = Leere	Tonisation KS 9	KS 7	B 14
G = Fülle	Sedation G 38	G 40	B 19
LE = Fülle	Sedation LE 2	LE 3	B 18

Wenn Sie bei diesem Behandlungsplan, der nach einem einfachen Pulsbefund aufgestellt wurde, die Punkte zusammenzählen und mit 2 multiplizieren, weil ja jeweils bilateral gearbeitet werden soll, so kommen Sie auf die stattliche Anzahl von 30 Nadeln. Dabei wurden symptomatische Punkte, die auch berücksichtigt werden sollten, nicht mitgerechnet.

Wir sagten an anderer Stelle, daß wir mit möglichst wenig Nadeln auskommen wollen. Akupunktur soll aber niemals schematisch aufgefaßt werden! Das Faszinierende dieser Methode sind ja gerade die vielfältigen Möglichkeiten der Kombination, die individuelle Behandlung und eine Anpassungsfähigkeit an die jeweils gegebenen Umstände.

Man kann zur Reduzierung der Nadelzahl verschiedene Wege gehen:

Stechen Sie zuerst die Tonisierungs- und Sedierungspunkte. Prüfen Sie nach einigen Minuten, wie der Puls der betreffenden Meridiane sich verhält. Beginnt er sich im gewünschten Sinne zu erholen, ist es gut. Wenn nicht, stechen Sie zusätzlich den Quellpunkt oder/und den Zustimmungspunkt.

Oder:

Stechen Sie zuerst die Tonisierungs- und Sedierungspunkte und dazu nur die Quellpunkte oder Zustimmungspunkte jener Meridiane, von welchen Sie nach Pulslage den Eindruck haben, daß sie am stärksten aus dem Gleichgewicht geraten sind.

Oder:

Versuchen Sie bei der ersten Behandlung zunächst nur jenes Meridianpaar auszugleichen, für das laut Pulsbefund die dringendste Notwendigkeit besteht. Benutzen Sie dazu auch die Quell- und Zustimmungspunkte.

Sie sehen, daß Sie mehrere Varianten haben. Gerade am Anfang sollten Sie stufenweise vorgehen. Wenn dabei der Weg zum Erfolg zunächst etwas länger ist, so handeln Sie sich dafür Übersichtlichkeit und Sicherheit ein. Dies ist weit besser, als sofort mit der komplexesten Akupunktur zu beginnen, den Überblick über das Geschehen zu verlieren, zu resignieren oder gar den Mißerfolg bei der Akupunktur selbst zu suchen.

8. Alarmpunkte

- Alle Meridiane haben sogenannte Alarmpunkte. Sie liegen teils auf dem betreffenden Meridian, teils auf einem Fremdmeridian bzw. -gefäß. Oft finden sie sich in der Nähe des zugehörigen Organs.

Die Palpation dieser Punkte „alarmiert" den Behandler in zweierlei Hinsicht:

- Die Druckschmerzhaftigkeit der Alarmpunkte lenkt die Aufmerksamkeit des Behandlers auf das zugehörige Organ und seinen Meridian. Er wird diese bei der Pulsdiagnose besonders beachten.
- Druckschmerzhafte Alarmpunkte werden in jedem Falle mitbehandelt, einerlei, ob der Behandler nur symptomatische Akupunktur oder komplexere Formen betreibt.

Daraus ergibt sich, daß die Alarmpunkte sowohl diagnostischen als auch therapeutischen Wert haben.

Die Alarmpunkte der Meridiane sind:

H	= KG 14	G	=	G 23, 24
DÜ	= KG 4	LE	=	LE 14
B	= KG 3	LU	=	LU 1
NI	= G 25	DI	=	M 25
KS	= KS 1	M	=	KG 12
DE	= KG 5, 7; 12, 17	MP	=	LE 13

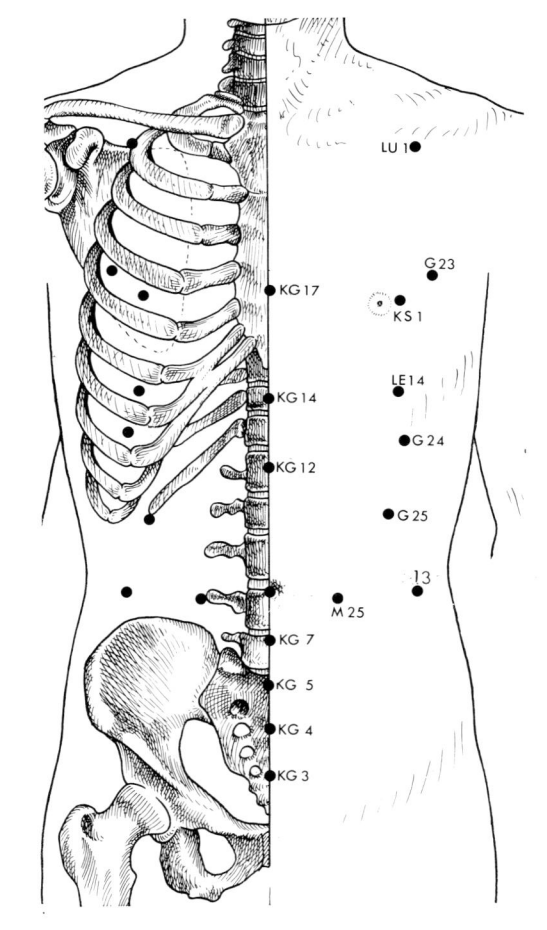

Abb. 19

9. Die Regeln der Akupunktur

9.1 Mutter-Sohn-Regel

Die Mutter-Sohn-Regel kann zur Anwendung kommen, wenn ein Energieausgleich über die aus dem Pulsbefund sich ergebenden Tonisierungs- oder Sedierungspunkte eines energetisch entgleisten Meridians nicht ausreichend erfolgen konnte. Dies kann bei chronischen und hartnäckigen Erkrankungen der Fall sein. Die Anwendung der Mutter-Sohn-Regel ermöglicht also eine verstärkte Tonisation oder Sedation.

Die Regel stützt sich auf die Organfolge im Energiekreislauf. Das Leitprinzip dieser Regel gründet auf der Annahme, daß die Mutter jederzeit bereit ist, Energie abzugeben, der Sohn jedoch jederzeit bereit ist, Energie zu empfangen. Die Mutter ist dabei jeweils das im Uhrzeigersinn vorhergehende Organ, der Sohn der Nachfolger des energetisch anzusprechenden Meridians.

Beispiel:

Das Organ Lunge zeigt den Zustand der Leere auf. Wir wollen also Energie zuführen. Wir sprechen die Mutter an, die bereit ist, Energie abzugeben. Die Mutter ist das im Energiekreislauf vorhergehende Organ, also die Leber.

Zeigt das Organ Lunge Fülle, so müssen wir dafür sorgen, daß Energie abgeleitet wird. Wir wissen, daß der Sohn bereit ist, Energie aufzunehmen. Der Sohn ist das im Energiekreislauf nachfolgende Organ, also der Dickdarm.

Abb. 20

Die Mutter des Organs Lunge ist also die Leber, der Sohn das Organ Dickdarm.

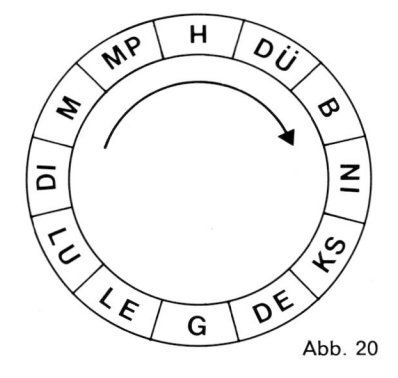

Anwendung der Mutter-Sohn-Regel

Bei der Tonisation:

- Ein sich nach Pulslage als zu schwach erweisender Meridian wird an seinem Tonisationspunkt genadelt; gleichzeitig sticht man den Tonisationspunkt seiner Mutter, also den Tonisierungspunkt des im Energiekreislauf vorhergehenden Meridians.

Beispiel: Der Herz-Meridian zeigt nach der Pulsdiagnose Leere. Er wird an seinem Tonisationspunkt H 9 tonisiert. Nach der Mutter-Sohn-Regel tonisieren wir ebenfalls seinen Vorgänger, seine Mutter Milz-Pankreas am Tonisierungspunkt MP 2.

Bei der Sedation:

- Ein sich nach Pulslage als zu „voll" erweisender Meridian wird an seinem Sedationspunkt sediert. Zusätzlich sedieren wir nun den Sohn des energieüberschüssigen Meridians (damit dieser die ihm zufließende Energie leichter aufnehmen kann), also den Sedierungspunkt des im Energiekreislauf nachfolgenden Organs.

Beispiel: Der Leber-Meridian weist bei der Pulsdiagnose Fülle auf. Er wird an seinem Sedationspunkt LE 2 sediert. Sein Sohn, also der im Energiekreislauf nachfolgende Meridian, wird ebenfalls an seinem Sedationspunkt LU 5 sediert.

9.2 Ehemann-Ehefrau-Regel

Diese Regel geht davon aus, daß die auf gleicher Pulsstelle und Pulstiefe liegenden Organe miteinander in Verbindung stehen. Genauer: Die Meridiane bzw. Organe der Pulsstellen der linken Hand beeinflussen die an gleicher Pulsstelle der rechten Hand liegenden Organe und Meridiane.

Ein Puls der linken Hand ist der Ehemann des an gleicher Pulsstelle der rechten Hand liegenden Organs (= Ehefrau). Der Ehemann beeinflußt im energetisch umgekehrten (reziproken) Sinne die Ehefrau. Also

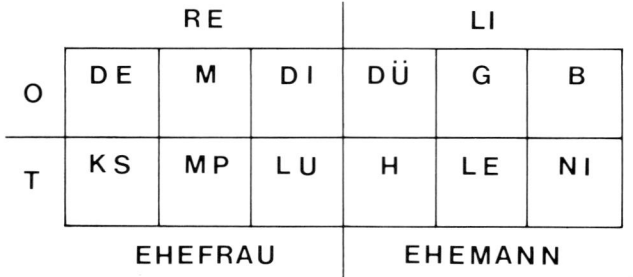

	RE			LI		
O	DE	M	DI	DÜ	G	B
T	KS	MP	LU	H	LE	NI
	EHEFRAU			EHEMANN		

DÜ beeinflußt DI
G beeinflußt M
B beeinflußt DE

H beeinflußt LU
LE beeinflußt MP
NI beeinflußt KS

Abb. 21

Im energetischen Sinne heißt das: Ein Ehemann, der zu viel Energie an sich gerissen hat, schwächt die Energie der Ehefrau. Hat der Ehemann Energieleere, so ist die Ehefrau energieüberlastet. Die Energiebeeinflussung geht innerhalb dieser Regel nur vom Ehemann aus.

- Die Tonisation eines Meridians der linken Pulsstellen bewirkt gleichzeitig eine Sedation der Ehefrau, also des Meridians gleicher Pulsstelle der rechten Hand.

Tonisation des DÜ bewirkt Sedation des DI
Tonisation des G bewirkt Sedation des M
Tonisation des B bewirkt Sedation des DE
Tonisation des H bewirkt Sedation des LU
Tonisation des LE bewirkt Sedation des MP
Tonisation des NI bewirkt Sedation des KS

- Die Sedation eines Meridians der linken Pulsstellen bewirkt gleichzeitig eine Tonisation der Ehefrau, also des Meridians gleicher Pulsstelle der rechten Hand.

Sedation des DÜ bewirkt Tonisation des DI
Sedation des G bewirkt Tonisation des M
Sedation des B bewirkt Tonisation des DE
Sedation des H bewirkt Tonisation des LU
Sedation des LE bewirkt Tonisation des MP
Sedation des NI bewirkt Tonisation des KS

In der Praxis bedeutet die Ehemann-Ehefrau-Regel, daß bei der Behandlung eines Meridians der linken Pulsstellen die auf der rechten Pulsseite korrespondierende Stelle mit beobachtet und eventuell mitbehandelt werden muß.

9.3 Mittag-Mitternacht-Regel

Wenn wir einen Blick auf das Energieumlaufschema richten, sehen wir, daß jeder Meridian in zeitlicher Opposition zu einem anderen liegt. Z. B. steht das Organ Herz mit seiner Maximalzeit 11.00–13.00 Uhr in zeitlicher Opposition zum Organ Galle 23.00–1.00 Uhr. Es fällt weiter auf, daß es sich dabei jeweils um Organpaare handelt, von denen eines dem YANG und das andere dem YIN angehört.

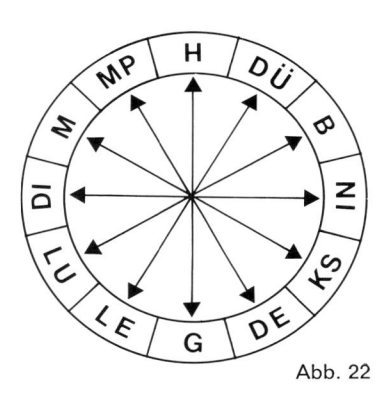

Abb. 22

In der Praxis bedeutet diese Regel:

- Jede Behandlung eines Meridians kann auch den auf der Meridianuhr gegenüberliegenden Meridian beeinflussen. Bei der Behandlung ist dieser daher zu beobachten und eventuell auszugleichen.

Nachdem wir nun einige wesentliche Regeln der Akupunktur besprochen haben, dürfen wir nochmals zurückkommen auf das Große Gesetz des PU-HSIE. Wir sagten, daß jedes Überhandnehmen der Energie auf der einen Seite *zwangsläufig* ein Abnehmen der Energie auf der anderen Seite verursacht. Bitte überdenken Sie diese Aussage besonders hinsichtlich der besprochenen Mutter-Sohn-Regel, der Ehemann-Ehefrau-Regel und der Mittag-Mitternachtsregel.

Weitere Grundsätze nach dem PU-HSIE sind also:

- Wenn ein Überschuß von Energie an einem Organ und seinem Meridian festgestellt worden ist, muß dieser Überschuß jenem Organ zugeführt werden, das unter Mangel an Energie leidet.

- Wenn ein Mangel an Energie in einem Organ und seinem Meridian festgestellt worden ist, muß jenes Organ gesucht werden, das *zwangsläufig* unter einem Überschuß leidet.

- Ein Tonisationspunkt sollte deshalb nur dann gestochen werden, wenn das im Energiekreislauf vorausgehende Organ (= Mutter) an Überschuß leidet.

- Ein Sedationspunkt sollte nur dann behandelt werden, wenn das nachfolgende Organ (= Sohn) an Energiemangel leidet.

10. Passagepunkte oder Lo-Punkte

Bei der Betrachtung der Energieumlauffolge haben wir schon erwähnt, daß sich die Meridiane hinsichtlich ihrer YANG- oder YIN-Zuordnung immer paarig folgen, d. h.: zwei YANG-Meridianen schließen sich immer zwei YIN-Meridiane an. Daraus können nun auch Paare aus jeweils einem YIN- und einem YANG-Meridian gebildet werden:

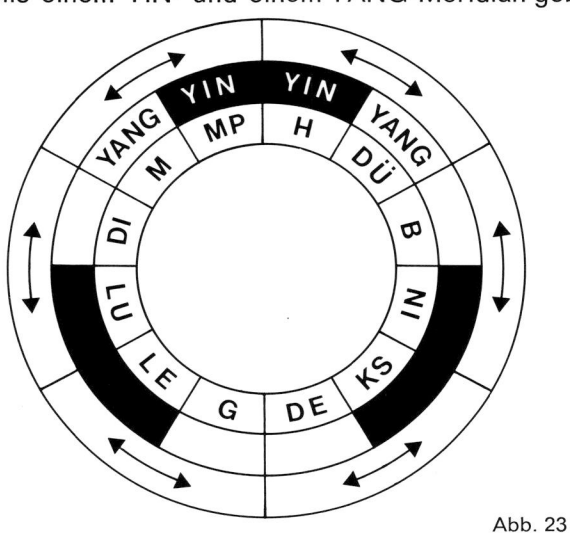

Abb. 23

Herz	– Dünndarm	Gallenblase	– Leber
Blase	– Niere	Lunge	– Dickdarm
Kreislauf-Sexus	– Dreifacher Erwärmer	Magen	– Milz-Pankreas

Diese Paare stehen miteinander in energetischer Verbindung, man spricht daher von *gekoppelten Organen.*

Es ist interessant, daß sich diese gekoppelten Organe genau in unserem Pulsschema wiederfinden:

	RE			LI		
O	DE	M	DI	DÜ	G	B
T	KS	MP	LU	H	LE	NI

GEKOPPELTE MERIDIANPAARE

Abb. 24

Das an einer Pulsstelle oberflächlich liegende Organ ist mit dem in der Tiefe der gleichen Pulsstelle liegenden Organ gekoppelt.

Ergibt sich durch die Pulsdiagnose, daß zwischen zwei gekoppelten Organen ein erheblicher Energieunterschied besteht, so kann dieser „auf kurzem Wege" ausgeglichen werden, indem der Lo-Punkt des zu schwachen Meridians behandelt wird. Dadurch wird Energie vom starken zum schwächeren Organ übergeleitet und so die Energiebilanz wieder ausgeglichen.

Merken Sie sich: Der Schwache bittet den Stärkeren, erst dann gibt der Energie-Starke von seiner Fülle ab. Wir behandeln also den Lo-Punkt des energieschwachen Organs.

Beispiel
Befund:
Der Puls der Blase zeigt Fülle, der Puls der Niere aber Leere.
Behandlung zum Energieausgleich:
Lo-Punkt des Nieren-Meridians.

Und umgekehrt

Befund:
Der Puls der Blase zeigt Leere, der Puls der Niere aber Fülle.
Behandlung zum Energieausgleich:
Lo-Punkt des Blasen-Meridians.

Jeder Meridian hat einen Lo-Punkt:

H 5	N 4	G 37	DI 6
DÜ 7	KS 6	LE 5	M 40
B 58	DE 5	LU 7	MP 4

Wenn Sie die Möglichkeiten des Energieausgleichs über die Lo-Punkte durchdenken, wird Ihnen klar, daß dadurch unter Einsparung von Nadeln ein schnellerer Energieausgleich erzielt werden kann.

Damit haben wir den letzten der sechs Hauptpunkte eines Meridians kennengelernt. Nebenstehend finden Sie eine tabellarische Übersicht der Hauptpunkte.

Jetzt kommen wir nochmals auf unsere Ausführungen im Teil I dieser Arbeit zurück. Dort haben wir gesehen, daß Verbindungswege zwischen den einzelnen Punkten eines Organs, nämlich Passagen = Meridiane, und Verbindungswege von den einzelnen Punkten zum zugehörenden Organ bestehen. In den letzten Kapiteln haben wir eine Reihe weiterer Verbindungen kennengelernt: Querverbindungen zwischen gekoppelten Meridianen über Lo-Punkte, Verbindungen zwischen den Mitternacht-Mittag-Meridianen, Verbindungen nach der Regel Ehefrau-Ehemann usw. Daraus ersehen wir die Komplexität des Akupunktursystems, denn alles hängt mit allem zusammen. Daraus ersehen wir aber auch die Notwendigkeit einer Gesamtschau nach allen Regeln und Gesetzen, wenn die höchste Form der Akupunktur erreicht werden soll.

Hauptpunkte der Meridiane

Meridian	Sedierungspunkt	Tonisierungspunkt	Quellpunkt	Lo-Punkt	Zustimmungspunkt
H	7 SHEN MEN	9 SHAO CHONG	7 SHEN MEN	5 TONG LI	B 15 XIN SHU
DÜ	8 XIAO HAI	3 HOU XI	4 WANG GU	7 ZHI ZHENG	B 27 XIAO CHANG SHU
B	65 SU GU	67 ZHI YIN	64 JING GU	58 FEI YANG	B 28 PANG GUANG SHU
NI	1 YONG QUAN / 2 RAN GU	7 FU LIU	3 TAI XI	4 DA ZHONG	B 23 SHEN SHU
KS	7 DA LING	9 ZHONG CHONG	7 DA LING	6 NEI GUAN	B 14 JUE YIN SHU
DE	10 TIAN JING	3 ZHONG ZHU	4 YANG CHI	5 WAI GUAN	B 22 SAN JIAO SHU
G	38 YANG FU	43 XIA XI	40 QIU XU	37 GUANG MING	B 19 DAN SHU
LE	2 XING JIAN	8 QU QUAN	3 TAI CHONG	5 LI GOU	B 18 GAN SHU
LU	5 CHI ZE	9 TAI YUAN	9 TAI YUAN	7 LI QUE	B 13 FEI SHU
DI	1 SHANG YANG / 2 ER JIAN / 3 SAN JIAN	11 QU CHI	4 HE GU	6 PIAN LI	B 25 DA CHANG SHU
M	45 LI DUI	41 JIE XI	42 CHONG YANG	40 FENG LONG	B 21 WEI SHU
MP	5 SHANG QIU	2 DA DU	3 TAI BAI	4 GONG SUN	B 20 PI SHU

11. Die Lehre von den fünf Wandlungsphasen

11.1 Grundsätzliches

Sie haben gesehen, daß eine Tonisation und eine Sedation, also ein Energieausgleich nach Pulsbefund durch Behandlung von Tonisierungspunkten und Sedierungspunkten möglich ist und daß eine noch stärkere Tonisierungs- oder Sedierungswirkung durch Mitbehandlung der Quellpunkte und Berücksichtigung der Mutter-Sohn-Regel erzielt werden kann. Nur wenn Sie diese Zusammenhänge beherrschen, sollten Sie sich mit den folgenden Ausführungen beschäftigen.

Für alle zwölf Organe, also für die sechs YIN-Organe und für die sechs YANG-Organe, gelten die besprochenen Energieausgleichsregeln.

Eine gezielte, tiefgreifende Einflußnahme auf die YIN-Meridiane und die von ihnen beeinflußten Organe ist durch die Erkenntnisse der Fünf-Elementen-Lehre möglich.

Den historischen Hintergrund dieser Lehre liefert uns ein Mythos aus der Bronzezeit (frühe CHOU-Zeit, 1000–600 v. Chr.), nach welchem das Universum dem Machtbereich von Sonne, Mond und den fünf Planeten Jupiter, Mars, Saturn, Venus und Merkur unterstellt war. Den fünf Planeten wurden als metaphysische Kräfte die fünf Element-Götter zugeordnet, die mit ihren mannigfaltigen Wirksamkeiten die Harmonie des Weltalls aufrecht erhielten oder zerstörten. Diese fünf Element-Götter, in ihren Wirksamkeiten als Kräfte dargestellt, sind:

                Holz, Feuer, Erde, Metall, Wasser.

Dieser Mythos, oder besser gesagt, was sich daraus als philosophisches Denkmodell entwickelte, ist die Grundlage für die Lehre von den Fünf Elementen.

Im „NEI CHING" (220 n. Chr.) lesen wir im „SU WEN" genannten ersten Teil des Werkes: „Fünf Elemente gibt es im Himmel und auf der Erde." Dies bedeutet, daß die Harmonie zwischen Weltall und Mensch, genauer gesagt, zwischen allem, was im Universum ist, auf das Vorhandensein der Elemente zurückgeführt wurde.

Die Elemente, die ursprünglich göttlichen Rang inne hatten, sind mit dem Wirksamwerden der naturphilosophischen Strömungen in der vorklassischen Zeit als *ordnende Kräfte* innerhalb des gesamten Universums zu verstehen.

Alles, was im Mikrokosmos und alles, was im Makrokosmos lebt, alles, was sich wandelt, verändert und bewegt, braucht diese ordnenden Kräfte, um überhaupt *sein* zu können. Aber auch alles scheinbar Unbelebte, ein Felsbrocken, Erz, Sand, Luft und all die Dinge, die wir sehen und nicht sehen können, kurz, alles, was *ist,* ist nicht tot, sondern in ständiger Wandlung begriffen. Fels und Stein verwittern und aus untergegangenen Wäldern entsteht nach langen Zeiten Kohle.

Deshalb ist auch alles, was „im Himmel und auf Erden", also alles, was im Universum ist, ob sichtbar oder unsichtbar, den Fünf Elementen zugeordnet.

Der Wirkungsbereich der Element-Kräfte erstreckt sich dabei nicht nur auf Gegenständliches wie Stein, Erz, Gold, Erde, Wasser, nicht nur auf Lebendiges wie Mensch, Tier, Bäume, Pflanzen, sondern auch auf Zustände wie Jahreszeiten, Tag und Nacht, Himmelsrichtungen, Farben, Kälte oder Wärme usw.

Um es nochmals zu sagen: Alles, was im Universum ist, lebt, sich bewegt, sich wandelt und verändert, wird ermöglicht durch die *ordnenden Kräfte* der Fünf Elemente: So auch das Kommen und Gehen der Gestirne, die Kreisbewegung der Erde um ihre Achse und um die Sonne, wie das Wachstum von Pflanzen und Tieren, das Verwittern von Steinen, aber auch die einzelnen Abläufe in einem Organismus.

Schon sehr früh wurden große Kataloge aufgestellt, die alles Lebendige, aber auch alle Zustandsbilder und Entsprechungen den Fünf Elementen zuordneten.

Betrachten Sie bitte einen bruchstückartigen Auszug aus solchen Zuordnungskatalogen (nach Dr. Heribert SCHMIDT und Felix MANN):

	Holz	*Feuer*	*Erde*	*Metall*	*Wasser*
Planeten	Jupiter	Mars	Saturn	Venus	Merkur
Haustiere	Huhn	Schaf	Rind	Pferd	Schwein
Farben	blaugrün	rot	gelb	weiß	schwarz
Himmelsrichtungen	Osten	Süden	Mitte	Westen	Norden
Jahreszeiten	Frühling	Sommer	Spätsommer	Herbst	Winter
Gefühle	Zorn	Freude	Begehren	Trauer	Furcht
Gerüche	ranzig	verbrannt	duftend	rohes Fleisch	faulig
Geschmack	sauer	bitter	süß	scharf	salzig
Klima	Wind	Hitze	feucht	trocken	naß

Die fünf Elemente Holz, Feuer, Erde, Metall, Wasser dürfen nicht als feststehende Begriffe oder Prinzipien verstanden werden. Es sind lediglich *Symbole* für Lebensvorgänge, für Bewegungstendenzen, für Wandlungszustände und Naturabläufe.

Aus dem Prinzip des *Ordnens* und der *Wandlung* wird verständlich, daß die einzelnen Elemente miteinander in Verbindung stehen müssen. Aus einem Zustand, aus einem Ablauf oder einer Bewegung sind immer nur zwei Wandlungstendenzen möglich. Einmal in die positive, helfende oder fördernde Richtung, zum anderen in die negative, oppositionelle oder zerstörerische Richtung.

Aus dieser Tatsache ergeben sich zwingend zwei gesetzmäßige Anordnungsmöglichkeiten der Elemente untereinander, nämlich die des helfenden oder fördernden Kreislaufs und die des oppositionellen oder zerstörerischen Kreislaufs.

11.2 Der helfende Kreislauf der Fünf Elemente

Die Abbildung zeigt, in welcher Weise die Fünf Elemente miteinander in Verbindung stehen. Unter helfendem (auch förderndem) Kreislauf versteht man die Verbindung der Elemente im Uhrzeigersinne:

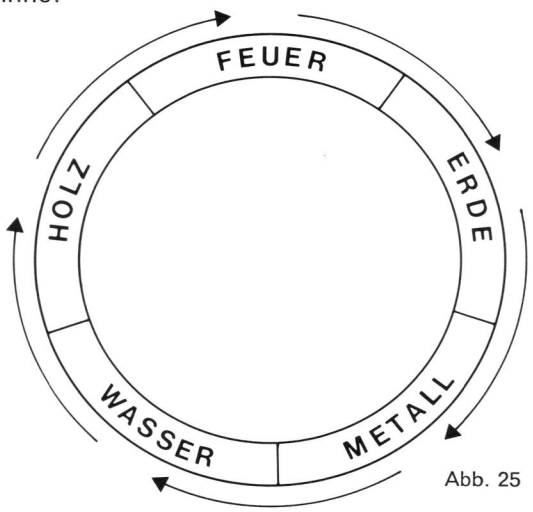

Abb. 25

Holz steht in Verbindung mit Feuer, das es fördert. Feuer steht in Verbindung mit Erde und fördert sie. Erde steht in Verbindung mit Metall und fördert es. Metall steht in Verbindung mit Wasser, das es fördert. Wasser steht in Verbindung mit Holz, das es fördert. Die Anordnung der Elemente im helfenden Kreislauf läßt sich mit folgendem Denkschema einprägen:

Mit *Holz* wird das *Feuer* genährt. Asche bleibt übrig, die die *Erde* entstehen läßt. In der Erde finden wir *Metalle*, und *Wasser* entspringt aus der Erde. Das Wasser aber läßt Bäume = *Holz* wachsen, wodurch der Kreis zum Holz geschlossen ist.

Zusammenfassung: Im helfenden (fördernden) Kreislauf stehen die Elemente in der Richtung des Uhrzeigers miteinander in Verbindung. Jedes Element *hilft* seinem nachfolgenden und fördert es damit.

11.3 Der zerstörerische Kreislauf der Fünf Elemente

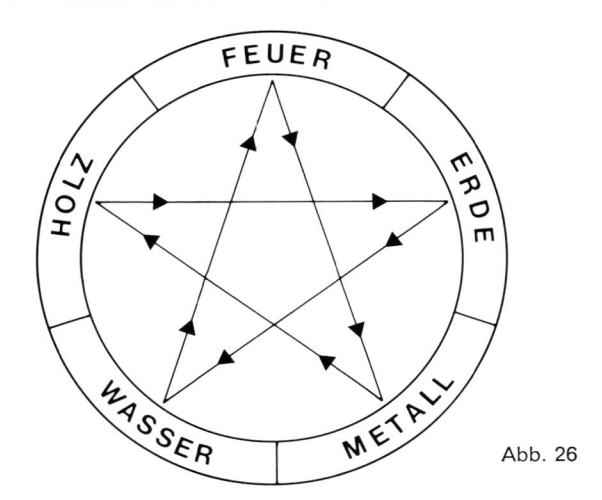

Abb. 26

Die Abbildung zeigt nochmals die Aneinanderreihung der Fünf Elemente, wie wir sie vorher bei der Besprechung des helfenden Kreislaufs gesehen haben. Beim zerstörerischen Kreislauf handelt es sich aber um eine Beziehung eines jeden Elements zu dem ihm gegenüberliegenden, also oppositionellen Element.

Wir sehen aus dieser Zeichnung die Gegenüberstellung:

Holz steht in Opposition zur Erde, Erde steht in Opposition zu Wasser, Wasser steht in Opposition zu Feuer, Feuer steht in Opposition zu Metall, Metall steht in Opposition zu Holz.

Wenn wir jetzt diese zerstörerische (oppositionelle) Beziehung der Fünf Elemente ebenfalls in Kreisform übertragen, wie die untenstehende Abbildung zeigt, so wird dieser Kreislauf übersichtlicher.

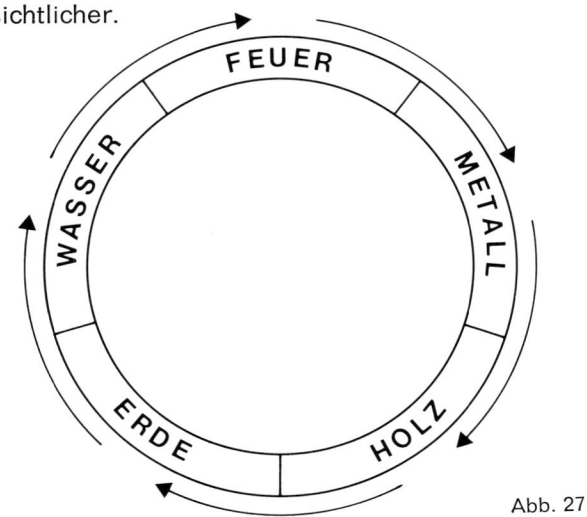

Abb. 27

Auch für den zerstörerischen (oppositionellen) Kreislauf der Fünf Elemente gibt es ein einprägsames Denkschema (nach Felix MANN: Acupunkture, Cure of many Diseases):

Holz zerstört *Erde*

Pflanzen können Felsen sprengen und die Erde aufbrechen.

Erde zerstört *Wasser*

ein Krug mit seiner irdenen Wand verhindert, daß Wasser seinem natürlichen Drang des Auslaufens folgt.

Wasser zerstört *Feuer*

wird Wasser über Feuer geschüttet, erlischt es.

Feuer zerstört *Metall*

durch Schmelzen.

Metall zerstört *Holz*

denn Metall (Säge, Beil) sägt oder schneidet Holz.

Das Zusammenspiel der Fünf Elemente entweder im fördernden (helfenden) Kreislauf oder im zerstörerischen (oppositionellen) Kreislauf hat ganz besondere Bedeutung in der Anwendung der Akupunktur, wie wir später sehen werden.

11.4 Zuordnung der Organe zu den Fünf Elementen

Der Mensch ist ein Teil des Universums, er ist Mikrokosmos im Makrokosmos. Damit ist er den Naturgesetzen unterworfen, die das Universum beherrschen und seine Entwicklungen ablaufen lassen. Er ist damit auch dem Wirkungsbereich der Fünf Elemente unterstellt, die Einfluß nehmen auf seine Lebensäußerungen, seine Organe und sein Befinden.

Betrachten Sie jetzt bitte einen weiteren Ausschnitt aus einer Zuordnungstabelle:

Organe	*Holz*	*Feuer*	*Erde*	*Metall*	*Wasser*
Speicherorgane	Leber	Herz	Milz-Pankreas	Lunge	Niere
Arbeitsorgane	Gallenblase	Dünndarm	Magen	Dickdarm	Blase
Sinnesorgane	Augen	Zunge	Mund	Nase	Ohren
Körpergewebe	Muskel	Gefäße	Fleisch	Haut	Knochen
Körperanteil	Nägel	Gesichtshaut	Lippen	Körperhaare	Kopfhaare

(nach Dr. Heribert SCHMIDT)

Wie Sie aus dieser Tabelle ersehen, sind alle Teile des Organismus einem der Fünf Elemente zugeordnet. Wenn aber ein Organ einem bestimmten Element zugeordnet ist, ist auch dieses Organ genau so wie sein Element von der gesetzmäßigen Verbindung der Elemente untereinander abhängig. Das heißt, daß auch die Organe sowohl dem helfenden (fördernden) als auch dem zerstörerischen (oppositionellen) Regelkreis unterworfen sind.

Insbesondere interessieren uns in diesem Zusammenhang die fünf Speicherorgane. Für die Arbeitsorgane gilt das Entsprechende, weil diese infolge ihrer Koppelung von den gleichen Elementen beeinflußt werden. Im „SU WEN" lesen wir, daß die fünf Speicherorgane *Herz, Leber, Niere, Lunge* und *Milz* den fünf Elementen wie folgt zugeordnet sind:

Leber zum *Holz*
Herz zum *Feuer*
Milz zur *Erde*
Lunge zum *Metall*
Niere zum *Wasser*

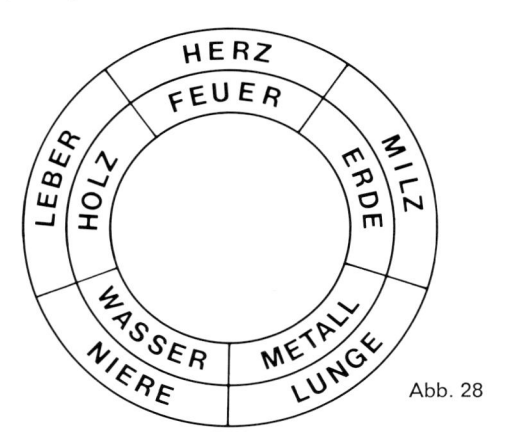

Abb. 28

Diese Einteilung scheint sogar sinnvoll zu sein, wenn wir uns vorstellen, daß das *Holz*, z. B. als Baum, Wachstum und Aufbau von Substanz symbolisieren kann. Wir wissen, daß die Leber ebenfalls Substanzen aufbaut: denken wir z. B. an die Eiweiß-Synthese. Wachstum ist aber auch symbolhaft für den Frühling; dem Element Holz ist demnach der Frühling zugeordnet.

Der Begriff des *Feuers* erweckt in uns die Vorstellung von Wärme und Wärmeerzeugung. Das Herz läßt das Blut zirkulieren. Ein gut durchbluteter Organismus ist warm, ein schlecht durchbluteter Körper ist kühl. Dem Element Feuer ist folgerichtig der Sommer zugeordnet. Das Feuer ist das kraftvollste Element, ihm sind zwei homologe Organpaare mit dem YIN-Organ Herz als *„Kaiserlichem Feuer"* und dem YIN-Organ Kreislauf-Sexus als *„Ministeriellem Feuer"* beigegeben.

Die *Erde* nimmt all' das auf, was stirbt und bewahrt die Endprodukte aller Substanzen. Diese Eigenschaften sind auch dem Organ Milz zu eigen: es baut ab, speichert. Die jahreszeitliche Entsprechung des Elementes Erde ist der Spätsommer.

In Verbindung mit dem *Metall* haben wir die Vorstellung von Kraft, Härte, Abwehr. Genau diese Vorstellung hat der Chinese von der Atemenergie, die aus der Lunge kommt und einen Teil der Abwehrenergie oder der Abwehrbereitschaft des Körpers ausmacht. Die Jahreszeit, in welcher gerade diese körpereigene Kraft am meisten angesprochen wird, ist der Herbst. Der Herbst ist also die Jahreszeit des Metall-Elementes.

Beim Element *Wasser* erübrigt sich wohl eine Erklärung, da eine direkte gedankliche Verbindung mit der Niere und damit dem Wasserhaushalt des Körpers hergestellt ist. Die jahreszeitliche Entsprechung ist der Winter.

Wir haben bisher nur von einer Zuordnung der YIN- oder Speicherorgane zu den Fünf Elementen gesprochen, da diese Zuordnung die entwicklungsgeschichtlich ältere Zuordnung ist und da die Regeln, die sich aus der Elementen-Lehre ergeben, eine besonders gute Wirkung gerade auf die YIN-Organe haben. Wir zeigen jedoch nachstehend eine Tabelle, nach der die Zuordnung der YANG-Organe zu den YIN-Organen ersichtlich wird.

	Holz	Feuer		Erde	Metall	Wasser
		Kaiserliches Feuer	Ministerielles Feuer			
YIN/ TSANG Speicherorgane	Leber	Herz	Kreislauf-Sexus	Milz	Lunge	Niere
YANG/FU Arbeitsorgane	Gallenblase	Dünndarm	Dreifacher Erwärmer	Magen	Dickdarm	Blase

11.5 Die Wirkung der Organe im helfenden Kreislauf. Tonisierungspunkte — Sedierungspunkte

Wir sagten bereits, daß die Zuordnung der fünf Speicherorgane zu den Fünf Elementen auch die Abhängigkeit der Organe von den Gesetzmäßigkeiten der Verbindung der Elemente untereinander bedingt. Dies werden wir uns jetzt näher ansehen, zunächst soweit es den helfenden (fördernden) Kreislauf bedingt. Aus dieser Gesetzmäßigkeit ergibt sich:

Herz fördert *Milz*
Milz fördert *Lunge*
Lunge fördert *Niere*
Niere fördert *Leber*
Leber fördert *Herz*

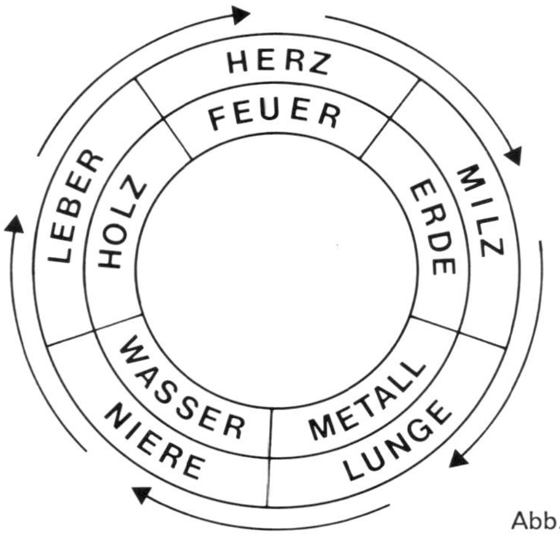

Abb. 29

Es ist also möglich, durch die energetische Wechselwirkung der miteinander in Verbindung stehenden Elemente das zugeordnete Organ zu beeinflussen, und zwar im Sinne der Tonisation und, wie wir gleich sehen werden, auch im Sinne der Sedation.

Wir wollen uns nochmals daran erinnern, daß es sich bei der Elementenlehre um *Wandlungsphasen* handelt, um *„Tendenzen zu etwas"*. Daraus ergibt sich, daß bei einem Kräfte- oder Energieausgleich der *„Zustand davor"* oder die *„Herleitung von"* angesprochen werden muß. Das heißt:

- Jeder anregende oder *tonisierende Impuls* wird über den *Organvorgänger* gesetzt.

- Jeder beruhigende oder *sedierende Impuls* muß über den *Organnachfolger* geschehen.

Wenn wir vorher sagten, „Leber fördert Herz", so bedeutet dies, daß wir das Herz durch die Anregung des im helfenden Kreislauf vorhergehenden Elements bzw. seines Organs anregen können. Man nennt dies auch „mit dem Förderelement tonisieren", weil ja im helfenden Kreislauf jedes Element seinen Nachfolger fördert.

Die Akupunkturpunkte, über die man ein *nachfolgendes* Organ tonisieren kann, nennt man nach dem vorhergehenden Element *Holzpunkt, Feuerpunkt, Erdpunkt, Metallpunkt* usw. Aus dem bis jetzt Dargestellten ergeben sich folgende Förderungsmöglichkeiten im helfenden Kreislauf:

H 9   = *Holzpunkt*   tonisiert *Herz*
MP 2 = *Feuerpunkt*   tonisiert *Milz*
LU 9 = *Erdpunkt*   tonisiert *Lunge*
N 7   = *Metallpunkt* tonisiert *Niere*
LE 8 = *Wasserpunkt* tonisiert *Leber*

Diese anregenden Punkte stellen gleichzeitig die *Tonisationspunkte der Akupunkturmeridiane* dar. Sie können demnach innerhalb einer Akupunkturbehandlung als den Meridianen zugeordnete Tonisationspunkte und damit unabhängig von den Prinzipien der Elementenlehre wie auch als Elementenpunkte Verwendung finden.

Die *Sedationspunkte* fand man auf ähnliche Weise. Wir wissen, daß der Energieumlauf der Elemente im Uhrzeigersinn stattfinden muß, wenn sich die Organe oder Elemente gegenseitig anregen sollen, was ja im gesunden Organismus der Fall ist.

Kehrt sich aber im Krankheitsfalle der Energieumlauf um – man spricht dann von einer „Mißachtung" oder von einem „Übergriff" – und strömt die Energie entgegen dem Uhrzeigersinn, so *hemmt* das *vorhergehende* Organ das *nachfolgende* Organ. Wir haben also den Vorgang der *Hemmung des Energiekreislaufs,* eine *Sedierung,* und somit die Erklärung für das Vorhandensein der *Sedierungspunkte*.

Abb. 30

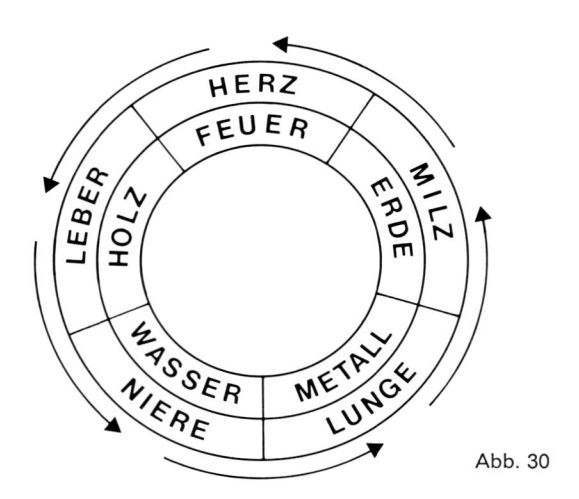

Aus dieser Energieumkehrung leitet sich die *Sedierungsmöglichkeit* ab:

H 7   = *Erdpunkt*   sediert *Herz*
LE 2 = *Feuerpunkt*   sediert *Leber*
NI 1 = *Holzpunkt*   sediert *Niere*
LU 5 = *Wasserpunkt*   sediert *Lunge*
MP 5 = *Metallpunkt*   sediert *Milz*

Die Anordnung der Fünf Elemente innerhalb des helfenden (fördernden) Kreislaufs brachte uns also die Erklärung für das Vorhandensein der Tonisations- und Sedationspunkte. Beide Punktarten, sowohl die tonisierenden als auch die sedierenden Punkte eines Elements mit dem ihm zugeordneten Organ bezeichnen wir als *Elementenpunkte*.

11.6 Die Wirkung der Organe im zerstörerischen Kreislauf

Wenn wir jetzt zum sogenannten *zerstörerischen* oder *oppositionellen* Kreislauf zurückkommen, so muß erwähnt werden, daß die gegensätzliche Anordnung der Elemente im Kreis nicht in jedem Fall zerstörerisch ist. Richtig ist, daß es sich bei dieser Anordnung um eine Kontrollstellung handelt. Das Gegenelement *kontrolliert* und *überwacht* sein ihm zugeordnetes Element bzw. Organ, damit es nicht zu viel Energie an sich reißt. Erst dann, wenn das „Kontrollelement" nicht seine ausgleichende Wirkung erzielen kann, kommt es zum Antagonismus, zur Zerstörung.

Es kann aber auch umgekehrt sein, daß ein Organ sein Kontrollorgan schädigt, und zwar im Sinne einer Energie-Ableitung. Es läßt sich als Leitsatz zusammenfassen:

- Die Schwäche des einen führt zur Stärke des anderen.

- Die Stärke des einen führt zur Schwäche des anderen.

Im zerstörerischen Kreislauf kontrollieren sich bzw. stehen zueinander in Opposition:

Feuer	zu Metall	=	Herz	zu Lunge
Metall	zu Holz	=	Lunge	zu Leber
Holz	zu Erde	=	Leber	zu Milz
Erde	zu Wasser	=	Milz	zu Niere
Wasser	zu Feuer	=	Niere	zu Herz

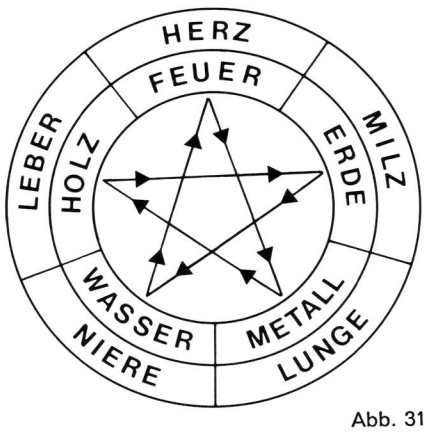

Abb. 31

11.7 Akupunkturregeln nach der Lehre von den Fünf Elementen

Zwei Grundregeln für die praktische Anwendung haben sich aus den besprochenen Gesetzmäßigkeiten der beiden Möglichkeiten des Energiekreislaufs ergeben:

Mutter-Kind-Regel

Sie hat als Grundlage den helfenden Kreislauf der Elemente. Im helfenden Kreislauf geht das *Kind* eines Organs dem Organ im Uhrzeigersinn voraus, während die *Mutter* dem Organ im Uhrzeigersinn nachfolgt.

Die *Regel* lautet:

- *Bei Organleere ist die Mutter des Organs zu tonisieren.*
- *Bei Organfülle ist das Kind des Organs zu sedieren.*

Beispiel:

Bei Leberfülle wird das Kind, das Feuer, mittels seines auf dem Leber-Meridian liegenden Feuerpunktes LE 2 sediert. Gleichzeitig wird der Sedationspunkt des Herzens, des Organs des Feuerelements, also des Kindes, H 7 sediert.

Bei Leberleere wird die Mutter mittels ihres auf dem Leber-Meridian liegenden Wasserpunktes, LE 8 tonisiert und gleichzeitig der Tonisierungspunkt der Mutter, also des Elements Wasser oder des Organs Niere, NI 7 tonisiert.

Für die Anwendung der *Mutter-Kind-Regel* in Ihrer Praxis heißt das einfach ausgedrückt:

- bei Organleere: Tonisation der Mutter
  Tonisation des leeren Organs

- bei Organfülle: Sedation des Kindes
  Sedation des vollen Organs

Oppositionsregel

Ihr liegt der oppositionelle oder zerstörerische Kreislauf zugrunde. Wir haben bereits gesehen, daß sich die im Pentagramm gegenüberliegenden Elemente bzw. Organe gegensätzlich zueinander verhalten, indem das starke Element das Gegenelement schädigt, mit anderen Worten:

- Organfülle führt zu Organleere im Gegenelement oder -organ
- Organleere führt zu Organfülle im Gegenorgan

Daraus ergibt sich die Therapie-*Regel:*

- *Bei Organfülle: Tonisation der Opposition*
- *Bei Organleere: Sedation der Opposition*

Beispiel:

Leberfülle führt zu Milzleere: Wir sedieren also die Leber mit LE 2 und tonisieren die Milz mit MP 2.

Herzfülle führt zu Lungenleere, es wird deshalb das Herz mit H 7 sediert und die Lunge mit LU 9 tonisiert.

Die sich aus der Elementenlehre ergebenden Regeln können jeweils unabhängig zur Anwendung kommen. Eine bessere Wirkung soll aber die Kombination beider Regeln haben. In diesem Falle wird zuerst die Oppositionsregel und dann die Mutter-Kind-Regel angewandt.

Zum Abschluß sei nochmals erwähnt, daß man sich bei der Anwendung der Fünf-Elementen-Lehre auf die fünf Speicherorgane beschränken sollte. Wir haben gesehen, daß auch die Hohlorgane (Arbeitsorgane) ihre Zuordnung zu einem entsprechenden Element haben. Ihre Behandlung nach anderen Akupunkturregeln, die außerhalb der Fünf-Elementen-Lehre stehen, ist jedoch effektvoller.

11.8 Die Anordnung der Elementenpunkte

Die Aufeinanderfolge der Fünf Elemente innerhalb des helfenden Kreislaufs gab uns die Erklärung für das Vorhandensein der Tonisations- und Sedationspunkte. Sowohl die Tonisations- als auch die Sedationspunkte sind Elementenpunkte.

Wir sahen bereits, daß sich diese Punkte an den Extremitäten befinden. In diesem Bereich gibt es aber noch eine Anzahl weiterer Punkte – ebenfalls Elementenpunkte –, die jeweils eine ganz bestimmte Funktion haben und größten Einfluß auf den Energiestrom eines Meridians nehmen. Jeder dieser Punkte hat ein bestimmtes Energiepotential, das wir verändern können.

Diese Punkte gehorchen den Gesetzen der Fünf Elemente. Daraus erklärt sich analog ihre Anordnung in einem Bereich, der als Außenbereich des menschlichen Körpers gilt und damit am stärksten den Einflüssen des Kosmos unterworfen ist.

Die Punkte sind ausschließlich im Gebiet von Hand/Ellbogen und Fuß/Knie angeordnet. Die Verbindungslinien der jeweils gleichen Elementen zugeordneten Punkte bezeichnen wir als

        Holz-Linie
        Feuer-Linie
        Erde-Linie
        Metall-Linie
        Wasser-Linie

Die Darstellung auf Seite 250 veranschaulicht die Anordnung dieser Punkte mit den entsprechenden Linien. Sie zeigt gleichfalls auf, daß z. B. der Tonisationspunkt des Organs Herz, das dem Element Feuer zugeordnet ist, entsprechend den Gesetzen der Fünf Elemente auf der Holz-Linie, der Sedationspunkt des Organs Leber, das dem Holz beigeordnet ist, auf der Feuer-Linie liegt.

Die Elementenpunkte

Organ			Element				
			Holz	Feuer	Erde	Metall	Wasser
Lunge	= Metall	YIN	LU 11	LU 10	LU 9 T	LU 8	LU 5 S
Dickdarm	= Metall	YANG	DI 3	DI 5	DI 11 T	DI 1	DI 2 S
Milz-Pankreas	= Erde	YIN	MP 1	MP 2 T	MP 3	MP 5 S	MP 9
Magen	= Erde	YANG	M 43	M 41 T	M 36	M 45 S	M 44
Herz	= Feuer	YIN	H 9 T	H 8	H 7 S	H 4	H 3
Dünndarm	= Feuer	YANG	DÜ 3 T	DÜ 5	DÜ 8 S	DÜ 1	DÜ 2
Kreislauf-Sexus	= Feuer	YIN	KS 9 T	KS 8	KS 7 S	KS 5	KS 3
Dreif. Erwärmer	= Feuer	YANG	DE 3 T	DE 6	DE 10 S	DE 1	DE 2
Leber	= Holz	YIN	LE 1	LE 2 S	LE 3	LE 4	LE 8 T
Gallenblase	= Holz	YANG	G 41	G 38 S	G 34	G 44	G 43 T
Niere	= Wasser	YIN	N 1 S	N 2	N 3	N 7 T	N 10
Blase	= Wasser	YANG	B 65 S	B 60	B 54	B 67 T	B 66

        T = Tonisationspunkt des Organs
        S = Sedationspunkt des Organs

YANG

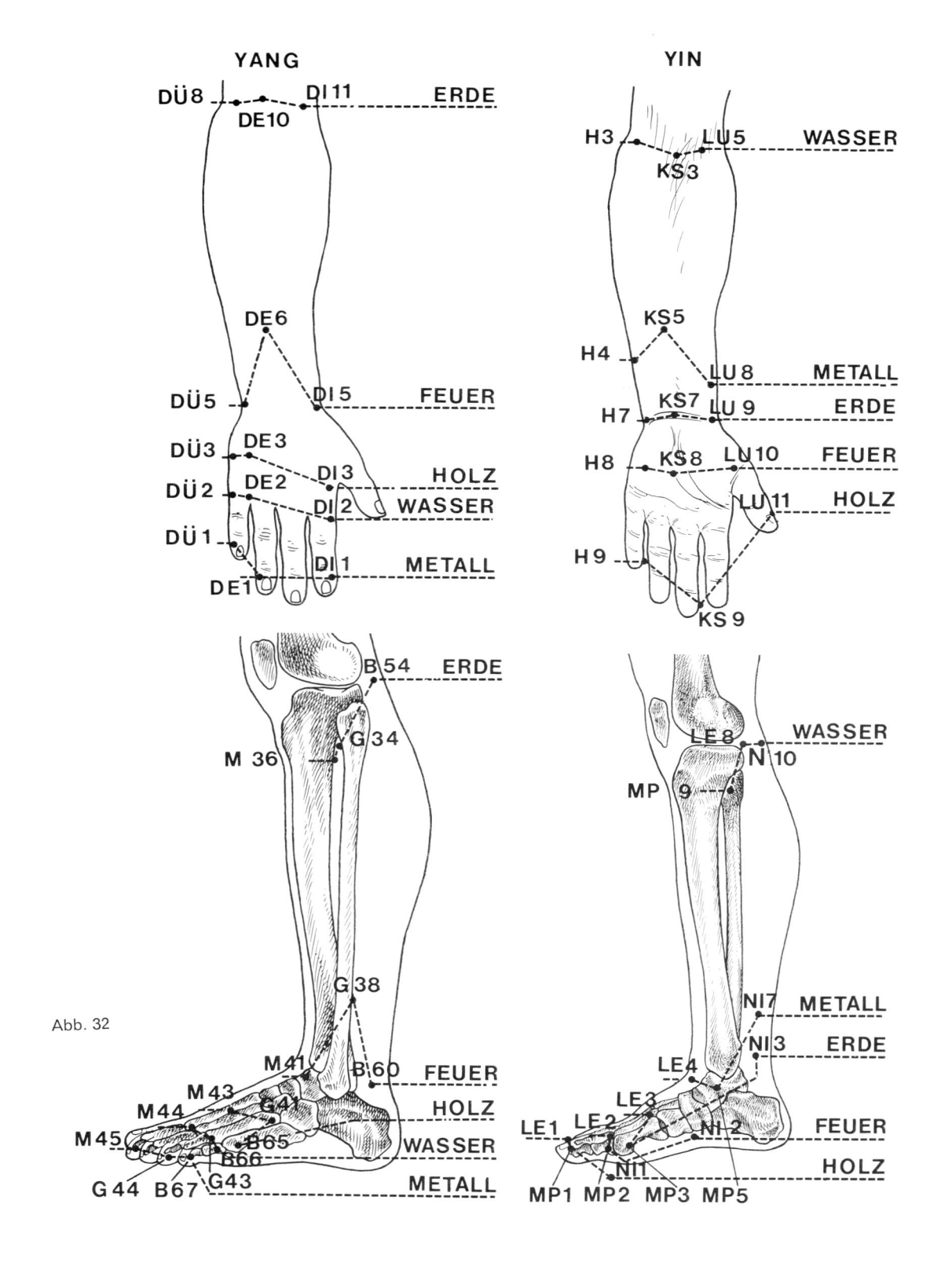

- DÜ8 — DI 11 — ERDE
- DE10
- DE6
- DÜ5 — DI 5 — FEUER
- DÜ3 — DE3
- DÜ2 — DE2 — DI 3 — HOLZ
- DÜ1 — DI 2 — WASSER
- DE1 — DI 1 — METALL

YIN

- H3 — LU5 — WASSER
- KS3
- KS5
- H4 — LU 8 — METALL
- H7 — KS7 — LU 9 — ERDE
- H8 — KS8 — LU 10 — FEUER
- LU 11 — HOLZ
- H9
- KS 9

- B 54 — ERDE
- G 34
- M 36
- G 38
- M 41 — B 60 — FEUER
- M 43 — G 41 — HOLZ
- M 44 — B 65 — WASSER
- M 45 — B 66
- G 44 — B 67 — G 43 — METALL

- LE 8 — WASSER
- N 10
- MP 9
- NI 7 — METALL
- NI 3 — ERDE
- LE 4
- LE 3
- LE 1 — LE 2 — NI 2 — FEUER
- NI 1 — HOLZ
- MP1 MP2 MP3 MP5

Abb. 32

11.9 Die 60 klassischen Befehlspunkte (oder die Antiken Punkte)

Die im vorhergehenden Kapitel besprochenen Elementenpunkte werden wegen ihrer großen Bedeutung innerhalb der klassischen Akupunktur auch als *Antike Punkte* (SÜ-Punkte) oder als *Befehlspunkte* bezeichnet.

- Jeder Meridian hat fünf Befehlspunkte, die je nach Lage die jeweilige Stärke des Energieflusses bzw. die Stärke seiner Strömungsintensität angeben.

Die Regel des LIU CHU über den Energiefluß besagt:

- Die *Anfangspunkte der YANG-Meridiane* der Arme sind energieschwach: Die Energie nimmt an Intensität zu, je weiter sie sich von ihrem Anfangspunkt entfernt.

- Die *Anfangspunkte der YIN-Meridiane* der Beine sind energieschwach: die Energie nimmt an Intensität zu, je weiter sie sich von ihrem Anfangspunkt entfernt.

- Die *Endpunkte der YANG-Meridiane* der Beine sind energieschwach: das schwache YANG wird hier in YIN umgewandelt.

- Die *Endpunkte der YIN-Meridiane* der Arme sind energieschwach: das schwache YIN wird hier in YANG umgewandelt.

Für die Reihenfolge der Antiken Punkte im Meridianverlauf ist ausschließlich das Anwachsen der jeweils charakteristischen YIN- oder YANG-Energie ausschlaggebend, und zwar unabhängig von der Richtung des Energieflusses. Gemäß ihrer Energieintensität sind die Punkte wie folgt eingeteilt:

1. Punkt = TSING = Quelle
2. Punkt = YONG = Kleiner Fluß
3. Punkt = YÜ/YÜNN = Fluß
4. Punkt = KING = Strom
5. Punkt = HO = See

- Der *TSING-Punkt* liegt am distalen Ende einer Extremität, er ist die „Quelle" und hat die geringste Energieintensität.

- Der *YONG-Punkt* zeigt schon eine zum „kleinen Fluß" angewachsene Energie.

- Der *YÜ/YÜNN-Punkt* liegt in der Gegend des Fuß- oder Handgelenks. Hier ist die Energie zum „Fluß" geworden.

- Der *KING-Punkt* liegt distal des Ellbogen- oder Kniegelenks, wo die Energie bereits zum „Strom" angewachsen ist.

- Der *HO-Punkt* liegt im Bereich des Ellbogen- oder Kniegelenks: Die Energieintensität des Meridians hat ihr Optimum erreicht. Sie ist zum „See" geworden.
Dieses Optimum bleibt im ganzen weiteren Meridianverlauf erhalten, ebenso im folgenden energiegleichen Meridian bis zu dessen HO-Punkt.

Die folgende Grafik soll als Beispiel die Transformation der YIN-Energie des Herzens in die YANG-Energie des Dünndarms veranschaulichen. Sie findet am TSING-Punkt der Fingerspitze statt, um dann in Richtung Ellbogen über den YONG-, YÜ/YÜNN- und KING-Punkt bis zum Erreichen des Energieniveaus beim HO-Punkt anzusteigen.

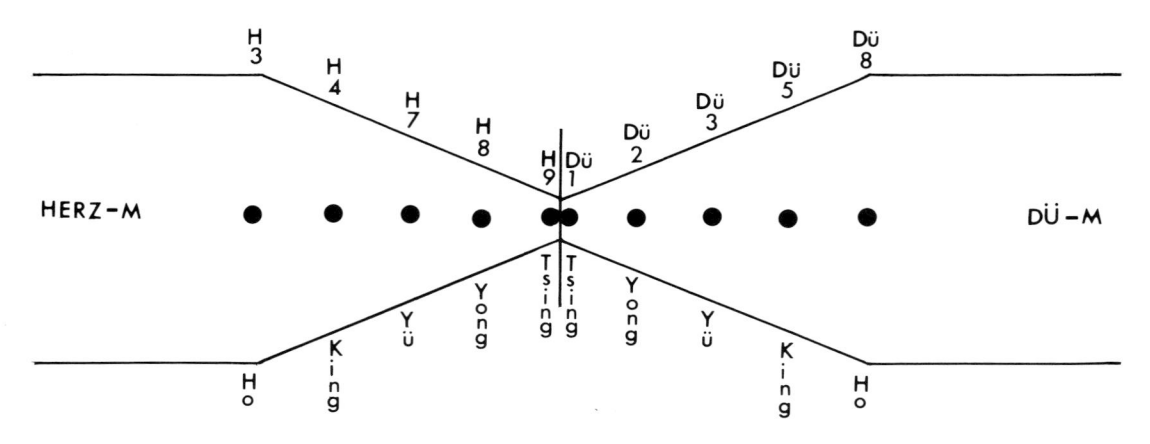

Abb. 33

An dieser Stelle wollen wir uns in Erinnerung rufen, wie die einzelnen Organe und Meridiane im Energieumlauf aufeinanderfolgen. Wir sahen, daß in diesem Umlauf immer zwei energetisch gleich zugeordnete Meridiane aufeinanderfolgen, also immer zwei YIN-Meridiane auf zwei YANG-Meridiane usw.

Auch wissen wir bereits, daß der Übergang von einem YIN-Meridian in einen YANG-Meridian immer an den Fingerspitzen, der Übergang von einem YANG-Meridian in einen YIN-Meridian immer an den Füßen vor sich geht, während die Übergänge von gleichen Meridianen (also YIN-Meridian in YIN-Meridian oder YANG-Meridian in YANG-Meridian) immer am Kopf oder Thorax stattfinden.

- Der Übergang zweier energetisch gleicher Meridiane erfolgt immer am Kopf oder Thorax. Hier ist der YIN-Bereich des Körpers, in dem die Fünf Elemente nicht mehr wirksam sind. Deshalb finden sich dort auch keine Antiken Punkte. Wir finden in diesem Bereich gemäß der Fünf-Elementen-Lehre keine Energieschwankungen im Sinne des An- oder Abschwellens der Intensität.

- Der Wechsel der Energie zwischen energetisch ungleichen Meridianen erfolgt immer im Hand- oder Fußbereich des Körpers. Zwischen diesen Transformationsstellen und der Erlangung der optimalen Energieintensität an Knien und Ellbogen liegen die Antiken Punkte.

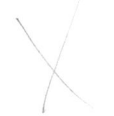

Im folgenden Schema sind diese Vorgänge dargestellt:

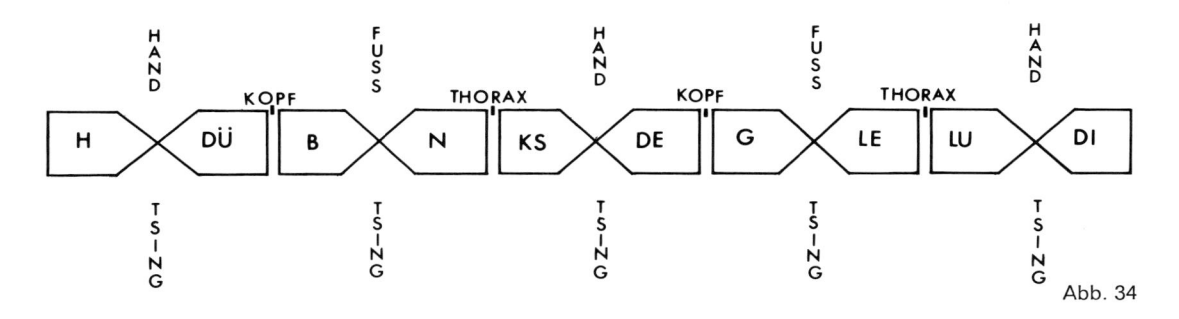

```
    HAND        FUSS        HAND        FUSS        HAND
         KOPF         THORAX       KOPF        THORAX
   H >< DÜ   B >< N   KS >< DE   G >< LE   LU >< DI
    TSING      TSING       TSING       TSING       TSING
```
Abb. 34

Erinnern wir uns nun an die Zuordnung der fünf chinesischen Jahreszeiten zu den Fünf Elementen. Dem Frühling, dem Erwachen der Natur und dem Beginn allen Wachstums ist das Element Holz zugeordnet. Bei den YIN-Meridianen entspricht dem Frühling, also dem Element Holz, jeweils der TSING-Punkt, weil ja an diesem Punkt die Energie entspringt. Die folgende Aufstellung zeigt die Antiken Punkte und ihre Entsprechungen für die YIN-Meridiane:

TSING	Frühjahr	Holz
YONG	Sommer	Feuer
YÜ/YÜNN	Spätsommer	Erde
KING	Herbst	Metall
HO	Winter	Wasser

Bei den YANG-Meridianen tritt im Vergleich zu den YIN-Meridianen eine Verschiebung der Elementenebene um zwei Phasen ein. Dies erklärt sich wie folgt: Die langsam anwachsende YANG-Energie hat am HO-Punkt ihre volle Strömungsintensität erreicht. Am HO-Punkt beginnt jedoch das YIN-Gebiet des Körpers. Da YANG Wärme bedeutet, kann dieser Punkt nicht wie bei den YIN-Meridianen, wo an dieser Stelle das „YIN im YIN" ist, mit Dunkelheit und Kälte und damit dem Winter und dem Element Wasser gleichgesetzt werden. Für die YANG-Meridiane befindet sich am HO-Punkt das „YANG im YIN"; es herrscht zwar Dunkelheit, aber noch Wärme, der Punkt entspricht somit dem Spätsommer. Da der Spätsommer dem Element Erde entspricht, liegen die TSING-Punkte der YANG-Meridiane der Aufeinanderfolge der Elemente entsprechend zwei Phasen später auf der Metall-Linie.

Für die YANG-Meridiane gilt also folgende Entsprechung:

TSING	Herbst	Metall
YONG	Winter	Wasser
YÜ/YÜNN	Frühling	Holz
KING	Sommer	Feuer
HO	Spätsommer	Erde

Die Zuordnung der Punkte zu den verschiedenen Jahreszeiten gibt uns die Möglichkeit, ihre Wirksamkeit entsprechend der *Krankheitsursache* (Hitze des Sommers, Kälte des Winters, Wind des Frühlings) auszuwerten. Hierbei gilt die Regel, daß die Tsing-Punkte (=äußerer Einfluß) nebst den schmerzhaften Punkten jener Meridiane, die das betroffene Körperareal durchziehen, gestochen werden.

Eine weitere Möglichkeit der Behandlung über die antiken Punkte ergibt sich aus der *Lokalisation der Krankheit.* Sitzt die Krankheit im Innern und in einem Speicherorgan, dann ist YIN im YIN, hat sie ihren Sitz in einem Arbeitsorgan, so ist YANG im YIN. Liegt eine Erkrankung der Haut vor, also im Außenbereich des Körpers, der YANG ist, ist YANG im YANG; hat sie ihren Sitz im Knochen- oder Muskelbereich, der YIN ist, so heißt es YIN im YANG. Die therapeutische Nutzanwendung ist im NEI KING wie folgt dargestellt:

Sitz der Krankheit	Zu behandelnde Punkte
YIN im YIN	YONG- und YÜ-Punkte des betreffenden Meridians.
YIN des YANG	KING-Punkt des betroffenen Meridiangebietes.
YANG im YIN	HO-Punkt des betroffenen YANG-Meridians.
YANG des YIN	Alle schmerzhaften Punkte des betroffenen Meridiangebietes.

Die *Krankheitssymptome* sind ein weiteres Kriterium, die SÜ-Punkte wirksam werden zu lassen. So wird im Falle von Organerkrankung, besonders dann, wenn eine Veränderung der Hautfarbe im Sinne der Entsprechungen (Herz=rot, Milz-Pankreas=gelb, grün=Leber, schwarz=Niere, weiß=Lunge), die Behandlung des YONG-Punktes anempfohlen. Gleichzeitig soll der TSING-Punkt gestochen werden, um dem Organ Energie zuzuleiten und um gleichzeitig das Gleichgewicht der beiden Körperseiten wiederherzustellen. Bei Krankheiten, die rezidivierenden Charakter zeigen, wird der YÜ-Punkt genadelt. Und schließlich findet der KING-Punkt Anwendung bei allen Erkrankungen, die die Stimme des Patienten schwächer werden lassen. (Die Stimme ist Ausdruck der Lungen-Energie.)

Eine andere klassische Anwendungsform der antiken Punkte *nach den Jahreszeiten* liegt in der Behandlung gemäß der Mutter-Sohn-Regel der Fünf Elementen-Lehre. Wir gehen dabei von jenem Punkt aus, dem das Organ nach seiner Zuordnung zu einer Jahreszeit entspricht. Das bedeutet, daß wir bei einer Behandlung des Organs Leber vom antiken Punkt der Leber, also dem TSING-Punkt, ausgehen müssen. Zeigt die Leber Fülle, so sedieren wir den dem TSING-Punkt folgenden YONG-Punkt (=Sohn); haben wir jedoch den Zustand der Organleere in der Leber, so tonisieren wir den dem TSING-Punkt in der Reihe der Jahreszeiten vorangehenden Punkt, den HO-Punkt (=Mutter).

Für die im Rahmen dieser Arbeit nicht mögliche Vertiefung und Erweiterung der Anwendungsgebiete der antiken Punkte und deren weitere Differenzierung empfehlen wir die Lektüre des NEI KING.

Die nachfolgende Aufstellung zeigt tabellarisch die antike Punktfolge im energetischen Verlauf, bezogen auf Organ und Element.

Hohlorgane FU YANG						Antike Punkte SÜ			Speicherorgane TSANG YIN					
G	DE	B	DÜ	M	DI				LE	KS	N	H	MP	LU
44	1	67	1	45	1	Metall	TSING	Holz	1	9	1	9	1	11
43	2	66	2	44	2	Wasser	YONG	Feuer	2	8	2	8	2	10
41	3	65	3	43	3	Holz	YÜ	Erde	3	7	3	7	3	9
40	4	64	4	42	4	Holz	YÜNN							
38	6	60	5	41	5	Feuer	KING	Metall	4	5	7	4	5	8
34	10	54	8	36	11	Erde	HO	Wasser	8	3	10	3	9	5

Zusammenfassung der Fünf-Elementen-Lehre

1. Die Elemente werden als Ordnungsprinzipien, als Wandlungsphasen und ordnende Kräfte verstanden. Alles, was im Universum besteht, ist den Fünf Elementen zugeordnet.

2. Die Elemente stehen in gesetzmäßiger Reihenfolge miteinander in Verbindung, und zwar
a) im sogenannten helfenden (fördernden) Kreislauf und
b) im zerstörerischen (oppositionellen) Kreislauf.

3. Die Organe des Menschen sind jeweils einem Element zugeordnet. Im Rahmen der Akupunktur interessiert uns besonders die Zuordnung der fünf Speicherorgane.

4. Im helfenden Kreislauf fördern sich die Organe gemäß ihrer Verbindung im Uhrzeigersinn. Daraus fand man die Erklärung für die Existenz der Tonisationspunkte.

5. Im helfenden Kreislauf können sich die Organe auch hemmen („Mißachtung", „Übergriff"). Daraus fand man die Erklärung für die Sedationspunkte.

6. Im zerstörerischen (oppositionellen) Kreislauf kontrollieren, schwächen oder zerstören sich die Organe.

7. Aus der Lehre von den Fünf Elementen ergeben sich für die Akupunktur zwei wichtige Regeln:

Mutter-Kind-Regel:
Bei Organleere: Tonisation der Mutter und Tonisation des leeren Organs.
Bei Organfülle: Sedation des Kindes und Sedation des vollen Organs.

Oppositions-Regel:
Bei Organfülle: Tonisation der Opposition.
Bei Organleere: Sedation der Opposition.

12. Krankheitsursachen

12.1 Äußere Ursachen

Als Teil des Kosmos ist der Mensch den kosmischen Einflüssen der Jahreszeiten ausgesetzt und muß sich an sie anpassen. Der Organismus bleibt gesund (energetisch im Gleichgewicht), solange seine Abwehrkräfte (Abwehrenergie WEI) schädigende kosmopathische Einflüsse (Energien) abwehren können. Er erkrankt, wenn kosmopathische Kräfte in ihn einzudringen vermögen. Die so entstehenden Krankheiten werden als Krankheiten äußeren Ursprungs angesehen.

Die Therapie dieser Erkrankungen kann daher nur die Bekämpfung der kosmopathischen Einflüsse (Energien) sein.

Wir unterscheiden

sechs äußere Ursachen	Organbezug	Wandlungsphase	Jahreszeit
Wind	Leber	Holz	Frühling
Wärme und Hitze	Herz	Feuer	Hochsommer
Feuchtigkeit	Milz	Erde	Spätsommer
Trockenheit	Lunge	Metall	Herbst
Kälte	Niere	Wasser	Winter

Die Tabelle zeigt, welches Organ vorzugsweise von einer bestimmten Ursache angegriffen wird, was allerdings nicht heißt, daß diese Ursache nicht auch andere Organe schädigen kann. Besonders stark ist der Einfluß einer Krankheitsursache auf das zugeordnete Organ dann, wenn sie außerhalb der ihr entsprechenden Jahreszeit auftritt: wenn z. B. im Sommer große Kälte herrscht, ist die Niere in besonderem Maße gefährdet, weil sich der Organismus an die Jahreszeit Sommer angepaßt hat.

Im Zusammenhang mit der Schädigung eines Organs durch eine bestimmte Krankheitsursache sind auch die Beeinflussungsmöglichkeiten anderer Organe auf Grund der Wechselwirkungen der Elementenlehre zu beachten.

12.1.1 Wind (Leber, Holz, Frühling)

Der Wind kann zunächst nur oberflächlich (im Yang-Gebiet) schädigen, d. h. Sekundärbahnen und Muskelmeridiane befallen, im weiteren Krankheitsverlauf jedoch auch tiefere Schichten angreifen und schließlich bis zu den Hauptmeridianen und Organen vordringen. Entsprechend mehr oder minder schwer sind die Erkrankungen.

Symptome oberflächlicher Erkrankung durch Wind	Symptome tieferer (innerer) Erkrankung durch Wind
Fieber mit Frösteln	Gelenkschmerzen
Benommenheit	Lähmungen
Husten	Schwindel
Kopfschmerzen	Ohnmacht
Halsschmerzen	Muskelspasmen
Belegte Stimme	Paresen
Verstopfte Nase	Hautbeulen

12.1.2 Wärme, Hitze (Herz, Feuer, Sommer)

Beispiele von Symptomen bei Eindringen dieser Ursache:

Oberflächliche Symptome (im Yang-Gebiet)	Tiefer liegende Symptome (im Yin-Gebiet)
Fieber mit Benommenheit	Plötzliche Ohnmacht
Müdigkeit	Atembeschleunigung
Schweißausbruch	Starke kalte Schweißausbrüche
Durst	Kopf- und Bauchschmerzen
Spärlicher Urin	Pulsbeschleunigungen
	Erbrechen und Durchfall

Die Wärme und Hitze verbindet sich oft, wie auch jede andere äußere Krankheitsursache, mit einem anderen kosmopathischen Einfluß, wie z. B. mit der Feuchtigkeit (also der ERDE, beachte die Elementenverbindung). In solchen Fällen soll die Behandlung beide Ursachen einschließen.

12.1.3 Feuchtigkeit (Milz, Erde, Spätsommer)

Eine Eigenschaft der Feuchtigkeit ist die Schwere. Daher sind die durch sie verursachten Krankheiten oft hartnäckig, chronisch verlaufend und festsitzend. Sie verschlimmern sich bei Wetterwechsel.

Beispiele von Symptomen bei Erkrankungen durch Feuchtigkeit:
Bereich der Schädigung

Oberer Körperbereich	Unterer Körperbereich	Außen	Innen
Verstopfte Nase	Fluor albus	Gelenkschmerzen	Herzenge
Gelbe Skleren	Häufige Miktion	Müdigkeit	Appetitlosigkeit
Erschwerte Atmung		Schweiße	Durchfall
Benommenheit		Ödeme	Erbrechen

12.1.4 Trockenheit (Lunge, Metall, Herbst)

Allgemeine Zeichen der „Trockenheit" sind:

> Durst, trockener Mund, trockener Rachen,
> trockene Nase, trockene und rissige Haut,
> wenig Ausscheidungen.

Die Trockenheit (Metall) verbindet sich gerne mit der Hitze (Feuer) oder mit dem Wind (Holz), z. B. wenn Hitze bis zum Herbst dauert oder bei windigem, trockenem Herbst. Entsprechend können die Symptome sein.

Beispiele für solche Mischursachen:

Trockenheit + Wind	Trockenheit + Hitze
Kälteempfindlichkeit	Husten
Schüttelfrost	Brustschmerzen
Kein Schweiß	Schweiße
Husten	Fieber
Halsschmerzen	Durst
	Verschleimung

12.1.5 Kälte (Niere, Wasser, Winter)

Obgleich Kälte eine Erscheinung des Winters ist, kann sie in jeder Jahreszeit schädigen und jedes beliebige Organ bedrohen. Auch Kälte kann oberflächliche oder tiefe Störungen auslösen.

Beispiele für Krankheitssymptome durch Kälte:

Oberflächliche Symptome	tiefer liegende Symptome
Fieber mit Schüttelfrost	Bauchschmerzen
Kälteverschlimmerungen	Durchfälle
Gänsehaut	Erbrechen
Kopf- und Nackenschmerzen	
Rückenschmerzen	

12.2 Innere Krankheitsursachen

12.2. Die sieben Gemütsbewegungen

Zorn, Besorgnis und Traurigkeit,
Freude und Erregung, Grübeln Angst

Die traditionelle chinesische Medizin hat schon früh die psychosomatischen Wechselwirkungen erkannt und damit psychische Verhaltensweisen als Krankheitsursache (und damit als Energieform) gesehen. Allerdings können die sieben Gemütsbewegungen nur dann schädigend wirken, wenn sie übermäßig stark sind. Diese psychischen (inneren) Krankheitsfaktoren vermögen nicht nur jeweils ihr bevorzugtes Organ zu schädigen, sondern auf Grund der Gesetzmäßigkeiten der Elementenlehre auch auf andere Organe Einfluß nehmen.

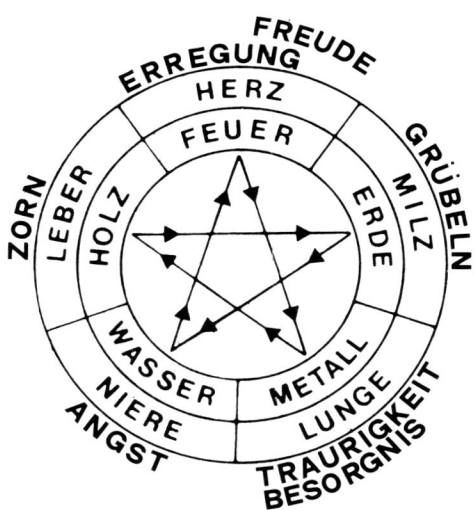

Abb. 35

Schädigt im Übermaß	Zorn	Freude Erregung	Grübeln	Angst	Besorgnis Traurigkeit
	Leber	Herz	Milz	Niere	Lunge
Beispiele möglicher Symptome	Kopfkongestion, Ohnmacht, Apoplexie	Bewußtseinstrübung, Verwirrtheit, Herzklopfen, Schlaflosigkeit	Müdigkeit, Anorexie, Herzklopfen, Abmagerung	Kalte Glieder, Schwäche der Extremitäten, Unruhe	Blässe, Atemnot, Husten, Schweiße

Die Grafik zeigt die möglichen Wechselwirkungen auf. Beispiel: Freude (Erregung, Lust) im Übermaß führt zu „Leere" des Herzens, damit kann es zu einer Überlagerung durch die Niere und möglicherweise zu einer Schädigung der Lunge (Feuer schädigt Metall) kommen. Gleichzeitig ist zu bedenken, daß die Schädigungen, die durch innere Ursachen hervorgerufen sind, die Gesamtabwehrkraft des Menschen schwächen. Dies gibt wiederum den äußeren (kosmopathischen) Einflüssen die Möglichkeit, leichter in den Körper einzudringen.

12.3 Sonstige Krankheitsursachen

12.3.1 Ernährungsfehler

Nahrung und Getränke können Störungen verursachen

a) durch die Wahl falscher Speisen und Getränke,
b) durch die Einverleibung verdorbener Speisen,
c) durch Übermaß.

Auch die Geschmacksrichtungen von Speisen und Getränken können wie folgt eingeordnet werden:

Saures verlangt die *Leber,* zu viel Saures schadet ihr,
Bitteres verlangt das *Herz,* zu viel Bitteres schadet ihm,
Süßes verlangt die *Milz,* zu viel Süßes schadet ihr,
Scharfes verlangt die *Lunge,* zu viel Scharfes schadet ihr,
Salziges verlangt die *Niere,* zu viel Salziges schadet ihr.

12.3.2 Überanstrengungen

Übermäßige Anstrengungen können ebenfalls die Energien schädigen.

12.3.3 Sexuelle Exzesse

Schon in den alten Schriften der chinesischen Medizinliteratur ist erwähnt, daß ein übertriebenes Sexualleben den ,,Nieren'' schadet. Da die Nieren als Fundament und Speicher angeborener Konstitution und der Willensenergie betrachtet werden, sind die Folgen der Schädigung leicht verständlich. Geradezu interessant sind diese alten Anschauungen, wenn man sie mit den neueren physiologischen Erkenntnissen in Verbindung bringt, wonach ein ausgeglichenes Sexualleben Teilbedingung für die Gesamtharmonie des Menschen sei.

12.3.4 Verletzungen, Vergiftungen, Parasiten

Auch diese Krankheitsursachen sind von alters her bekannt.

13. Diagnostik

Die acht klassischen Kriterien (PA-KANG)

Die chinesische Diagnosefindung war von jeher ein sehr komplexer Vorgang, da ein breites Spektrum von Untersuchungsverfahren zur Erzielung eines diagnostischen Ergebnisses herangezogen werden muß.

Als erste Unterscheidung zur Prüfung der Krankheitszeichen auf ihren energetischen Sitz und ihre energetische Tendenz dienen die acht klassischen Kriterien:

- Yin — Yang
- Innen — Außen
- Kälte — Wärme
- Leere — Fülle.

13.1 Yin – Yang

Zur Rekapitulation sei nochmals festgehalten, daß Krankheit nicht durch quantitative Veränderungen der Energie selbst, sondern durch qualitative Verschiebung zwischen den komplementären Kräften Yin und Yang entsteht. Daraus ergibt sich, daß bei Verstärkung der Yang-Polarität zwangsläufig eine Schwächung der Yin-Energie eintritt und sinngemäß umgekehrt. Die Zuordnung der Krankheits-Symptome zu YIN oder YANG ist deshalb diagnostisch und therapeutisch von überragender Bedeutung.

Symptome zur Einordnung von Krankheiten zu Yin oder Yang:

	Yin	Yang
Gesicht	schmutzig, blaß bis grünlichweiß	hochrot oder intermittierend gerötet
Lippen		trocken, gesprungen
Zungenkörper	blaß, gedunsen, weich	tiefrot bis scharlachrot
Zungenbelag	feucht, glatt, schlüpfrig	gelb bis lehmfarben
Verhalten	spannungslos, gebückt, müde Haltung, müdes Aussehen, kraftlos, liegender Patient	unruhig, fortgesetzter Bewegungsdrang
Atmung	mühsam, kurzatmig	laut, keuchend, Schleimrasseln
Appetit	vermindert, Abneigung gegen Speisen	Abneigung gegen Speisengeruch
Durst	mitunter Verlangen nach heißen Getränken	heftiger Durst
Urin	klar, reichlich oder vermindert	vermindert, rötlich gefärbt

	Yin	Yang
Stuhl	nach Fisch oder Fleisch riechend	hart oder verstopft, mitunter sehr übelriechend
Extremitäten und Körper	kalt	heiß oder warm
Unterleibsschmerzen	besser durch Druck	verschlimmert durch Druck

(nach PORKERT: Lehrbuch der chinesischen Diagnostik)

Nach der Zuordnung einer Erkrankung zu Yin oder Yang ergibt sich der therapeutische Schluß:

Yang-Erkrankung: Sedation des Yang und Tonisation des Yin.
Yin-Erkrankung: Sedation des Yin und Tonisation des Yang.

Wenn an dieser Stelle erneut die Begriffe „Tonisieren" und „Sedieren" gebraucht werden, soll darauf hingewiesen werden, daß damit in der klassischen und modernen Akupunktur niemals nur die Tonisation oder Sedation mit der Nadel gemeint war, sondern zu allen Zeiten auch die gleichsinnige Anwendung von Tonisation und Sedation bei allen anderen Therapieformen. So wird man z. B. einen Patienten, der über starkes Hitzegefühl klagt, nicht mit heißen Umschlägen behandeln, sondern kühle Anwendungen verordnen und ihm keine hitzeerzeugenden, sondern kühlende Medikamente oder Getränke verabreichen.

13.2 Innere Krankheiten – Äußere Krankheiten

Zu unterscheiden ist, ob sich eine Krankheit „außen", d. h. an der Körperoberfläche, und damit entlang der Hauptmeridiane und Nebenbahnen, oder „innen" an Organen und Hohlorganen abspielt. Äußere Krankheiten verlaufen erfahrungsgemäß leichter und schneller, innere Krankheiten sitzen fest und sind oft chronisch. Es empfiehlt sich bei der Differenzierung, die Krankheitsursachen einzubeziehen.

Beispiele für die Differenzierung Innen – Außen

Äußere Krankheiten

Kälte	Hitze	Leere	Fülle
Kopfschmerzen Nackenschmerzen Fieber mit Frostschauern Ischialgien Gelenkschmerzen	Durst Fieber Schüttelfrost	Erkältungsanfälligkeit Windempfindlichkeit	Kein Schwitzen Schmerzen im gesamten Körper
Zungenbelag dünn und weiß	Zungenbelag weiß, fehlt aber an der Spitze	blasser Zungenkörper	Zungenbelag dünn und weiß

Innere Krankheiten

Kälte	Hitze	Leere	Fülle
Kälteverschlimmerung, Übelkeit, Erbrechen, Kein Durst, Bauchschmerz mit Diarrhö, Kalte Extremitäten	Hitze Kälteunempfindlichkeit, Durst nach kalten Getränken	Appetitmangel Kalte Extremitäten, Schwächezustände, leise Stimme, Wortkargheit	Fieber und Unruhe, Bauchschmerzen, Blähbauch, Obstipation, Keuchender Atem
Zungenbelag weiß-schlüpfrig	Zungenbelag gelb	Zungenbelag farblos bis weißlich	Zungenbelag gelb und trocken

Selbstverständlich können diese Krankheiten auch als Mischformen auftreten.

13.3 Wärme und Kälte

Die Gruppierung nach diesen beiden Gesichtspunkten ist oft einfach:

Symptome bei	Kälte	Hitze
Lage:	zusammengekrümmt, Beine angezogen.	ausgestreckt auf dem Rücken
Bewegung:	will Ruhe haben	bewegt sich gern, unruhig
Gesicht:	blaß, grünlich	gerötet
Lippen:	bläulich, blaß	trocken, rissig, auch trocken und geschwollen.
Augen:	klar, feucht, Bedürfnis zu schließen	weit offen, Skleren gerötet
Zunge:	kaum Belag, feucht, gelegentlich weiß belegt	trocken, dicker, gelblicher Belag
Nägel:	blaß bis bläulich	rot bis violett
Auswurf:	reichlich, dünn, klar bis weißlich	reichlich dick, gelb

„Kalte" Krankheiten entsprechen dem Yin, ihr Sitz ist in der „Tiefe". „Warme" Krankheiten entsprechen dem Yang, ihr Sitz ist an der Oberfläche, „Außen".

Die Gruppierung der Krankheiten nach diesen Kriterien hat unmittelbaren praktischen Wert: von alters her gilt der Grundsatz, daß „kalte" Krankheiten w a r m e therapeutische Anwendungen und „warme" Krankheiten k ü h l e n d e Therapie verlangen.

„Wärme/Hitze"-Krankheiten entsprechen der Wandlungsphase FEUER, „Kälte"-Krankheiten entsprechen der Wandlungsphase WASSER. Deshalb ist auf den Zeitpunkt zu achten, wann eine Erkrankung von der einen Phase in die andere übergeht. So kann z. B.

nach lang anhaltendem Fieber ein abrupter Fieberanfall mit allen „Kälte"-Symptomen eintreten, die Krankheit also in die Wandlungsphase WASSER übergehen und damit einen Wechsel der Therapie erfordern. Die Nichtbeachtung der Therapieanpassung, in unserem Beispiel also die Weiterführung „kühlender" Anwendungen nach Eintreten in die Wandlungsphase WASSER, würde für den Kranken schädigende Auswirkungen haben.

13.4 Leere und Fülle

Unter „Leere" verstehen wir den Zustand reduzierter Grundenergie. „Fülle" bedeutet ein Übermaß an Energie, die meist durch Einfluß kosmopathischer Energien entstanden ist.

Beispiele für Symptome der

Leere	Fülle
Appetitlosigkeit	Harter, voller Puls
Asthenie	Hitze-Symptome
Unruhe	Blutstauungen
Stimmschwäche	Entzündungen
Kalter Schweiß	Fieber
Kalte Körperoberfläche	Bauchschmerzen
Dünner Puls	Blähungen
Reichliche Ausscheidungen	Obstipation
Blässe	Schmerzen im Meridianbereich

Auch diese Differenzierung mündet in therapeutische Konsequenzen:

Therapieziel bei Fülle: Reduzierung, Ableitung = Sedation

Therapieziel bei Leere: Substitution, Auffüllung, Zufuhr = Tonisation.

Zusammenfassung

Die Einordnung der Krankheiten nach den acht klassischen Kriterien
        Yin – Yang, Innen – Außen, Kälte – Wärme, Leere – Fülle
dient nicht nur der analytischen Diagnostik, sondern gestattet auch die Beobachtung der Krankheitsentwicklung hinsichtlich des Übergangs in andere Wandlungsphasen. Das Hauptziel dieser Einordnung ist das Erkennen der richtigen und optimalen Behandlungsrichtung und damit der erste Schritt zu einer erfolgreichen Therapie.

14. Diagnostik – Die Vier Diagnostischen Grundregeln

Der Erfassung des augenblicklichen Körperzustands eines Patienten dienen bis zum heutigen Tag die vier diagnostischen Verfahren

1. Inspektion WANG
2. Abhorchen, Riechen WEN
3. Befragen WEN
4. Palpation CHIEH,

die alle gleichrangig zueinanderstehen. Keine Untersuchungsmethode alleine, auch nicht die Untersuchung der Pulse, kann zu einem optimalen Untersuchungsergebnis führen. Nur die Synthese der Ergebnisse aller Untersuchungen kann brauchbarer Ausgangspunkt für eine erfolgreiche Therapie sein: ein möglichst dicht bei der Wirklichkeit stehender Status praesens.

Es ist nicht möglich, in diesem Rahmen alle Details der vier diagnostischen Untersuchungsmethoden darzustellen, und wir müssen uns auf Auszüge oder Aufzählung beschränken. Wir empfehlen hierzu dringend die Lektüre der ausführlichen Darstellungen z. B. bei PORKERT: Lehrbuch der chinesischen Diagnostik, NGHI: Pathogenese und Pathologie der chinesischen Medizin, SCHNORRENBERGER: Klassische Akupunktur Chinas, Ling Kü King.

14.1 Inspektion

Sie beinhaltet folgende Kriterien:

14.1.1 Beurteilung des Status praesens der Gesamtenergie

Ein guter Status praesens der Energie, insbesondere der Erbenergie, läßt trotz Vorliegen einer Erkrankung eine günstige Prognose zu. Ein schlechter Zustand der Erbenergie ist bei Erkrankungen prognostisch ungünstig.

	Gutes Potential der Gesamtenergie	Reduziertes Potential der Gesamtenergie
Augenausdruck	deutlich, klar fest	matt, müde, unstet, Lider u. U. halb geschlossen
Sprache	Stimme fest, klare Artikulation	undeutlich, wirr
Denken	klar, folgerichtig	unklar, ohne Zusammenhang
Turgor	straffe Gewebe	schlaff
Haut	weder trocken noch feucht	sehr feucht oder sehr trocken
Atmung	gleichmäßig	beschleunigt, unregelmäßig, stoßweise
Ausscheidungen	regelmäßig, unter Kontrolle	unregelmäßig, unkontrolliert

(nach PORKERT: Lehrbuch der chinesischen Diagnostik)

14.1.2 Allgemeine Beurteilung der Farbe von Haut- und Schleimhäuten

Die Inspektion von Farbe und Verfärbungen soll möglichst bei Tageslicht oder tageslichtähnlicher Beleuchtung geschehen. Alle Verfärbungen, die über die rassisch bedingte Grundtönung hinausgehen, sind durch Funktionsveränderungen des Organismus verursacht. Sie können so stark auftreten, daß sie überhaupt nicht übersehen werden können. Oft aber sind solche Veränderungen nur in feinst nuancierter Verschiebung des Hautkolorits zu beobachten, so daß sie selbst für den versierten Diagnostiker schwer feststellbar sind.

Vom Grad der Verfärbung läßt sich auf die Stärke der Funktionsstörung schließen. Farbliche Veränderungen geben Hinweise auf den gestörten Funktionskreis (Organ) und dessen Wandlungsphase und damit auf die Art der nötigen Therapie:

Gelb	Milz	–	Magen	Erde
Grün/Blau	Leber	–	Gallenblase	Holz
Rot	Herz	–	Dünndarm	Feuer
Weiß	Lunge	–	Dickdarm	Metall
Schwarz	Niere	–	Blase	Wasser

Hoang Ti:
„Schwarz und Blau entsprechen dem Schmerz,
Gelb und Rot entsprechen der Hitze,
Weiß entspricht einer Kälte-Erkrankung."

14.1.3 Untersuchung des Gesichtes

Die Untersuchung des Gesichtes kann sehr aufschlußreich sein. Schon im NEI KING werden im Gesicht reflektorische Zonen für die fünf Organe und die fünf Hohlorgane aufgeführt:

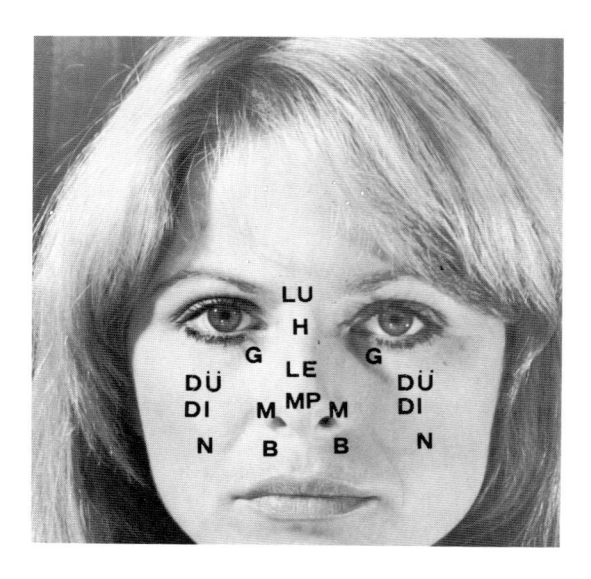

HOANG TI: „Die *Nasenwurzel,* mitten zwischen den beiden Augen, entspricht den *Herzerkrankungen.*

Ein Fleck unterhalb der Nasenwurzel über dem knöchernen Nasenskelett entspricht den *Lebererkrankungen.* Eine Stelle links hiervon am Nasenflügel entspricht den *Gallenerkrankungen.* Das Nasenseptum, die Partie zwischen beiden Nasenlöchern, entspricht den *Milzerkrankungen.* Die beiden Nasenflügel entsprechen dem *Magen.*

Die Vertiefung in der Mitte der Wangen, genau unter dem Jochbein, dort, wo sich die Zähne von Ober- und Unterkiefer treffen, entspricht den *Dickdarm-Erkrankungen.*

Die Partie über beiden Unterkiefern, seitlich vom Kinn, entspricht den *Nierenerkrankungen.* Die Gegend unter den beiden Unterkieferknochen entspricht den *Baucherkrankungen.* Die Gegend zwischen Nasenflügel und Jochbein entspricht den *Dünndarm-Erkrankungen.* Die Oberlippe entspricht den Erkrankungen der *Blase,* bei Frauen den Erkrankungen des Uterus."

Die Intensität der Verfärbung in der entsprechenden Region gibt Aufschluß über den Grad der Erkrankung. Treten in einer Region farbliche Veränderungen auf, die eigentlich nicht dem Organ zugehören, so kann man aufgrund der Gesetzmäßigkeiten der Elementenlehre auf das störende Element schließen.

Eine andere Einteilung befaßt sich mit der Zuordnung der Gesichtsregion zu einzelnen Körpergebieten, die wir aber hier außer acht lassen wollen.

14.1.4 Untersuchung der Augen

a) Allgemein

Augen klar, glänzend, fester Blick, sauber gezeichnete Skleren und Iris	=	gutes energetisches Gesamtpotential
Augen matt, müde, unstet, verschleierte Skleren und Iris	=	reduziertes energetisches Gesamtpotential

b) Verfärbungen

Rot	Herzerkrankungen, Erkrankungen durch Hitze
Weiß, auffallend	Erkrankungen der Lungen
Weiß/bläulich	Lebererkrankungen
Gelb	Milzerkrankungen, Vorbote eines Ikterus
Schwärzlich	Erkrankungen der Nieren.

c) Gefäßinjektionen der Sklera

Gerötete Gefäße:

von unten nach oben verlaufend	=	Befall des Magen-Meridians
von oben nach unten verlaufend	=	Befall des Blasen-Meridians
von außen nach innen verlaufend (von der lateralen Augapfelpartie aus)	=	Befall des Gallenblasen-Meridians

Des weiteren finden sich am Auge auch topologische Zuordnungen für die fünf Organe, über deren farbliche Veränderungen (s. 14.1.2, 14.1.3) entsprechende Schlüsse gezogen werden können:

Region der Skleren im Bereich des medialen und lateralen Augenwinkels	Herz
Region der Sklera, die an die Iris angrenzt	Lunge
Die Region der Iris	Leber
Die Region der Pupille	Niere
Die Region der Wülste der Ober- und Unterlider	Milz.

14.1.5 Zungendiagnostik

Einen hervorragenden Platz nimmt innerhalb der Inspektion die Beurteilung der Zunge und der Zungenbeläge ein. Daß sich gerade in diesem Gebiet praktisch alle energetischen pathologischen Veränderungen widerspiegeln müssen, wird durch die Tatsache deutlich, daß alle 12 Funktionskreise (Organe) entweder durch ihre Hauptmeridiane oder über ihre Nebengefäße zur Zunge Kontakt haben.

Topologische Zoneneinteilung der Zunge:

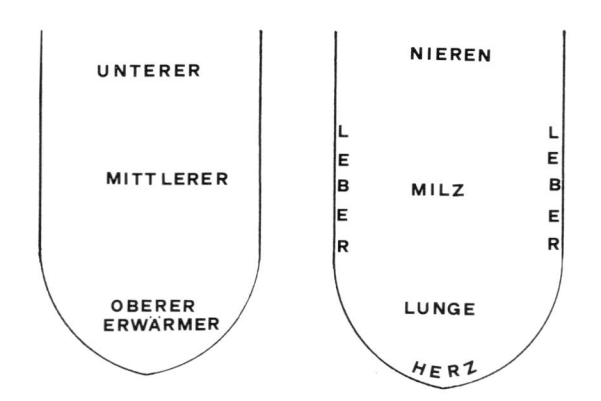

```
   UNTERER              NIEREN

                    L          L
                    E          E
                    B   MILZ   B
   MITTLERER        E          E
                    R          R

   OBERER              LUNGE
   ERWÄRMER           HERZ
```

Die Wertung geschieht durch Beurteilung der Veränderungen des Zungenkörpers, der Zungenfarbe und des Zungenbelags. Die Zonen geben Aufschluß sowohl über den energetischen Zustand der Organe, als auch über Krankheitsursachen. Beispiele:

Zungenkörper dünn	Leere des Herzens
Zungenkörper geschwollen, füllt fast den ganzen Mund aus	Fülle der Leber
Zungenkörper zitternd	Leere des Herzens und der Milz
Zungenbelag weiß	Krankheiten durch Wind, Kälte und Feuchtigkeit
Zungenbelag gelb	Symptom innerer Erkrankungen
Zungenbelag schwarz	Symptom kritischen Krankheitsverlaufs

Bei den Belägen lassen sich aus den verschiedenen Farbabstufungen und anderen Charakteristika des Belags weitere Differenzierungen ableiten. Zur ausführlichen Information empfehlen wir PORKERT: Die chinesische Diagnostik.

14.1.6 Inspektion von Nase, Zähnen, Lippen und Nägeln

Alle diese Stellen sind Orte guter diagnostischer Möglichkeiten.

14.2 Abhorchen und Riechen

Das „Hören" und „Riechen" des Diagnostikers sind in der chinesischen Medizin ein wichtiges Kriterium. So kann z. B. die Qualität der Stimme Energieleere oder Energiefülle ausdrücken oder die Art der Atmung und des Hustens gute Aufschlüsse geben oder der Geruch des Mundes, der Schweiße und der Ausscheidungen gute Hinweise erbringen.

14.3 Befragen

Einer ausführlichen und zeitaufwendigen Anamnese wurde immer höchster Wert beigemessen. Ergänzend zu der auch im Westen üblichen Art der Befragung nehmen aber gezielte Fragen hinsichtlich der energetischen und krankheitsverursachenden Kriterien einen breiten Raum ein.

14.4 Palpation / Chinesische Pulsuntersuchung

Wie im Westen wird auch in der chinesischen Medizin der Palpation großer Wert beigemessen. Darüber hinaus hat jedoch die palpatorische Beurteilung der Pulse ganz besondere Bedeutung.

Neben den Handgelenkpulsen haben auch die Pulse an Fuß und Kopf Bedeutung. Wir beschränken uns jedoch innerhalb dieser Arbeit auf die Pulse am Handgelenk.

Die Lage der Taststellen haben wir bereits im Abschnitt 4 besprochen, ebenso die Technik der Pulserfassung. Ergänzend sei hier angefügt, daß nur bei Erfüllung der folgenden Voraussetzungen brauchbare Ergebnisse zu erzielen sind:

- Der Diagnostiker benötigt zur Pulsuntersuchung viel Zeit. (Je nach Schwierigkeitsgrad des Falles bis zu 45 Minuten.)

- Der Diagnostiker muß über eine gute Konzentrationsfähigkeit, einen guten gesundheitlichen Allgemeinzustand verfügen und soll innerlich ausgeglichen (nicht „gestreßt") sein.

- Der Diagnostiker muß über geschulte, fein fühlende Fingerkuppen verfügen.

- Wie auch bei der westlichen Pulsuntersuchung, soll die Pulsdiagnostik beim „ruhigen" Patienten vorgenommen werden. Der Patient soll also vor der Untersuchung schon einige Zeit ausgeruht haben und bei der Untersuchung bequem und entspannt sitzen oder liegen. Die Untersuchung soll nie unmittelbar nach einer vollen Mahlzeit erfolgen. Optimal ist eine Untersuchung morgens nüchtern.

In der langen Entwicklung der Akupunkturgeschichte haben sich im Verlaufe der Zeit folgende 28 Pulsbilder herausgeschält, die an jeder der Taststellen vorkommen können:

Puls	Charakter	Auswertung
1. Oberflächlicher Puls Pulsus superficialis	mit leichtem Druck fühlbar	Äußere Syndrome, z. B. Erkrankungen durch Wind, Fülle des YANG, wenn kräftig
2. Tiefer Puls Pulsus mersus	Bei kräftigem Druck fühlbar, „liegt auf dem Knochen"	Innere Syndrome durch kosmopathische Einflüsse wenn kraftvoll Fülle wenn kraftlos Leere
3. Langsamer Puls Pulsus tardus	weniger als 4 Pulse pro Atemzug	Organerkrankungen durch Kälte, Leere des Yang
4. Schneller Puls Pulsus celer	mehr als 5 Pulse pro Atemzug	Krankheiten der Hohlorgane durch Hitze
5. Gleitender Puls Pulsus lubricus	rollt wie eine Kugel	Bronchitis mit Verschleimung kann Zeichen einer Schwangerschaft sein
6. Rauher Puls Pulsus asper	ungleichförmiger Puls, „schleifend"	Kälte und Feuchtigkeitskrankheiten, Verschleimung
7. Leerer Puls Pulsus inanis	oberflächlich, nur mit leichtem Fingerdruck tastbar	Hitzeerkrankung
8. Voller Puls Pulsus repletus	bei mäßigem und bei starkem Druck wahrnehmbar, kräftig, lang, hart	Fülle- und Hitzekrankheiten
9. Langer Puls Pulsus longus	Pulswelle länger als normal	Energiefülle (Überschuß)
10. Kurzer Puls Pulsus brevis	Pulswelle kürzer als normal	Leere der Yang-Energie
11. Weiter Puls Pulsus exundans	Wie Meereswelle: „kommt schnell und mächtig, verebbt langsam"	überstarke Hitzeeinwirkung
12. Kleiner Puls Pulsus magnus	Welle kommt mäßiger als bei 11, Welle länger, einmal fühlbar, einmal nicht	Erschöpfung der Energien
13. Eiliger Puls Pulsus intentus	gespannt wie „verdrehtes Seil"	kosmopathische Krankheiten Schmerzen

Puls	Charakter	Auswertung
14. Verzögerter Puls Pulsus languidus	träge im Kommen und Gehen	Erkrankungen durch Feuchtigkeit
15. Doppelschlägiger Puls Pulsus cepacaulicus	nur bei leichtem und starkem, nicht aber bei mittlerem Puls fühlbar	Yin-Mangel, Blutverluste
16. Gespannter Puls Pulsus chordalis	schmal, gespannt wie eine Saite	Leberkrankheiten, Verschleimung
17. Hohler Puls Pulsus tympanicus	oberflächlich, weit gespannt wie Trommelfell	Frühgeburt, Blutverluste äußere Erkrankungen
18. Fixierter Puls Pulsus fixus	wie auf eine Stelle fixiert, groß, tief, voll	Energiefülle im Inneren
19. Weicher Puls Pulsus mollis	oberflächlich, klein, kraftlos, nur bei leichtem Druck fühlbar	Yin-Leere
20. Matter Puls Pulsus invalidus	tiefliegend, dünn, klein	Yang-Leere
21. Schwindender Puls Pulsus diffundens	tiefliegend, dünn, weich	Leere der Nierenenergie, infauste Prognose
22. Dünner Puls Pulsus minutus	fadendünn	allgemeine Energieleeren, Krankheiten durch Feuchtigkeit
23. Verborgener Puls Pulsus subreptus	nur bei stärkerem Druck in der Tiefe fühlbar	Schmerzen, kosmopathische Energie tief eingedrungen
24. Unruhiger Puls Pulsus mobilis	schnell, rollend, unruhig	Dysharmonie der Energien
25. Erregter Puls Pulsus agitatus	gehetzt, gejagt, schnell, unregelmäßig	Krankheiten durch Hitze, Energiestauungen
26. Geknoteter Puls Pulsus haesitans	langsam, gemächlich, unregelmäßiges Aussetzen	Energiestauungen
27. Wechselnder Puls Pulsus intermittens	setzt mehrere Schläge lang aus	Organleere, schwere Erkrankung
28. Bewegter Puls Pulsus concitatus	mehr als 7 Pulsschläge pro Atemzug	große Yang-Fülle, große Yin-Leere

Zusammenfassung:

Ergebnisse des Sehens
+ Ergebnisse des Hörens
+ Ergebnisse des Riechens
+ Ergebnisse des Befragens
+ Ergebnisse des Tastens

= komplexe chinesische Diagnostik

Nei King: „Wenn der Arzt aus den Haut-, Puls- und Farbveränderungen am Patienten die richtigen Schlüsse ziehen kann, ist er meist in der Lage, von zehn Patienten neun zu heilen. Er ist dann ein ungewöhnlich guter Arzt. Beherrscht er von diesen drei diagnostischen Verfahren nur zwei, wird er etwa sieben von zehn Kranken heilen können. Er ist dann ein Arzt mittlerer Qualität. Beherrscht er von den drei Methoden nur eine, wird er von zehn Patienten höchstens sechs heilen können. Dann ist er ein gewöhnlicher Arzt, wie es ihrer viele gibt."

Wenn man auch nicht mit allen Teilen dieses Zitats einig sein mag, so zeigt es doch, welcher Wert einer breiten diagnostischen Basis zugemessen wurde und bis heute noch wird.

15. Die Formen der Energie

Geburt, Wachstum, Stillstand und Bewährung werden durch die fortwährende Entwicklung von Yin und Yang und dem ständigen Kreislauf der Energie CH'I bewirkt (NEI KING). Es ist jedoch nicht nur eine didaktische Notwendigkeit, zumindest die wichtigsten Energieformen im Zusammenhang zu erklären, denn der Begriff Ch'i beinhaltet zunächst nichts anderes als eine qualitative Yin-Yang Prägung, d. h. die Prägung einer aktiven und struktiven Energie. Der Tatsache, daß es in der chinesischen Medizin wohl mehr als ein Dutzend Energieformen gibt, wird mit diesem mehr oder weniger allgemeinen Oberbegriff jedoch nicht Rechnung getragen.

> „Wenn sich weiblicher reiner Geist (Yin) mit männlichem reinen Geist (Yang) kombiniert, entsteht Leben und Bewegung, d. h. zugleich entsteht ein neuer Geist CHING. Aus dieser Ching-Energie entwickelt sich allmählich das Gehirn und der Körper." (NEI KING.)

Der Vorgang der Entstehung neuen Lebens ist an das Vorhandensein einer Ur-Energie YÜENN geknüpft. Die Zeugungsenergie des Vaters YÜENN-YANG und das Blut sowie die Energie YING der Mutter bringen gemeinsam einen neuen Geist CHING hervor.

Die SCHIN-Energie (reiner Geist, reine Seele), die ihren Sitz im Herz hat, wird bereits im Mutterleib wirksam. Sie ist jene Energieform, die für das Festhalten des Fötus und das Wachstum des Kindes im Mutterleib verantwortlich ist. Diese Schin-Energie ist bereits ein Teil jener Energie, die als sogenannte GEISTESENERGIE bezeichnet wird. Man versteht darunter fünf verschiedene Formen einer psychischen oder – Geistesenergie, die ihren Sitz in den Speicherorganen haben.

Die Schin-Energie wird deshalb als reine geistige Energie, als Geist-Seele, bezeichnet, weil das Herz die Grundlage des Lebens bildet. Zugleich ist das Herz auch die Quelle der seelischen Aktivität. Ist das Herz ruhig, ist das Schin sehr klar. Ist das Herz in Aufruhr, gerät das Schin in Aufruhr. Deshalb beeinflußt Schin den Puls.

Die Leber ist der Sitz der „reinen Seele" CHUEN. In der Lunge finden wir die „Körperseele" POR. CHUEN und POR bewirken seelische Aktivität innerhalb des körperlichen Bereiches, sie bilden Stellen, wo Seelisches sich mit Körperlichem trifft, wo die Grenzen zwischen Beidem verschwimmen. Der seelische Anteil, der dem SCHIN ähnelt, ist das CHUEN, die „reine Seele". Der Anteil, der mehr mit dem CHING, „reine Energie" in Verbindung steht, ist das POR, die Körperseele.

Die Milz ist der Sitz der Vorstellungskraft Y, während die Nieren TSI und CHING (Zeugungskraft) beherbergen.

Blut, Energie, CHING (reiner Geist, Zeugungskraft) und SCHIN (Geist-Seele) wirken im menschlichen Organismus zusammen und unterstützen einander. Sie breiten sich gemeinsam im Körper aus, unterhalten die Lebensvorgänge und sind somit Grundelemente der menschlichen Existenz. Der Wille des Menschen (TSI) und die Vorstellung (Y) lenken den reinen Geist CHING und die Geist-Seele SCHIN. Ferner konzentriert der Wille die „reine Seele" (CHUEN) und die „Körper-Seele" (POR).

Diejenigen Energien, die ein Organismus braucht, um einen naturgemäßen Ablauf aller Körperfunktionen, die der Gesunderhaltung dienen, zu gewährleisten, diese Energie ist die sog. ECHTE ENERGIE oder TSCHIN. Ein je nach Bedarf kleinerer oder größerer Anteil dieser Schin-Energie kreist im Körper als sog. VERTEIDIGUNGSENERGIE oder TZENG (s. Grafik). Tzeng schützt den Körper gegen störende Energien von außen. Tzeng ist also Tschin in Abwehrstellung.

TSCHIN oder die ECHTE ENERGIE teilt sich je nach Lokalisation und Funktionsbereich innerhalb des Körpers auf. Bei der Entstehung dieser Energien müssen wir davon ausgehen, daß die chinesische Medizin als Ort der Energiegestaltung und Umformung das Organ des Dreifachen Erwärmers ansieht. Es handelt sich um ein sog. Hohlorgan, das seinen Sitz am Magen hat, ohne jedoch mit ihm identisch zu sein. Man spricht von einem Oberen, Mittleren und Unteren Erwärmer. Der Obere Erwärmer liegt in Höhe des Mageneingangs, der Mittlere Erwärmer in Höhe der Magenmitte und der Untere Erwärmer in Höhe des Magenausgangs.

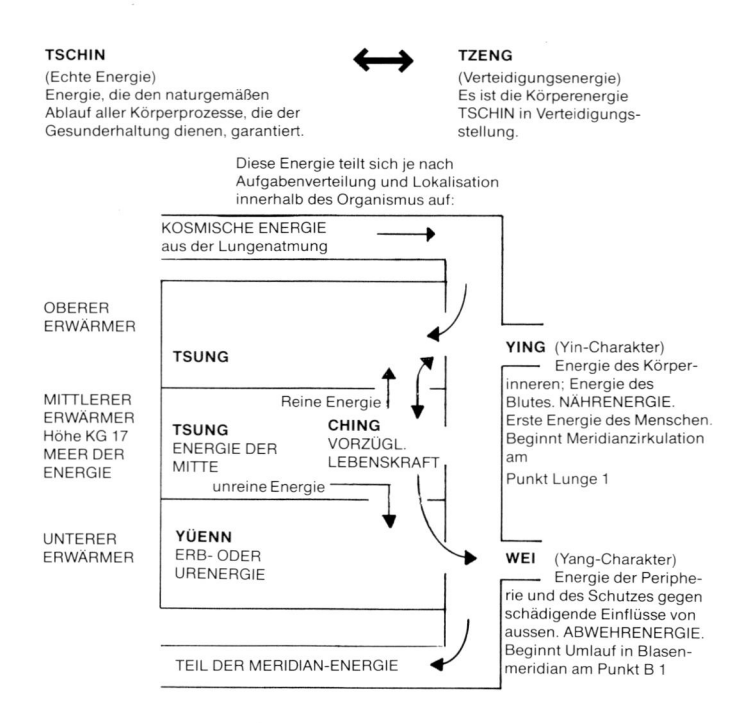

TSCHIN	⟷	TZENG
(Echte Energie) Energie, die den naturgemäßen Ablauf aller Körperprozesse, die der Gesunderhaltung dienen, garantiert.		(Verteidigungsenergie) Es ist die Körperenergie TSCHIN in Verteidigungsstellung.

Diese Energie teilt sich je nach Aufgabenverteilung und Lokalisation innerhalb des Organismus auf:

KOSMISCHE ENERGIE aus der Lungenatmung

OBERER ERWÄRMER	TSUNG	YING (Yin-Charakter) Energie des Körperinneren; Energie des Blutes. NÄHRENERGIE. Erste Energie des Menschen. Beginnt Meridianzirkulation am Punkt Lunge 1
MITTLERER ERWÄRMER Höhe KG 17 MEER DER ENERGIE	TSUNG ENERGIE DER MITTE — Reine Energie — CHING VORZÜGL. LEBENSKRAFT — unreine Energie —	
UNTERER ERWÄRMER	YÜENN ERB- ODER URENERGIE	WEI (Yang-Charakter) Energie der Peripherie und des Schutzes gegen schädigende Einflüsse von aussen. ABWEHRENERGIE. Beginnt Umlauf in Blasenmeridian am Punkt B 1

TEIL DER MERIDIAN-ENERGIE

Die Grundvorstellung der Entstehung eines Lebewesens ist CHING, die vorzügliche Lebenskraft, die durch YÜENN, die Ur-Energie des Vaters und dem sog. YING der Mutter gebildet wird; dieses Ching wird durch Nahrungsaufnahme und Verarbeitung während eines Lebens fortlaufend nachgebildet. Die Energie CHING bildet die Ausgangsenergie des Mittleren Erwärmers. Sie besteht aus reinen und unreinen Substanzen, die sich folgerichtig in reine und unreine Energien aufteilen. Die reine Energie steigt zum Oberen Erwärmer, die unreine zum Unteren Erwärmer.

Die reine Energie steigt über den Oberen Erwärmer in die Lungen. Dort vermischt sie sich mit der kosmischen Energie aus der Atmung zur TSUNG-Energie. Die Tsung-Energie sammelt sich in der Brustmitte um die Gegend des KG 17 und bildet hier das „Meer der Energien". Von diesem Reservoir steigt sie zur Luftröhre und bis zur Nase empor, um dort den Riechvorgang zu ermöglichen. Nach unten fließt sie die Bauchwand hinab, und weiter über die Ober- und Unterschenkelinnenseiten bis zu den Füßen. Zugleich kreist die Tsung-Energie neben weiteren Energien durch das Meridiansystem.

Aus dem „Meer der Energien" entsteht im Mittleren Erwärmer die Energieform YING. Ying hat Yin-Charakter, sie ist die Energie des Körperinneren. Ying ist die Energie des Blutes und damit die NÄHRENERGIE oder NAHRUNGSENERGIE des Organismus. Gleichzeitig stellt sie einen Anteil der Meridian-Energie dar. Die Ying-Energie beginnt ihren Umlauf am Punkt 1 des LU-Meridians, nachdem sie Herz und Lungen durchflossen hat. Man nennt sie deshalb auch die erste Energie des Menschen (Geburt – erster Schrei).

Die unreine Energie, die zum Unteren Erwärmer absteigt, wird über die Nieren geführt, dort gereinigt und ein Teil dieser gereinigten „unreinen" Energie erscheint als WEI-Energie. Der verbleibende Anteil wird weitergeführt zu Gallenblase und Leber, von dort zum Herzen, zum Dünndarm und zur Blase.

Die WEI-ENERGIE hat Yang Charakter. Sie ist die ABWEHRENERGIE eines Organismus. Man stellt sich ihre Zirkulation außerhalb des Meridiansystems vor, nämlich an der äußersten Peripherie des Körpers, als „hautnahen" Schutz gegen äußere Einflüsse während des Tages. Die Wei-Energie zirkuliert während des Tages verstärkt in der Augengegend und ruft so den Wachzustand hervor. Während der Nacht zieht sie sich in das Körperinnere zurück und bewirkt den Schlaf. Die Wei-Energie beginnt ihren Umlauf in das System am Punkt B 1 (der Blasen-Meridian gilt als Meridian des Äußeren). Alle klaren Flüssigkeiten, wie z. B. der Schweiß, haben Wei-Charakter. Die Wei-Energie erhält die Muskeln kräftig, befeuchtet die Haut, öffnet und schließt die Poren und verhindert so das Eindringen von Krankheitsfaktoren.

Die TSUNG-, YING- und WEI-Energie ergeben gemeinsam das TSCHIN, die echte Energie. Jede der Einzelformen ist für sich mit der Ur-Energie YÜENN gekoppelt. Tschin (Tsung + Ying + Wei + Yüenn) steuert alle natürlich ablaufenden Körpervorgänge, die der Gesunderhaltung dienen. Im Yang-Teil des Körpers heißt sie YANG-ENERGIE; im Yin-Anteil des Körpers bezeichnen wir sie als YIN-ENERGIE.

Zusammenfassung:

Aus YÜENN-YANG, der Zeugungsenergie des Vaters und der YING-Energie der Mutter entsteht der neue Geist CHING.

CHING ist das Potential, das im Mittleren Erwärmer durch Nahrungsaufnahme nachgebildet und ständig ergänzt wird.

CHING spaltet sich in reine und unreine Substanzen; daraus entstehen reine und unreine Energien.

Im Oberen Erwärmer wird TSUNG, die Energie aus der Atmung gewonnen. Sie wird Teil der Meridian-Energie.

Im Mittleren Erwärmer wird aus dem „Meer der Energie" und der Energie der Mitte das YING, die NAHR- oder NAHRUNGSENERGIE des Organismus gebildet. Sie ist ebenfalls Teil der Meridian-Energie und hat Yin-Charakter.

Dem Unteren Erwärmer entströmt die ABWEHRENERGIE WEI. Sie hat Yang-Charakter und fließt an der Peripherie als Schutz gegen schädigende Einflüsse von außen.

TSCHIN ist die ECHTE ENERGIE. Sie teilt sich in vier Energieformen: TSUNG, YING, WEI und YÜENN.

TSCHIN in Verteidigungsstellung ist TZENG.

Die fünf geistig-seelischen Energien oder GEISTESENERGIEN haben ihren Sitz in den fünf Speicherorganen:
Das Herz ist der Sitz der Geist-Seele = SCHIN.
Die Leber ist der Sitz der reinen Seele = CHUEN.
Die Lunge ist der Sitz der Körperseele = POR.
Die Milz ist der Sitz der Vorstellungskraft = Y.
Die Nieren sind der Sitz des Willens = TSI und der Zeugungskraft.

16. Trigramme, Hexagramme, vorweltliche und innerweltliche Ordnung

Wir haben in unserer Abhandlung „Altchinesische Denkweisen" vom TAO, dem Uranfang allen Seins, gesprochen. Dabei haben wir aufgezeigt, daß das TAO symbolhafte Darstellung fand als WU GI, als „leerer" Kreis und schließlich als Monade in Form des durch eine Sinuskurve in ein helles und ein dunkles Feld geteilten Kreises, die YIN (dunkel) und YANG (hell) als Ausflüsse von TAO symbolisieren.

Alles, was im Universum ist, konnte nur durch Wandlung zum augenblicklichen Zustand entwickelt werden. Und alles, was im Universum sein wird, kann nur durch Wandlung zum künftigen Zustand gebracht werden. Nichts ist dauerhaft, feststehend, nichts ist bleibend. Der Tod eines Lebewesens kann demnach kein Ende, Stillstand bedeuten, sondern Veränderung oder Umsetzung der Materie in eine andere Zustandsform durch Wandlung. Denken wir z. B. an die Zustandsänderung eines Baumes durch Brand oder Vermoderung, durch Verarbeitung zu einem beliebigen Gegenstand, immer haben wir Wandlungsphasen vor uns, nie aber Stillstand und Ende.

Hierzu ein anschauliches Gleichnis aus den *Gesprächen des KUNGFUTSE*. Der Meister (KUNG) stand an einem Fluß und sprach:

„So fließt alles dahin wie dieser Fluß,
ohne Aufhalten Tag und Nacht!"

Es wird hier noch einmal hervorgehoben, daß aus der Sicht der chinesischen Philosophie mit ihren Prinzipien des ewigen Wandels der Augenblick, der gegenwärtige Zustand, gar nicht wichtig sein kann. Bedeutung hat das, was vorher war und das, was nachher sein wird. Wenn das „Jetzt" gedacht wird, hat es sich schon weitergewandelt. WILHELM kommentiert LAOTSE's TAO folgendermaßen: „Der Blick richtet sich für den, der die Wandlung erkannt hat, nicht mehr auf vorüberfließende Einzeldinge, sondern auf das unwandelbar ewige Gesetz, das in allem Wandel wirkt."

Von diesen Vorstellungen müssen wir ausgehen, wenn wir jetzt einen Schritt weiter tun.

Alles wandelt sich, der Wandlungsmöglichkeiten aber sind viele, oder zumindest mehrere. Wandel ist Bewegung, ist Tendenz „zu" etwas. Um einen Wandel aber möglich zu machen, muß ein Beziehungspunkt geschaffen werden, eine Festsetzung, auf die eine Wandlung zu- oder von der sie weggeleitet werden kann. Dieser Bezugspunkt ist das TAO. „Der Geist ist geheimnisvoll und wirkt in allen Dingen", lesen wir im I GING.

TAO ist folglich nicht nur Uranfang, sondern gleichzeitig *richtungsweisend* für alle Wandlungsphasen, TAO ist nicht nur veranlassend, verursachend, sondern gleichermaßen zielsetzend für allen Wandel. Die älteste Darstellungsform dieses Uranfangs, die erst viel später von der Kreisdarstellung abgelöst wurde, war die Gestalt eines Balkens.

Abb. 35 ▬

Auch hier erleben wir wieder das Bestreben der Chinesen, allen Dingen in einfachen Bildern und Vorgängen aus dem täglichen Leben symbolhaften Ausdruck zu geben. TAI GI heißt in der wörtlichen Übersetzung „der Firstbalken". An einem Firstbalken ist das chinesische Haus „aufgehängt". Ein Firstbalken bestimmt die Richtung, d. h. er sagt darüber aus, wie die Teile des Hauses zur Sonne und zu den Himmelsrichtungen stehen, er sagt aus, woher der Regen kommt usw.

TAO, das Eine, das allem Sinn gibt, der Uranfang aller Dinge und damit aller Wandlungen, fand so symbolhaften Ausdruck in Form eines Balkens.

Die Festsetzung der Figur des Balkens, dieser Einheit, zeigt aber weit mehr als nur dualistische Aspekte:

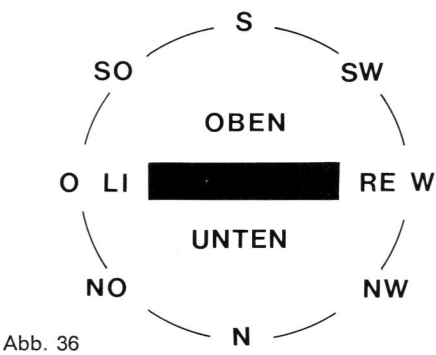

```
           S
      SO      SW
         OBEN
   O LI ▬▬▬ RE W
         UNTEN
      NO      NW
           N
```
Abb. 36

Aus der Darstellung wird ersichtlich, daß sich aus dieser einen rechteckigen Balkenform zwar gleichzeitig die „Zweiheit" ergibt, daß damit aber auch zwingend die „Vielheit" in die Welt gekommen ist. Gleichzeitig sind dadurch auch die zahlreichen Gegensätze markiert, denn von der Balkenlinie aus gibt es nicht nur oben und unten, sondern auch rechts und links, hinten und vorne, kurz, Richtungen der verschiedensten Art.

Daraus folgt, daß nicht nur zwei Wandlungstendenzen möglich sind, sondern daß viele Möglichkeiten zur Wandlung offen stehen. Eine Zielsetzung, eine Entscheidung ist deshalb jeweils notwendig.

Das Orakel, aus dem ursprünglich diese Strichelemente hervorgegangen sind, kannte zunächst nur die zwei Antworten Ja oder Nein, die in Form eines durchgehenden und eines unterbrochenen Striches dargestellt wurden, die jeweils für sich die Hälfte des Firstbalkens ausmachten.

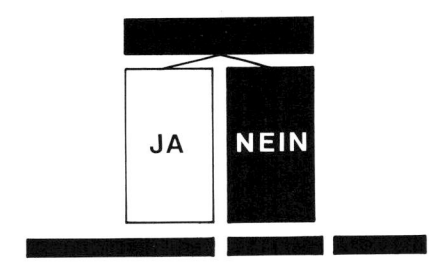

Abb. 37

Sehr früh schon wurde das einfache Ja oder Nein als zu eng betrachtet, und man verdoppelte die Strichelemente, um eine weitere Differenzierung zu ermöglichen.

Abb. 38

Wir haben auf der einen Seite ein „verstärktes *Ja*" durch Übereinanderlegen des festen Striches und ein „verstärktes *Nein*" durch Verdoppelung des unterbrochenen (weichen) Strichelements. Zwischen JA und NEIN gibt es aber auch Übergänge. Um es ganz einfach zu sagen: Das *Ja* kann sich über das *Vielleicht* zum *Nein* wandeln. Dementsprechend erfolgt die Darstellung dieser Übergangsphasen durch Kombination der festen und der weichen Striche, woraus sich dann vier Zeichen ergeben:

Abb. 39

Aber auch diese vier Zeichen waren zur Darstellung der vielen Möglichkeiten der Wandlung noch nicht ausreichend, weshalb noch ein drittes Strichelement hinzugefügt wurde:

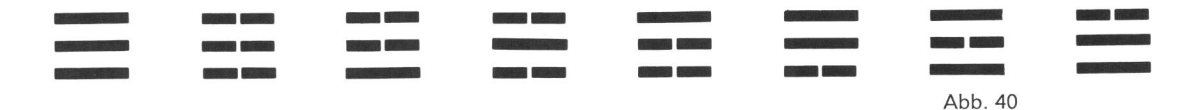

Abb. 40

So entstanden die sogenannten acht Zeichen. Sie wurden als Bilder angesehen von allem, was im Himmel und auf Erden vorging. Zugleich waren sie Ausdruck eines dauernden Übergangs des Einen ins Andere, so wie ja auch in der Welt ein dauernder Übergang der Erscheinungen ineinander stattfindet.

Diese acht Zeichen wurden nicht als Abbildungen der Dinge angesehen, schon gar nicht der Dinge, wie sie im Augenblick sind. Sie waren Zeichen für die Bewegungen der Dinge in ihrem Wechsel, oder mit anderen Worten, sie waren Abbildungen der Bewegungstendenzen der Dinge.

Mit diesen acht Zeichen konnte vieles dargestellt werden, z. B. Vorgänge in der Natur, entsprechend ihrer jeweiligen Wesensart. In wieder anderem Sinne stellten die acht Zeichen auch eine achtköpfige Familie dar, allerdings nicht im mythologischen Sinne, sondern im Sinne von Funktionen:

Abb. 41

Zeichen	Name	Eigenschaft	Bild	Familie
☰	KIEN Das Schöpferische	stark	Himmel	Vater
☷	KUN Das Empfangende	hingebend	Erde	Mutter
☳	DSCHEN Das Erregende	bewegend	Donner	1. Sohn
☵	KAN Das Abgründige	gefährlich	Wasser	2. Sohn
☶	GEN Das Stillehalten	ruhend	Berg	3. Sohn
☴	SUN Das Sanfte	eindringend	Wind Holz	1. Tochter
☲	LI Das Haftende	leuchtend	Feuer	2. Tochter
☱	DUI Das Heitere	fröhlich	See	3. Tochter

Wir finden bei dieser Darstellung in den Söhnen verschiedene Bewegungsstadien wie Anfang der Bewegung, Gefahr in der Bewegung und Vollendung der Bewegung. In den Töchtern dagegen erkennen wir Stadien der Hingebung wie sanftes Eindringen, Klarheit und Anpassung, heitere Ruhe.

Um eine noch größere Vielfalt zu erreichen, wurden diese acht Zeichen miteinander kombiniert, wodurch man auf 64 Zeichen kam, die jeweils aus sechs positiven oder sechs negativen Strichen bestanden, oder aus der Kombination beider. Sie sind wandelbar gedacht:

Abb. 42

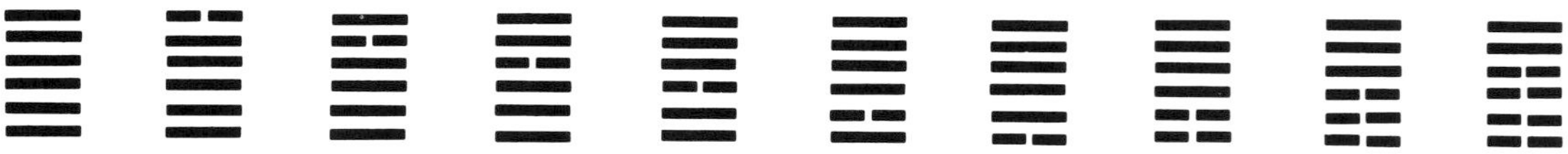

So oft ein Strich sich wandelt, geht der durch ein Doppel-Zeichen dargestellte Zustand in einen anderen über.

Jetzt müßten wir eigentlich darüber sprechen, daß und wie die Doppel-Zeichen ursprünglich zu Orakelzwecken benutzt wurden, wie das Buch der Wandlungen sich zum Buch der Weisheit wandelte, aus dessen Zeichen der Mensch eine freie Entscheidungsmöglichkeit ableiten konnte. Dies würde jedoch den Rahmen dieser Arbeit sprengen. Wir empfehlen dazu die Lektüre des I GING.

Das Buch der Wandlungen diente außer zu Orakelzwecken auch zum Verständnis der Weltverhältnisse und der letzten Tiefen von Natur und Geist. Die Zeichen spiegeln die Zustände der Welt und der Natur insgesamt wider, während die einzelnen Linien die wechselnden Einzellagen wiedergeben. FU HI hat zu diesem Zweck – vermutlich schon zu einem Zeitpunkt vor Abfassung des I GING – die acht Urzeichen (Trigramme) in paarweiser Reihenfolge einander gegenübergestellt:

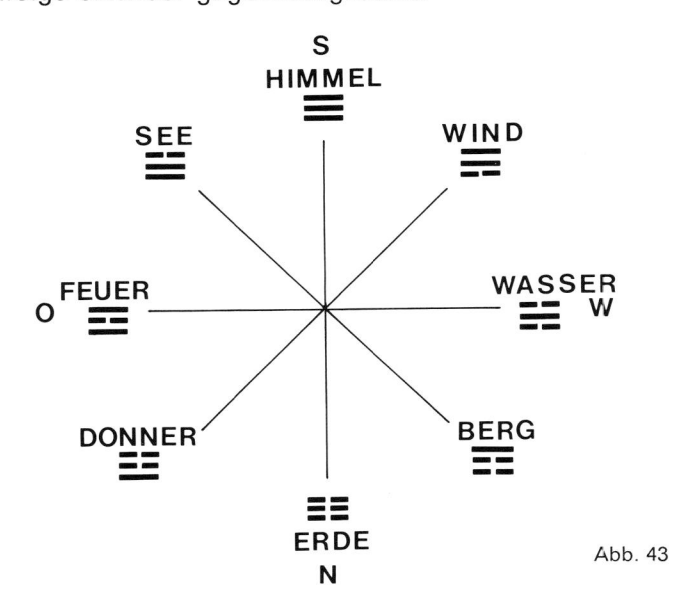

Abb. 43

Als Erklärung zu dieser paarweisen Anordnung zitieren wir wieder WILHELM, Kommentar zum I GING: „ KIEN, Himmel, und KUN, Erde, bestimmen die Richtungsachse Nord-Süd. Dann kommt die Beziehung GEN, Berg, und DUI, See. Sie stehen insofern in Verbindung ihrer Kräfte, als der Wind vom Berg nach dem See weht und die Wolken und Dünste vom See nach dem Berg aufsteigen. DSCHEN, Donner, und SUN, Wind, verstärken einander bei ihrem Hervortreten. LI, Feuer, und KAN, Wasser, stehen in der Welt der Erscheinung in unversöhnlichem Gegensatz. Aber in den vorweltlichen Beziehungen stören ihre Wirkungen einander nicht, sondern halten einander im Gleichgewicht."

Diese ursprüngliche Anordnung der acht Urzeichen nannte man die Reihenfolge des früheren Himmels oder die vorweltliche Ordnung.

König WEN hat nach der Überlieferung später die Zeichen aus ihrer paarweisen gegenpoligen Ordnung gelöst und sie unter Kombination der Himmelsrichtungen und Jahreszeiten zur sogenannten Reihenfolge des späteren Himmels oder der innerweltlichen Ordnung gruppiert.

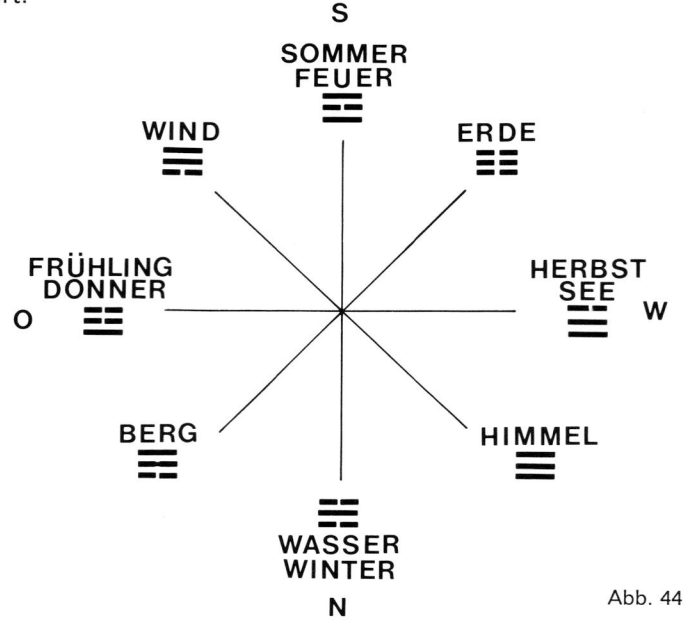

```
                    S
              SOMMER
              FEUER
                ☲
    WIND               ERDE
     ☴                  ☷

FRÜHLING                      HERBST
DONNER                         SEE
  ☳                             ☱      W
O

     BERG              HIMMEL
      ☶                 ☰

              ☵
              WASSER
              WINTER
                N
```

Abb. 44

Die acht Zeichen sind jetzt in der zeitlichen Reihenfolge ihrer Erscheinung im Kreislauf des Jahres gezeigt, wodurch sich naturgemäß die Reihenfolge der Anordnung stark verändern mußte. Beim Vergleich beider Ordnungen fällt auf, daß bei der innerweltlichen Ordnung nicht mehr die ausgeglichene Gegensätzlichkeit der vorweltlichen Ordnung vorliegt. Wir finden jetzt an den einzelnen Polen sehr ungleichmäßige Kräfteverhältnisse. Aber gerade dadurch wird ja Bewegung und Wandlung überhaupt erst möglich.

Bei genauer Durchsicht der Reihenfolge der Zeichen der innerweltlichen Ordnung läßt sich nun aus den Bildern der genaue Ablauf des Jahres verfolgen. Zur Vertiefung dieser Erkenntnisse sei nochmals auf das eingehende Studium des I GING verwiesen.

Ehe wir nun wieder zur Akupunktur überleiten, wollen wir nochmals zusammenfassen:

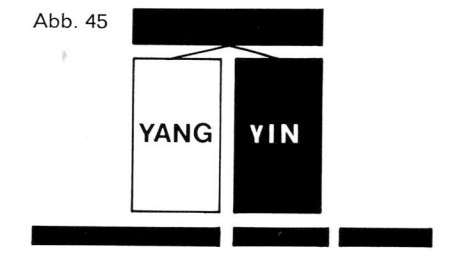

Abb. 45

TAO ist der Uranfang allen Seins und fand symbolhafte Darstellung im TAI GI, dem Firstbalken. Das TAO drückt sich aus in den beiden Kräften YANG und YIN, die als durchgehende oder unterbrochene Linie dargestellt wurden. Man nannte sie harte oder weiche Linien.

I GING: „Das Schöpferische (YANG) und das Empfangende (YIN) ist das eigentliche Geheimnis der Wandlungen. Indem das Schöpferische und das Empfangende vollendet sich darstellen, sind die Wandlungen zwischen ihnen mitgesetzt. Würde das Schöpferische und das Empfangende vernichtet, so gäbe es nichts, woran man die Wandlungen sehen könnte."

Wir wissen, daß sich YANG als fester (durchgehender) Strich und YIN als weicher (unterbrochener) Strich darstellen lassen. Wie bereits erwähnt, können auch hier Strichkombinationen entwickelt werden:

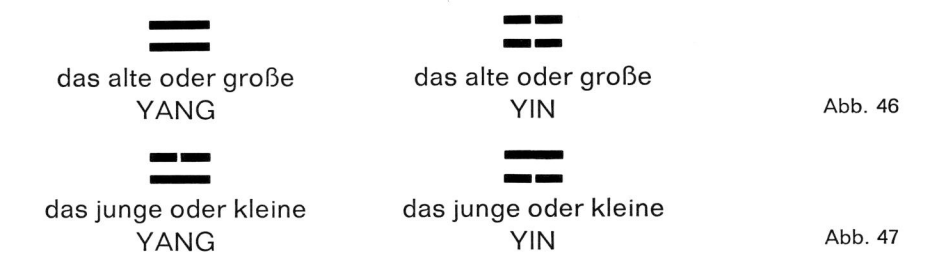

das alte oder große YANG   das alte oder große YIN   Abb. 46

das junge oder kleine YANG   das junge oder kleine YIN   Abb. 47

Sie entsprechen auch den vier Jahreszeiten. Die vier Bilder aber erzeugen die acht Zeichen. So kommen wir wieder zu den acht Urzeichen, die wir schon kennengelernt haben.

Betrachten wir jetzt die vorweltliche und die innerweltliche Ordnung nochmals, aber jetzt von den Begriffen YANG und YIN her gesehen. Dazu projizieren wir das System der vorweltlichen Ordnung auf das Schema der innerweltlichen Ordnung:

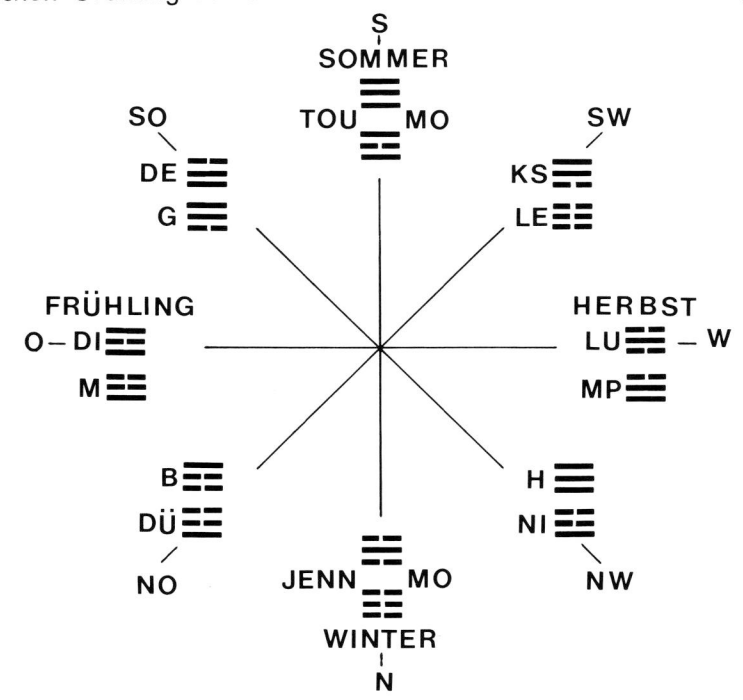

Abb. 48

Es kommen jetzt sechs Linien zusammen: nämlich drei aus der vorweltlichen und drei aus der innerweltlichen Ordnung. Aus den acht Trigrammen entstehen also acht Hexagramme.

Wenn wir uns nun erinnern, daß Mikrokosmos gleich Makrokosmos ist, daß also der menschliche Körper sich unmittelbar in diese Ordnung einfügt, und wenn wir jetzt die sechs YANG- und die sechs YIN-Organe den entsprechenden Hexagrammen zuteilen, wobei jedes Hexagramm zwei Organe vertritt, so können wir die jeweilige Zusammensetzung der YANG- und YIN-Anteile eines jeden Meridians aus den Hexagrammen ablesen. Wir haben ja bereits davon gesprochen, daß jedes Organ Anteile der gegenpoligen Kräfte in wechselndem Verhältnis enthält.

Tabellarisch sieht die Aufteilung der jeweiligen YANG-YIN-Anteile folgendermaßen aus:

		YANG	YIN
Dünndarm	Blase	2/6	4/6
Dickdarm	Magen	3/6	3/6
Dreifacher Erwärmer	Gallenblase	4/6	2/6
Herz	Niere	4/6	2/6
Lunge	Milz-Pankreas	3/6	3/6
Kreislauf-Sexus	Leber	2/6	4/6

Nach chinesischen Vorstellungen besitzt jedes Organ einen vorweltlichen und einen innerweltlichen Anteil. Der vorweltliche Anteil enthält das Ordnungsprinzip, ohne das Chaos entstünde; der innerweltliche Anteil enthält das Prinzip der Veränderung, ohne das es im Leben keine Entwicklung oder Wandlung gäbe.

Aus diesen Vorstellungen ergibt sich nun auch die Folgerung, daß der Mensch einen ihm philosophisch genau zugeteilten Wirkungsbereich besitzt, ein Areal der Freiheit zur Entscheidung. Innerhalb dieser Grenzen hat er die Möglichkeit zu wandeln oder zu verändern im Sinne einer negativen oder positiven Beeinflussung seines Schicksals – im übertragenen Sinne: zu therapieren und zu heilen.

17. Zusammenfassung Energetische Akupunktur

- Durch die Pulsdiagnostik wird die Qualität der Lebensenergie (CH'I) eines jeden der zwölf Organe festgestellt.
- An den zwölf Pulstaststellen erweist sich, ob CH'I „normal" ist, „Fülle" oder „Leere" anzeigt.
- Zu wenig CH'I erfordert die Tonisation des Meridians mittels des Tonisierungspunktes, zu wenig CH'I verlangt die Sedation des Meridians an seinem Sedierungspunkt.
- Verstärkte Tonisation und Sedation sind möglich durch Zuhilfenahme der Quellpunkte und der Mutter-Sohn-Regel.
- Die Mitbehandlung der Zustimmungspunkte ermöglicht eine verstärkte Wirkung der Behandlung nach Pulsbefund.
- Ein Energieausgleich gekoppelter Meridiane über ihre Lo-Punkte erleichtert die Behandlung und bringt bessere Erfolge.
- Die Beachtung der Akupunkturregeln fördert den erstrebten Energie-Ausgleich.
- Die Anwendung der Erkenntnisse der Fünf-Elementen-Lehre bei der Behandlung der Speicherorgane verbessert den Therapieerfolg.

18. Moxibustion

18.1 Allgemeines

Unter Moxibustion versteht man die Applikation von Wärme in einen Akupunkturpunkt durch Verglimmen von Beifuß zum Zwecke der gezielten Punktreizung.

Schon von alters her ist bekannt, daß Akupunkturpunkte neben der Nadelbehandlung auch auf andere Weise bearbeitet werden können. So hat sich z. B. die manuelle Behandlung der Akupunkturpunkte durch Massage über all die Zeiten hinweg erhalten und wird gerade in den letzten Jahren in China zur Selbstbehandlung bestimmter Schmerzzustände, wie z. B. Migräne, propagiert. Für diese Art der Punktbehandlung scheint sich bei uns der Begriff Akupressur einzubürgern.

Seit alter Zeit wird auch die sogenannte Brennbehandlung ausgeübt.

Schon in „Des gelben Kaisers Lehrbuch der inneren Medizin, LING KÜ KING" (Übersetzung Schnorrenberger/Kiang Ching-Lien), das schon einige Jahrhunderte vor der Zeitrechnung verfaßt wurde, finden sich genaue Anweisungen zur Technik und Indikation der Moxibustion. Im zweiten Abschnitt, 6. Kapitel wird dort z. B. beschrieben, wie nach einem bestimmten Ritus aus Wein, Pfeffer, Ingwer, Zimt und Seidenfäden eine Masse hergestellt, in ein Leinentuchbeutelchen gebracht, erhitzt und auf die „Energie-Punkte" aufgelegt wird.

Moxibustion und Akupunktur bilden eine Einheit. Sie haben beide das Ziel, über gemeinsame Punkte Einfluß auf Krankheitsabläufe zu nehmen. Daher können auch beide Methoden gleichzeitig angewandt werden. Wir können also bei *einer* Behandlung Punkte mit Nadeltechniken und andere Punkte durch Moxibustion ansprechen. Dies setzt voraus, daß sich der Behandelnde vor einer Moxibustion das gesamte Grundlagenwissen der Akupunktur angeeignet haben muß.

Zahlreiche Varianten wurden im Verlaufe der Jahre entwickelt. Wir wollen jedoch in diesem Rahmen nur die gängigsten Formen der Brennbehandlung in kurzer Form darlegen.

18.2 Indikationen der Moxibustion

1. Bei schwächlichen Kindern, schwächlichen Alten und bei Erschöpfungszuständen generell.

2. Bei allen Krankheiten, bei denen sich nach der Pulslage eine „Energieleere" ergibt, die sich auf YIN-Leere oder YANG-Leere oder auf beide gemeinsam erstrecken kann.
(LING KÜ KING, 73. Kapitel: „Wenn sowohl das YIN als auch das YANG eines Kranken schwach ist, darf der Arzt nicht punktieren, sondern muß mit brennender Moxa behandeln.")

   Vorgehen:

   a) Ist sowohl das YANG- als auch das YIN-Potential des Patienten schwach, ist Moxibustion angezeigt.

   b) Ist das YANG-Potential (CH'I HAO) reduziert (leer), aber das YIN-Potential (MO HAO) von Fülle, ist folgende Behandlung angezeigt:
   YANG-Meridianpunkte werden mit Moxa behandelt,
   YIN-Meridianpunkte werden genadelt.

   c) Ist das YIN-Potential (MO HAO) reduziert (leer), aber das YANG-Potential (CH'I HAO) von Fülle:
   YIN-Meridianpunkte werden mit Moxa behandelt,
   YANG-Meridianpunkte werden genadelt.

3. Moxibustion ist angezeigt, wenn sich nach den Regeln der Akupunktur ein häufiges Nadeln verbietet, aber eine mehrmalige Behandlung nötig wäre. In solchen Fällen können ohne Bedenken häufige, ja tägliche Moxabehandlungen den therapeutischen Erfolg verbessern.

4. Moxibustion ist auch dann möglich, wenn Akupunkturpunkte nicht genadelt werden dürfen.

5. Moxibustion kann einen hohen Wirkungsgrad haben, wenn sie über Punkten ausgeführt wird, bei denen aufgrund ihrer anatomischen Situation nur sehr flach genadelt werden kann.

18.3 Kontraindikationen der Moxibustion

1. Bei allen Krankheiten der Fülle und der Hitze. Hierzu gehören wohl alle entzündlichen Krankheiten.

2. An Stellen, die aufgrund ihrer anatomischen Struktur wenig geeignet sind oder an denen Hitzeeinwirkung nicht vertragen wird.

3. Über Punkten, für die nach alter Überlieferung eine Moxibustion nicht erlaubt ist:
   H 3,
   DÜ 18,
   B 2, B 3, B 6, B 11, B 54,
   KS 9,
   DE 4, DE 7, DE 8, DE 19, DE 21,
   G 15, G 22, G 33, G 42,
   LU 5, LU 8, LU 10,
   DI 15, DI 19, DI 20,
   M 1, M 2, M 4, M 9, M 17, M 32,
   MP 6,
   GG 6, GG 14, GG 15, GG 16, GG 26, GG 29,
   KG 1, KG 4, KG 8, KG 22.

   Über diese Punkte liegen widersprüchliche Angaben vor. Mit Vorbehalt gaben wir hier BRODDE's (Brennungen auf Akupunkturpunkten) Aufstellung wieder.

18.4 Tonisation und Sedation

1. Tonisieren:

   Es werden mehrere und große Moxen abgebrannt.

2. Sedieren:

   Wenige und kleine Moxen werden rasch abgebrannt und schnell entfernt. Das Abglimmen kann durch Anblasen beschleunigt werden.

   (LING KÜ KING, 51. Kapitel: „Wenn der Arzt das Moxa-Kraut angezündet hat, soll er nicht auf die glimmenden Stellen blasen, um das Feuer anzufachen. Er soll das Moxa von selbst abbrennen lassen. Dies gilt allerdings nur für das Tonisieren mit Moxa. Bei der sedierenden Moxa-Anwendung darf auf die glimmenden Partien geblasen werden, um die Wärme-Entwicklung zu steigern und das Abbrennen zu beschleunigen.")

18.5 Reaktionen beim Moxen

1. Niemals darf es bei der Moxibustion zu einer Brandblase oder Brandwunde kommen! Die Hitzeeinwirkung darf nur so stark sein, daß sie vom Patienten gut vertragen wird.

2. Es soll an der zu moxenden Stelle zu einer deutlichen Hautrötung kommen. Diese Hautrötung wird unter Vermeidung einer Brandblase in einer für den Patienten leicht erträglichen Weise erreicht, wenn man die Moxaportionen, sobald die Hitzeeinwirkung unangenehm wird, schnell wegnimmt. Man läßt jedoch hintereinander so viele Moxen abbrennen, als nötig sind, um eine Rötung zu erreichen.

(LING KÜ KING, 51. Kapitel: „Entwickelt sich an der Haut des Kranken zu viel Hitze, soll man die Moxa-Behandlung abbrechen. Keinesfalls darf man es zu Hautverletzungen kommen lassen.")

18.6 Techniken beim Moxen

1. Direktes Moxen

Aus Beifußwolle wird ein spitzer Kegel gerollt und geformt und auf den Akupunkturpunkt aufgesetzt. Der nach dem Anzünden der Spitze glimmende Kegel wird so lange auf dem Punkt belassen, bis der Patient eine zu starke Hitze verspürt. Dann wird der Kegel schnell entfernt, ohne daß dem Patienten Glut auf die Haut fällt. Weitere Kegel können nach den vorstehend genannten Regeln aufgesetzt werden.

2. Indirektes Moxen

Wie der Name sagt, erfolgt die Abbrennung des Kegels nicht direkt auf der Haut. Es wird zwischen den Akupunkturpunkt und den Kegel eine Isolation gelegt. Dies geschieht aus folgenden Gründen: Erstens soll ein Herabfallen von glühender Asche auf die Haut vermieden werden; zweitens wird der Wärmereiz milder gestaltet; drittens will man nach alter Auffassung einen zur Brennbehandlung zusätzlichen Reiz dadurch erbringen, daß – wie wir heute sagen würden – ein im „bio-chemischen" Bereich liegender Impuls in den entsprechenden Punkt eingebracht wird.

Zu nennen sind folgende klinisch angewandte Methoden:

a) Indirektes Moxen über Papierisolation.
   Eine oder mehrere Lagen Papier werden unter den Kegel gelegt.

b) Indirektes Moxen über Ingwerscheiben.
   Eine so dünn wie möglich geschnittene Ingwerscheibe wird unter den Kegel gelegt. (Die Scheibe wurde vorher an mehreren Stellen mit einer Nadel durchstochen.)

c) Indirektes Moxen über Knoblauchisolation.
   Das Vorgehen ist wie bei der Ingwerisolation.

3. *Moxen mit Beifußröllchen*

Das glimmende Ende eines aus Beifuß gedrehten Röllchens (z. B. in Form einer Zigarette oder Zigarre hergestellt) wird so über den Akupunkturpunkt gehalten, daß der Patient starke Wärme, aber kein Brennen empfindet. Auch bei dieser Technik darf keinesfalls eine Verbrennung der Haut oder eine Brandblase entstehen. Dies ist durch Variierung des Glutabstandes leicht zu vermeiden.

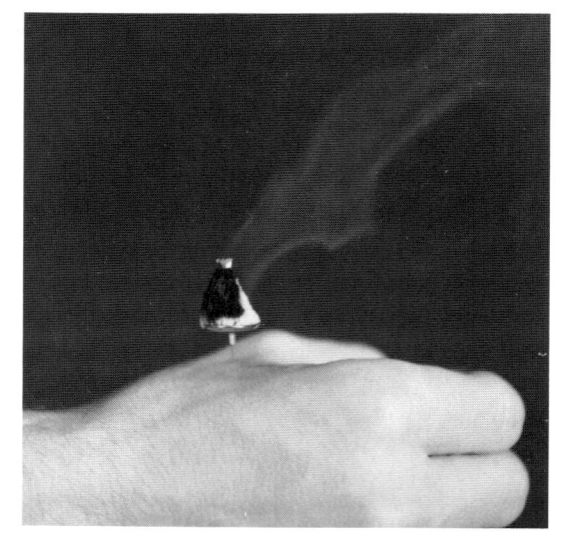

Moxen mit Feuerhütchen — Abb. 49

Direktes Moxen — Abb. 50

Moxen mit Beifußzigarre — Abb. 51

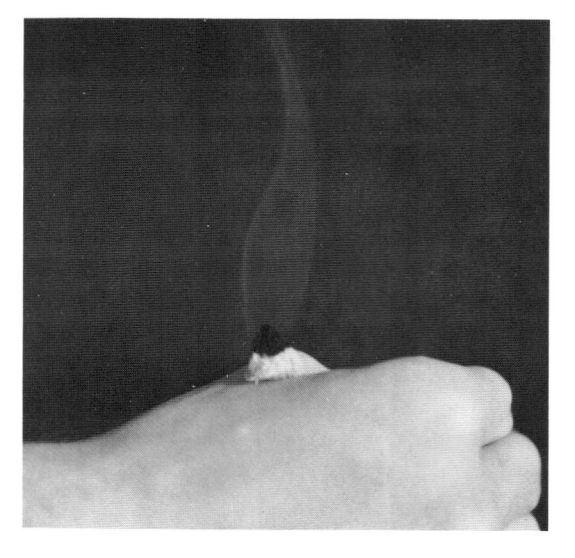

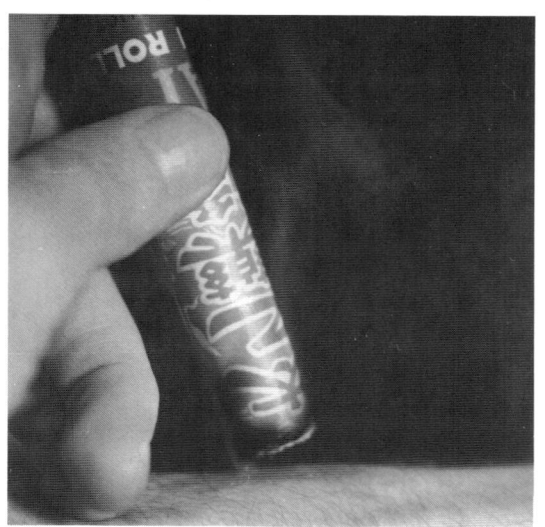

19. Kombinationsmöglichkeiten innerhalb der Akupunktur

Aus dem Dargestellten ergeben sich Kombinationsmöglichkeiten vielfältiger Art:

    1. Grundbehandlung nach Pulsdiagnose durch Tonisation und Sedation

+ 2. Verstärkung dieser Wirkung durch Behandlung der Quellpunkte

+ 3. Verstärkung der Wirkung durch Behandlung der Zustimmungspunkte

+ 4. Verbesserung der Wirkung durch Beachtung der Akupunkturregeln

+ 5. Erleichterung der Behandlung durch Lo-Punkte

+ 6. Verstärkung der Wirkung durch die Behandlung der YIN-Organe nach der Fünf-Elementen-Lehre

+ 7. Mitbehandlung symptomatischer Punkte (siehe Teil I)

+ 8. Mitbehandlung der Alarmpunkte

+ 9. Mitbehandlung schmerzhafter Areale (siehe Teil I, locus-dolendi-Stechen)

+10. Hinzufügen von Moxen

+11. Einarbeitung der Punkte der Akupunktur-Sonderformen (Ohrakupunktur u. a., siehe Teil IV)

+12. Mitbehandlung der Neuen Punkte der Akupunktur (siehe Teil V)

=   Komplexe Akupunktur

Die gleichzeitige Beachtung aller dieser Gesichtspunkte ist sehr schwierig. Wir möchten Sie deshalb an dieser Stelle nochmals bitten: Üben und praktizieren Sie die jeweilige Stufe so lange, bis Sie absolut sicher sind und gehen Sie erst dann zur nächsten Stufe über. Die vorliegende Arbeit wurde speziell nach diesem Gesichtspunkt gegliedert.

292

IV

Sonderformen der Akupunktur
Handakupunktur
Ohrakupunktur

Der Arzt hat nur eine Aufgabe,
zu heilen.
Und wenn ihm das gelingt,
ist es ganz gleichgültig,
auf welchem Wege es ihm gelingt.

                                            H. Much

Vorbemerkungen

In den vergangenen Jahrzehnten entstanden im Zuge der Erforschung der alten Akupunktur einige Sonderformen der Akupunktur. Diese sind zwar mit der Meridianakupunktur durch die Anwendungstechniken verwandt, können aber auch als selbständige Akupunktursysteme betrachtet werden. Es handelt sich dabei um die Ohrakupunktur, die Handakupunktur, die Gesichtsakupunktur, die Kopfakupunktur und die Nasenakupunktur.

Alle diese Sondersysteme gehen von der Vorstellung aus, daß sich Organe und Körperregionen auf Punkte bestimmter Körperteile projizieren (bei der Ohrakupunktur auf Punkte am Ohr, bei der Handakupunktur auf Punkte der Hand usw.). Von diesen Punkten aus können die betreffenden Organe und Körperteile behandelt werden.

Die Anwendung dieser Sonderformen der Akupunktur kann rein symptomatisch getrennt von der Meridianakupunktur erfolgen, wie dies z. B. bei der Ohrakupunktur häufig geschieht. Ein Therapieplan kann aber auch aus einer Kombination von klassischen Punkten mit Punkten einer Sonderform der Akupunktur bestehen. Ebenso ist es möglich, im Rahmen der Energetischen Akupunktur dem aus dem Pulsergebnis resultierenden Therapieplan symptomatische Punkte einer Akupunktursonderform hinzuzufügen. Auch hier sehen wir wieder die vielfältigen Möglichkeiten, die uns die Akupunktur hinsichtlich ihrer Kombinaton und Anpassung an den individuellen Krankheitsfall bietet.

Wir bringen in diesem Rahmen die Darstellung der Punkte und Indikationen der Hand- und der Ohrakupunktur. Die Ohrakupunktur haben wir in einer gesonderten Veröffentlichung ausführlich behandelt.

Punkte und Indikationen der Handakupunktur

	1	**Lende und Bein**	腰腿穴
Indikation:		Lumbago, Beinschmerzen.	

	2	**Knöchel**	踝穴
Indikation:		Schmerzen und Rheuma in den Sprunggelenken.	

	3	**Brust**	胸穴
Indikation:		Intercostalneuralgie, Herpes Zoster im Brustbereich, Diarrhoe, Vomitus.	

	4	**Auge**	眼穴
Indikation:		Akute Konjunktivitis und Keratitis, Hordeolum, Schmerzen durch Glaukom.	

	5	**Schulter**	肩穴
Indikation:		Periarthritis humeroscapul., Schulterschmerzen durch Erkältung.	

	6	**Vorderkopf**	前头穴
Indikation:		Stirnkopfschmerz, Spasmen im Gastrointestinaltrakt.	

	7	**Scheitel**	头顶穴
Indikation:		Scheitelkopfschmerz.	

	8	**Kopfhälfte**	偏头穴
Indikation:		Migräne, Schmerzen im Brustbereich, an Milz und Leber, Gallenkolik.	

	9	**Perineum**	会阴穴
Indikation:		Schmerzen im Bereich des Perineums durch Furunkel und Analfissuren.	

	10	**Hinterkopf**	后头穴
Indikation:		Tonsillitis, Schmerzen im Bereich von Occiput, an Armen und Wangen.	

	11	**Wirbelsäule**	脊柱穴
Indikation:		Postoperatives Lumbago, Distorsionsschmerzen der Wirbelsäule, verstopfte Nase.	

	12	**Nervus ischiadicus**	坐骨神經穴
Indikation:		Ischialgie, Schmerzen des Hüftgelenks im Glutäusbereich.	

	13	**Kehlkopf**	咽喉穴
Indikation:		Tonsillitis, Laryngopharyngitis, Trigeminusneuralgie, Zahnschmerzen.	

	14	**Nacken und Hals**	頸項穴
Indikation:		Distorsionsschmerzen im Nackenbereich, Nackenschmerzen.	

Handakupunktur Tafel herausklappen

Handakupunktur

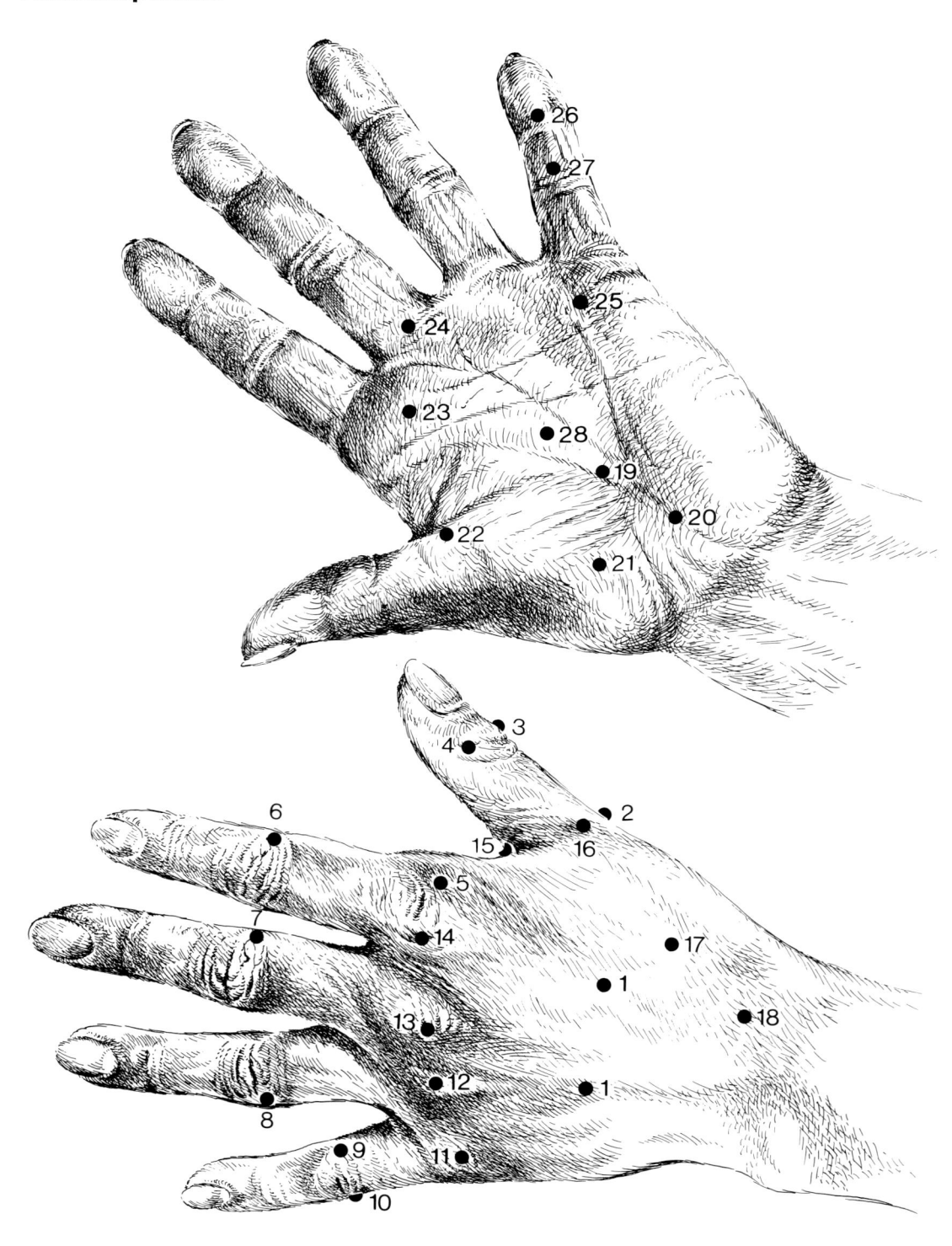

	15	**Nasenbluten**	鼻衄穴
Indikation:		Nasenbluten.	

	16	**Kopf**	全头穴
Indikation:		Kopfschmerzen.	

	17	**Schmerzen der Nase**	鼻痛穴
Indikation:		Schmerzen im Nasenbereich.	

	18	**Schmerzen des Handgelenks**	腕痛穴
Indikation:		Traumatische und rheumatische Schmerzen der Handgelenke.	

	19	**Gastro-Intestinaltrakt**	胃肠穴
Indikation:		Gastroenteritis, Ulcus ventriculi et duodeni, Verdauungsstörungen.	

	20	**Ferse**	足跟穴
Indikation:		Schmerzen der Fersen.	

	21	**Erkältung**	感冒穴
Indikation:		Asthma, Bronchitis, neuralgische Kopfschmerzen.	

	22	**Hysterie**	癔病穴
Indikation:		Hysterie.	

	23	**Husten**	咳喘穴
Indikation:		Asthma, Bronchitis, Husten.	

	24	**Mundschleimhautgeschwür**	口疮穴
Indikation:		Ulcera im Mundbereich.	

	25	**Herzklopfen**	心悸穴
Indikation:		Cor nervosum	

	26	**Enuresis nocturna 1**	夜尿 1
Indikation:		Enuresis nocturna, Pollakisurie.	

	27	**Enuresis nocturna 2**	夜尿 2
Indikation:		Enuresis nocturna, Pollakisurie.	

	28	**Hyperhydrosis**	多汗穴
Indikation:		Hyperhydrosis.	

301

Punkte und Indikationen der Ohrakupunktur

	1	**Narkosepunkt bei Zahn-Extraktionen**	Tafel Seite 314

Indikation: Analgesiepunkt bei Zahnextraktionen.
Lage: Lobulus.

拔牙麻醉点₁

2 Gaumen
Indikation: Trigeminusneuralgie, Zahnschmerz.
Lage: Lobulus.

上颚

3 Mundboden
Indikation: Trigeminusneuralgie, Zahnschmerz.
Lage: Lobulus.

下颚

4 Zunge
Indikation: Tonsillitis, Pharyngitis, Stomatitis, Zahnschmerz.
Lage: Lobulus.

舌

5 Maxilla
Indikation: Tonsillitis, Pharyngitis, Laryngitis, Stomatitis, Trigeminusneuralgie.
Lage: Lobulus.

上颌

6 Mandibula
Indikation: Zahnschmerz, Stomatitis, Trigeminusneuralgie.
Lage: Lobulus.

下颌

7 Narkosepunkt bei Zahn-Extraktionen
Indikation: Analgesiepunkt bei Zahnextraktionen.
Lage: Lobulus.

拔牙麻醉点₂

8 Auge
Indikation: Konjunktivitis, Hordeolum, Blepharitis, Glaukom, Opticusatrophie.
Lage: Lobulus.

眼

9 Innenohr
Indikation: M. Menière, Schwindel, Schwerhörigkeit, Tinnitus.
Lage: Lobulus.

内耳

10 Mandel IV
Indikation: Erkrankungen der Tonsillen, Beipunkt zur Tonsillektomie.
Lage: Lobulus.

扁桃体₄

11 Wange
Indikation: Trigeminusneuralgie, Facialisparese, Tic, Gesichtsfurunkel.
Lage: Lobulus.

面颊

12	**Tragusgipfel**	屏尖
Indikation:	Entzündungshemmender und schmerzlindernder Punkt.	
Lage:	Tragus.	

13	**Nebennieren**	肾上腺
Indikation:	Allgemein roborierend, fiebersenkend, blutdruckregulierend, Verwendung bei Schock, Gelenkerkrankungen, Neuralgien, Paresen.	
Lage:	Tragus.	

14	**Äußere Nase**	外鼻
Indikation:	Entzündungen der äußeren Nase, Rinophyma.	
Lage:	Tragus.	

15	**Larynx — Pharynx**	咽喉
Indikation:	Erkrankungen an Larynx und Pharynx, Sinusitis, Uvula Ödeme, Tonsillitis.	
Lage:	Tragusinnenseite, obere Hälfte.	

16	**Das Innere der Nase**	内鼻
Indikation:	Sinusitis, Ozeana, Rhinitis.	
Lage:	Tragusinnenseite, untere Hälfte.	

19	**Hochdruckpunkt**	高血压点
Indikation:	Hypertonie.	
Lage:	Tragus.	

20	**Außenohr**	外耳
Indikation:	Entzündungen am äußeren Ohr, Schwerhörigkeit, Tinnitus.	
Lage:	Tragus.	

21	**Herzpunkt**	心脏点
Indikation:	Unterstützend bei Arrhythmien	
Lage:	Tragus.	

22	**Endocrinum**	内分泌
Indikation:	Endokrine Störungen, Dysmenorrhoe, Amenorrhoe, Adnexitis, Fluor, Pruritus, Allergien und Hauterkrankungen, Asthma bronchiale, entzündungshemmend bei Affektionen des Atmungs- und Respirationstraktes.	
Lage:	Im Grund der Incisura intertragica.	

23	**Ovar**	卵巢
Indikation:	Weibliche Sexualfunktionsstörungen.	
Lage:	Im Grund der Incisura intertragica.	

	24a	**Auge I**	Tafel Seite 314
Indikation:		Nicht entzündliche Augenerkrankungen.	
Lage:		Lobulus, etwas unterhalb der Incisura intertragica.	目 1

24b Auge II
Indikation: Nicht entzündliche Augenerkrankungen.
Lage: Etwas unterhalb der Incisura intertragica.

目 2

25 Hirnstamm
Indikation: Alle neurologischen Erkrankungen, meningeale Reizzustände und psychische Veränderungen; Entwicklungsstörungen der Kinder.
Lage: Antitragus.

脑干

26 Zahnschmerzpunkt
Indikation: Zahnschmerzen.
Lage: Antitragusinnenseite.

牙痛点

26a Gehirnpunkt
Indikation: Allgemeiner Analgesiepunkt.
Lage: Antitragusinnenseite. Entspricht nach außen projiziert Punkt 35.

脑点

29 Polster
Indikation: Schmerzstillender Punkt. Kopfschmerz, Kollapsneigung, Schwindel, Hypotonie, Neurasthenie, Asthma und entzündliche Erkrankungen des Respirationstraktes.
Lage: Antitragus.

枕

30 Parotis
Indikation: Juckreiz, Parotitis.
Lage: Antitragus.

腮腺

31 Asthma
Indikation: Asthma, Tussis, Juckreiz.
Lage: Antitragus.

哮喘

32 Hoden
Indikation: Orchitis, Impotenz.
Lage: Antitragusinnenseite, entspricht nach außen projiziert Punkt 31.

睾丸

33 Stirne
Indikation: Stirnkopfschmerz, Sinusitis, Rhinitis, Schwindel.
Lage: Antitragus.

额

	34	**Graue Substanz**	腦皮下質
Indikation:		Allgemein entzündungshemmend, schmerzstillend, beruhigend, kreislaufregulierend.	
Lage:		Antitragusinnenseite.	

35 Sonne 太阳

Indikation: Migräne, Kopfschmerzen, Schwindel, Schlafstörungen, Augenerkrankungen.

Lage: Antitragus.

36 Kopfscheitel 頭頂

Indikation: Scheitelkopfschmerz.

Lage: Antitragus.

37 Halswirbelsäule 頸椎

Indikation: Schmerzen und Erkrankungen im Bereich der HWS.

Lage: Antihelix.

38 Kreuz- und Steißbeinwirbel 骶尾椎

Indikation: Schmerzen an Kreuz- und Steißbein.

Lage: Antihelix.

39 Brustwirbelsäule 胸椎

Indikation: Schmerzen im Bereich der BWS.

Lage: Antihelix.

40 Lendenwirbelsäule 腰椎

Indikation: Schmerzen im Lumbalbereich.

Lage: Antihelix.

41 Hals 頸部

Indikation: Schmerzen und Erkrankungen im Halsbereich.

Lage: Antihelix.

42 Thorax 胸

Indikation: Schmerzen im Thoraxbereich.

Lage: Antihelix.

43 Abdomen 腹

Indikation: Spasmen des Abdomens, Gastroduodenitis, Meteorismus.

Lage: Antihelix.

	44 Mamma	Tafel Seite 314
Indikation:	Mastitis.	
Lage:	Antihelix.	乳腺

45 Thyreoidea
Indikation: Hyper- und Hypothyreose.
Lage: Antihelix.

甲状腺

46 Zehe
Indikation: Schmerzen und Erkrankungen im Zehenbereich.
Lage: Crus superius.

趾

47 Ferse
Indikation: Schmerzen und Erkrankungen im Fersenbereich.
Lage: Crus superius.

跟

48 Knöchel
Indikation: Schmerzen und Erkrankungen im Knöchelbereich.
Lage: Crus superius.

踝

49 Kniegelenk
Indikation: Schmerzen und Erkrankungen im Kniebereich.
Lage: Crus superius.

膝关节

50 Hüftgelenk
Indikation: Schmerzen und Erkrankungen der Hüftgelenke.
Lage: Crus superius.

髋关节

51 Vegetativum
Indikation: Wichtigster Punkt bei allen vegetativ bedingten Erkrankungen. Neurogene Erkrankungen des Magen-Darmtraktes. Kollaps, Blutdruckanomalien, Cor nervosum, Herzrhythmusstörungen, Amenorrhoe, Dysmenorrhoe.
Lage: Crus inferius.

交感

52 Nervus ischiadicus
Indikation: Ischiaserkrankungen.
Lage: Crus inferius.

坐骨神经

53 Gesäß
Indikation: Schmerzen im Bereich des Gesäßes.
Lage: Crus inferius.

臀

54 Lendenschmerzpunkt 腰痛点
Indikation: Schmerzen und Erkrankungen im Lendenbereich.
Lage: Crus inferius.

55 Tor der Götter 神门
Indikation: Wichtiger Punkt der Ohrakupunktur. Entzündungshemmung, Schmerzstillung, Beruhigung, Analgesiepunkt.
Lage: Fossa triangularis.

57 Hüfte 股关
Indikation: Schmerzen und Erkrankungen der Hüfte.
Lage: Fossa triangularis.

58 Uterus 子宫
Indikation: Gynäkologische Erkrankungen.
Lage: Fossa triangularis.

59 Blutdrucksenkender Punkt 降血压点
Indikation: Hypertonie.
Lage: Fossa triangularis.

60 Dyspnoe 平喘
Indikation: Asthma bronchiale, Bronchitis.
Lage: Fossa triangularis.

61 Hepatitispunkt 肝炎点
Indikation: Lebererkrankungen.
Lage: Fossa triangularis.

62 Finger 指
Indikation: Erkrankungen der Finger.
Lage: Höchster Punkt der Scapha.

63 Clavicula 锁骨
Indikation: Schmerzen und Veränderungen im Bereich der Clavicula.
Lage: Scapha.

64 Schultergelenk 肩关节
Indikation: Schmerzen und Erkrankungen der Schultergelenke.
Lage: Scapha.

65 Schulter 肩 Tafel Seite 314
Indikation: Entzündungen und schmerzhafte Bewegungseinschränkungen der Schulter.
Lage: Scapha.

66 Ellbogen 肘
Indikation: Schmerzen und Erkrankungen der Ellbogen.
Lage: Scapha.

67 Handwurzel 腕
Indikation: Schmerzen und Entzündungen im Bereich der Handwurzel.
Lage: Scapha.

68 Appendix I 阑尾 1
Indikation: Appendicitis, Analgesiepunkt bei Appendektomie.
Lage: Scapha.

69 Appendix II 阑尾 2
Indikation: Appendicitis, Analgesiepunkt bei Appendektomie.
Lage: Scapha.

70 Appendix III 阑尾 3
Indikation: Appendicitis, Analgesiepunkt bei Appendektomie.
Lage: Scapha.

71 Urticaria-Bezirk 荨麻疹区
Indikation: Urtikaria.
Lage: Scapha.

72/1—72/6 Helix I—VI 轮 1-6
Indikation: Orientierungspunkte.
Lage: Helix.

73 Mandel I 扁桃体 1
Indikation: Erkrankungen der Tonsillen.
Lage: Helix.

74 Mandel II 扁桃体 2
Indikation: Erkrankungen der Tonsillen.
Lage: Helix.

75	**Mandel III**	扁桃体 3
Indikation:	Erkrankungen der Tonsillen.	
Lage:	Helix.	

76	**Leber I**	肝阳 1
Indikation:	Hepatopathien.	
Lage:	Helix.	

77	**Leber II**	肝阳 2
Indikation:	Hepatopathien.	
Lage:	Helix.	

78	**Ohrspitze**	耳尖
Indikation:	Allgemeine Beruhigung, Schmerzstillung, Hordeolum.	
Lage:	Helix.	

79	**Äußere Genitalien**	生殖器
Indikation:	Orchitis, Ejaculatio praecox, Impotenz, Harnretention, Zusatzpunkt bei Migräne.	
Lage:	Helix.	

80	**Urethra**	尿道
Indikation:	Harnwegsinfekte.	
Lage:	Helix.	

81	**Rektum**	直肠下段
Indikation:	Obstipation, Hämorrhoidalbeschwerden.	
Lage:	Helix.	

82	**Zwerchfell**	膈
Indikation:	Blutstillung, Dysmenorrhoe.	
Lage:	Crus helicis.	

84	**Mund**	口
Indikation:	Stomatitis, Trigeminusneuralgie.	
Lage:	Spitze des äußeren Gehörgangs unter dem aufsteigenden Helixast.	

85	**Oesophagus**	食道
Indikation:	Oesophagusspasmen, nervöses Erbrechen der Kinder.	
Lage:	Cavum conchae.	

	86	**Cardia**	Tafel Seite 314
Indikation:		Oesophagusspasmen, nervöses Erbrechen der Kinder.	入胃門
Lage:		Cavum conchae.	

87 Magen

Indikation: Gastroduodenitis, Ulcus ventriculi et duodeni, Neurasthenie.

Lage: Um Helixfuß.

胃

88 Duodenum

Indikation: Gastroduodenitis, Enterocolitis, Magen- und Darmgeschwüre.

Lage: Cymba conchae.

十二指肠

89 Dünndarm

Indikation: Analgesiepunkt.

Lage: Cymba conchae.

小肠

90 Appendix IV

Indikation: Appendicitis, Analgesiepunkt bei Appendektomie.

Lage: Cymba conchae.

阑尾₄

91 Colon

Indikation: Dyspepsie, Obstipation, Diarrhoe, Enterocolitis, Colitis, Meteorismus, vegetativ bedingte Störungen des Verdauungstraktes, Hauterkrankungen.

Lage: Cymba conchae.

大肠

92 Blase

Indikation: Entzündungen und Schwäche des Urogenitaltraktes. Statische und renale Oedeme.

Lage: Cymba conchae.

膀胱

93 Prostata

Indikation: Prostatitis.

Lage: Cymba conchae.

前列腺

94 Ureter

Indikation: Erkrankungen der ableitenden Harnwege.

Lage: Cymba conchae.

输尿管

95 Niere

Indikation: Erkrankungen der Niere und Nebenniere. Schmerzstillung bei Knochenerkrankungen, Gelenkserkrankungen, Schwerhörigkeit, Entzündungen des Ohres, Tinnitus, Menstruationsstörungen.

Lage: Cymba conchae.

肾

96	**Bauchspeicheldrüse und Gallenblase**	胰胆
Indikation:	Gallenblasenerkrankungen, Verdauungsstörungen.	
Lage:	Cymba conchae.	

97 Leber 肝
Indikation: Hämatologische Erkrankungen, Hepatopathien, Dyspepsie, Meteorismus.
Lage: Concha auriculae.

98 Milz 脾（左）
Indikation: Verdauungsstörungen, Hauterkrankungen, hämatologische Erkrankungen.
Lage: Concha auriculae.

98a Muskelentspannungspunkt 肌鬆點
Indikation: Muskelverkrampfungen, Myogelosen.
Lage: Concha auriculae.

100 Herz 心
Indikation: Myocarditis, Rhythmusstörungen des Herzens, Schock, Kollaps, Blutdruckregulierung, Neurasthenie, Schlafstörungen.
Lage: Cavum conchae.

101 Lunge 肺
Indikation: Erkrankungen der Atmungsorgane, Hauterkrankungen.
Lage: Cavum conchae.

102 Bronchus 支气管
Indikation: Bronchialerkrankungen.
Lage: Hinterrand des äußeren Gehörgangs.

103 Trachea 气管
Indikation: Entzündungen der Trachea.
Lage: Hinterrand des äußeren Gehörgangs.

105 Blutdrucksenkende Furche 降压沟
Indikation: Hypertonie. Bluten lassen!
Lage: Rückseite der Ohrmuschel.

106 Unterer Rücken 下背
Indikation: Schmerzen und Verspannungen im Bereich des unteren Rückens.
Lage: Rückseite der Ohrmuschel.

Ohrakupunktur Tafel herausklappen

314

Ohrakupunktur

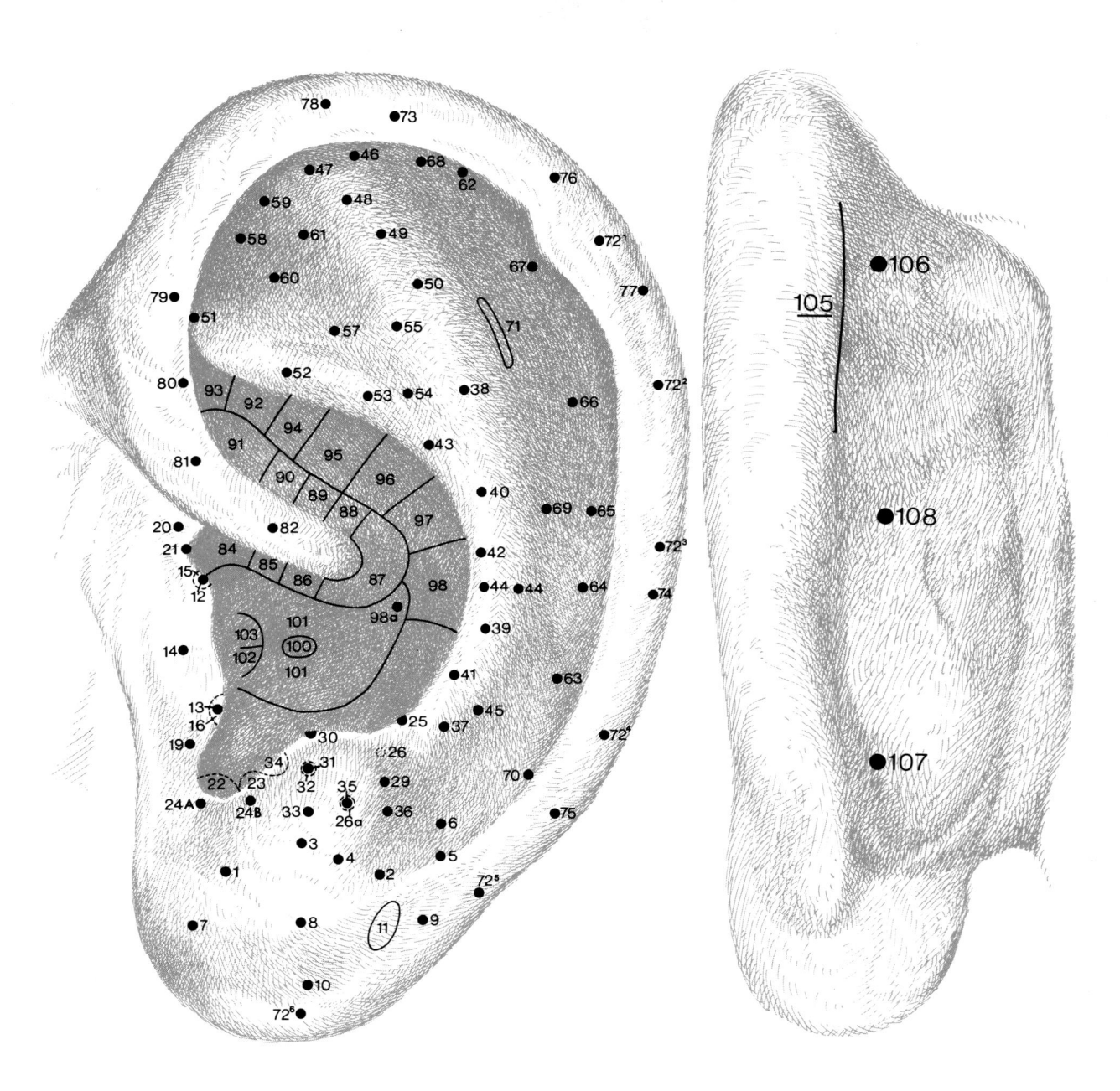

107 Oberer Rücken 上背

Indikation: Schmerzen und Verspannungen im Bereich des oberen Rückens.
Lage: Rückseite der Ohrmuschel.

108 Mittlerer Rücken 中背

Indikation: Schmerzen und Verspannungen im Bereich des mittleren Rückens.
Lage: Rückseite der Ohrmuschel.

Indikationsverzeichnis

mit Punktkombinationsmöglichkeiten

A
Adnexitis: 22, 23, 12, 55.
Allergie: 22, 13, 95, 97.
Amenorrhoe: 22, 51, 23, 13.
Anämie: 22, 13, 82, 97, 100, 98.
Analgesie, allgem.: 26a, 55.
Analgesie bei Tonsillektomie: 10, 55.
Analgesie bei Zahnextraktion: 1, 7.
Angina pectoris: 51, 55, 100, 43.
Appendicitis: 68, 69, 70, 90, 55, 12.
Arthrosen: betroffener Punkt, 95, 22, 55, 34.
Asthma bronchiale: 101, 102, 31 51, 55, 60, 22.
Augenentzündungen: 8, 35, 12, 34, 35.
Augenerkrankungen, nicht entzündlich: 24a, 24b, 35.

B
Beruhigung, allgem.: 34, 55, 78, 51, 22.
Blepharitis: 8, 35, 55, 12.
Blutdruckregulierung: 13, 51, 100. (s. auch Hyper- und Hypotonie)
Blutkrankheiten: 97, 98, 23, 13, 82.
Bronchitis: 101, 102, 55, 51, 29, 60.
Bronchopneumonie: 101, 102, 55, 95, 29, 22, 60.

C
Cholecystitis: 96, 61, 12, 34, 88, 51, 55, 97.
Colitis: 87, 89, 91, 12, 34, 51.
Conjunktivitis: 8, 35, 12, 97, 98.
Cystitis: 92, 94, 95, 93, 12, 34.

D
Diarrhoe: 89, 91, 55, 13.
Dysmenorrhoe: 22, 51, 82, 58.
Dyspepsie: 87, 89, 91, 96, 97, 51

E
Entwicklungsstörungen der Kinder: 25, 22, 13.
Entzündungen, allgem.: 12, 22, 29, 34, 55.
Epilepsie: 25, 26a, 55, 34, 100.
Ejaculatio praecox: 79, 34, 51, 55, 32.
Enterocolitis: 87, 89, 91, 34, 51, 55.
Enuresis nocturna: 92, 80, 26a, 34, 51.
Epicondylitis: 66, 95, 12, 22, 34.
Erbrechen: 85, 87, 86, 51, 13, 55.

F
Facialisparese: 11, 13, 25, 29.
Facialisspasmus: 5, 6, 11, 25, 98a.
Fluor: 23, 12, 34, 22, 51.
Frigidität: 22, 23, 55, 13.
Furunkel: 13, 95, 71, 22, 101, 98.

G
Gastralgie: 87, 43, 51, 55, 12.
Gastritis: 87, 91, 43, 51, 55, 34.
Gastroduodenitis: 87, 12, 51, 55, 34.
Gelenkerkrankungen: betroffener Punkt, 13, 22, 95, 34, 55.
Gicht: betroffener Punkt, 71, 95, 13, 55.
Glaukom: 8, 13, 19, 35, 24a, 24b.

H
Hämorrhoiden: 81, 91, 55, 12.
Harninkontinenz: 92, 94, 95, 79, 51.
Harnretention: 95, 94, 92, 80, 79.
Hauterkrankungen: 13, 22, 91, 98, 101.
Hepatopathien: 61, 96, 97, 89, 55, 12, 34, 13, 95.
Herzrhythmusstörungen: 100, 21, 51, 55.
Hordeolum: 8, 35, 24a, 24b, 98.
Hormonelle Dysfunktionen: 22, 34, 13, 45, 51, 23, 32, 93,.
Husten: 101, 102, 31, 60, 29.
Hyperhidrosis: 101, 95, 13, 51, 55.
Hyperthyreose: 45, 22, 26a, 51, 34.
Hypertonie: 59, 51, 34, 95.
Hypophysäre Insuffizienz: 26a, 34, 22, 13, 51.
Hypothyreose: 45, 22, 26a, 34.
Hypotonie: 21, 51, 13, 34.
Hysterie: 25, 29, 55, 87, 100, 34.

I
Impotenz: 79, 22, 32, 55, 13.
Intercostalneuralgie: 13, 39, 42, 29, 55.
Ischias: 52, 40, 53, 12, 55.
Juckreiz: 22, 30, 31, 51, 55, 97, 98, 101.

K
Kollaps: 51, 100, 29.
Kopfschmerz, allgem.: 29, 35, 36, 55.
Kopfschmerz, Nacken: 37, 13, 35, 55.
Kopfschmerz, Scheitel: 34, 35, 29, 55, 36.
Kopfschmerz, Stirn: 33, 35, 29, 34.

L
Laryngitis: 15, 2, 3, 55, 12.

M
Mastitis: 44, 22, 55, 58.
Menstruationsstörungen s. Dysmenorrhoe, Amenorrhoe, hormonelle Dysfunktionen.
Meteorismus: 87, 89, 81, 96, 97, 51.
Morbus Menière: 9, 95, 25, 51, 34.
Myocarditis: 100, 12, 13, 55, 95.

N
Nausea: 9, 85, 29.
Nephritis: 95, 94, 80, 55, 12.
Neuralgien: 13, 55, 95, 12 und die betroffene Stelle.
Neurasthenie: 29, 87, 100, 51, 55, 34.
Niereninsuffizienz: 95, 13, 94, 92, 51, 55.

O
Oesophagusspasmus: 85, 86, 34, 51, 55.
Orchitis: 32, 79, 12, 93, 94.
Otitis: 9, 12, 34, 55.
Ozeana: 16, 13, 55, 71.

P
Pankreopathien: 96, 22, 34, 55, 88.
Parotitis: 30, 12, 22, 55.
Periarthritis humeroscapularis: 64, 65, 95, 13, 12.
Pertussis: 101, 102, 51, 60, 29.
Pharyngitis: 15, 4, 5, 12, 34.
Prostatitis: 93, 12, 94, 92, 95, 55.
Pruritus vulvae: 79, 51, 22, 55.
Pyelonephritis: 95, 94, 80, 55, 12, 73, 74, 75, 10.

S
Schmerzen, allgem.: 12, 26a, 29, 34, 55, 78, 95.
Schmerzen:
  Brustwirbel: 39, 108, 34, 55.
  Clavicula: 63, 65, 34, 55.
  Ellbogen: 66, 34, 55, 95.
  Ferse: 47, 34, 55, 95.
  Finger: 62, 34, 55.
  Gesäß: 53, 107, 40.
  Hals: 41, 34, 55.
  Halswirbelsäule: 37, 34, 55.
  Handgelenk: 67, 34, 55, 95.
  Hüfte: 50, 57, 34, 55, 95.
  Ischiadicus: 52, 40, 53, 12, 55.
  Kniegelenk: 49, 34, 55, 95.
  Knochenerkrankungen, bei: 95, 34, 55, 22.
  Knöchel: 48, 34, 55, 95.
  Kopf s. Kopfschmerzen.
  Kreuzbein: 38, 106, 34, 55, 53.
  Lendengebiet: 40, 54, 34, 55.
  Rücken mittlerer: 108, 39, 98a, 55.
  Rücken, oberer: 107, 39, 98a, 55.
  Rücken, unterer: 106, 40, 54, 55, 98a.
  Schulter: 64, 65, 98a, 34, 55.
  Steißbein: 38, 53, 34, 55.
  Thorax: 42, 12, 34, 55.
  Zähne: 2, 3, 4, 6, 26.
  Zehen: 46, 95, 34, 55.
Schwerhörigkeit: 20, 9, 95, 25.
Schwindel: 9, 29, 33, 35, 22.
Sinusitis: 15, 16, 33, 12, 55.
Spasmen und Koliken des Darms: 89, 91, 43, 51, 55, 96.
Stomatitis: 84, 2, 3, 4, 12, 5, 6.

T
Tachycardie: 100, 51, 55, 87.
Tinnitus: 9, 20, 95, 51.
Tonsillen, Erkrankungen: 4, 5, 10, 73, 74, 75, 12, 55, 92, 13.
Traumatische Schmerzen: betroffener Punkt, 95, 22, 55, 29.
Trigeminusneuralgie: 4, 5, 25, 11, 13, 55.

U
Ulcus ventriculi et duodeni: 87, 88, 12, 51, 55, 26a.

V
Vegetative Dysregulationen: 25, 51, 55, 87, 100.

W
Wadenkrämpfe: 98a, 22, 13, 55.

V

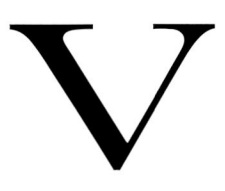

Neupunkte der Akupunktur

Bei der Erforschung und Anwendung der Akupunktur in chinesischen Kliniken wurde in den letzten Jahren eine größere Zahl neuer Akupunkturpunkte gefunden, die fast alle außerhalb der Meridiane liegen. Die Behandlung dieser Punkte hat sich bei den entsprechenden Indikationen bewährt. Sie finden auf den nächsten Seiten die Darstellung und die Beschreibung der wichtigsten Neupunkte der Akupunktur.

Diese Punkte eignen sich wie die Sonderformen der Akupunktur für eine rein symptomatische Behandlung, können aber auch mit jeder anderen Akupunkturform kombiniert werden.

*Wir planen zuwenig,
wenn wir Dinge,
die in unserer Hand liegen,
dem Zufall überlassen.
Wir planen zuviel,
wenn wir das Ganze der menschlichen Dinge
in die Hand unserer Absicht nehmen
und verändern möchten.*

Karl Jaspers

**Indikationen, Topographie
und Stichtiefen der Neupunkte 1—36**

Tafel Seite 324

1
Indikation: Keratoleukom, Augentränen bei Wind.
Lage: Cranialer Rand der Orbita.
Stichtiefe: Schrägstich 2–5 fen

上晴明

2
Indikation: Kurzsichtigkeit, Grüner und Grauer Star.
Lage: Cranialer Rand der Orbita.
Stichtiefe: Schrägstich 2–5 fen

健明⁴

3
Indikation: Hornhauttrübung, Keratoleukom, Linsentrübung, Kurzsichtigkeit.
Lage: Cranialer Rand der Orbita.
Stichtiefe: Schrägstich 2–5 fen

增明¹

4
Indikation: Refraktionsanomalie.
Lage: Cranialer Rand der Orbita.
Stichtiefe: Schrägstich 2–5 fen

上明

5
Indikation: Hornhauttrübung, Keratoleukom, Linsentrübung, Kurzsichtigkeit.
Lage: Cranialer Rand der Orbita.
Stichtiefe: Schrägstich 2–5 fen

增明²

6
Indikation: Refraktionsanomalie.
Lage: Cranialer Rand der Orbita.
Stichtiefe: Schrägstich 2–5 fen

外明

7
Indikation: Schielen.
Lage: Caudaler Rand der Orbita.
Stichtiefe: Schrägstich 2–5 fen

健明³

8
Indikation: Keratoleukom, Tränensackentzündung, Netzhautentzündung, Nachtblindheit.
Lage: Caudaler Rand der Orbita.
Stichtiefe: Schrägstich 2–5 fen

健明²

9

Indikation:	Hornhauttrübung, Hornhautgeschwüre.	健明 [1]
Lage:	Caudaler Rand der Orbita.	
Stichtiefe:	Schrägstich 2–5 fen	

10

Indikation:	Schielen, Nachtblindheit, Tränensackentzündung, Grauer Star, Opticusatrophie.	炅明
Lage:	Caudaler Rand der Orbita.	
Stichtiefe:	Schrägstich 2–5 fen	

11

Indikation:	Keratoleukom, Augentränen bei Wind.	下睛明
Lage:	Caudaler Rand der Orbita.	
Stichtiefe:	Schrägstich 2–5 fen	

12

Indikation:	Rhinitis, Furunkel der Nase.	鼻通
Lage:	In der Foveola caudal des Nasenbeins, am cranialen Ende der Naso-labial-Falte.	
Stichtiefe:	Schrägstich 3–6 fen	

13

Indikation:	Kinderlähmungsfolgen.	抬肩
Lage:	Zwei Querfinger caudal der Schulter-Schlüsselbein-Gelenkverbindung auf der Ventralseite.	
Stichtiefe:	Vertikalstich 10–20 fen	

14

Indikation:	Kinderlähmungsfolgen.	擧臂
Lage:	Unteres Ende des Caput humeri in Höhe des 3. ICR.	
Stichtiefe:	Vertikalstich 10–30 fen	

15

Indikation:	Schmerzen des Schultergelenks, Lähmung der oberen Extremität.	腢
Lage:	Zwei Querfinger cranial der Axillarfalte in Höhe der 4. Rippe.	
Stichtiefe:	Vertikalstich 10 fen	

16

Indikation:	Lähmung der oberen Extremität, Unfähigkeit des Armhebens.	肱中
Lage:	Am Ende des unteren Drittels des Humerus-Schaftes, an dessen medialem Rand.	
Stichtiefe:	Vertikalstich 10–20 fen	

		Tafel Seite 324

17
Indikation: Mastitis, Pleuritis, Herzklappenentzündung. 郄上
Lage: Arminnenseite, im Radius-Ulna-Winkel.
Stichtiefe: Vertikalstich 10–15 fen

18
Indikation: Zahnschmerzen. 牙痛
Lage: Zwischen den Ossa metacarpalia III und IV in Höhe der distalen Gelenksverbindungen.
Stichtiefe: Vertikalstich 5 fen

19
Indikation: Magenschmerzen. 胃樂
Lage: Zwei Querfinger oberhalb des Nabels, lateral auf der Mamillarlinie.
Stichtiefe: Vertikalstich 10–15 fen

20
Indikation: Gastralgie. 水上
Lage: Eineinhalb Querfingerbreiten oberhalb des Nabels in der Medianen.
Stichtiefe: Vertikalstich 15–20 fen

21
Indikation: Ruhr, Enteritis. 止瀉
Lage: Vier Querfingerbreiten caudal des Nabels auf der Medianen.
Stichtiefe: Vertikalstich 15–20 fen

22
Indikation: Uterusprolaps, Bauchschmerzen. 提托
Lage: Mamillarlinie, in Höhe der Spina ilica ventralis.
Stichtiefe: Vertikalstich 8–10 fen

23
Indikation: Koordinationsstörungen der Beine. 鼠蹊
Lage: In der Leistenbeuge, an der Grenze zwischen äußerem und mittlerem Drittel.
Stichtiefe: Vertikalstich 20–30 fen

24
Indikation: Uterusprolaps. 衝間
Lage: Etwa drei Querfingerbreiten distal der Mitte des Ligamentum inguinale.
Stichtiefe: Vertikalstich 10–25 fen

25

Indikation: Kinderlähmungsfolgen, Cholecystitis, Hemiplegie. 矯靈
Lage: Proximaler Teil des Oberschenkels, distale Spitze des Trigonum femorale.
Stichtiefe: Vertikalstich 10–30 fen

26

Indikation: Kinderlähmungsfolgen. 邁步
Lage: Ventraler Femurschaft, an der Grenze zwischen proximalem und medialem Drittel.
Stichtiefe: Vertikalstich 10–30 fen

27

Indikation: Lähmung der unteren Extremität, Koordinationsstörungen der Beine. 前風市
Lage: Etwa zweieinhalb Querfingerbreiten lateral der Mitte des ventralen Femurschaftes.
Stichtiefe: Vertikalstich 10–30 fen

28

Indikation: Gonarthritis, Lähmung der unteren Extremität. 新伏兔
Lage: Etwa drei Querfingerbreiten distal der Femurschaftmitte, an der lateralen Femurseite.
Stichtiefe: Vertikalstich 20–30 fen

29

Indikation: Lähmung der unteren Extremität. 四强
Lage: An der medialen Seite des ventralen Femurschaftes, Grenze zwischen medialem und distalem Drittel.
Stichtiefe: Vertikalstich 20–25 fen

30

Indikation: Gonarthritis, Lähmung der unteren Extremität. 健膝
Lage: Bei gebeugtem Knie etwa eine Handbreite cranial des Oberrandes der Patella.
Stichtiefe: Schrägstich 10–20 fen

31

Indikation: Kinderlähmungsfolgen, Durchblutungsstörungen der unteren Extremität. 上里
Lage: Etwa ein Querfinger cranial der Tuberositas tibiae am proximalen lateralen Tibiaende.
Stichtiefe: Vertikalstich 10–20 fen

Vorderansicht Neupunkte 1—36 Tafel herausklappen

324

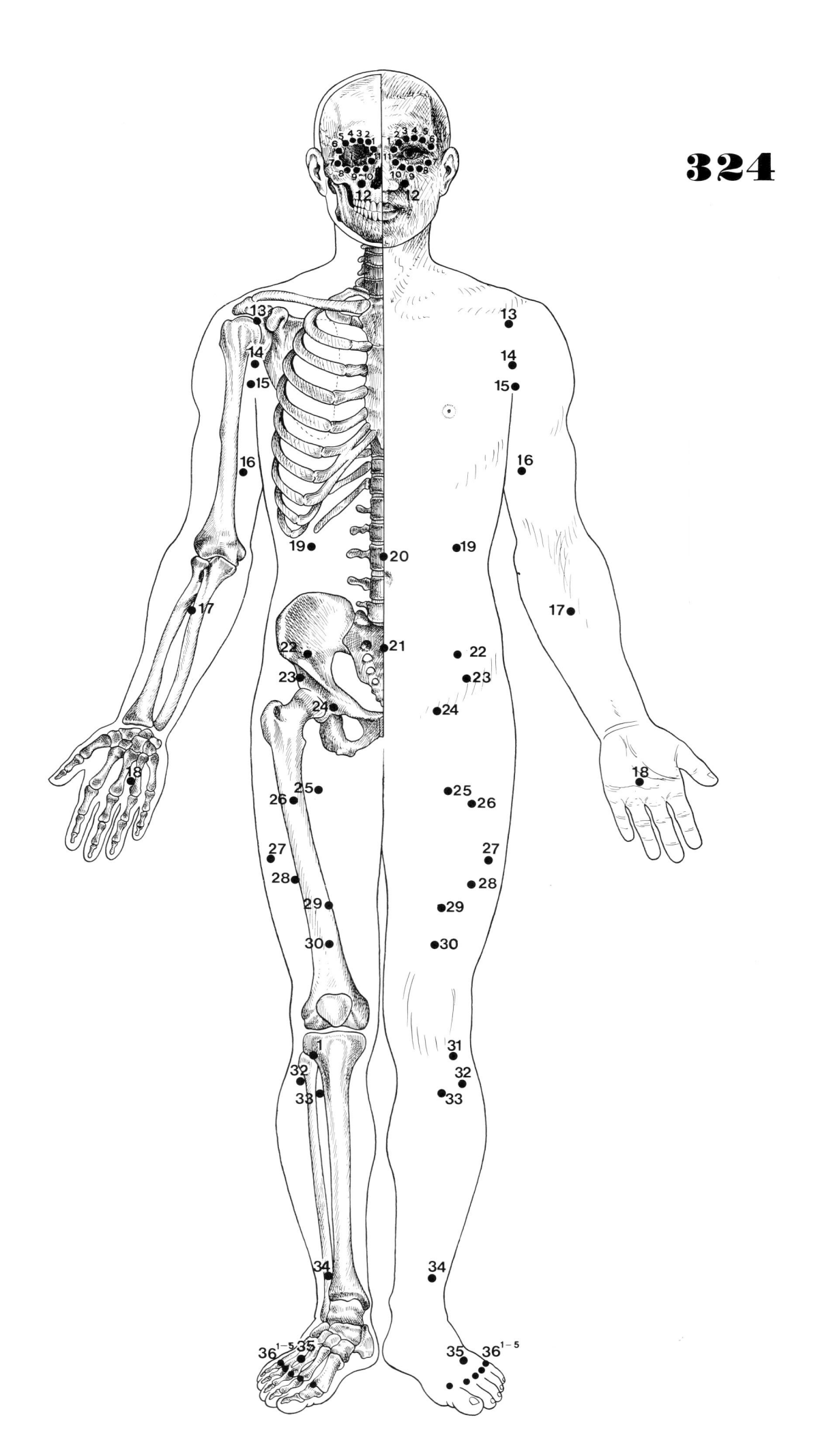

32

Indikation: Muskelkräftigung, Kinderlähmungsfolgen.
Lage: Ein Querfinger distal und lateral des Fibulaköpfchens.
Stichtiefe: Vertikalstich 10–20 fen

里外

33

Indikation: Augenkrankheiten.
Lage: Etwa zwei Querfingerbreiten distal des proximalen Fibula-Tibia-Winkels.
Stichtiefe: Vertikalstich 20–30 fen

萬里

34

Indikation: Schwindel, Somnolenz, Vergeßlichkeit, Kinderlähmungsfolgen.
Lage: Eineinhalb Querfinger proximal des distalen Fibula-Tibia-Winkels.
Stichtiefe: Vertikalstich 4–8 fen

腦清

35

Indikation: Kinderlähmungsfolgen.
Lage: Fußrücken, etwa in der Mitte zwischen Metatarsale III und IV.
Stichtiefe: Schrägstich 5–8 fen

旁谷

36

Indikation: Kinderlähmungsfolgen.
Lage: Fußrücken, jeweils über der Mitte jedes Metatarsalgelenkes.
Stichtiefe: Schrägstich 3–5 fen

趾平

**Indikationen, Topographie
und Stichtiefen der Neupunkte 37—58**

Tafel Seite 328

37　　　　　　　　　　　　　　　　　　　　　　　　　　　後血海
Indikation: Knickfuß als Kinderlähmungsfolge.
Lage: Oberschenkelinnenseite, zweieinhalb Querfinger cranial und medial vom Oberrand der Fossa poplitea.
Stichtiefe: Vertikalstich 10–30 fen

38　　　　　　　　　　　　　　　　　　　　　　　　　　　地健
Indikation: Kinderlähmungsfolgen.
Lage: Unterschenkelinnenseite, mediale Tibiakante etwa ein Querfinger caudal der Grenze zwischen proximalem und medialem Tibia-Drittel.
Stichtiefe: Vertikalstich 10–30 fen

39　　　　　　　　　　　　　　　　　　　　　　　　　　　糾外翻[1]
Indikation: Kinderlähmungsfolgen.
Lage: Mitte der Unterschenkelinnenseite, etwa eine Handbreite über dem Malleolus internus.
Stichtiefe: Vertikalstich 10–20 fen

40　　　　　　　　　　　　　　　　　　　　　　　　　　　肝炎
Indikation: Hepatitis.
Lage: Etwa eineinhalb Querfinger caudal von Punkt 39.
Stichtiefe: Vertikalstich 10–20 fen

41　　　　　　　　　　　　　　　　　　　　　　　　　　　上溪
Indikation: Knickfuß als Kinderlähmungsfolge.
Lage: Etwa ein Querfinger dorsal und caudal des Malleolus internus.
Stichtiefe: Vertikalstich 5–10 fen

42　　　　　　　　　　　　　　　　　　　　　　　　　　　聽穴
Indikation: Taubstummheit.
Lage: 2 bis 3 mm medial des caudalen Tragusendes.
Stichtiefe: Vertikalstich 10–20 fen

43　　　　　　　　　　　　　　　　　　　　　　　　　　　聽靈
Indikation: Ohrensausen, Taubstummheit.
Lage: 2 mm caudal von Punkt 42.
Stichtiefe: Vertikalstich 15–20 fen

44

Indikation: Taubstummheit. 聽聰
Lage: Etwa 3 mm caudal von Punkt 43. Die Punkte 42, 43, 44 liegen auf einer Vertikalen dicht untereinander.
Stichtiefe: Vertikalstich 15–20 fen

45

Indikation: Taubstummheit. 聽敏
Lage: Lobulus auriculae, an dessen medialem Rand.
Stichtiefe: Vertikalstich 15 fen

46

Indikation: Facialisparese, Stomatitis. 牽正穴
Lage: In der Mitte des Ramus mandibulae.
Stichtiefe: Schrägstich 3–5 fen

47

Indikation: Zahnschmerzen. 容後
Lage: Halsaußenseite, vor dem Processus transversus des 3. HW.
Stichtiefe: Vertikalstich 5–10 fen

48

Indikation: Taubstummheit. 增音
Lage: Medialer Rand des M. sternocleidomastoideus, in Höhe des Schildknorpels.
Stichtiefe: Schrägstich 15 fen

49

Indikation: Sprachstörungen, Taubstummheit. 強音
Lage: Mitte des M. sternocleidomastoideus, in Höhe des Schildknorpels.
Stichtiefe: Schrägstich 15 fen

50

Indikation: Hemiplegie. 頸中
Lage: Dorsaler Rand des M. sternocleidomastoideus, in Höhe des 4. HW.
Stichtiefe: Vertikalstich 20 fen

51

Indikation: Lähmung der oberen Extremität, Tremor der oberen Extremität. 下扶突
Lage: Auf einer gedachten Vertikalen, ausgehend von der Ohrläppchenspitze bis auf die Höhe des 6. HW-Körpers.
Stichtiefe: Schrägstich 2–3 fen

Seitenansicht Neupunkte 37—58

Tafel herausklappen

328

Seitenansicht Neupunkte 37—58   Tafel herausklappen

328

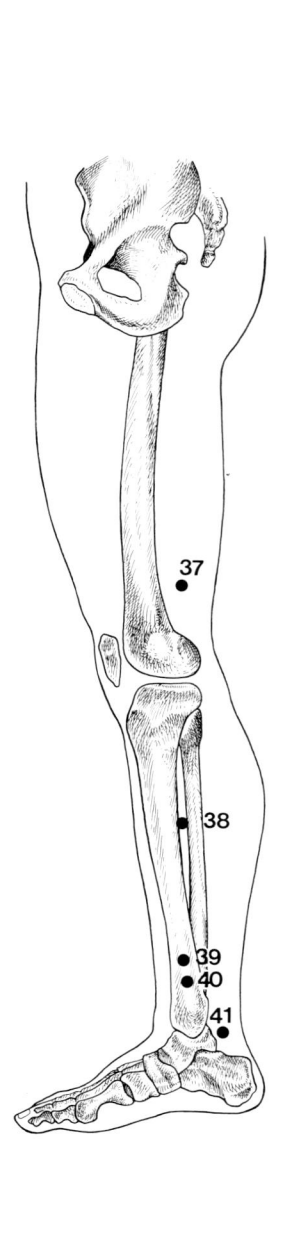

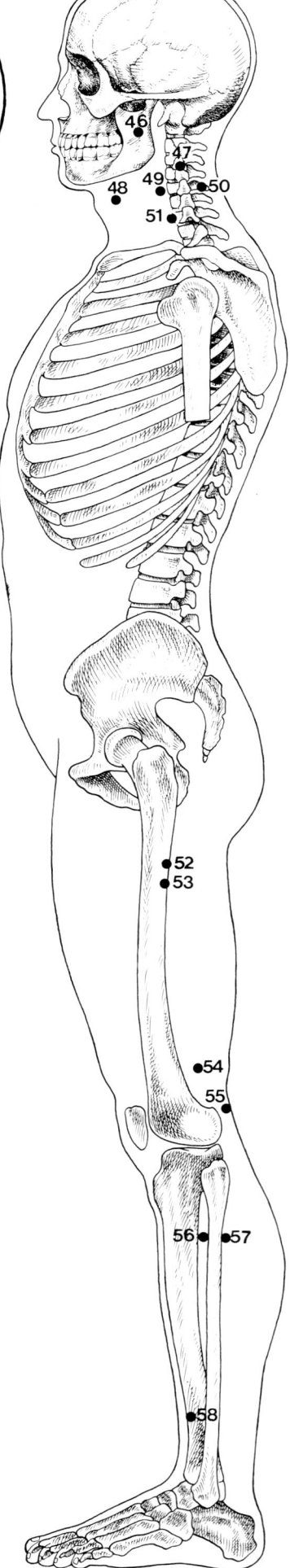

52

- *Indikation:* Kinderlähmungsfolgen.
- *Lage:* Oberschenkelaußenseite, an der Grenze zwischen proximalem und medialem Drittel der dorsalen Femurkante.
- *Stichtiefe:* Vertikalstich 15–25 fen

前進

53

- *Indikation:* Ischialgie, Hemiplegie, Kinderlähmungsfolgen.
- *Lage:* Etwa ein Querfinger caudal von Punkt 52.
- *Stichtiefe:* Vertikalstich 10–20 fen

上風市

54

- *Indikation:* Kinderlähmungsfolgen.
- *Lage:* Oberrand der Fossa poplitea, am distalen Teil der Oberschenkelaußenseite.
- *Stichtiefe:* Vertikalstich 10–20 fen

上陽關

55

- *Indikation:* Paraplegie, Kniegelenkschmerzen.
- *Lage:* Mitte der lateralen Begrenzung der Fossa poplitea.
- *Stichtiefe:* Vertikalstich 10–20 fen

後陽關

56

- *Indikation:* Cholecystitis, Taubheit.
- *Lage:* Drei Querfinger caudal und ventral des Wadenbeinköpfchens.
- *Stichtiefe:* Vertikalstich 10–20 fen

陵下

57

- *Indikation:* Taubheit.
- *Lage:* Drei Querfinger caudal des Wadenbeinköpfchens.
- *Stichtiefe:* Vertikalstich 15–30 fen

足益聰

58

- *Indikation:* Paraplegie, Kinderlähmungsfolgen.
- *Lage:* Vier Querfinger cranial des Malleolus externus am Vorderrand der Tibia.
- *Stichtiefe:* Vertikalstich 5–15 fen

脛下

**Indikationen, Topographie
und Stichtiefen der Neupunkte 59—100**　　　　　　　　　　Tafel Seite 336

59　　　　　　　　　　　　　　　　　　　　　　　　　　　　　上耳根
Indikation:　Hemiplegie, Lateralsklerose.
Lage:　Craniale Ohrwurzelmitte.
Stichtiefe:　Vertikalstich 5 fen

60　　　　　　　　　　　　　　　　　　　　　　　　　　　　　後聰
Indikation:　Taubheit.
Lage:　Auf der Mitte einer gedachten Horizontalen zwischen Hinterohrfalte und Haaransatz.
Stichtiefe:　Schrägstich 5–10 fen

61　　　　　　　　　　　　　　　　　　　　　　　　　　　　　後聽宮
Indikation:　Taubheit.
Lage:　Mitte der Hinterohrfalte.
Stichtiefe:　Schrägstich 5–10 fen

62　　　　　　　　　　　　　　　　　　　　　　　　　　　　　後聽穴
Indikation:　Taubheit.
Lage:　Hinterohrfalte, in der Mitte zwischen den Punkten 61 und 63.
Stichtiefe:　Schrägstich 5–10 fen

63　　　　　　　　　　　　　　　　　　　　　　　　　　　　　後聽會
Indikation:　Taubheit, Ohrensausen.
Lage:　Hinterohr, caudaler Teil des Processus mastoideus
Stichtiefe:　Schrägstich 15–20 fen

64　　　　　　　　　　　　　　　　　　　　　　　　　　　　　池前
Indikation:　Taubheit.
Lage:　Hinter dem Mastoid, etwa ein Querfinger lateral und cranial vom äußeren Hinterhaupthöcker.
Stichtiefe:　Schrägstich 20–25 fen

65　　　　　　　　　　　　　　　　　　　　　　　　　　　　　翳明下
Indikation:　Taubheit.
Lage:　Hinter dem Ohrläppchen, etwa zwei Querfinger caudal des Vorderrandes des Processus mastoideus.
Stichtiefe:　Schrägstich 20 fen

66
Indikation: Kümmerwuchs, Rhinitis.
Lage: Etwa 1 cm lateral des Processus spinalis des 6. HW.
Stichtiefe: Vertikalstich 5–10 fen

六頸椎旁

67
Indikation: Tonsillitis, Pharyngitis.
Lage: Etwa 1 cm lateral des Processus spinalis des 7. HW.
Stichtiefe: Vertikalstich 5–10 fen

七頸椎旁

68
Indikation: Asthma, Bronchitis.
Lage: Über der gelenkigen Verbindung zwischen 1. Rippe und 1. BW.
Stichtiefe: Schrägstich 5–10 fen

外定喘

69
Indikation: Asthma, Bronchitis, Lähmung der oberen Extremität.
Lage: Etwa 1 cm lateral des Processus spinalis des 1. BW.
Stichtiefe: Vertikalstich 10 fen

定喘

70
Indikation: Blutdruckanomalien.
Lage: Etwa zwei Querfinger lateral des Processus trans. des 6. HW.
Stichtiefe: Vertikalstich 5–10 fen

血壓點

71
Indikation: Tuberkulose.
Lage: Etwa drei bis vier Querfinger lateral des Processus spinalis des 1. BW.
Stichtiefe: Vertikalstich 5–8 fen

結核穴

72
Indikation: Lähmungen und Schmerzen der oberen Extremität.
Lage: Mitte des Muskelbauches des M. deltoideus.
Stichtiefe: Schrägstich 10–20 fen

臑上

73
Indikation: Lähmungen und Schmerzen der oberen Extremität.
Lage: Craniales Ende der dorsalen Achselfalte.
Stichtiefe: Vertikalstich 10 fen

肩後

74   Tafel Seite 336

Indikation: Augenkrankheiten, Lähmungen der oberen Extremität.   健明6
Lage: Etwa 1 cm cranial des Deltoides-Ansatzes.
Stichtiefe: Schrägstich 20–30 fen

75

Indikation: Kinderlähmungsfolgen.   鷹上
Lage: Über der Grenze zwischen medialem und distalem Drittel der dorsalen Femurkante.
Stichtiefe: Vertikalstich 10–20 fen

76

Indikation: Lähmungen der oberen Extremität, Taubheit.   鷹下
Lage: Am distalen Ende der Tuberositas tibiae.
Stichtiefe: Vertikalstich 15 fen

77

Indikation: Akute Lendenschmerzen.   扭傷穴
Lage: Dorsalseite des Unterarms, etwa zwei Querfinger radial der Tuberositas tibiae (in Höhe von Punkt 76).
Stichtiefe: Vertikalstich 10–20 fen

78

Indikation: Gelenkschmerzen, Taubheit, Lähmung der oberen Extremität.   絡上
Lage: Am tibialen Rande der Mitte des Fibulaschaftes.
Stichtiefe: Vertikalstich 15 fen

79

Indikation: Magenkrampf, Hypertonie.   落零五
Lage: Handrücken, zwischen den Metacarpalia II und III, am Beginn des proximalen Drittels.
Stichtiefe: Vertikalstich 5–10 fen

80

Indikation: Asthma.   瘧門
Lage: Handrücken, zwischen den Grundgelenken des 3. und 4. Fingers.
Stichtiefe: Schrägstich 5–10 fen

81

Indikation: Schulterschmerzen, Lähmungen der oberen Extremität.   肩痛點
Lage: In der Mitte der Margo axillaris scapulae.
Stichtiefe: Vertikalstich 5–8 fen

82 胃熱穴
Indikation: Magenkrankheiten.
Lage: Spitze des Processus spinalis BW IV, etwa 1 cm lateral der Spinal-Linie.
Stichtiefe: Schrägstich 5–10 fen

83 中喘
Indikation: Asthma, Bronchitis, Rücken- und Brustschmerzen.
Lage: Spitze des Processus spinalis BW V, etwa 1 cm lateral der Spinal-Linie.
Stichtiefe: Schrägstich 5–10 fen

84 脾熱穴
Indikation: Pancreatitis, Milzkrankheiten, Dyspepsie.
Lage: Spitze des Processus spinalis BW VI, etwa 1 cm lateral der Spinal-Linie.
Stichtiefe: Schrägstich 5–10 fen

85 腎熱穴
Indikation: Nephritis, Harnwegsinfekte.
Lage: Spitze des Processus spinalis BW VII, etwa 1 cm lateral der Spinal-Linie.
Stichtiefe: Schrägstich 5–10 fen

86 腎脊
Indikation: Lumbago, Paraplegie.
Lage: Spitze des Processus spinalis LW II, etwa 1 cm lateral der Spinal-Linie.
Stichtiefe: Vertikalstich 15–20 fen

87 胃舒
Indikation: Magenschmerzen, Magenkrampf.
Lage: Caudal der freien Rippenenden XI und XII, in Höhe des Processus spinalis LW II.
Stichtiefe: Vertikalstich 10–25 fen

88 跳躍
Indikation: Kinderlähmungsfolgen.
Lage: Caudal der Mitte der Spina ilica dorsalis, in Höhe des Lumbo-Sacral-Gelenkes.
Stichtiefe: Vertikalstich 10–15 fen

89 坐骨
Indikation: Ischialgie.
Lage: Etwa eineinhalb Querfinger caudal der Mitte der Verbindungslinie zwischen Trochanter major und der Steißbeinspitze.
Stichtiefe: Schrägstich 20–30 fen

90   Tafel Seite 336

Indikation: Uterus- und Anusprolaps.   旁强

Lage: Caudaler Teil des Foramen obturatum, in der Mitte der Verbindungslinie zwischen Punkt 89 und Steißbeinspitze.

Stichtiefe: Schrägstich 30–50 fen

91

Indikation: Kinderlähmungsfolgen.   陰亢

Lage: Etwa zweieinhalb Querfinger medial der Mitte des caudalen Randes des M. glutaeus maximus (Übergang vom Gesäß zum Oberschenkel).

Stichtiefe: Vertikalstich 10–20 fen

92

Indikation: Kopf-, Nacken-, Rücken- und Lendenschmerzen, Schmerzen im dorsolateralen Bereich der unteren Extremität.   殷上

Lage: Etwa vier Querfinger caudal der Mitte des caudalen Randes des M. glutaeus maximus.

Stichtiefe: Vertikalstich 20 fen

93

Indikation: Kinderlähmungsfolgen.   外直立

Lage: Laterale obere Begrenzung der Fossa poplitea, davon etwa zwei Querfinger cranial und medial.

Stichtiefe: Vertikalstich 10–30 fen

94

Indikation: Kinderlähmungsfolgen.   直立

Lage: Am distalen Ende des Femurschaftes, an dessen medialer Kante, in Höhe des Punkt 93.

Stichtiefe: Vertikalstich 10–30 fen

95

Indikation: Beinschmerzen, Kinderlähmungsfolgen.   委上

Lage: In der Mitte der Fossa intercondylica des Oberschenkels.

Stichtiefe: Vertikalstich 10–30 fen

96

Indikation: Muskelkräftigung, Kinderlähmungsfolgen.   承間

Lage: In der Mitte des Muskelbauches des M. gastrocremius (Zwillingswadenmuskel).

Stichtiefe: Vertikalstich 20–30 fen

97

Indikation: Kinderlähmungsfolgen. 纠内翻
    Lage: Etwa eineinhalb Querfinger cranial der Mitte einer gedachten Linie zwischen dem lateralen Kniegelenkspalt und Malleolus fibulae.
Stichtiefe: Vertikalstich 5–15 fen

98

Indikation: Kinderlähmungsfolgen. 纠外翻[2]
    Lage: Am medialen Tibiarand, in Höhe von Punkt 97 (etwa Mitte des Tibiaschaftes).
Stichtiefe: Vertikalstich 8–15 fen

99

Indikation: Kinderlähmungsfolgen. 落地
    Lage: Etwa zwei Querfinger caudal der Mitte der Membrana interossea cruris (Zwischenknochenhaut).
Stichtiefe: Vertikalstich 10–20 fen

100

Indikation: Kinderlähmungsfolgen. 跟平
    Lage: Über der Mitte der Achillessehne, in Höhe der Verbindungslinie zwischen Malleolus tibialis und fibularis.
Stichtiefe: Vertikalstich 3–5 fen

Hinteransicht Neupunkte 59—100   Tafel herausklappen

336

Hinteransicht Neupunkte 59—100

Tafel herausklappen

336

336

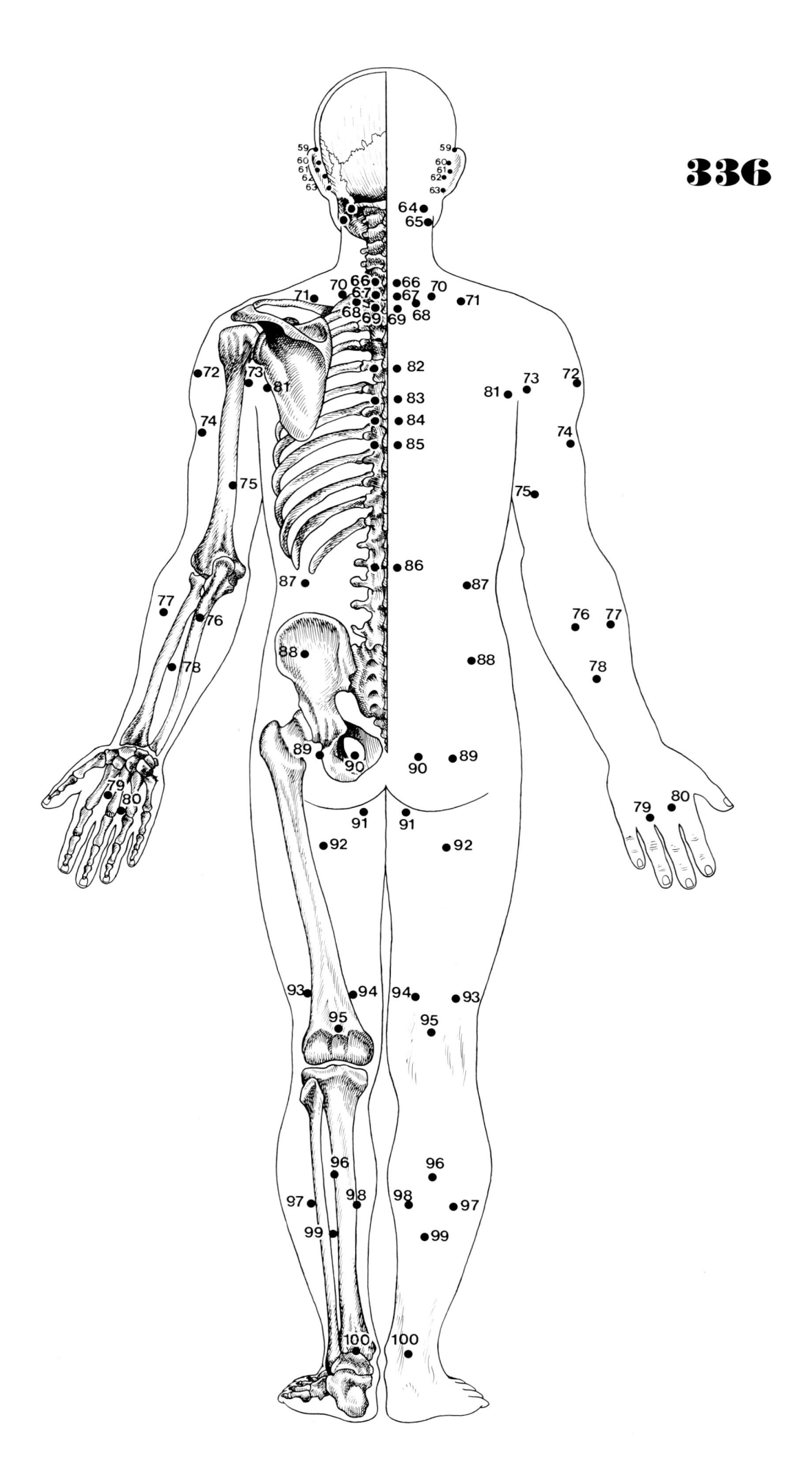

Indikationsverzeichnis

Anusprolaps: 90
Armhebens, Unfähigkeit des: 16
Asthma: 68, 69, 80, 83
Augenkrankheiten: 33, 74
Augentränen durch Wind: 1, 11

Blutdruckanomalien: 70
Bronchitis: 68, 69, 80, 83

Cholecystitis: 25, 56

Durchblutungsstörungen der unteren Extremität: 31
Dyspepsie: 84

Enteritis: 21

Facialisparese: 46
Furunkel der Nase: 12

Gastralgie: 20, 79, 87, 82
Gonarthritis: 28, 30

Harnwegsinfekte: 85
Hemiplegie: 25, 50, 53, 59
Hepatitis: 40
Herzklappenentzündung: 17
Hornhautgeschwüre: 9
Hornhauttrübung: 3, 5, 9
Hypertonie: 79, 70

Ischialgie: 53, 89

Keratoleukom: 1, 3, 5, 8, 11
Kinderlähmungsfolgen: 13, 14, 25, 26, 31, 32, 34, 35, 36, 38, 39, 52, 53, 54, 58, 75, 88, 91, 93, 94, 95, 96, 97, 98, 99, 100
Knickfuß als Kinderlähmungsfolge: 37, 41
Koordinationsstörungen der Beine: 23, 27
Kümmerwuchs: 66
Kurzsichtigkeit: 2, 3, 5

Lähmung obere Extremität: 15, 16, 51, 69, 72, 73, 74, 76, 78, 81
Lähmung untere Extremität: 27, 28, 29, 30
Lateralsklerose: 59
Linsentrübung: 3, 5
Lumbago: 86

Magenkrankheiten: 82
Magenschmerzen: 19, 20, 79, 87, 82
Magenkrampf: 20, 79, 87, 82
Mastitis: 17

Milzkrankheiten: 84
Muskelkräftigung: 32, 96

Nachtblindheit: 8, 10
Nephritis: 85
Netzhautentzündung: 8

Ohrensausen: 43, 63
Opticusatrophie: 10

Pancreatitis: 84
Paraplegie: 55, 58, 86
Pharyngitis: 67
Pleuritis: 17

Refraktionsanomalie: 4, 6
Rhinitis: 12, 66
Ruhr: 21

Somnolenz: 34
Sprachstörungen: 49
Schielen: 7, 10
Schmerzen:
    Bauch: 22
    Beine: 95
    Brust: 83
    Extremität, obere: 72, 73
    Extremität, untere: 92
    Gelenke: 78
    Kniegelenk: 55
    Kopf: 92
    Lendenbereich: 77, 92
    Magen: 19, 20, 79, 87, 82
    Nacken: 92
    Rücken: 83, 92
    Schulter: 81
    Schultergelenk: 15, 81
    Zähne: 18, 47
Schwindel: 34
Star, grauer: 2, 10
Star, grüner: 2
Stomatitis: 46

Taubheit: 56, 57, 60, 61, 62, 63, 64, 65, 76, 78
Taubstummheit: 42, 43, 44, 45, 48, 49
Tonsillitis: 67
Tränensackentzündung: 8, 10
Tremor der oberen Extremität: 51
Tuberkulose: 71

Uterusprolaps: 22, 24, 90

Vergeßlichkeit: 34

VI

Akupunktur und Homöopathie

*Was man an der Natur
Geheimnisvolles pries,
das wagen wir
verständig zu probieren.*

Goethe, Faust

Beim aufmerksamen Studium der Akupunkturpunkte fällt auf, daß eine große Anzahl von Punkten nicht nur ein einziges Symptom, sondern ein ganzes Symptomenbild zeigen. Mit anderen Worten: Ist bei einem Patienten ein Akupunkturpunkt schmerzhaft oder auf Druck schmerzhaft, so findet sich bei dem betreffenden Kranken meist ein ganzer Symptomenkomplex, der dann verschwindet, wenn der schmerzhafte Punkt entsprechend behandelt wird.

Hochinteressante Parallelen ergeben sich beim Vergleich der Akupunktur mit der Homöopathie.

Der Arzt Samuel Friedrich Christian Hahnemann, der von 1755–1843 lebte, begründete die Homöopathie. Unter dieser Therapie verstehen wir eine medikamentöse Behandlung von Krankheiten nach der „Ähnlichkeitsregel", die Hahnemann so formulierte: „Wähle, um sanft, schnell, gewiß und dauerhaft zu heilen, in jedem Krankheitsfall eine Arznei, die ein ähnliches Leiden für sich erregen kann, als sie heilen soll. "Similia similibus curantur." (Ähnliches wird mit Ähnlichem geheilt.) Ein Mittel also, das in kräftiger Konzentration einem Gesunden eingegeben Krankheitserscheinungen erzeugt, kann in kleineren Konzentrationen eine Krankheit, die mit ähnlichen Erscheinungen verbunden ist, heilen.

Aufgrund dieser Regel begann Hahnemann, viele Arzneistoffe und Substanzen tierischer, pflanzlicher und mineralischer Herkunft an Gesunden zu prüfen. Eine bestimmte Substanz wurde einem Gesunden verabreicht. Alle subjektiven und objektiven Wahrnehmungen des Probanden wurden aufgezeichnet. Durch Vergleich größerer Reihen gleicher Versuche fand man immer wiederkehrende Erscheinungen und so wurde schließlich für die entsprechende Substanz das Arzneimittelbild ermittelt. Man erhielt ein Symptomenbild für jede Substanz, das sowohl somatische als auch psychische Symptome aufzeigt. Heute sind etwa 2700 (!) solcher Arzneibilder bekannt.

Der homöopathisch Behandelnde hatte nun die Aufgabe, aus den Beschwerden und Krankheitserscheinungen eines Kranken jenes Arzneimittelbild herauszusuchen, das diesen am ähnlichsten war. Das gefundene Mittel wurde in homöopathischer Verdünnung, oder besser gesagt, in homöopathischer Potenzierung verabreicht.

Die homöopathische Behandlung ging und geht also nicht von einem erkrankten Organ aus, sondern versucht immer den ganzen Menschen in allen seinen psychosomatischen Dimensionen zu erfassen. Die Homöopathie stand damit, besonders zur Zeit ihrer Entdeckung, im Gegensatz zur damaligen Medizin.

Schon an dieser Stelle finden wir eine Parallele zur Akupunktur. Auch die alten Chinesen fanden die Symptomenbilder für die vielen Akupunkturpunkte ausschließlich durch intensives Beobachten und Erfassen des ganzen kranken Menschen. Nichts anderes verlangte aber auch Hahnemann vom homöopathisch Behandelnden.

Im 19. Jahrhundert lebte ein anderer Arzt namens Weihe, der sich die Erkenntnisse und Methoden der Homöopathie aneignete und schließlich deren überzeugter Vertreter wurde. Auch Weihe war ein hervorragender Beobachter der Kranken in ihrer individuellen Gesamtheit. Er hatte keine Ahnung von Akupunktur, fand aber im Zuge seiner Beobachtungen und Studien auf der Körperdecke des Menschen 195 scharf umrissene und bei jedem Menschen gleich lokalisierte Punkte, die zwei Eigenschaften aufweisen: Sie konnten entweder selbst schmerzhaft oder aber auf Druck schmerzhaft sein. War ein bestimmter Punkt schmerzhaft, lag auch ein ganz bestimmtes Symptomenbild beim Kranken vor, das einem entsprechenden homöopathischen Arzneimittelbild entsprach. Dies galt für alle 195 Punkte der Körperdecke.

Damit hatte Weihe etwas Ähnliches wie die alten Chinesen entdeckt. Er fand durch Beobachtung, daß bestimmte Hautpunkte jeweils dann auffällig wurden, wenn ein bestimmtes Krankheits- oder Symptomenbild vorlag. Dabei zeigte sich, daß diese Punkte beim entsprechenden Symptomenbild bei allen Menschen gleich lokalisiert waren. Weihe kam zu dieser Entdeckung ohne jede Kenntnis der Akupunkturpunkte, nur eben einige Jahrtausende später!

Weihe bearbeitete allerdings die von ihm gefundenen „Weiheschen" Punkte nicht durch Massage oder durch Nadelstechen. Er verabreichte das homöopathische Arzneimittel, das der im Augenblick schmerzhafte oder druckschmerzhafte Punkt beim jeweiligen Kranken signalisierte. Und immer wieder schwand, wie bei der Akupunktur durch den Nadelreiz, das Symptomenbild, also die Krankheit *und* die Druckschmerzhaftigkeit des Punktes, wenn das Arzneimittel verabreicht wurde.

Nach Bekanntwerden der Akupunktur lag es nahe, die Weiheschen Punkte mit den altbekannten Akupunkturpunkten zu vergleichen. Tatsächlich stimmten von den 195 Weiheschen Punkten 153 Punkte mit den chinesischen Akupunkturpunkten überein. 105 dieser Weiheschen Punkte waren sogar neben der Lokalisation auch in ihrer Symptomatik mit Akupunkturpunkten völlig deckungsgleich. Dieses erstaunliche Ergebnis kann allerdings nur denjenigen verblüffen, der nicht anerkennen will, daß es sich bei den Akupunkturpunkten um Hautlokalisationen handelt, die in Jahrtausenden bei jedem Menschen gleichermaßen nachgewiesen wurden.

Es waren die Ärzte De la Fuye, Paris, und Heribert Schmidt, Stuttgart, die die Weiheschen Punkte mit den chinesischen Akupunkturpunkten verglichen und bestätigt fanden. De la Fuye/Schmidt fanden außerdem bei ihren Untersuchungen weitere 329 Punkte der Haut, die ebenfalls einem oder mehreren homöopathischen Arzneimittelbildern entsprachen und von denen beinahe alle auf chinesischen Meridianen lagen.

Heute stehen uns für fast alle wichtigen Akupunkturpunkte durch weitere Arbeiten, die in unserem Akupunkturatlas ihren Niederschlag gefunden haben, die entsprechenden homöopathischen Arzneimittelbilder zur Verfügung.

Akupunktur war nie eine monomane Therapie, darauf haben wir schon hingewiesen. *Eine Möglichkeit der Kombination ist die Anwendung der Akupunktur unter gleichzeitiger Verwendung homöopathischer Arzneimittel.* Beide Therapien lassen sich mit großem

Erfolg kombinieren, weil sie viel Gemeinsames hinsichtlich der Punkte und deren Symptomatik haben. Außerdem handelt es sich bei beiden Methoden um Behandlungsformen, die durch feine Reize den Selbstregulationsmechanismus des Körpers zur Heilung anregen. Eine weitere erfreuliche Tatsache ist, daß beide Methoden unschädlich sind und daß vor allem beide Verfahren die gleichen Grundindikationen und Kontraindikationen aufweisen. Beide Therapien sind vor allem dann erfolgreich, wenn der Krankheitsablauf noch im funktionellen Bereich liegt und beide können weder für sich allein, noch gemeinsam etwas bewirken, wenn es sich um Krankheiten im degenerativen oder organmanifesten Bereich handelt.

Eine solche Kombinationsbehandlung wird auf folgende Weise durchgeführt: Ist bei der Symptomatischen Akupunktur der Punktetherapieplan erstellt, so werden zu den gewählten Punkten die diesen Punkten zugehörenden homöopathischen Arzneimittel herausgesucht und dem Patienten nach den Regeln der Homöopathie verabreicht. (Für die Auswahl der Arzneimittel kann die nachstehende Tabelle dienen.) Die Verabreichung der Homöopathika kann per os erfolgen, per injectione allgemein, oder – was eine verstärkte Wirkung haben soll – als Injektion genau in den dazugehörenden Akupunkturpunkt. Genau so wird bei der Akupunktur nach den klassischen Regeln der Pulse verfahren. Auch hier ergibt sich aus der chinesischen Pulsdiagnose ein Punktebehandlungsplan für die Nadelung. Es bietet sich gleichzeitig ein aus diesen Punkten resultierender homöopathischer Arzneimitteltherapieplan an.

Bietet schon die gekonnte Anwendung der Akupunktur durch ihre vielen Punktekombinationsmöglichkeiten große Erfolgschancen, so bringt die Verbindung von wesensgleichen Möglichkeiten, wie wir sie in den Weihe'schen Druckpunkten und in der Homöopathie kennengelernt haben, eine Verbesserung dieser Chancen. Dies ist tausendfach erwiesen und kann jederzeit nachvollzogen werden.

Meridianpunkte und Homöopathika

HERZ – MERIDIAN
- H 1 Crataegus
   Oenanthe crocata
   Passiflora incarnata
- H 3 Aurum metallicum
   Cocculus
   Echinacea angustifolia
   Gelsemium sempervirens
   Helleborus niger
   Kalium phosphoricum
- H 5 Argentum nitricum
   Gelsemium sempervirens
   Phosphorus
- H 7 Aconitum napellus
   Apocynum cannabinum
   Aurum metallicum
   Cactus grandiflorus
   Crataegus
   Iberis amara
   Kalmia
   Lachesis
   Sarothamnus scoparius
- H 9 Adonis vernalis
   Ammonium carbonicum
   Carbo vegetabilis
   Convallaria majalis
   Digitalis purpurea

DÜNNDARM – MERIDIAN
- DÜ 1 Bryonia
   Euphrasia
   Gelsemium sempervirens
   Hepar sulfuris
   Sulfur jodatum
- DÜ 3 Agaricus muscarius
   Asa foetida
   Lycopodium clavatum
   Plumbum aceticum
   Pyrogenium
- DÜ 4 Acidum benzoicum
   Alumina
   Carbo vegetabilis
   Cuprum metallicum
   Lithium carbonicum
   Lycopodium clavatum
   Natrium sulfuricum
- DÜ 5 Cicuta virosa
   Phosphorus
   Ruta graveolens
- DÜ 7 Argentum nitricum
   Colocynthis
   Gelsemium sempervirens
   Staphisagria
   Veratrum album
- DÜ 8 Cistus canadensis
   Colocynthis
   Gnaphalium polycephalum
   Oenanthe crocata
- DÜ 9 Cimicifuga racemosa
   Ferrum metallicum
   Sanguinaria canadensis
- DÜ 11 Cimicifuga racemosa
   Ferrum metallicum
   Sanguinaria canadensis
- DÜ 12 Cimicifuga racemosa
   Ferrum metallicum
   Sanguinaria canadensis
- DÜ 13 Cimicifuga racemosa
   Ferrum metallicum
   Sanguinaria canadensis
- DÜ 15 Arsenicum album
   Iris versicolor
   Phosphorus
   Ratanhia
   Teucrium Scorodonia
- DÜ 18 Aconitum napellus
   Chamomilla
   Chininum sulfuricum
   Verbascum thapsiforme
- DÜ 19 Aconitum napellus
   Chininum sulfuricum
   Verbascum thapsiforme

BLASEN – MERIDIAN
- B 1 Cinnabaris
   Kalium bichromicum
- B 2 Cinnabaris
   Euphrasia
- B 10 Cinnabaris
   Kalium bichromicum
   Prunus spinosa
- B 11 Calcium fluoratum
   Phosphorus
   Silicea
- B 12 Grindelia robusta
   Lobelia inflata
   Millefolium
- B 13 Antimonium tartaricum
   Naja tripudians
- B 14 Agaricus muscarius
   Cicuta virosa
- B 15 Adonis vernalis
   Gelsemium sempervirens
   Kalium carbonicum
   Strophantus gratus
- B 16 Gnaphalium polycephalum
   Phytolacca decandra
- B 17 Alumina
   Apis mellifica
   Lachesis
   Naja tripudians
- B 18 Berberis vulgaris
   Kalium carbonicum
   Magnesium chloratum
- B 19 Atropinum
   Berberis vulgaris
   Chelidonium majus
   Cholesterinum
- B 20 Ceanothus americanus
   China
- B 21 Abrotanum
   Aethusa cynapium
   Antimonium crudum
   Argentum nitricum
- B 22 Argentum nitricum
   Ferrum metallicum
   Kalium jodatum
   Terebinthina
- B 23 Carduus marianus
   Chelidonium majus
- B 25 Aloe socotrina
   Asa foetida
   Carduus marianus
   Pyrogenium
- B 27 Aloe socotrina
   Cantharis
   Lachesis
- B 28 Kreosotum
   Pareira brava
   Pichi-Pichi
- B 31 Aristolochia clematitis
   Lachesis
   Sanguinaria
- B 33 Colocynthis
   Gnaphalium polycephalum
- B 35 Gnaphalium polycephalum
   Selenium
   Silicea
- B 37 Lobelia inflata
- B 39 Arsenicum album
   Cuprum aceticum
   Ferrum arsenicosum
   Ferrum metallicum
- B 41 Capsicum
   Terebinthina
- B 42 Solidago virgaurea
- B 45 Cantharis
   Coccus cacti
- B 47 Sulfur
- B 50 Cantharis
   Colocynthis
- B 51 Colocynthis
   Gnaphalium polycephalum
- B 54 Colocynthis
   Conium maculatum
   Gnaphalium polycephalum
   Plumbum aceticum
- B 58 Secale cornutum
   Tabacum
- B 60 Magnesium phosphoricum
- B 62 Cimicifuga
   Conium maculatum
- B 64 Apis mellifica
   Causticum
   Nux vomica
- B 65 Belladonna
   Cantharis
   Nux vomica
   Secale cornutum
- B 67 Acidum phosphoricum
   Gelsemium sempervirens
   Hyoscyamus
   Kalium carbonicum

NIEREN-MERIDIAN
- NI 1 Causticum
   Hyoscyamus
   Lycopodium clavatum
   Secale cornutum
- NI 2 Bryonia
   Lachesis
   Phosphorus
   Sulfur
- NI 3 Arsenicum album
   Dulcamara
   Mephitis putorius
   Phosphorus
   Rhus toxicodendron
   Viscum album
- NI 4 Equisetum hiemale
   Gelsemium sempervirens
   Plumbum aceticum
- NI 6 Acidum picrinicum
   Apis mellifica
   Condurango
   Lachesis
- NI 7 Berberis vulgaris
   Conium maculatum
   Equisetum hiemale
   Mercurius solubilis
   Sepia
   Terebinthina
- NI 8 Kalium carbonicum
   Ptelea trifoliata
   Secale cornutum
- NI 11 Acidum picrinicum
   Caladium seguinum
   Cantharis
   Damiana
- NI 13 Pulsatilla pratensis
   Solidago virgaurea
   Viburnum opulus

NI 14 Bryonia
       Kalium bichromicum
       Pulsatilla pratensis
       Viburnum opulus
NI 15 Plumbum metallicum
       Solidago virgaurea
NI 18 Cantharis
       Natrium sulfuricum
       Sulfur
NI 20 Arsenicum album
       Cantharis
NI 21 Apocynum cannabinum
       Apomorphinum hydrochloricum
       Crataegus
       Strophantus gratus
NI 22 Condurango
       Graphites
       Solidago virgaurea
NI 23 Glonoinum
       Terebinthina
NI 25 Grindelia robusta
       Lobelia inflata
       Lycopodium clavatum
NI 26 Antimonium tartaricum
       Aralia racemosa
NI 27 Antimonium arsenicosum
       Antimonium tartaricum
       Lobelia inflata

KREISLAUF-SEXUS-MERIDIAN

KS 1   Cactus grandiflorus
       Glonoinum
       Spigelia anthelmia
       Tabacum
KS 3   Argentum nitricum
       Kalium phosphoricum
       Phosphorus
       Strophantus gratus
KS 6   Calcium carbonicum
       Crataegus
       Ferrum metallicum
       Gelsemium sempervirens
       Glonoinum
       Sanguinaria
       Tabacum
       Zincum metallicum
KS 7   Bryonia
       Cactus grandiflorus
       Ginseng
       Hyoscyamus
       Kalmia
       Mezereum
       Murex purpureus
       Naja tripudians
       Spigelia anthelmia
       Staphisagria
       Stramonium
KS 9   Acidum formicicum
       Aconitum napellus
       Belladonna
       Cactus grandiflorus
       Camphora
       Glonoinum
       Sanguinaria canadensis
       Veratrum album

DREIFACHER-ERWÄRMER-MERIDIAN

DE 1   Gelsemium sempervirens
DE 3   Agnus castus
       Antimonium tartaricum
       Natrium carbonicum
       Phosphorus
       Silicea

DE 4   Agnus castus
       Apis mellifica
       Aurum metalllicum
       Caladium Seguinum
       Causticum
       Laurocerasus
       Psorinum
       Pulsatilla pratensis
       Sulfur
DE 5   Acidum benzoicum
       Apis mellifica
       Causticum
       Phosphorus
       Rhus toxicodendron
       Sambucus nigra
DE 10 Alumina
       Cantharis
       Petroleum
       Phosphorus
       Spiraea ulmaria
       Sulfur
DE 15 Cimicifuga
       Colchicum autumnale
       Dulcamara
       Natrium sulfuricum
DE 16 Arsenicum album
       Graphites
       Sanguinaria canadensis
       Phosphorus
DE 17 Kalium muriaticum
       Senega Polygala
       Sticta pulmonaria
DE 22 Argentum nitricum
       Capsicum annuum
       Kalium muriaticum
       Petroleum
       Sanguinaria canadensis
DE 23 Aconitum napellus
       Capsicum annuum
       Colocynthis
       Graphites
       Hepar sulfuris
       Prunus spinosa

GALLENBLASEN-MERIDIAN

G 1   Cinnabaris
       Euphrasia
       Stannum metallicum
G 2   Chininum sulfuricum
       Gelsemium sempervirens
       Petroleum
G 3   Cyclamen europaeum
       Kalium muriaticum
       Verbascum thapsiforme
G 4   Iris versicolor
G 18   Dulcamara
       Graphites
       Kalium bichromicum
G 20   Cocculus
       Gelsemium sempervirens
       Iris versicolor
G 21   Arsenicum album
       Gelsemium sempervirens
       Graphites
       Phosphor
G 22   Carduus marianus
       Chelidonium majus
       Quassia amara
G 23   Chelidonium majus
       Magnesium sulfuricum
G 24   Carduus marianus
       Chelidonium majus
       Lycopodium clavatum
G 25   Berberis vulgaris
       Colocynthis
G 26   Aristolochia clematitis
       Gnaphalium polycephalum
       Pulsatilla pratensis
       Terebinthina

G 28   Argentum nitricum
       Colocynthis
       Pareira brava
       Solidago
G 30   Berberis
       Bryonia
       Calcium carbonicum
       Podophyllum
       Rhus toxicodendron
       Sulfur
G 34   Nux vomica
       Plumbum metallicum
       Rhododendron
       Secale cornutum
       Sulfur
G 37   Conium maculatum
       Myrica cerifera
       Silicea
       Viscum album
G 38   Berberis vulgaris
       Conium maculatum
G 40   Colocynthis
       Lycopodium clavatum
       Secale cornutum
       Tabacum
G 41   Rhus toxicodendron
G 43   Chelidonium majus
       China
       Mercurius sublimatus corrosivus
       Taraxacum
G 44   Colchicum autumnale
       Gnaphalium polycephalum

LEBER-MERIDIAN

LE 1   Aletris farinosa
       Hedera helix
       Helonias dioica
       Mercurius solubilis
       Plantago major
LE 2   Bryonia
       Chelidonium majus
       Cuprum metallicum
       Phosphorus
       Plantago major
       Taraxacum
LE 3   Causticum
       Cuprum metallicum
       Ferrum metallicum
       Phosphorus
LE 5   Kalium carbonicum
       Ptelea trifoliata
       Secale cornutum
LE 6   Carduus marianus
       Chelidonium majus
       Kreosotum
LE 9   Acidum phosphoricum
       Caladium Seguinum
       Lycopodium clavatum
       Myrica cerifera
       Phosphorus
LE 11 Aristolochia clematitis
       Caladium Seguinum
       Damiana
       Tabacum
LE 12 Iris versicolor
       Quassia amara
       Secale cornutum
LE 13 Atropinum
       Ceanothus
       China
       Nux vomica
       Quassia amara
LE 14 Apomorphinum hydrochloricum
       Nux moschata

LUNGEN-MERIDIAN

- LU 1 Antimonium tartaricum
  Hepar sulfuris
  Stannum metallicum
- LU 2 Acidum benzoicum
  Cuprum metallicum
  Euphrasia officinalis
  Mephitis putorius
- LU 5 Agaricus muscarius
  Bufo rana
  Cicuta virosa
  Ferrum phosphoricum
- LU 7 Causticum
  Ipecacuanha
  Magnesium phosphoricum
  Phosphorus
  Verbascum thapsiforme
- LU 9 Ammonium carbonicum
  Antimonium tartaricum
  Carbo vegetabilis
  Equisetum hiemale
  Sanguinaria
- LU 11 Belladonna
  Hepar sulfuris
  Juglans regia
  Mercurius bijodatus
- LU 13 Lobelia inflata
  Senega Polygala
- LU 14 Apomorphinum hydrochloricum
  Cocculus
  Lobelia inflata

DICKDARM-MERIDIAN

- DI 1 Chininum sulfuricum
  Mercurius sublimatus corrosivus
  Plantago major
- DI 2 Argentum nitricum
  Lachesis
  Sulfur
- DI 3 Argentum nitricum
  Euphrasia officinalis
  Sulfur
- DI 4 Causticum
  Chamomilla
  Baptisia tinctoria
  Hydrastis canadensis
  Veratrum album
- DI 6 Antimonium tartaricum
  Causticum
- DI 10 Antimonium crudum
  Arsenicum album
  Verbascum thapsiforme
- DI 11 Alumina
  Carbo vegetabilis
  Causticum
  Hepar sulfuris
  Mezereum
- DI 12 Alumina
  Carbo vegetabilis
  Causticum
  Hepar sulfuris
  Mezereum
- DI 13 Alumina
  Carbo vegetabilis
  Causticum
  Hepar sulfuris
  Mezereum
- DI 14 Alumina
  Carbo vegetabilis
  Causticum
  Hepar sulfuris
  Mezereum
- DI 15 Acidum formicicum
  Arnica montana
  Formica rufa
  Plumbum aceticum
  Rhus toxicodendron
- DI 16 Acidum formicicum
  Arnica
  Formica rufa
  Plumbum aceticum
  Rhus toxicodendron
- DI 19 Cinnabaris
  Corallium ruber
  Kalium bichromicum
  Sticta pulmonaria
- DI 20 Aconitum napellus
  Cinnabaris
  Verbascum thapsiforme

MAGEN-MERIDIAN

- M 1 Cimicifuga
  Spigelia anthelmia
  Verbascum thapsiforme
- M 2 Aconitum napellus
  Verbascum thapsiforme
- M 3 Aconitum napellus
  Verbascum thapsiforme
- M 4 Aconitum napellus
  Verbascum thapsiforme
- M 6 Aconitum napellus
  Cinnabaris
  Verbascum thapsiforme
- M 7 Aconitum napellus
  Cinnabaris
  Verbascum thapsiforme
- M 8 Aconitum napellus
  Cinnabaris
  Verbascum thapsiforme
- M 10 Argentum nitricum
  Chininum arsenicosum
  Lycopus virginicus
  Magnesium carbonicum
- M 12 Hyoscyamus
  Robinia pseudoacacia
  Zincum metallicum
- M 13 Argentum nitricum
  Chininum arsenicosum
  Grindelia
  Magnesium carbonicum
- M 14 Arnica montana
  Grindelia
  Mezereum
- M 15 Aranea diadema
  Magnesium phosphoricum
  Ranunculus bulbosus
- M 16 Antimonium arsenicosum
  Drosera rotundifolia
  Mezereum
- M 18 Ipecacuanha
  Nux moschata
- M 19 Adonis vernalis
  Antimonium arsenicosum
  Arnica montana
  Mezereum
- M 21 Argentum nitricum
  Bismutum subnitricum
  Carduus marianus
- M 23 Anacardium orientale
  Argentum nitricum
  Bryonia
- M 25 Anacardium orientale
  Berberis vulgaris
  Bismutum subnitricum
  Raphanus sativus
  Sepia
- M 26 Colocynthis
  Ignatia
- M 27 Acidum phosphoricum
  Colocynthis
  Cuprum metallicum
- M 29 Apis mellifica
  Juniperus communis
  Lachesis
  Viburnum opulus
- M 30 Aurum metallicum
  Condurango
  Damiana
  Helonias dioica
- M 31 Iris versicolor
  Quassia amara
  Secale cornutum
- M 36 Acidum phosphoricum
  Argentum nitricum
  Arsenicum jodatum
  Pulsatilla pratensis
  Secale cornutum
- M 40 Moschus moschiferus
  Nux vomica
  Secale cornutum
  Tabacum
- M 41 Graphites
  Natrium muriaticum
  Plumbum aceticum
  Robinia pseudoacacia
  Tabacum
- M 42 Acidum nitricum
  Arsenicum album
  Silicea
- M 43 Acidum nitricum
  Arsenicum album
  Silicea
- M 44 Lithium carbonicum
  Plantago major
  Secale cornutum
- M 45 Acidum nitricum
  Luffa
  Nux vomica
  Robinia pseudoacacia

MILZ-PANKREAS-MERIDIAN

- MP 1 Acidum phosphoricum
  Aesculus hippocastanum
  Nux vomica
  Paeonia officinalis
- MP 2 Arsenicum album
  Chamomilla
  Colocynthis
  Magnesium phosphoricum
  Secale cornutum
- MP 3 Aloe socotrina
  China
  Laurocerasus
  Nux vomica
  Paeonia officinalis
- MP 4 Asa foetida
  Latrodectus mactans
  Podophyllum peltatum
  Sepia
- MP 5 Acidum fluoratum
  Aesculus hippocastanum
  Calcium fluoratum
  Mercurius solubilis
  Silicea
- MP 6 Kalium carbonicum
  Ptelea trifoliata
  Secale cornutum
- MP 8 Belladonna
  Collinsonia canadensis
  Colocynthis
- MP 9 Causticum
  Nux vomica
  Plantago major
  Solidago virgaurea
- MP 11 Iris versicolor
  Quassia amara
  Secale cornutum
- MP 15 China
  Kalium carbonicum
  Nux vomica
  Quassia amara
- MP 21 Carduus marianus
  Chelidonium majus
  Lycopodium clavatum

KONZEPTIONS-GEFÄSS

KG 2 Ferrum jodatum
KG 3 Caladium Seguinum
       Damiana
       Paeonia officinalis
       Rhus toxicodendron
       Viburnum opulus
KG 4 Arsenicum album
       Cantharis
       Hydrastis
       Pareira brava
KG 5 Aralia racemosa
       Lachesis
       Phosphorus
       Pyrogenium
KG 6 Acidum phosphoricum
       Chininum sulfuricum
       Plantago major
       Silicea
KG 7 Apis mellifica
       Cantharis
       Lachesis
KG 9 Calcium sulfuricum
       Hepar sulfuris
       Silicea
KG 11 Mezereum
       Phosphorus
KG 12 Avena sativa
       Condurango
       Mormordica balsamina
       Thuja occidentalis
KG 13 Cuprum metallicum
       Mormordica balsamina
       Nux vomica
KG 14 Bismutum subnitricum
       Cactus grandiflorus
       Ipecacuanha
       Tabacum
KG 15 Acidum phosphoricum
       Mezereum
       Mormordica
       Selenium
KG 16 Phosphorus
KG 17 Cactus grandiflorus
       Grindelia
       Latrodectus mactans
       Lobelia inflata
       Ranunculus bulbosus
KG 21 Aralia racemosa
       Rumex crispus
KG 22 Aralia racemosa
       Rumex crispus

GOUVERNEUR-GEFÄSS

GG 1 Graphites
       Secale cornutum
       Sulfur
GG 2 Gnaphalium polycephalum
       Rhus toxicodendron
       Viburnum opulus
GG 3 Colocynthis
       Gnaphalium polycephalum
       Rhus toxicodendron
GG 4 Agnus castus
       Damiana
       Ginseng
       Selenium
       Stramonium
GG 5 Arsenicum album
       Phosphorus
GG 6 Bufo rana
       Calcium carbonicum
       Chininum arsenicosum
GG 9 Bufo rana
       Calcium carbonicum
       Chininum arsenicosum
GG 10 Bufo rana
       Calcium carbonicum
       Chininum arsenicosum
GG 11 Avena sativa
       Cicuta virosa
       Gelsemium sempervirens
       Stramonium
GG 12 Gelsemium sempervirens
       Iris versicolor
GG 13 Acidum picrinicum
       Chininum arsenicosum
       Natrium chloratum
GG 16 Jodum
       Natrium chloratum
       Viburnum opulus
GG 19 Chininum sulfuricum
       Cuprum metallicum
       Kalium phosphoricum
       Iris versicolor
       Zincum metallicum
GG 20 Cinnabaris
       Iris versicolor
       Luffa
GG 22 Cinnabaris
       Iris versicolor
       Luffa
GG 23 Cicuta virosa
       Cimicifuga
       Iris versicolor
       Millefolium

Homöopathika und Meridianpunkte

Abrotanum B 21.
Acidum benzoicum DE 5, LU 2.
Acidum fluoratum MP 5.
Acidum formicicum KS 9, DI 15, DI 16.
Acidum nitricum M 42, M 43, M 45.
Acidum phosphoricum B 67, LE 9, M 27, M 36, MP 1, KG 6, KG 15.
Acidum picrinicum NI 6, NI 11, GG 13.
Aconitum napellus H 7, KS 9, DE 23, DI 20, M 2, M 3, M 4, M 6, M 7, M 8.
Adonis vernalis H 9, B 15, M 19.
Aesculus hippocastanum MP 1, MP 5.
Aethusa cynapium B 21.
Agaricus muscarius DÜ 3, B 14, LU 5.
Agnus castus DE 3, DE 4, GG 4.
Aletris farinosa LE 1.
Aloe socotrina B 25, B 27, MP 3.
Alumina DÜ 4, B 17, DE 10, DI 11, DI 12, DI 13, DI 14.
Ammonium carbonicum H 9, LU 9.
Anacardium orientale M 23, M 25.
Antimonium arsenicosum NI 27, M 16, M 19.
Antimonium crudum B 21, DI 10.
Antimonium tartaricum B 13, NI 26, NI 27, DE 3, LU 1, LU 9, DI 6.
Apis mellifica B 17, B 64, NI 6, DE 4, DE 5, M 29, KG 2.
Apocynum cannabinum H 7, NI 21.
Apomorphinum hydrochloricum NI 21, LE 14, LU 14.
Aralia racemosa NI 26, KG 5, KG 21, KG 22.
Aranea diadema M 15.
Argentum nitricum H 5, B 21, B 22, DÜ 7, KS 3, DE 22, G 28, DI 2, DI 3, M 10, M 13, M 21, M 23, M 36.
Aristolochia clematitis B 31, G 26, LE 11.
Arnica DI 15, DI 16, M 14, M 19.
Arsenicum album DÜ 15, B 39, NI 2, NI 3, NI 20, DE 16, G 21, DI 10, M 42, M 43, MP 2, KG 4, GG 5.
Arsenicum jodatum M 36.
Asa foetida DÜ 3, B 25, MP 4.
Atropinum B 19, LE 13.
Aurum metallicum H 3, H 7, DE 4, M 30.
Avena sativa KG 12, GG 11.

Baptisia tinctoria DI 4.
Belladonna B 65, KS 9, LU 11, MP 8.
Berberis vulgaris B 18, B 19, NI 7, NI 25, G 25, G 30, G 38, M 25.
Bismutum subnitricum M 21, M 25, KG 14.
Bryonia DÜ 1, NI 2, NI 14, KS 7, G 30, LE 2, DI 15, M 23.
Bufo rana LU 5, GG 6, GG 9, GG 10.

Cactus grandiflorus H 7, KS 1, KS 7, KS 9, KG 14, KG 17.
Caladium Seguinum NI 11, DE 4, LE 9, LE 11, KG 3.
Calcium carbonicum KS 6, G 30, GG 6, GG 9, GG 10.
Calcium fluoratum B 11, MP 5.
Calcium sulfuricum KG 9.
Camphora KS 9.
Cantharis B 27, B 45, B 50, B 65, NI 11, NI 18, NI 20, DE 10, KG 4, KG 7.
Capsicum B 41, DE 22, DE 23.
Carbo vegetabilis H 9, DÜ 4, LU 9, DI 11, DI 13, DI 14.
Carduus marianus B 23, B 25, G 22, G 24, LE 6, M 21, MP 21.
Causticum B 64, NI 1, DE 4, DE 5, LE 3, LU 7, DI 4, DI 6, DI 11, DI 13, DI 14, MP 9.
Ceanothus B 20, LE 13.
Chamomilla DÜ 18, DI 4, MP 2.
Chelidonium majus B 19, B 23, G 22, G 23, G 24, G 43, LE 2, LE 6, MP 21.
China B 20, G 43, LE 13, MP 3, MP 15.
Chininum arsenicosum M 10, M 13, GG 6, GG 9, GG 10, GG 13.
Chininum sulfuricum DÜ 18, DÜ 19, G 2, DI 1, KG 6, GG 19.
Cholesterinum B 19.
Cicuta virosa DÜ 5, B 14, LU 5, GG 11, GG 23.
Cimicifuga DÜ 9, DÜ 11, DÜ 12, B 62, DE 15, M 1, GG 23.

Cinnabaris B 1, B 2, B 10, G 1, DI 19, DI 20, M 6, M 7, M 8, GG 20, GG 22.
Cistus canadensis DÜ 8.
Cobaltum nitricum GG 6.
Cocculus H 3, G 20, LU 14.
Coccus cacti B 45.
Colchicum autumnale DE 15, G 44.
Collinsonia canadensis MP 8.
Colocynthis DÜ 7, DÜ 8, B 33, B 50, B 51, B 54, DE 23, G 25, G 28, G 38, G 40, M 26, M 27, MP 2, MP 8, GG 3.
Condurango NI 6, NI 22, M 30, KG 12.
Conium maculatum B 54, B 62, NI 7, G 38, M 37.
Convallaria majalis H 9.
Corallium rubrum DI 19.
Crataegus H 1, H 7, NI 21, KS 6.
Cuprum aceticum B 39.
Cuprum metallicum DÜ 4, LE 2, LE 3, LU 2, M 27, KG 13, GG 19.
Cyclamen europaeum G 3.

Damiana NI 11, LE 11, M 30, KG 3, GG 4.
Digitalis purpurea H 9.
Drosera rotundifolia M 16.
Dulcamara NI 3, DE 15, G 19.

Echinacea angustifolia H 3.
Equisetum hiemale NI 4, NI 7, LU 9.
Euphrasia DÜ 1, B 2, G 1, LU 2, DI 3.

Ferrum arsenicosum B 39.
Ferrum jodatum KG 2.
Ferrum metallicum DÜ 9, DÜ 11, DÜ 12, DÜ 13, B 22, B 39, KS 6, LE 3.
Ferrum phosphoricum LU 5.
Formica rufa DI 15, DI 16.

Gelsemium sempervirens H 3, H 5, DÜ 1, DÜ 7, B 15, B 67, NI 4, KS 6, DE 1, G 2, G 20, G 21, GG 11, GG 12.
Ginseng KS 7, GG 4.
Glonoinum NI 23, KS 1, KS 6, KS 9.
Gnaphalium polycephalum DÜ 8, B 16, B 33, B 35, B 51, B 54, G 26, G 44, GG 2, GG 3.
Graphites NI 22, DE 16, DE 23, G 19, G 21, M 41, GG 1.
Grindelia B 12, NI 25, M 13, M 14, KG 17.

Hedera helix LE 1.
Helleborus niger H 3.
Helonias dioica LE 1, M 30.
Hepar sulfuris DÜ 1, DE 23, LU 1, LU 11, DI 11, DI 12, DI 13, DI 14, KG 9.
Hydrastis canadensis DI 4, KG 4.
Hyoscyamus B 67, NI 1, KS 7, M 12.

Iberis amara H 7.
Ignatia M 26.
Ipecacuanha LU 7, M 18, KG 14.
Iris versicolor DÜ 15, G 4, G 20, LE 12, M 31, MP 11, MP 12, GG 19, GG 20, GG 22, GG 23.
Jodum GG 16.
Juglans regia LU 11.
Juniperus communis M 29.

Kalium bichromicum B 1, B 10, NI 14, G 19.
Kalium carbonicum B 15, B 18, B 67, NI 8, LE 5, MP 6, MP 15.
Kalium jodatum B 22.
Kalium muriaticum DE 17, DE 22, G 3.
Kalium phosphoricum H 3, KS 3, GG 19.
Kalmia H 7, KS 7.
Kreosotum B 28, LE 6.

Lachesis H 7, B 17, B 27, B 31, NI 2, NI 6, KS 7, DI 2, M 29, KG 5.
Latrodectus mactans MP 4, KG 17.
Laurocerasus DE 4, MP 3.

Lithium carbonicum M 44.
Lobelia inflata B 12, B 37, NI 25, NI 27, LU 13, LU 14, KG 17.
Luffa M 45, GG 20, GG 22.
Lycopodium clavatum DÜ 3, NI 1, NI 25, G 24, G 40, LE 9, MP 21.
Lycopus virginicus M 10.

Magnesium carbonicum M 10, M 13.
Magnesium chloratum B 18.
Magnesium phosphoricum B 60, LU 7, M 15, MP 2.
Magnesium sulfuricum G 23.
Marum verum DÜ 15.
Mephitis putorius NI 3, LU 2.
Mercurius jodat. ruber LU 11.
Mercurius solubilis NI 7, LE 1, MP 5.
Mercurius sublimatus corrosivus G 43, DI 1.
Mezereum KS 7, DI 11, DI 12, DI 13, DI 14, M 14, M 16, M 19, KG 11, KG 15.
Millefolium B 12, GG 23.
Mormordica balsamina KG 12, KG 13, KG 15.
Moschus moschiferus M 40.
Murex purpureus KS 7.
Myrica cerifera G 37, LE 9.

Naja tripudians B 13, B 17, KS 7.
Natrium carbonicum DE 3.
Natrium chloratum GG 13, GG 16.
Natrium muriaticum M 41.
Natrium sulfuricum DÜ 4, NI 18, DE 15.
Nux moschata LE 14, M 18.
Nux vomica B 64, B 65, G 34, LE 13, M 40, M 45, MP 1, MP 2, MP 9, MP 15, KG 13.

Oenanthe crocata H 1, DÜ 8.

Paeonia officinalis MP 1, MP 3, KG 3.
Pareira brava B 28, G 28, KG 4.
Passiflora incarnata H 1.
Petroleum DE 10, DE 22, G 2.
Phosphorus H 5, DÜ 5, DÜ 15, B 11, NI 2, NI 3, KS 3, DE 3, DE 10, DE 16, G 21, LE 2, LE 9, LU 7, KG 5, KG 11, KG 16, GG 5.
Phytolacca decandra B 16.
Pichi-Pichi B 28.
Plantago major LE 1, LE 2, DI 1, M 44, MP 9, KG 6.
Plumbum aceticum DÜ 3, B 54, NI 4, DI 15, DI 16, M 41.
Plumbum metallicum NI 15, G 34.
Podophyllum peltatum G 30, MP 4.
Prunus spinosa B 10, DE 23.
Psorinum DE 4.
Ptelea trifoliata NI 8, LE 5, MP 6.
Pulsatilla pratensis NI 13, NI 14, DE 4, G 26, M 36.
Pyrogenium DÜ 3, B 25, KG 5.

Quassia amara G 22, LE 12, LE 13, M 31, MP 11, MP 15.

Ranunculus bulbosus M 15, KG 17.
Raphanus sativ. M 25.
Ratanhia DÜ 15.
Rhododendron Chrysanthum G 34.
Rhus toxicodendron NI 13, DE 5, G 30, G 41, DI 15, DI 16, KG 3, GG 2, GG 3.
Robinia pseudoacacia M 12, M 41, M 45.
Rumex crispus KG 21, KG 22.
Ruta graveolens DÜ 5.

Sambucus nigra DE 5.
Sanguinaria B 31, DÜ 9, DÜ 11, DÜ 12, DÜ 13, KS 6, KS 9, DE 16, DE 22, LU 9.
Sarothamnus scoparius H 7.
Secale cornutum B 58, B 65, NI 1, NI 8, G 34, G 40, LE 5, LE 12, M 31, M 36, M 40, M 44, MP 2, MP 6, MP 11, GG 1.
Selenium B 35, KG 15, GG 4.
Senega Polygala DE 17, LU 13.
Sepia NI 7, M 25, MP 4.
Silicea B 11, B 35, DE 3, G 37, M 42, M 43, MP 5, KG 9.
Solidago virgaurea B 42, NI 13, NI 15, NI 22, G 28, MP 9.
Spigelia anthelmia KS 1, KS 7, M 1.
Spiraea ulmaria DE 10.
Stannum metallicum G 1, LU 1.
Staphisagria DÜ 7, KS 7.
Sticta pulmonaria DE 17, DI 19.
Stramonium KS 7, GG 4, GG 11.
Strophantus gratus B 15, NI 21, KS 3.
Sulfur B 47, NI 2, NI 18, DE 4, DE 10, G 30, G 34, DI 2, DI 3, GG 1.
Sulfur jodatum DÜ 1.

Tabacum B 58, KS 1, KS 6, G 40, LE 11, M 40, M 41, KG 14.
Taraxacum G 43, LE 2.
Terebinthina B 22, B 41, NI 7, NI 23, G 26.
Teucrium Scorodonia DÜ 15.
Thuja occidentalis DE 23, KG 12.

Veratrum album KS 9, DI 4.
Verbascum thapsiforme DÜ 18, DÜ 19, G 3, LU 7, DI 10, DI 20, M 1, M 2, M 3, M 4, M 6, M 7, M 8.
Viburnum opulus NI 13, NI 14, LE 5, M 29, KG 3, GG 2, GG 16.
Viscum album NI 3, G 37.

Zincum metallicum KS 6, M 12, GG 19.

Literaturverzeichnis

Bachmann, G.: Die Akupunktur eine Ordnungstherapie, Karl F. Haug Verlag, Ulm, 1959.

Bachmann, G.: Leitfaden der Akupunktur, Karl F. Haug Verlag, Ulm, 1961.

Bergmann, O.: Objektivierung der Akupunktur als Problem der Regulationsphysiologie. Haug-Verlag, Heidelberg, 1974.

Bischko, J.: Einführung in die Akupunktur, Karl F. Haug Verlag, Heidelberg, 1972.

Bischko, J.: Akupunktur für Fortgeschrittene, Karl F. Haug Verlag, Heidelberg, 1973.

Borsarello, J.: Die Massage in der Chinesischen Medizin, Maisonneuve, 1973.

Brodde, A.: Ratschläge für den Akupunkteur, Richard Pflaum Verlag, München, 1963.

Brodde, A.: Brennungen auf Akupunkturpunkten. D. Münks-Verlag für Medizin, Krefeld, 1975.

Busse, E. u. P.: Akupunkturfibel, Richard Pflaum Verlag, München, 1954.

Chao-Lai, Meng: Die Akupunktur im China von gestern und heute. Haug Verlag, Heidelberg, 1976.

Chinese Academy of Traditional Medicine: An Outline of Chinese Acupuncture, Foreign Languages Press, Peking, 1975.

Christie, Anthony: Chinesische Mythologie, Emil Vollmer-Verlag, Wiesbaden, 1968.

Cintract, M.: Enseignement accéléré l'acupuncture, Maloine S. A. Editeur, Paris, 1974.

Cornelius, A.: Nervenpunkte, ihre Entstehung, Bedeutung und Behandlung mittels Nervenmassage, Karl F. Haug Verlag, Ulm, 1958.

de la Fuye, R.: Traité d'Acupuncture, La Synthèse de l'Acupuncture et de l'Homéopathie, Le Francois, Paris, 1947.

de la Fuye, R. und Schmidt, H.: Die moderne Akupunktur, Hippokrates-Verlag, Stuttgart, 1953.

Duke, M.: Akupunktur, Scherzverlag, Bern, 1973.

Duron, A., Laville-Mery, Ch., Borsarello, J.: Bioénergétique et nédecine chinoise, Maisonneuve, 1973.

Fisch, G.: Akupunktur, Deutsche Verlagsanstalt, Stuttgart, 1973.

Fleck, F. G.: Energetisch-dynamische China-Akupunktur, D. Münks-Verlag für Medizin, Krefeld, 1974.

Fleck, F. G.: Praxis der chinesischen Ohr-Akupunktur, D. Münks-Verlag für Medizin, Krefeld, 1974.

Forke, A.: Geschichte der Chinesischen Philosophie, de Gruyter, Berlin, 1974.

Hashimoto, M.: Japanese Acupuncture, Thorsons Publishers Limited, Wellingborough, GB.

Hawlik, Friedrich: Akupunktur Kompendium der aktuellen Therapie in der V. R. China. Verlag Wilhelm Maudrich, Wien, 1976.

Huard, P., Ming Wong: Chinesische Medizin, Kindlers Universitäts-Bibliothek, München.

Kinoshita, H.: Modern Acupuncture and Moxibustion Series, Ido-No Nippon sha 45, Oppama-Honcho, 1973.

Kirsch, M. u. H.-B.: Akupunktur als Behandlungsprogramm. Haug Verlag, Heidelberg, 1975.

König, G., Wancura, I.: Einführung in die chinesische Ohrakupunktur, Karl F. Haug Verlag, Heidelberg, 1973.

König, G., Wancura, I.: Neue Chinesische Akupunktur, Verlag W. Maudrich, München, 1975.

Ko Moon Sa: Acupuncture and Moxibustion Meridians and Points. 140, 14 Gong deog-Dong Ma Po-Gu Seoul Korea, 1975.

Krack, N.: Die chinesische Puls-Lehre in Diagnostik und Therapie. Haug Verlag, Heidelberg, 1976.

Kropej, H.: Systematik der Ohrakupunktur. Haug Verlag, Heidelberg, 1976.

Lang, W.: Akupunktur und Nervensystem, Karl F. Haug Verlag, Ulm, 1957.

Mann, Felix: The Treatment of Disease by Acupuncture, Heinemann Medical Books Ltd., London, 1974.

Mann, Felix: Acupuncture cure of many diseases, Heinemann Medical Books Ltd., London, 1971.

Mori, H.: Modern Acupuncture and Moxibustion Series, Soshichiro Tobe 45, 1-chome, Appamahon-cho, Yokosuka, Japan.

Nash, E.: Leitsymptome in der homöopathischen Therapie, Karl F. Haug Verlag, Heidelberg, 1972.

Nguyen van Nghi, Mai van Dong, Ulderico Lanza: Theorie et practique de l'analgésie par acupuncture, Socedim, 1974.

Nguyen van Nghi: Pathogenese und Pathologie der Energetik in der chinesischen Medizin, Band 1 und Band 2. Medizinisch Literarische Verlagsgesellschaft mbH, Uelzen, 1974.

Niboyet, J. E. H.: L'anestésie par l'acapuncture, Maisonneuve, 1973.

Niboyet, J. E. H.: Le Traitement des algies par l'acupuncture, Maisonneuve, 1974.

Nogier, P. F. M.: Traité de Auriculotherapie, Maisonneuve, 1969.

Nogier, P. F. M.: Lehrbuch der Auriculotherapie, Maisonneuve, 1974.

Pálos, St.: Die Muskelmeridiane, Karl F. Haug Verlag, Heidelberg, 1967.

Pálos, St.: Chinesische Heilkunst, Delp'sche Verlagsbuchhandlung, München, 1975.

Porkert, M.: Die theoretischen Grundlagen der chinesischen Medizin. Franz Steiner Verlag, Wiesbaden, 1973.

Porkert, M.: Lehrbuch der chinesischen Diagnostik. Verl. f. Medizin Dr. E. Fischer, Heidelberg, 1976.

Puttkammer, J.: Organbeeinflussung durch Massage. Karl F. Haug Verlag, Ulm, 1962.

Schafer, E.: China, Das Reich der Mitte, Rowolt, Hamburg, 1968.

Schmid, H.: Akupunkturtafel, Hippokrates Verlag, Stuttgart, 1974.

Schnorrenberger, C. C., Kiang Ching-Lien: Klassische Akupunktur Chinas Ling Kü King, Hippokrates Verlag, Stuttgart, 1974.

Schoeler, H.: Die Weiheschen Druckpunkte, ihre Beziehung zu Akupunktur, Neuraltherapie und Homöopathie, Karl F. Haug Verlag, Ulm, 1954.

Stiefvater, E.: Akupunktur als Neuraltherapie, Karl F. Haug Verlag, Ulm, 1965.

Stiefvater, E.: Die Organuhr, Karl F. Haug Verlag, Ulm, 1958.

Stiefvater, E.: Akupunkturtafeln, Karl F. Haug Verlag, Ulm.

Stiefvater, E.: Praxis der Akupunktur, Verlag für Medizin, Heidelberg, 1973.

Stiefvater, E.: Die Akupunktur des Ten Thyne, Karl F. Haug Verlag, Ulm, 1955.

Stiefvater, E.: Chinesische Atemlehre und Gymnastik, Karl F. Haug Verlag, Ulm.

Voll: Topographische Lage der Meßpunkte der Elektroakupunktur, Dr. Blume & Co., Uelzen, 1968.

Wertsch/Schrecke/Küstner: Akupunkturatlas, WBV Biolog.-medizin. Verlagsgesellschaft mbH & Co. KG, Schorndorf, 1974.

Wertsch/Schrecke: Tafel der Ohrakupunktur, WBV Biolog.-medizin. Verlagsgesellschaft mbH & Co. KG, Schorndorf, 1974.

Wertsch/Schrecke: Ohrakupunktur für die Praxis. WBV Biolog.-medizin. Verlagsgesellschaft mbH & Co. KG, Schorndorf, 1975.

Wertsch/Schrecke/Küstner: Tafel der Handakupunktur. WBV Biolog.-medizin. Verlagsgesellschaft mbH & Co. KG, Schorndorf, 1975.

Wertsch/Schrecke/Küstner: Tafel der Akupunktur, WBV Biolog.-medizin. Verlagsgesellschaft mbH & Co. KG, Schorndorf, 1975.

Wertsch/Schrecke/Küstner: Tafeln der Neuen Akupunkturpunkte, WBV Biolog.-medizin. Verlagsgesellschaft mbH & Co. KG, Schorndorf, 1975.

Wilhelm, R.: Dschuang Dsi, Südliches Blütenland, Diederichs-Verlag, Köln, 1974.

Wilhelm, R.: Liä Dsi, Quellender Urgrund, Diederichs-Verlag, Köln, 1974.

Wilhelm, R.: I GING, Das Buch der Wandlungen. Diederichs-Verlag, Köln, 1974.

Wilhelm, R.: Kungfutse, Gespräche. Diederichs-Verlag, Köln, 1974.

Wilhelm, R.: LAOTSE, Tao te king, Diederichs-Verlag, Köln, 1974.

Wong, Ming: Chinesische Medizin. Kindler-Verlag, München, 1968.

Wu Wei-P'ing: Chinese Acupuncture, Health Science Press, Wellingborough.

Yanagiya, Sorei: Familiengeheime Ein-Stich-Akupunktur, Karl F. Haug Verlag, Ulm, 1956.

Zhen, Jiu: Akupunktur und Moxibustion, Richard Pflaum Verlag, München, 1974.

Zulla, H.: Akupunktur in Einzeldarstellungen, Band I und Band II. Haug Verlag, Heidelberg, 1974.